心肺疾病康复护理案例分析

主　审　李秀云　郑彩娥

主　编　谢国省　张亚琴　何细飞

副主编　于　水　阮　亮　吕慧颐

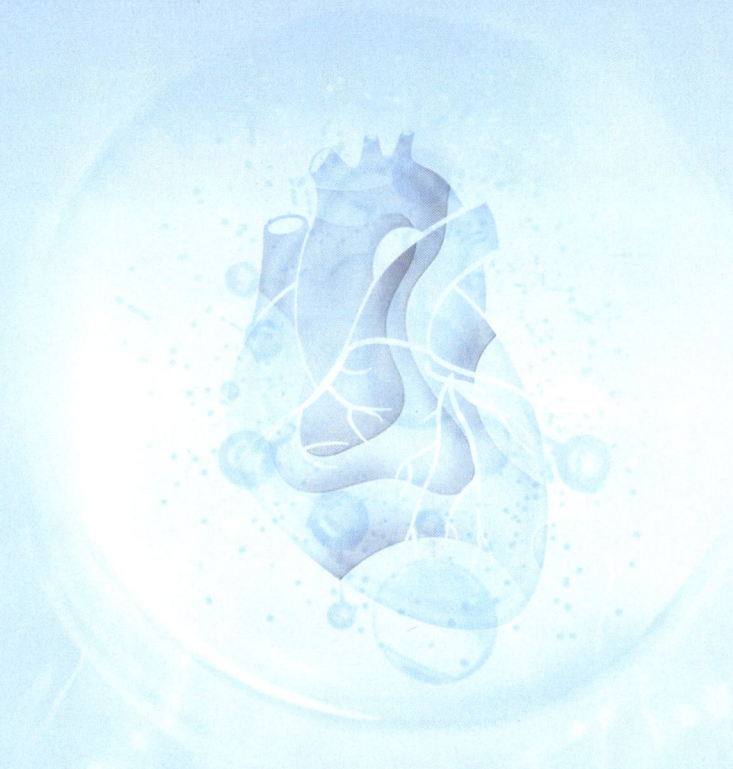

人民卫生出版社
·北京·

图书在版编目（CIP）数据

心肺疾病康复护理案例分析 / 谢国省，张亚琴，何细飞主编 . -- 北京：人民卫生出版社，2025.1（2025.10重印）.
ISBN 978-7-117-37517-7

Ⅰ. R540.9；R563.09；R473.5

中国国家版本馆 CIP 数据核字第 2025SC2874 号

人卫智网	www.ipmph.com	医学教育、学术、考试、健康，购书智慧智能综合服务平台
人卫官网	www.pmph.com	人卫官方资讯发布平台

心肺疾病康复护理案例分析
Xin Fei Jibing Kangfu Huli Anli Fenxi

主 编：	谢国省　张亚琴　何细飞
出版发行：	人民卫生出版社（中继线 010-59780011）
地　　址：	北京市朝阳区潘家园南里 19 号
邮　　编：	100021
E - mail：	pmph @ pmph.com
购书热线：	010-59787592　010-59787584　010-65264830
印　　刷：	北京虎彩文化传播有限公司
经　　销：	新华书店
开　　本：	889×1194　1/16　印张：18　插页：4
字　　数：	494 千字
版　　次：	2025 年 1 月第 1 版
印　　次：	2025 年 10 月第 2 次印刷
标准书号：	ISBN 978-7-117-37517-7
定　　价：	99.00 元

打击盗版举报电话：010-59787491　E-mail：WQ @ pmph.com
质量问题联系电话：010-59787234　E-mail：zhiliang @ pmph.com
数字融合服务电话：4001118166　E-mail：zengzhi @ pmph.com

编委会

黄晓莲（广西壮族自治区江滨医院）　　　　覃金兰（广西壮族自治区江滨医院）

曹苗苗[中国科学技术大学附属第一医院(安徽省立医院)]　　喻鹏铭（四川大学华西医院）

曹教育[中国科学技术大学附属第一医院(安徽省立医院)]　　童丽娇[中国科学技术大学附属第一医院(安徽省立医院)]

彭　红（眉山市人民医院）　　　　　　　　曾秋璇（广州医科大学附属第一医院）

彭玉芬（香港大学深圳医院）　　　　　　　曾雪宇（重庆医科大学附属第二医院）

彭林敏（南昌大学第二附属医院）　　　　　游明春（南昌大学第二附属医院）

董　敏（广州医科大学附属第一医院）　　　谢国省（四川大学华西医院）

蒋　玮（重庆医科大学附属第二医院）　　　蔡　明（四川大学华西医院）

韩　梅（西安交通大学第一附属医院）　　　廖　媚（广西医科大学第一附属医院）

韩永红（武汉市中心医院）　　　　　　　　戴　燕[安徽省皖南康复医院(芜湖市第五人民医院)]

韩江英（安徽医科大学第一附属医院）　　　魏　雪（安徽医科大学第一附属医院）

谢国省,副主任护师,现任四川大学华西医院康复医学中心高级实践护士,中国康复医学会康复护理专科资质认证护士、中华护理学会康复专科护士、四川省护理学会康复护理专科护士。兼任中国心肺康复护理联盟专业委员会副主任委员;中国康复医学会心肺康复护理专业委员会委员、秘书兼青年学组副组长;中国康复医学会康复护理专业委员会心肺康复护理学组委员兼秘书;中华护理学会康复护理专业委员会青年委员副组长;中国抗癌协会肿瘤康复整合护理专业委员会委员;四川省护理学会男护士工作委员会候任主任委员等。

从事临床护理、护理教育 10 余年,擅长心肺康复护理、神经康复护理及肌肉骨骼康复护理。发表论文 20 余篇,其中 SCI 论文 2 篇;主持及参与课题研究 5 项;获得国家专利 2 项;副主编、参编专著及教材 10 部。曾获心肺康复护理专业优秀科普短视频展示大赛一等奖,荣获中国康复医学会优秀青年护师、四川大学十佳护士、四川大学华西医院综合先进个人、四川大学华西医院护士榜样等称号。

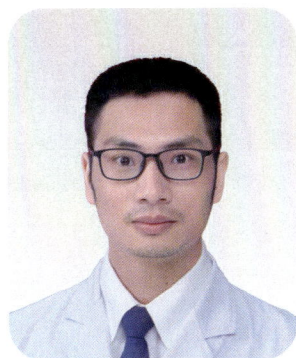

谢国省

张亚琴,中共党员,主任护师,硕士生导师,现任郑州市中心医院护理部主任。兼任中国心肺康复护理联盟专业委员会主任委员,中国康复医学会心肺康复护理专业委员会副主任委员,中国心脏联盟心血管疾病预防与康复专业委员会康复师护理联盟副主任委员,中国医药教育协会护理专业委员会常务委员,河南省医学科学普及学会护理专业委员会副主任委员,河南省医院协会护理管理分会常务委员,郑州市护理质控中心主任委员,郑州市护理学会第九届护理管理专业委员会主任委员,郑州国际造口治疗师学校副校长等。担任《中国护理管理》杂志编委。

从事临床护理、护理管理及教学工作 38 年。以第一/通信作者发表学术论文 30 余篇,参编论著 3 部,主持及参与科研项目 6 项。曾获河南省卫生政策研究优秀成果一等奖、河南省医院管理创新奖三等奖、河南省医学科学技术进步奖三等奖、河南医学科技奖三等奖。荣获中国康复医学会优秀康复护师、河南省护理管理先进个人等称号。

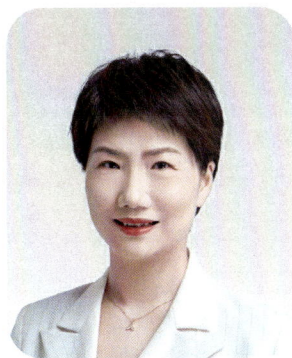

张亚琴

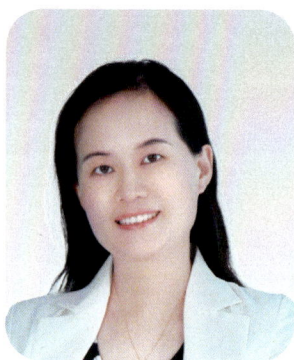

何细飞

何细飞,副主任护师,硕士生导师,2014年毕业于华中科技大学同济医学院,获护理学硕士学位。现任华中科技大学同济医学院附属同济医院内科总护士长。兼任中华护理学会心血管护理专业委员会委员,中国康复医学会心肺康复护理专业委员会委员,湖北省护理学会第十六届理事会常务理事,湖北省护理学会内科护理专业委员会主任委员,武汉市护理学会心血管护理专业委员会主任委员。

从事临床护理、护理教育及护理管理20余年,擅长心血管急危重症患者护理、护理管理。在护理核心期刊发表论文60余篇,牵头发布了《成人暴发性心肌炎护理策略专家共识》;主编著作2部,参编8部。参与国家自然科学基金项目4项,主持湖北省自然科学基金项目1项、华中科技大学教学改革课题1项、自主创新基金项目1项、华中科技大学同济医学院附属同济医院护理专项基金4项。2020年荣获国家卫生健康委"全国卫生健康系统新冠肺炎疫情防控工作先进个人"称号。

于水,主任护师,硕士生导师,现任吉林大学第一医院心血管中心护士长,内科护士长。兼任中华护理学会心血管护理专业委员会委员,国家心血管病专家委员会护理专业委员会常委,中国康复医学会心肺康复护理专业委员会副主任委员,中国心肺康复护理联盟专业委员会副主任委员,中国心血管病护理及技术培训中心专家委员会副主任委员,中国研究型医院学会护理分会健康管理与延续护理学组委员,吉林省护理学会内科分会副主任委员兼心血管学组组长,《中华现代护理杂志》第四届编辑委员会审稿专家。

从事护理教学研究工作35年,主要研究方向是心血管疾病护理和护理管理。主持省部级课题6项。获吉林省自然科学成果奖2项,吉林大学医疗成果三等奖1项。以第一/通信作者发表学术论文30余篇,其中SCI论文4篇。获专利3项。连续多年荣获省级、校级优秀护理管理者,2023年荣获中国康复医学会科普先进个人、中国康复医学会优秀康复护师等称号。

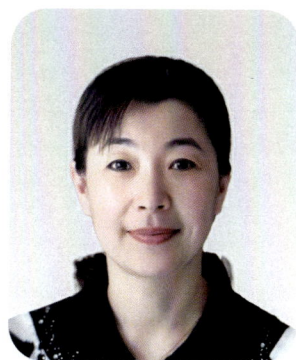

于 水

阮亮,主任护师,硕士生导师。现任广州医科大学附属第一医院护理部副主任、护理学教研室副主任。兼任中国康复医学会心肺康复护理专业委员会心胸外科康复护理学组副组长,中国心肺康复护理联盟专业委员会副主任委员,广东省护理学会器官捐献与移植护理专业委员会副主任委员,广东省护理学会护理行政管理委员会副主任委员等。

从事护理教学研究工作20余年。主要研究方向为肺康复护理、胸科加速康复护理等。主持省市级课题5项,参编教材4部。曾获广州医科大学临床教学及管理优秀奖、广东省护理学会护理管理创新奖等。

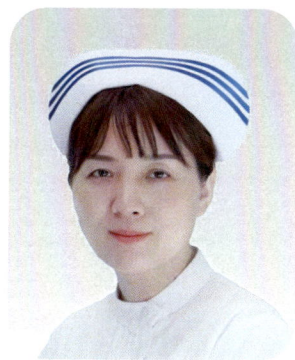

阮 亮

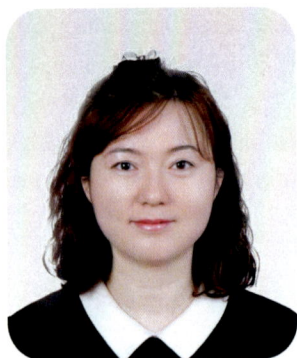

吕慧颐

吕慧颐,副主任护师,硕士生导师。现任山西医科大学第一医院康复医学科护士长。兼任中国康复医学会康复护理专业委员会副主任委员、心肺康复护理专业委员会常务委员,中国心肺康复护理联盟专业委员会常务委员,中华护理学会康复护理专业委员会委员,山西省护理学会康复护理专业委员会主任委员,山西省康复医学会康复护理专业委员会主任委员,山西省康复医学会常务理事等。

从事临床护理工作近 30 年。主持香港复康会 / 中国康复医学会研究项目 1 项、山西省科技厅项目 1 项、山西医科大学第一医院科研基金资助项目 2 项,参与山西省科技厅科研项目 3 项。核心期刊发表论文 20余篇,参编书籍 8 部。荣获中国康复医学会优秀青年康复护士、优秀康复护士、科普先进个人等称号。

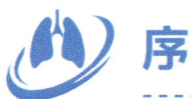

心肺作为人体的重要器官,其功能的健全直接关系到我们的生活质量和生命安全。自 20 世纪中叶以来,随着医学技术的进步和对患者全面关怀理念的提升,心肺疾病康复领域已发展为现代医学中不可或缺的一部分。心肺疾病康复的目标是通过综合治疗措施,恢复和改善心脏和肺功能,提高患者生活质量。综合治疗措施包括药物治疗、物理治疗、运动康复、营养干预、精神心理(双心医学和睡眠评估干预)以及生活方式干预等,由多学科团队协作实施,涉及医生、护士、康复师、营养师和精神心理医学治疗师等,为患者提供病情全面评估、治疗方案制定、护理措施实施和效果评估等康复服务。

心肺康复护理是科学与关怀的结合,要求全面理解患者需求,同理感受痛苦,用专业知识指导康复。我们倡导的"双心医学"理念强调在治疗心血管疾病的同时,关注患者的心理和情绪状态。平和的心理与积极情绪对于患者的康复至关重要,有时甚至起到决定性作用。当前,心肺疾病康复护理领域中的许多先进技术和理念,例如评估工具和运动处方及营养处方的制定,都是我们面临的热点和难点问题。如何将这些先进技术和理念转化为患者易于理解和操作的实践技巧,是我们当前面临的一项重大挑战。这不仅关系到医院内的康复服务,更是推动"医院-社区-家庭一体化"康复模式形成的关键。

由中国康复医学会心肺康复护理专业委员会组织编写的《心肺疾病康复护理案例分析》一书,不仅集结了众多临床心血管、呼吸、康复医疗和护理专家的研究成果与临床经验,更是通过深入的案例分析,将理论与实践相结合,为读者呈现了一个立体、多维的康复护理视角,具有较好的临床实用价值。本书旨在为临床护理人员、在校学生以及对心肺疾病康复感兴趣的读者提供一本实用的参考书籍。心肺疾病的基础理论到康复护理的实践案例,都是从临床实践中总结出的宝贵的护理经验,对提高临床护士的心肺康复专业能力起到了很好的指导作用,能帮助高危人群提高主动健康意识,按照"五大处方"对心肺疾病患者进行全生命周期的管理。我深感此书的出版非常必要,也非常及时。

衷心希望本书能够顺利出版,并成为心肺康复护理领域不可或缺的一本指导用书,有助于预防控制心肺慢病,减少其并发症,提高患者生活质量。

2025 年 01 月

前言

　　随着社会经济的发展和人口老龄化的不断加剧，呼吸系统疾病与心血管系统疾病的发病率越来越高。为推行以预防、康复及健康促进为中心的理念，提高人民生活质量，减少因心肺疾病带来的风险和并发症，中国康复医学会心肺康复护理专业委员会主任委员带领全国心肺康复护理专家先后编写出版了《心肺康复护理技术操作规程》《心肺康复护理操作规范化视频》等作品。心肺康复护理是针对心肺疾病导致的原发性和继发性功能障碍所采取的一系列综合性护理措施，通过专科护理措施，不断改善患者的心肺功能、活动能力、生活质量和心理状态等，帮助患者优化独立功能，促进患者的社会回归。《"健康中国 2030"规划纲要》将全民健康提到了国家战略主题的高度，提出要实现全人群、全生命周期的慢性病健康管理和加强康复医疗建设。在此背景下，为充分发挥心肺康复护理在预防和治疗慢性心肺疾病、心肺加速康复及心肺重症中的重要作用，提高心肺康复护理人员的服务能力、加强心肺康复护理专业人才的培养、创新心肺康复护理的服务模式势在必行。

　　本书由高级实践护士主导，汇集了东南西北多所知名医学院校的临床护理专家参与，以疾病知识、案例介绍、评估分析、护理策略和总结思考为框架，详细介绍了循环系统、呼吸系统、心胸外科和其他系统疾病中具有代表性的心肺康复护理案例分析，旨在梳理心肺康复护理流程，建立全程化心肺康复护理模式，为心肺康复护理人员的临床实践和教学提供参考，最终促进心肺康复护理水平的高质量发展。

　　特别感谢李秀云、郑彩娥等专家的悉心审改和指导。由于本书涉及面广、信息量大、编撰时间紧，书中的疏漏和不当之处在所难免，期望各位同仁批评指正，以便不断修正完善。

谢国省

2025 年 01 月

目录

第一章 循环系统疾病康复护理案例分析

第一节 原发性高血压患者的康复护理案例分析

一、案例疾病概述

(一)概述

原发性高血压(essential hypertension)是以体循环动脉压升高为主要临床表现的心血管综合征,又称为高血压病。非同日 3 次测量诊室血压,收缩压(SBP)≥ 140mmHg 和 / 或舒张压(DBP)≥ 90mmHg 即诊断为高血压。患者既往有高血压史,目前正在使用降压药物,血压虽然低于 140/90mmHg,仍应诊断为高血压。

高血压患病率和发病率在不同国家、地区或种族之间有差别。我国北方地区高于南方地区,沿海地区高于内陆地区,华北地区和东北地区属于高发区;城市高于农村;高原少数民族地区患病率较高。高血压总体患病率性别差异不大,青年期男性略高于女性,中年后女性稍高于男性。高血压患病率、发病率及血压水平随年龄增长而升高。

原发性高血压是在一定的遗传背景下由多种环境因素的交互作用所致,使正常血压调节机制失代偿的多因素疾病,这些因素主要包括:遗传因素、环境因素、其他高危因素(肥胖、药物和年龄等)。

(二)临床表现

1. **症状** 原发性高血压通常起病缓慢,早期常无症状,可偶于体格检查时发现血压升高,多数在测量血压时或发生心、脑、肾等并发症后才被发现。高血压患者可有头晕、头痛、颈项板紧、疲乏、心悸、耳鸣等症状,但并不一定与血压水平成正比,也可出现视物模糊、鼻出血等较重症状。

2. **体征** 一般较少,重点检查周围血管搏动、血管杂音、心脏杂音等项目。心脏听诊可有主动脉瓣区第二心音亢进、收缩期杂音或收缩早期喀喇音。

3. **高血压急症和亚急症**

(1)高血压急症:指高血压患者在某些诱因作用下,血压突然和显著升高(一般超过 180/120mmHg),同时伴有进行性心、脑、肾等重要靶器官功能不全的表现。高血压急症包括高血压脑病、颅内出血、脑梗死、急性心力衰竭、急性冠脉综合征、主动脉夹层动脉瘤、子痫、急性肾小球肾炎等。少数患者舒张压持续 ≥ 130mmHg,伴有头痛,视物模糊,眼底出血、渗出和视盘水肿,肾脏损害突出,持续蛋白尿、血尿及管型尿,称为恶性高血压。

(2)高血压亚急症:指血压显著升高但不伴靶器官损害。患者可以有血压明显升高造成的症状,如头痛、胸闷、鼻出血和烦躁不安等。高血压亚急症与高血压急症的唯一区别标准是有无新近发生的急性进行性严重靶器官损害。

4.并发症

（1）脑血管病：包括脑出血、脑血栓形成、腔隙性脑梗死和短暂性脑缺血发作，长期高血压使脑血管发生缺血与变性，容易形成微动脉瘤，从而发生脑出血。

（2）心力衰竭和冠心病：左心室后负荷长期增高可致心室肥厚、扩大，最终导致心力衰竭。长期血压升高引起动脉血管内膜的机械性损伤，脂质易沉积于血管壁，导致附壁血栓形成；高血压患者交感神经兴奋，释放儿茶酚胺过多，可直接损伤动脉血管壁，还可引起冠状动脉痉挛，加速冠状动脉粥样硬化的进程，导致冠心病。

（3）慢性肾衰竭：长期持久的血压升高可致进行性肾小球硬化，并加速肾动脉粥样硬化的发生，出现蛋白尿、肾损害，晚期可有肾衰竭。

（4）主动脉夹层：本症是血液渗入主动脉壁中层形成的夹层血肿，是猝死的病因之一。

（5）视网膜病变：视网膜小动脉早期发生痉挛，随着病程进展出现硬化改变。血压急骤升高可引起视网膜渗出、出血和视盘水肿。

二、案例报告

（一）一般资料

患者，男，52岁，汉族，已婚，身高172cm，体重89.4kg，本科文化程度，公司经理，吸烟20余年，20支/d，戒烟1个月余，偶吸2次，饮酒史10余年，每周1～2次，每次50～100g。

（二）病史

主诉：发现血压升高5年，头痛1周。

现病史：患者于5年前体检发现血压升高，最高血压达"150/100mmHg"，当时无头晕、头痛，无胸闷痛，无心悸等不适，患者未重视、未诊治。之后患者未规律监测血压及专科就诊，曾间断自服"降压药物"（具体药物、剂量及血压控制范围不详）。6d前患者出现头痛，顶部为主，呈胀痛，持续十几分钟，可自行缓解，伴头晕，无恶心、呕吐，无黑蒙、晕厥等不适，患者未重视。之后患者头痛、头晕症状反复发作，部位性质大致同前，自测血压最高"180/120mmHg"，曾于当地医院就诊，给予"氨氯地平贝那普利1片、每天1次"，头痛头晕症状有所缓解。患者因3级高血压收治入院。患者自发病以来，精神正常，饮食正常，睡眠质量差，大小便正常，体重无明显变化。

既往史：否认糖尿病病史；否认高脂血症病史；无输血史，无药物过敏史，无食物过敏史，预防接种史不详，无手术史、无外伤史、无其他既往史。

家庭史：父亲患高血压、脑梗死，母亲患肺癌，兄弟姐妹健康状况良好，无与患者类似疾病，无家族遗传倾向的疾病。

（三）入院诊断

3级高血压（很高危）。

（四）诊疗过程

患者入院后完善相关检查，排除继发性高血压，发现高血压相关靶器官损害，先后给予降压、降脂、护胃、护肝等药物治疗。患者头晕症状改善后开始进行康复相关评估及治疗。出院当日血压控制良好，出院晨起血压126/74mmHg，住院期间无院内感染以及并发症的发生，住院天数7d。

三、评估分析

(一)一般评估

1. 生命体征　T 36.2℃,P 112 次 /min,R 22 次 /min,BP 181/118mmHg,SpO$_2$98%。

2. 体格检查　正常面容,自主体位,体型肥胖。

3. 跌倒风险评估　采用 Morse 跌倒风险评分量表对患者跌倒风险进行评估,评分为 45 分,存在跌倒中风险。

(二)专科评估

1. 心血管疾病危险因素评估　患者存在血脂、血压、体重控制不达标、吸烟史、睡眠质量差、缺乏体力活动及高摄盐情况。

2. 高血压血管风险水平分层(表 1-1)。

表 1-1　高血压患者心血管风险水平分层标准

其他危险因素和病史	血压			
	收缩压 130～139mmHg 和 /或舒张压 85～89mmHg	1 级高血压	2 级高血压	3 级高血压
无		低危	中危	高危
1～2 个危险因素	低危	中危	中危 / 高危	很高危
≥ 3 个危险因素,靶器官损害,或慢性肾脏病 3 期,无并发症的糖尿病	中危 / 高危	高危	高危	很高危
临床并发症,或慢性肾脏病 ≥ 4 期,有并发症的糖尿病	高危 / 很高危	很高危	很高危	很高危

3. 体质测试评估

(1)体重指数:患者身高 172cm,体重 89.4kg,BMI 30.2kg/m^2,肥胖。

(2)体脂百分比:体脂百分比为 32%,肥胖。

(3)腰围评估:腰围为 102cm,为中心型肥胖。

(4)握力评估:左手握力为 26kg,右手握力为 28.3kg,握力指数为 29.08,握力下降。

(5)肌力、平衡能力评估:均正常。

4. 运动功能评估

(1)6 分钟步行试验(6 minutes walk test,6MWT):步行长度 423m,最大心率 146 次 /min,收缩压 / 舒张压:159/98mmHg,Borg 自觉疲劳程度量表评级 15～16 级,未出现运动试验终止指征。患者步行长度 423m,为运动能力轻度减退。

(2)心肺运动功能测试(cardiopulmonary exercise testing,CPET)(入院第 5 天完成)。患者峰值摄氧量(peak VO$_2$)占预计值 79%,运动耐力轻度下降;患者心功能分级为 A 级。

5. 营养评估　膳食回顾法了解患者饮食情况:每日摄入的总能量为 10 500kJ 左右,总脂肪 69.3g,蛋白质 57.2g,碳水化合物 312.1g,钠盐 5.67g,膳食纤维 7.9g。患者具有高脂、高钠、高热量的饮食习惯,蛋白质及膳食纤维食用少,饮食过于单一,午餐、晚餐蔬菜量偏少。

6. Morisky 用药依从性问卷(见附录 6-1)　得分为 4.5 分,提示患者用药依从性差,表现为自行减少药量或停止服药,忘记随身携带药物,不能坚持用药。

7. 日常生活能力评估 入院时 Barthel 指数评分为 90 分,日常活动轻度受限;出院时 Barthel 指数评分为 100 分,日常活动不受限。

8. 尼古丁依赖评估量表(FTND)(见附录 6-2) 评估患者烟草依赖程度:患者戒烟 1 个月,偶吸 2 次,一次 1 支,未行依赖程度评估。

(三)心理社会评估

1. 认知功能评估 采用简易精神状态检查量表(MMSE)(见附录 4-2)对患者进行认知功能评估,评估结果为 30 分,提示患者无认知功能障碍。

2. 焦虑评估 广泛性焦虑障碍量表 GAD-2(见附录 4-3)评分 3 分,广泛性焦虑障碍量表 GAD-7(见附录 4-4)评分 3 分,提示患者无焦虑症状。

3. 抑郁评估 抑郁自评量表(见附录 4-11)评分为 50 分,提示患者无抑郁症状。

4. 睡眠质量评估 匹兹堡睡眠质量指数量表(Pittsburgh sleep quality index,PSQI)(见附录 4-1)评分结果为 17 分,提示患者睡眠质量较差。睡眠呼吸监测,AHI 指数为 24.8 次 /h,为中度睡眠呼吸暂停综合征。

(四)辅助检查

1. 心电图 窦性心动过速、T 波改变。

2. 实验室检查 尿酸 551.80μmol/L,乳酸脱氢酶 272.90U/L,丙氨酸氨基转移酶 121.50U/L,谷胱甘肽还原酶 97.10U/L,甘油三酯 2.42mmol/L,高密度脂蛋白 0.82mmol/L,总胆固醇 5.04mmol/L。尿微量白蛋白 88.58mg/L,尿微量白蛋白与尿肌酐比测定(ACR)53.98mg/g。

3. 影像学检查 心脏彩超:左心房增大。颅脑磁共振:脑内少许小缺血灶。胸部、肾上腺 CT 平扫:两肺下叶结节,左侧肾上腺增粗,重度脂肪肝。眼底:双眼视网膜动脉硬化。

4. 24h 动态血压监测 24h 收缩压平均值 153mmHg(增高),舒张压平均值 92mmHg(增高)。白天收缩压平均值 153mmHg(增高),舒张压平均值 90mmHg(增高)。夜间收缩压平均值 154mmHg(增高),舒张压平均值 97mmHg(增高),反勺型高血压。

经全面检查、评估,患者存在心脏、脑、肾、眼靶器官损伤。

四、康复护理问题与对策

(一)护理问题

1. 疼痛 头痛与血压升高有关。

2. 营养失衡:高于机体需要量 与摄入量超过机体代谢需要量有关。

3. 健康管理无效 与患者长期久坐、缺乏运动及饮食结构不合理有关。

4. 潜在并发症: 直立性低血压、高血压急症、恶性心律失常。

(二)护理措施

1. 治疗护理

(1)用药护理:遵医嘱应用降压药物治疗,注意给药的剂量、时间、途径,密切监测血压变化以判断疗效,并注意观察药物的不良反应、防范直立性低血压引起的跌倒。

(2)高血压急症护理:避免情绪激动、劳累、寒冷刺激和随意增减药量;定期监测血压,一旦发现血压急剧升高、剧烈头痛、呕吐、大汗、视物模糊、面色及神志改变、肢体运动障碍等症状,应绝对卧床休息,协助生活护理,保持呼吸道通畅,安抚患者情绪,必要时应用镇静药;进行心电、血压、呼吸监护,遵医嘱尽早应用降压药物进行控制性降压。

2. 观察护理　监测生命体征。高血压急症时给予心电监护，观察心率、心律、血压、SpO_2 等变化。观察患者有无头痛加剧、恶心、呕吐等情况。观察患者有无高血压脑病、颅内出血、眼底出血等并发症的早期症状。发现异常及时向医生汇报。

3. 专科护理

（1）疼痛

1）休息与运动：当患者出现明显头痛、颈部僵直感、恶心、颜面潮红或脉搏改变等症状或体征时，应让患者保持安静，并设法去除各种诱发因素。早期患者宜适当休息，尤其是工作过度紧张者。对血压较高、症状明显或伴有脏器损害表现者应充分休息。

2）心理护理：安慰患者，缓解紧张不安的情绪，根据患者的性格特征及心理社会因素给予相应指导，尽可能减轻患者的心理压力，减少矛盾冲突。对有失眠或精神紧张的患者，在进行心理护理的同时配以药物治疗。

3）疼痛观察：评估疼痛部位、性质、程度、持续时间以及诱发因素，观察患者疼痛有无恶心、呕吐等伴随症状，观察患者疼痛发作时血压情况。

4）用药护理：遵医嘱给予降压药物控制血压。对静脉使用特殊降压药物的患者，应严格监测血压的变化。常规心电监护，1h 内间隔测压时间设定为 5～15min，降压较快时，可缩短间隔时间，当血压下降趋势明显时，应立即停药。一般血压下降幅度不要超过基础血压的 20%～30%，以保证有效的脑灌注压，并同时注意神志的变化；防止直立性低血压的发生。

5）保持病室环境安静，减少家属探视。冬季应注意保暖，室内保持一定的室温，洗澡时避免受凉。

（2）潜在并发症：直立性低血压、高血压急症、恶性心律失常

1）密切观察病情，必要时行心电监护，观察血压、心率、心律的变化。在固定条件下测量血压，测量血压前 30min 避免剧烈运动、饮酒、喝含咖啡因的饮料以及吸烟；在每次测量之前，安静休息 3～5min。当收缩压高于 200mmHg 时，应及时与医师联系并给予必要的处理。

2）如发现患者血压急剧升高，同时出现头痛、呕吐等症状时，应考虑发生高血压危象的可能，应立即通知医师并让患者卧床、吸氧，同时准备快速降压药物、脱水剂等，如患者出现抽搐、躁动，则应注意安全。

3）避免诱因：应避免情绪激动、劳累、饱餐、排便困难等。

4. 康复护理　采用综合干预措施，包括康复评估、运动训练、饮食指导、生活方式指导、规律服药、定期监测各项指标和接受健康教育等，使患者降低血压的同时，改善生活质量，回归正常社会生活，并预防心血管事件的发生。

（1）运动处方的制定：患者住院期间心肺运动结果显示患者最大运动强度为 5.7METs，心理无障碍，心血管疾病危险分层为低危组，建议患者 3 个月内每周 2～3 次医院内监护下运动训练。出院前依据 CPET 及 6 分钟步行试验报告，由医生、康复师、护士等与患者共同制定个体化的运动康复方案。

1）目标心率：该患者心肺运动时无氧阈心率为 139 次 /min。患者有长期服用卡维地洛片，目标心率可控制在 85% 左右，即 110～120 次 /min。

2）运动处方：运动速度为 4.23km/h。

总体强度原则：靶心率为 110～120 次 /min，METs 为 4.6，Borg 自觉疲劳程度量表评估当保持在 11～14 级（有点用力）。

该患者住院期间行心肺运动试验等评估，依据结果，根据 FITT 原则，制定院内运动康复指导方案（表 1-2）。

表 1-2　院内运动康复指导

	准备阶段	训练阶段		整理阶段
运动形式	低水平有氧训练 静力拉伸 呼吸训练 柔韧性训练	有氧训练:功率自行车、手摇车、运动平板、步行训练 抗阻训练:弹力带、哑铃		低水平有氧训练 静力拉伸 呼吸训练 柔韧性训练
运动时间	5～10min	20～40min		5～10min
运动频率	每周 3～5 次,长期坚持			
运动强度	训练阶段强度的 1/2	功率自行车 / 手摇车:循序渐进原则,功率＜110W 运动平板:2.5～3.5km/h 步行训练:3～4km/h 弹力带:起始 15 磅 哑铃:1RM 的 60%～80%		同准备阶段 使肌体逐步从剧烈运动应激逐步"冷却"到正常状态

注:1RM 指 1 次最大用力强度。

3)注意事项:运动过程中遵循适量负荷、循序渐进、持之以恒的原则。指导患者运动过程中识别高血压急症、高血压危象及高血压心血管事件的征象,早期识别,同时指导患者及家属学习并掌握急救技能。运动时发现以下情况要停止锻炼:胸痛、不能耐受的呼吸困难,下肢痉挛,走路摇晃,全身出虚汗、面色苍白或灰白。

(2)药物处方:药物治疗是高血压患者心脏康复的基石。患者需知晓控制血压及坚持药物治疗的重要性,了解药物的作用及不良反应,保证患者用药安全,提高服药依从性。

患者住院期间服用:缬沙坦氨氯地平片、卡维地洛片。患者服药依从性差,对患者进行结构化访谈,深入了解其服药依从性差的原因。采取多种方式对患者进行健康教育,充分认识到高血压未规律长期服药的潜在危害。具体措施如下。

1)鼓励患者参与填写服药清单,包括服用药物的种类、剂量、频次、主要不良反应等。同时对患者及家属进行健康宣教,帮助患者逐渐树立长期治疗的意识,使患者正确认识到药物治疗的重要性。

2)指导患者及家属进行识药、辨药,提高服药的正确率,避免错服药物的发生。

3)指导患者及家属使用随身药盒,摆放每天及每周用药,将药盒放置在显眼位置,同时配合服药提醒智能化产品,例如设置闹铃、使用智能药盒、日记记录等方法提醒患者准时用药,避免漏服药物的发生。

4)遵医嘱定时定量服药,定期监测血药浓度,不可随意更改及停用药物。

5)通过健康大讲堂每周为患者及家属讲解高血压疾病相关知识,辅助视频及宣传手册的形式为患者讲解各类药物服用的注意事项,例如服用缬沙坦氨氯地平的副作用主要包括低血压、头晕、肝肾功能损伤等,服用卡维地洛的不良反应包括头晕、心动过缓、直立性低血压等。服药期间指导患者监测血压及心率,避免跌倒发生,出现不良反应应及时就医。

6)患者出院后需要长期服药治疗及管理,社区医院应做好患者的健康管理工作,为患者建立健康档案,定期对患者进行随访,了解患者服药期间的疗效及不良反应,并指导患者合理服用药物。

(3)营养处方:根据患者营养评估结果,结合患者饮食习惯、运动习惯、行为方式以及患者的实验室检验结果和体格检查结果,结合医生医嘱,在心血管疾病营养处方专家共识指导下,以低盐、低脂、低糖、低胆固醇饮食为原则,严格限制高钠食品的摄入,每天的食盐摄入量不超过 6g;尽量少吃或不吃加工食品。增加蔬菜、水果和奶制品摄入,尤其是绿叶蔬菜、各种水果以及根茎蔬菜(如橘子、甜菜、菠菜、马铃薯和香蕉)、低脂乳制品、豆类和坚果类,以增加钾、钙、镁摄入。营养师为患者制定个体化营养处方:

1)计算标准体重:标准体重 = 身高(cm)-105=172-105=67kg,而其实际体重为 89.4kg,超出标准体重 33.4%,属于肥胖,患者减重目标为 0.3~0.5kg/ 周。

2)计算一天能量摄入量:患者为轻体力劳动强度,以心血管保护性饮食为原则,患者以每千克体重 84~105kJ 计算。

3)在营养师的指导下,遵循 DASH 饮食原则,为本例患者制定了具体营养处方(表 1-3)。膳食建议:建议饮食执行 DASH 饮食模式(参考:目标减重每周 0.3~0.5kg);每日总能量 5 628~7 035kJ,蛋白质 20%,脂肪 20%~25%,碳水化合物 55%~60%;食物交换份为蛋白质 5 份,脂肪 5 份,碳水化合物 9 份。饮食需注意三餐定时定量、少量多餐、清淡饮食;肉类尽量选择鱼类,鸡胸肉等瘦肉,脂肪含量较低的;肉类去皮,羊肉采用炖、煮等;进食顺序应为先吃蔬菜和汤、再吃肉、最后吃主食。

表 1-3　患者营养处方

膳食建议		
早餐	蛋、奶	水煮蛋 1 个(半个蛋黄)+ 脱脂牛奶 200~250mL
	主食	50g(任选其一)
		1. 馒头 / 花卷 / 素包子 1 个
		2. 全麦切片面包 1~2 片
	蔬菜 / 水果	100g
		凉拌 / 清炒蔬菜 1 份或番茄 1 个或圣女果 10~12 个
加餐	—	—
午餐	主食	75~100g
		任选 1 种:米饭 1 碗,馒头 1 个,素饺子 8~10 个
	肉食(瘦肉、去皮鸡肉、鱼虾)	100g,相当于半条鱼或 5~7 个虾或一小个去皮鸡腿
		例:清蒸鳕鱼 100g,清炒鸡条冬瓜 100g
	蔬菜	清炒 / 凉拌蔬菜(不加肉)200~300g
	汤(不加淀粉)	
加餐		水果 100~150g(不包括芒果、榴莲、菠萝等热带水果)
晚餐	主食	50~75g
		例:杂粮粥 25g(生米),馒头 1 小个,红薯、芋头等 25g
	肉类(瘦肉、禽、鱼虾)	50~75g,可以选择肉末豆腐,豌豆炒肉等,用豆类代替部分肉类。肉要选择瘦肉
	蔬菜	清炒 / 凉拌蔬菜(不加肉)200~300g
	汤(不加淀粉)	
	全天饮水	1 500~1 700mL

4)指导患者如何既能兼顾饮食习惯又能科学合理膳食,具体方法如下:运用简单的方式定量食物,例如"一拳头"为1份馒头(80g),1份米饭(110g)用直径约为11cm的碗(标准碗),盛好后为半碗;"双手一捧"为1份蔬菜(100g);"单手一捧"为1份坚果(10g);"一个家用瓷勺"为1份油(10g)。教会患者使用分餐盘,进餐前将食物分入盘中再进食,以免进食过量。

(4)健康生活方式指导

1)坚持戒烟:患者吸烟史40年,约20支/d,戒烟1个月余,偶吸2次。患者戒烟动机主要因为家庭成员疾病变故,医生告诫,主动戒烟,未给予药物帮助。

2)患者仍有复吸可能,进行健康宣教。告知患者戒烟前期仍有复吸可能,向患者讲述吸烟危害,预防复吸。首先要识别触发吸烟欲望的因素,戒烟早期应尽量避免接触这些因素,然后再逐步与过去吸烟相关的人或地点接触。戒烟过程中可使用一些转移注意力的方法,例如做深呼吸、多喝水、吃无糖口香糖等,并告知患者保持心情愉悦,心理因素也会诱发复吸。

3)养成健康的生活方式:①增加日常身体活动,坚持运动锻炼。②调整工作压力,放松生活,保持愉悦的心态。③保证充足的睡眠,不熬夜,保持良好的生活习惯,改善睡眠,并控制稳定血压。④控制体重,避免肥胖。超重或者肥胖的高血压患者应该力求坚持每天运动,消耗能量,以促进减轻或者控制体重。

(5)心理护理:针对本例患者,医护人员通过动机性访谈及叙事护理的方法了解到患者压力来源为照顾家庭、缺乏子女的支持与理解、担心自己的疾病等,患者睡眠质量差与家庭压力、睡眠呼吸暂停有关。针对上述原因,医护人员为患者营造一个良好的住院环境,保证病房安静、整洁、空气清新,住院期间进行睡眠压力测定,让患者接受睡眠呼吸机治疗。建立良好的护患关系,对患者进行相关知识的健康教育,告知患者高血压属于心身疾病。向患者讲解高血压病的发生原因及预后,合理解释高血压病的转归,增强患者战胜疾病的信心。认真倾听患者的经历和感受,使患者有充分表达感情的机会,调节不良情绪,建立积极的心理防御。教会患者适度放松、缓解压力及精神紧张的方法,例如音乐疗法、每天深呼吸3~5次、进行积极的自我对话、聆听30min音乐等。本例患者表示尝试自身调节,调整工作压力,保持情绪稳定,做到劳逸结合,坚持使用睡眠呼吸机治疗,改善睡眠,协助控制血压。

5. 健康教育

(1)疾病知识指导:让患者了解病情,包括高血压分级、危险因素、同时存在的临床疾患情况及危害,了解降压目标,以及控制血压及终身治疗的必要性。

(2)生活方式教育:告知患者改变不良生活习惯,不仅可以预防或延迟高血压的发生,还可以降低血压,提高降压药物的疗效,从而降低心血管疾病发生风险。

1)控制体重:高血压患者应控制体重,使BMI < 23.9kg/m²,男性腰围 < 90cm,女性腰围 < 85cm。告知患者高血压与肥胖密切相关,最有效的减重措施是控制能量摄入和增加体力活动。

2)院外运动指导:指导患者根据年龄和血压水平及个人兴趣选择适宜的运动方式,合理安排运动量。建议每周4~7d、每次累计30~60min的中等强度运动,如步行、慢跑、骑车、游泳和跳舞等。运动形式可采取有氧、抗阻和伸展运动等,以有氧运动为主。运动强度因人而异,常用运动时最大心率来评估运动强度,中等强度运动为能达到最大心率(次/min)=(220–年龄)的60%~70%的运动量。高危患者运动前需进行评估。

(3)家庭血压监测指导:教会患者和家属正确的血压监测方法,推荐使用合格的上臂式自动血压计自测血压。

6. 出院指导

（1）按照心脏康复五大处方，长期规律性正确服药，科学适度运动，合理膳食结构，保持心情愉悦。

（2）指导患者正确掌握居家测量血压的方法，在心脏康复过程中密切监测血压变化，保障安全，心脏康复过程中如有劳累，应立即停止运动，如症状不能缓解应及时就诊。

（3）1个月后复查血脂、电解质、肝肾功能等。

（4）需要进行终身管理。根据随访手册内容进行定期随访，一般为1个月、3个月、6个月、12个月随访。可通过家庭访视、电话随访、微信提示、健康讲堂等方式，强化高血压患者在院外康复过程中的自我管理。

（三）护理结局

绝大部分高血压可防可控，但难以治愈，需要终身管理。高血压的危害性除了与患者的血压水平相关外，还取决于同时存在的其他心血管危险因素、靶器官损伤以及合并的其他情况。在常规治疗基础上实施早期心脏康复可以明显改善患者预后。运动锻炼是低中度心血管风险的高血压患者的首选非药物治疗，不仅利于改善高血压患者的心肺功能、负性情绪，也能降低患者的血压，提高其生活质量。本案例指导患者开展科学规范早期康复运动，制定个体化的运动处方，提高患者运动耐受能力，通过心脏康复患者未发生心血管不良事件，患者的各项生化指标均有所改善，腹围减小，体重维持在正常范围，并成功戒烟。

五、总结与思考

（一）多学科团队协作

多学科团队协作以患者为中心，由专科医生、专科护士、康复师、营养师、心理治疗师等多学科参与，紧密合作，为患者提供规范化、个体化、连续化的最佳康复方案，以帮助患者实现康复目标，完成社会心理状态调适，提高自我管理能力，改善生活质量。

（二）健康科普宣教

健康科普宣教是一种低成本、高产出的战略投入。对高血压人群进行健康科普宣教，将科学的健康知识及技能传播给大众，提高对疾病的科学认知，维持并促进自身健康，进而有效提升大众健康素养水平，有助于将预防"靶点"及防控关口前移，促进全民健康。

（三）精准评估安全管理

精准评估是心脏康复的必要前提，有助于了解患者的整体状态、危险分层以及影响疗效和预后的各种因素，为患者制定优化治疗策略，实现高血压患者的全面、全程管理。同时，建立科学系统的心脏康复护理质量管理控制指标及评价方法，保障患者安全，促进护理质量持续提升。

（四）全程、全周期康复管理

我国心血管疾病患者康复护理管理从疾病前期的预防，到疾病的干预治疗，再到后期对患者的出院随访管理，纵贯全程、全周期。建立基于"医院-社区-家庭"三元联动的心血管疾病康复护理模式，注重强化由医院过渡到社区或家庭过渡期的管理，以实现由院内到院外的无缝衔接的康复护理。提高患者主动康复意识-信念及行为，促进健康的生活方式，控制心血管疾病的各种危险因素，减少残疾并促使回归社会的同时，降低心血管疾病发病率和病死率。

（孙兴兰　陈　茜　宋玉洁）

第二节 冠心病患者的康复护理案例分析

一、案例疾病概述

(一)概述

冠状动脉粥样硬化性心脏病(coronary atherosclerotic heart disease,CHD)简称冠心病,由冠状动脉粥样硬化使血管狭窄或阻塞,或因冠状动脉功能性改变(痉挛)导致心肌缺血、缺氧坏死而引起的心脏病,亦称缺血性心脏病。根据世界卫生组织(WHO)在 1979 年制定的方法,将本病分为隐匿型冠心病、心绞痛、心肌梗死、缺血性心肌病及猝死 5 类。近年来根据发病特点和治疗原则的不同将本病分为慢性冠脉疾病和急性冠脉综合征两大类,前者包括稳定型心绞痛、缺血性心肌病和隐匿型冠心病等,后者包括不稳定型心绞痛、非 ST 段抬高心肌梗死和 ST 段抬高心肌梗死。

冠心病最主要的病因是动脉粥样硬化,它是一种动脉壁内形成脂质斑块的疾病。斑块主要由胆固醇、脂质和炎症细胞组成,逐渐堆积在冠状动脉壁内,形成粥样斑块。这些斑块逐渐增大并可能破裂,导致血栓形成,从而阻塞动脉血流。冠心病的病理生理是一个复杂的过程,涉及动脉粥样硬化、血栓形成、冠状动脉狭窄或阻塞以及心肌缺血和缺氧。本节主要概述稳定型心绞痛,也称劳力性心绞痛。

(二)临床表现

稳定型心绞痛主要症状为心绞痛。在休息时尚能维持供需平衡可无症状。在劳力、情绪激动、饱食、受寒、吸烟等因素下易诱发心绞痛。疼痛多发生于劳力或激动的当时,而不是在劳累之后。典型的稳定型心绞痛常在相似的条件下重复发生。疼痛部位主要在胸骨体之后,可波及心前区,手掌大小范围,常放射至左肩、左臂内侧达环指和小指,或至颈、咽或下颌部。胸痛常为压迫、发闷或紧缩性,也可有烧灼感,发作时患者往往被迫停止正在进行的活动,直至症状缓解。疼痛持续时间一般数分钟至十余分钟,多为3～5min,一般不超过 30min。疼痛一般在停止原来诱发症状的活动后即可缓解;舌下含服硝酸甘油等硝酸酯类药物也能在几分钟内缓解。

二、案例报告

(一)一般资料

患者,男,70 岁,汉族,已婚,身高 170cm,体重 70.5kg,大专文化程度,退(离)休人员,吸烟 40余年,20 支/d,已戒烟 8 年,少量饮酒。

(二)病史

主诉:反复胸闷 8 年,劳力性呼吸困难 3 年余,再发 1d。

现病史:患者于 8 年前无明显诱因下出现胸闷、胸痛,放射到后背,伴大汗淋漓、乏力,持续 6h未缓解,遂到医院行心电图提示窦性心律,急性广泛前壁心肌梗死,冠状动脉造影提示前降支冠脉内血栓形成,未植入支架,经抗凝、稳定斑块等治疗后症状明显缓解。之后反复于劳累、休息欠佳时出现胸闷、气促不适,性质同前,含服硝酸甘油后缓解。现在为进一步诊疗而入院。

既往史:平素身体健康状况一般,既往心房颤动病史。

家族史:母亲有心房颤动病史。

（三）入院诊断

1. 冠状动脉粥样硬化性心脏病。

2. 心房颤动。

3.3 级高血压。

（四）诊疗过程

行冠状动脉造影术检查，提示冠脉狭窄 50%，予抗凝、控制血压药物治疗，请营养科会诊，制定个性化营养处方。第 5 天患者气喘症状好转，无不适主诉。进行心肺功能评估，制定个性化运动处方并执行，进行体外反搏等康复治疗。住院 20d 后出院继续居家康复，住院期间无院内感染及并发症的发生。

三、评估分析

（一）一般评估

1. 生命体征　T 36.3℃，P 65 次 /min，HR 70 次 /min，R 20 次 /min，BP 107/57mmHg，SpO_2 98%、鼻氧管吸氧 2L/min。

2. 体格检查　口唇轻微发绀，主动卧位，BMI 24.4kg/m²。

（二）专科评估

1. 肺功能评估

（1）呼吸模式：胸式呼吸。

（2）肺通气检查：轻度限制性肺通气功能障碍。

（3）通气功能：FEV_1/FVC 84%，限制性通气功能障碍。

2. 心功能评估

（1）美国纽约心脏病协会心功能分级（NYHA）为Ⅲ级。

（2）左心室射血分数（LVEF）为 43%。

（3）心肺运动试验：最大摄氧量（VO_{2max}）3.5METs，无氧阈摄氧量（AT）2.8METs，运动耐力重度下降，运动过程血压低反应，冠心病危险分层（见附录 2-10）为高危。

（4）6 分钟步行试验：步行距离 350m，最大心率 98 次 /min，收缩压 / 舒张压 138/90mmHg，Borg 自觉疲劳程度量表评为 11 级，未出现运动试验终止指征，运动耐量中度减退。

3. Morisky 用药依从性问卷（见附录 6-1）　得分为 3.5 分，提示患者用药依从性差。

（三）心理社会评估

1. 焦虑评估　广泛性焦虑障碍量表 GAD-2（见附录 4-3）评分 3 分，广泛性焦虑障碍量表 GAD-7（见附录 4-4）评分 8 分，轻微焦虑状态。

2. 抑郁症筛查量表　PHQ-9（见附录 4-10）评分 8 分，轻度抑郁。

3. 睡眠质量评估　匹兹堡睡眠质量指数量表（PSQI）（见附录 4-1）评分 14 分，睡眠质量一般。

4. 家人支持及配合康复治疗，有医疗保险。

（四）辅助检查

1. 实验室检查　白细胞计数 13.05×10⁹/L，肌酐 200.6μmol/L，尿酸 641μmol/L，低密度脂蛋白胆固醇 1.83mmol/L，凝血酶原时间 17.60s，D-二聚体 0.51mg/L。

2. 影像学检查 心脏彩超:左心房/室增大、节段性室壁运动异常(符合陈旧性心肌梗死声像);三尖瓣轻度反流;左心室收缩舒张功能减低;左心室壁整体收缩运动减弱;左心室收缩功能降低,LVEF 为 43%。

3. 24h 动态心电图检查 窦性心律;偶发房性早搏:多源性、成对、三联律;偶发室性早搏;完全性右束支传导阻滞;T 波改变窦性心动过速。

4. 冠状动脉造影检查 右优势型冠状动脉,左主干管壁光滑,管腔无狭窄;前降支管壁光滑,无明显狭窄,前降支远段可见心肌桥,收缩期狭窄率 30%,TIMI 血流 3 级。回旋支管壁光滑,无明显狭窄,TIMI 血流 3 级。右冠脉管壁光滑,近段血管痉挛,50% 狭窄,TIMI 血流 3 级。

四、康复护理问题与对策

(一)护理问题

1. **疼痛** 与心肌缺血、缺氧有关。
2. **呼吸型态无效** 与限制性通气功能障碍有关。
3. **活动耐受性降低** 与心肌氧的供需失调有关。
4. **营养失衡:高于机体需要量** 与进食高能量食物过多、运动少有关。
5. **焦虑、抑郁** 与担心疾病预后、缺乏对自身疾病知识有关。

(二)护理措施

1. 治疗护理

(1)评估患者疼痛的部位、性质、程度、持续时间,观察患者有无其他伴随症状,测量生命体征,行床边心电图,为病情判断提供依据。并告知患者心绞痛发作时应立即停止正在进行的活动,就地休息。

(2)用药护理:心绞痛发作时遵医嘱给予硝酸甘油舌下含服。遵医嘱使用降脂、抗血小板等药物治疗,向患者解释所用药物作用及注意事项,督导患者按时按量、坚持服药,教会患者观察药物不良反应。

(3)氧疗护理:氧疗前评估患者的疾病类型和动脉血气分析结果,保障患者血氧饱和度在 95% 以上。

2. 观察护理

(1)心电及血压监测:进行 24h 心电监测,监测心率、心律和心电图变化,以评估心脏功能和是否存在心律失常。定期测量和记录患者的血压,调节血压稳定和评估冠状动脉供血情况。

(2)呼吸监测及血氧饱和度监测:观察患者的呼吸频率、呼吸深度和呼吸困难情况,以及是否存在咳嗽或咳痰。使用脉搏氧饱和度仪监测患者的氧饱和度,以评估氧气供应是否充足。

(3)饮食护理:观察患者的饮食摄入情况,指导患者饮食,避免摄取含钠过高食品,嘱患者进易消化、高蛋白、高维生素饮食。

3. 专科护理

(1)呼吸道护理:摆好正确体位,鼓励深呼吸、腹式呼吸,鼓励患者有效咳嗽,清除痰液,必要时吸痰,以保持呼吸道通畅,保持供氧通畅。

(2)制定个性化运动计划:进行关节运动训练,循序渐进地增加活动,详见运动处方的实施。日常生活活动能力训练包括锻炼自己吃饭、洗脸、刷牙、穿衣、洗澡、做家务等,循序渐进、逐步提高。

(3)活动观察:观察患者在日常活动中是否存在胸闷、气促等症状,评估其活动耐受性。如果出现下列反应则应停止活动:主诉胸痛、呼吸困难、眩晕或意识模糊、脉率减慢、心率不增加收缩压下降、舒张压增加 15mmHg、呼吸频率减慢。

4. 心理护理 缓解患者紧张、恐惧、焦虑的心情。做好入院宣教工作,通过解释、讨论、示教、图片、书面材料、录像等方式向患者提供疾病相关知识指导。记录患者学习的进步情况,对学习效果给予肯定和鼓励。

（1）认知疗法：进行疾病知识的教育讲解；

（2）关心患者：鼓励家人陪伴并进行多交流；

（3）音乐疗法、正念呼吸：教会患者学会自我放松。

5. 康复护理

（1）严格执行药物处方：详见本节用药护理。

（2）协助运动处方的实施：根据患者6分钟步行试验结果及FITT-VP原则制定运动处方。①呼吸训练处方：呼吸训练类型如腹式呼吸模式练习、呼吸体操，主观用力等级（rating of perceived exertion，RPE）11～13，训练时间为5～10min，频率为每周5次。②有氧运动：类型如骑功率车、步行；强度为32W，对应心率70～81次/min，RPE 11～13；时间为20～60min；频率为每周5次。根据耐受程度增加持续时间，逐步达到运动目标。③抗阻运动：运动类型如弹力带抗阻练习三角肌、肱二头肌、肱三头肌、臀肌、股四头肌、腘绳肌等（每次训练上肢两个动作，下肢两个动作）、椅子坐起、提重、下台阶练习；强度为一组肌群重复12～15次，2～4组，RPE 11～13；时间为15～20min，频率为每周2～3次。根据耐受程度增加组数，逐步达到运动目标。④运动注意事项：督导患者运动前做热身运动，运动后做整理运动；监测患者运动前后的生命体征，观察有无不适，及时与医生沟通，调整运动处方；将运动处方在病房进行延续与追踪管理，密切关注患者运动过程中的生命体征及主诉，保证运动康复安全有效实施。

（3）落实营养处方：①确定患者的标准摄入量。根据体型和劳动强度算出每天每千克标准体重所需热量，患者标准体重（kg）=身高（cm）-105=170-105=65kg，患者属于轻体力活动，确定每日所需总热量（kJ/kg）=65kg×105kJ/kg=6 825kJ。②确定宏量营养素的需要量。三种产能素的比例按照蛋白质占15%，脂肪25%，碳水化合物60%，即蛋白质的摄入量=6 825×15%/16.8=61g，脂肪的摄入量=6 825×25%/37.8=45g。碳水化合物的摄入量=6 825×60%/16.8=244g。③计算每日所需的食物交换份，每份食物热量为377kJ，即每天食用18份食物，同类食物之间可互换，非同类食物间不得互换。④为患者列出食谱清单，做好营养健康教育。

（4）心理睡眠处方实施：①详见本节心理护理。②安排有助于睡眠/休息的环境，关闭门窗，拉上窗帘，病室内温度舒适，被子厚度合适，尽量不开床头灯。帮助患者遵守以前的入睡习惯和方式。病情允许的情况下适当增加白天的身体活动量，尽量减少白天的睡眠次数和时间。

（5）戒烟处方：患者已戒烟8年，尼古丁依赖程度评估得分为0分，无戒断综合征出现，出院前做好戒烟教育。

（6）物理治疗：①入院后第2天开始行体外膈肌起搏治疗15min/d，每周5次。②入院后第2天开始行体外反搏治疗，强度为0.025Mpa，30min/次，2次/d。

6. 健康教育

（1）饮食指导：鼓励患者采用健康的饮食习惯，包括减少饱和脂肪、胆固醇和盐的摄入量，增加蔬果、全谷物、鱼类和健康脂肪（如橄榄油、坚果）的摄入量。同时，限制高糖和高盐食物的摄入。

（2）戒烟和限制饮酒：强调戒烟的重要性，提供戒烟的方法和支持。同时，限制患者饮酒量，避免过度饮酒对心脏健康的影响。

（3）锻炼指导：鼓励患者进行适度的有氧运动，以增强心脏功能和促进心血管健康。

（4）药物管理：向患者解释所使用药物的作用、剂量、使用方法和可能的副作用。强调按时服药的重要性，纠正患者错误的用药习惯，使其养成定时定量服药的习惯。根据患者的病程制订具有针对性的防治措施，从而提高患者用药依从性。

（5）管理压力：指导患者学习有效地应对压力的方法，如放松技巧、呼吸练习、定期休息等，以减轻压力对心脏健康的影响。

（6）定期复诊：强调定期复诊的重要性，促使患者与医生保持良好的沟通，及时调整治疗方案。

（7）紧急情况处理：指导患者如何应对紧急情况，如心绞痛发作时的缓解方法、紧急情况获取帮助的途径。

（8）健康生活方式的维护：提倡健康的生活方式，包括充足的睡眠、减少长时间久坐、避免过度劳累和充足的水分摄入。

（9）心理支持：提供情绪上的支持和鼓励，帮助患者应对冠心病带来的心理压力和焦虑。

7. 出院指导／出院护理／延续护理

（1）成立延续性护理服务小组：由护士长、心肺康复专科护士、医生、治疗师组成，制定居家运动处方单，发放健康手册，推送科室微信公众号及微信交流群，出院前对其心理状态、心脏康复认知度进行准确评估，制定出针对性延续性护理方案。

（2）出院随访：出院后14天、1个月、3个月、6个月、1年进行电话、微信随访，评估其用药、生活、心理、康复训练等各项遵医行为，实施延续性护理管理。

（三）护理结局

患者自理能力提升，心理轻度抑郁转为无抑郁状态，睡眠质量改善，通过呼吸训练及运动康复使通气功能及心功能改善，EF由43%提升至48%，运动耐力提升，每日饮食总热量维持在标准摄入量范围，但由于住院时间短，体重下降不明显，BMI无明显降低，需要进一步心肺康复治疗，使BMI达标。

五、总结与思考

1. 冠心病是以动脉粥样硬化为基础的冠状动脉阻塞导致心肌缺血，可以通过介入治疗方式打通阻塞的血管，恢复心肌的正常供氧供血功能，但是并不能根治冠心病，血管病变仍然不能消除，须采取多种协同的、有目的的心脏康复干预措施，缓解心肌缺氧缺血，改善神经和肌肉的功能，提升机体的肌力和耐力，改善心肺功能，降低心血管事件的再发生。

2. 本案例通过以护士主导的多学科合作康复管理模式，该模式集心内科、心肺康复中心、营养科、临床心理科、药学部及超声诊断科于一体，各科室医护人员既各司其职，又相互紧密联系，从患者病情、用药、营养状态、心理、功能康复等多个角度细致评估，确保患者在各方面均能获得更具个性化的护理服务，有效地促进患者的康复，缩短了住院时间，降低了再住院率。

3. 心脏康复在中国的临床实践中面临的最大问题是患者的依从性低，患者知晓率、参与率和转诊率低，基于医院-社区-家庭三级联动的康复模式运行不理想，预防、治疗、康复一体化模式仍需进一步探索。

（张 琰 黄晓莲 韦志慧）

第三节 急性心肌梗死患者的康复护理案例分析

一、案例疾病概述

（一）概述

急性心肌梗死（acute myocardial infarction，AMI）是指急性心肌缺血性坏死，为在冠状动脉病变的基础上，发生冠状动脉血供急剧减少或中断，使相应心肌严重而持久的急性缺血导致心肌细胞死亡。

中国心血管疾病患病率处于持续上升阶段。《中国心血管健康与疾病报告2020》显示患者数3.3亿,冠心病1 139万。每3例心肌梗死患者中都有一例因猝死离开人世,心肌梗死的危险性非常高。急性心肌梗死发作后就诊时间非常珍贵,每拖延1min就意味着心肌坏死在增加。

本病的基本病因是冠状动脉粥样硬化(偶为冠状动脉栓塞、炎症、先天性畸形、痉挛和冠状动脉口阻塞所致),造成一支或多支血管管腔狭窄和心肌供血不足,而侧支循环尚未充分建立。一旦血供急剧减少或中断,使心肌严重而持久的急性缺血达20~30min以上,即可发生AMI。

(二)临床表现

临床表现有持久的胸骨后剧烈疼痛、发热、白细胞计数和血清心肌坏死标志物增高以及心电图进行性改变;可发生心律失常、休克或心力衰竭,属急性冠脉综合征(ACS)的严重类型。与梗死的部位、大小、侧支循环情况密切相关。

1. 先兆　50%~81%的患者在发病前数天有乏力、胸部不适、活动时心悸、气急、烦躁、心绞痛等前驱症状,以新发生心绞痛或原有心绞痛加重最为突出。

2. 症状

(1)疼痛:为最早出现的最突出的症状,多发生于清晨。疼痛的性质和部位与心绞痛相似,但程度更剧烈,多伴有大汗、烦躁不安、恐惧及濒死感,持续时间可达数小时或数天,休息和服用硝酸甘油不缓解。

(2)全身症状:一般在疼痛发生后24~48h出现,表现为发热、心动过速、白细胞计数增高和血沉增快等,由坏死物质吸收所引起。体温可升高至38℃左右,很少超过39℃,持续约1周。

(3)胃肠道症状:疼痛剧烈时常伴恶心、呕吐、上腹胀痛,与迷走神经受坏死心肌刺激和心排血量降低组织灌注不足等有关。肠胀气亦不少见,重者可发生呃逆。

(4)心律失常:见于75%~95%的患者,多发生在起病1~2d,24h内最多见。各种心律失常中以室性心律失常最多,尤其是室性期前收缩,如室性期前收缩频发(每分钟5次以上),成对出现或呈非持续性室性心动过速,多源性或落在前一心搏的易损期时(R on T),常为心室颤动的先兆。室颤是急性心肌梗死早期,也是患者入院前的主要死因。

(5)低血压和休克:疼痛发作期间血压下降且患者表现为烦躁不安、面色苍白、皮肤湿冷、脉细而快、大汗淋漓、少尿、神志迟钝,甚至晕厥者则为休克表现。主要为心源性休克,为心肌广泛坏死、心排血量急剧下降所致。

(6)心力衰竭:发生率为32%~48%,主要为急性左心衰竭,表现为呼吸困难、咳嗽、发绀、烦躁等症状,重者可发生肺水肿,随后可发生颈静脉怒张、肝大、水肿等右心衰竭表现。右心室AMI者可一开始就出现右心衰竭表现,伴血压下降。

3. 心功能分级Killip分级　用于评价急性心肌梗死时心力衰竭的严重程度。Ⅰ级:无心力衰竭的临床症状与体征;Ⅱ级:有心力衰竭的临床症状与体征;肺部50%以下肺野湿啰音,心脏第三心音奔马律;Ⅲ级:严重的心力衰竭临床症状与体征;严重肺水肿,肺部50%以上肺野湿啰音;Ⅳ级:心源性休克。

二、案例报告

(一)一般资料

患者,男,38岁,汉族,已婚,身高176cm,体重92.5kg,本科文化程度,无业人员,吸烟20余年,20支/d,5年前戒烟5个月后复吸,既往饮酒(戒酒超过6个月)。

（二）病史

主诉：突发胸痛 2h。

现病史：患者于 2h 前洗澡时出现胸痛，伴大汗，以心前区为显著，无肩背部放射痛，无头痛、头晕，无反酸、烧心，无咳嗽、咳痰，无恶心、呕吐，经休息后症状持续不缓解，就诊于某医院时考虑"急性冠脉综合征"，予以"阿司匹林、氯吡格雷"等药物负荷，并行溶栓治疗，为进一步诊治，由急救车转入急诊，查心电图示窦性心律，下后壁 ST 段弓背向上抬高。患者自发病以来，精神正常，饮食正常，睡眠正常，大小便正常，体重无明显变化。

既往史：2 年前外院冠脉植入支架 1 枚；有高血压病史 2 年，最高血压 170/110mmHg，规律服用降压药，平时血压控制不佳；否认糖尿病病史；否认高脂血症病史；无其他既往史。

家族史：父亲诊断为"高血压"，兄弟姐妹健康状况良好，无与患者类似疾病，无家族遗传倾向的疾病。

（三）入院诊断

1. 急性下后壁心肌梗死。

2. 冠状动脉粥样硬化性心脏病。

3. 冠状动脉支架植入术后。

4. 3 级高血压病（很高危）。

（四）诊疗过程

患者当前诊断明确，绿色通道急诊入导管室行冠状动脉造影＋支架植入术，于右冠状动脉植入支架 1 枚，术后转入冠心病监护病房（CCU），给予阿司匹林肠溶片、替格瑞洛，抗血小板治疗；阿托伐他汀钙片，降脂、稳定斑块治疗；琥珀酸美托洛尔，调节心率治疗；予泮托拉唑钠肠溶片，保护胃肠黏膜治疗；予雷米普利降压治疗。CCU 观察 3d 后转入普通病房继续治疗，密切监测患者生命体征，肌钙蛋白逐渐回落。出院当日血压控制良好，出院晨血压 121/81mmHg，住院期间无院内感染以及并发症的发生，住院天数为 7d。

三、评估分析

（一）一般评估

1. 生命体征　T 36.6℃，P 56 次 /min，R 20 次 /min，BP 127/81mmHg，SpO$_2$ 95%，体格检查一切正常。

2. 体格检查　无呼吸窘迫，无鼻翼扇动，皮肤、甲床和口唇色泽正常，自主体位，BMI 29.9kg/m^2，肥胖。

（二）专科评估

1. 心肺功能评估

（1）心功能评估：节段性室壁运动异常、左心室舒张功能减低、EF 为 63%。

（2）心功能 Killip 分级：Ⅰ 级。

2. 运动能力评估

（1）评估结果：患者无运动禁忌证及相对禁忌证。

（2）握力评估：40kg，正常。

（3）6 分钟步行试验（见附录 1-2）最长步行长度 415m，为运动能力轻度减退。最大心率 118 次 /min，收缩压 / 舒张压 148/91mmHg，Borg 自觉疲劳程度量表评为 11 级，未出现运动试验终止指征。

3. **日常生活能力评估**　采用 Barthel 指数评定表。入院时 Barthel 指数评分为 50 分,术后再次评估 Barthel 指数评分为 75 分,出院时 Barthel 指数评分为 95 分。

4. **尼古丁依赖程度评估**　采用尼古丁依赖评估量表(见附录 6-2)进行评估,该患者尼古丁依赖程度评估得分 4 分,表示轻度依赖。

5. **Morisky 用药依从性问卷(见附录 6-1)**　得分为 0.5 分,提示患者服药依从性差,表现为忘记服药,自行减少药量或停止服药,忘记随身携带药物,不能坚持用药。

(三)心理社会评估

1. **认知功能评估**　通过采用简易精神状态检查量表(MMSE)(见附录 4-2)对患者认知功能进行评估,评估结果为 29 分,提示患者无认知功能障碍。

2. **焦虑评估**　采用广泛性焦虑障碍量表 GAD-7 评估量表(见附录 4-4)对患者的焦虑情况进行评估,GAD-7 评分为 2 分,无焦虑。

3. **抑郁评估**　采用抑郁自评量表(SDS)(见附录 4-11)对患者的抑郁情况进行评估,总分为 26 分,无抑郁。

4. **睡眠质量评估**　采用匹兹堡睡眠质量指数量表(见附录 4-1)对患者的睡眠情况进行评估,评估结果 4 分,显示患者无睡眠障碍,睡眠质量良好。

(四)辅助检查

1. **心电图示**　窦性心律,下后壁 ST 段弓背向上抬高 0.1~0.5mV。

2. **实验室检查**　肌钙蛋白 2.54ng/mL,肌酸激酶同工酶 137.5ng/mL,D-二聚体 0.151mg/L,脑钠肽<5.0ng/L,肌红蛋白:58.7ng/mL,甘油三酯 2.38mmol/L,低密度脂蛋白胆固醇 3.39mmol/L,高密度脂蛋白胆固醇 0.79mmol/L。

3. **影像学检查**　心脏超声:下后壁运动减低,左心室射血分数 63%。

四、康复护理问题与对策

(一)护理问题

1. **胸痛**　与心肌缺血坏死有关。

2. **活动耐受性降低**　与心肌氧的供需失调有关。

3. **潜在并发症**:心律失常、心力衰竭。

4. **营养失衡**:高于机体需要量　与营养摄入过多有关。

(二)护理措施

1. **治疗护理**

(1)解除疼痛:采用数字评定量表进行疼痛评估,入院时为 8 分,遵医嘱给予吗啡 3mg 皮下注射,30min 后再次评估为 3 分。

(2)氧疗护理:鼻导管吸氧 4~6L/min。

(3)用药护理:注意给药的剂量、途径、时间,观察全身皮肤黏膜、牙龈有无出血,二便颜色有无异常,必要时检测凝血功能。

2. **观察护理**　密切监测生命体征:心电监护,观察心率、血压、血氧饱和度及尿量变化,每小时记录一次。观察患者面色,有无大汗或恶心、呕吐等伴随症状;观察患者有无呼吸抑制、血氧饱和度下降、脉搏加快、血压下降等不良反应。发现异常及时向医生汇报。同时持续监测心电图变化。

3. 专科护理

（1）胸痛

1）休息与活动：胸闷、胸痛发作时立即停止正在进行的活动，卧床休息。

2）心理护理：安慰患者，缓解紧张不安的情绪，以减少心肌耗氧量。

3）氧疗护理：鼻导管给氧，以增加心肌氧的供应，减轻缺血和疼痛。

4）疼痛观察：评估疼痛部位、性质、程度、持续时间以及诱发因素，观察患者有无面色苍白、大汗、恶心、呕吐等伴随症状。疼痛发作时测血压、心率、做心电图，为病情判断提供依据。

5）用药护理：给予患者单硝酸异山梨酯配置液 3mL/h，用药后注意观察患者胸痛变化情况及血压情况，防止低血压的发生。

6）减少或避免诱因：疼痛缓解后，与患者一起分析引起心绞痛发作的原因。保持排便通畅，切忌用力排便，以免诱发心绞痛。调节饮食，禁烟酒。保持心态平和。

7）保持病室环境安静，减少家属探视。

（2）活动耐受性降低

根据患者病情及 Borg 自觉疲劳程度量表评级，在心电监测下进行康复运动，动态观察生命体征变化，患者无心前区不适、疼痛、气短、心悸等，心率不超过 90 次 /min，血压波动收缩压在 90～140mmHg 之间、舒张压在 60～90mmHg 之间，血氧饱和度不低于 95%，Borg 自觉疲劳程度量表在 11～13 级之间，循序渐进，分段式康复训练。

（3）潜在并发症：心律失常、心力衰竭

1）密切观察病情：监测血压、血氧、心率、心电图的变化。

2）心电监护：需在监护室进行心电监护如发现频繁室性期前收缩或严重的房室传导阻滞时要警惕室颤的发生，备好抢救车和除颤设备。

3）避免诱因：劳累、情绪激动、饱餐、排便困难。

4）保证充足睡眠，保持室内环境安静，家属陪护。

5）控制液体入量，避免增加心脏负担。

（4）手术相关护理

1）术侧肢体护理：患者经桡动脉穿刺，腕部制动，肘关节可适当活动，穿刺点止血器加压包扎 6～8h，每 2h 减压一次，第 3 次压力全部解除，后 4～6h 拆除止血器，注意伤口有无出血、血肿及桡动脉搏动情况。

2）鼓励患者多饮水，加速造影剂的排泄，合理饮食、少食多餐，保持大便通畅。

4. 心理护理 采取科学评估，综合判断患者无需特殊支持性心理帮助，但心理管理应贯穿经皮冠脉介入术（percutaneous coronary intervention，PCI）后全程管理的始终。急性心肌梗死常为突然发病，且伴有心前区压榨性疼痛，患者入院后表现为焦虑、紧张、恐慌、急躁，这些负面情绪对疾病极为不利。负性情绪使交感神经兴奋，引起心率加快、血管收缩、血压升高，使冠状动脉供氧、供血进一步减少，心肌坏死范围扩大。同时，还可引起脂肪、糖原分解，增加血液中脂肪含量，加重动脉硬化。保持良好的心理状态，减少并发症的发生，可促进疾病痊愈。

（1）多接触患者，向他们讲解疾病的知识，说明不良情绪和心理对疾病的不利，鼓励患者树立战胜疾病的信心，配合医护人员做好治疗。其次，要同患者多交谈，详细了解每个患者的个性、习惯，针对不同性格的人给予不同的心理疏导。

（2）综合评估患者的精神心理及睡眠状态，了解患者对疾病的担忧、患者的生活环境、经济状况、社会支持,给予针对性治疗措施。

（3）通过一对一方式或小组干预对患者进行健康教育和咨询。促进患者伴侣、家庭成员和朋友等参与患者的教育和咨询。

（4）轻度焦虑抑郁治疗以运动康复为主,对焦虑和抑郁症状明显者给予对症药物治疗,病情复杂或严重时请精神科会诊或转诊治疗。

5. 康复护理

（1）运动处方制定:根据测评结果,静息心率:68 次 /min;安静时血压:126/82mmHg;最高心率:118 次 /min;最高血压:148/91mmHg。Borg 自觉疲劳程度量表评级 11 级,6 分钟步行试验长度为 415m;METs=（4.948+0.023×415）÷3.5=4.14;目标心率 = 最大心率 ×（60%～80%）次 /min=70～95 次 /min;运动速度 = 距离 ×10/1 000=4.75km/h。根据 FITT 原则,制定运动康复指导方案。运动频率:每周 3～5 次;运动强度:运动时目标心率范围为 80～90 次 /min,运动时目标步行速度为 3.5km/h;运动时间:按目标运动强度范围内运动30min;运动类型:步行、打太极拳、慢跑;主观疲劳值:Borg 自觉疲劳程度量表当保持在 11～14 级（有点用力）。注意事项:运动前热身运动 5min,根据服用琥珀酸美托洛尔时间固定运动时间,注意运动中和运动后水分的补充。运动中监测心率,运动后做整理运动 5min。运动中出现胸闷、胸痛、眩晕、心慌、气促等症状,请立即停止运动,必要时请到医院就诊。

（2）营养处方制定

1）评估:通过膳食回顾法、食物日记或食物频率问卷,评估每日摄入的总能量、总脂肪、饱和脂肪、钠盐和其他营养素摄入水平;或使用 WHO 核心膳食条目评估果蔬摄入量,在外就餐情况,常食用的食物、饮料和加工食品等;饮食习惯和行为方式;身体活动水平和运动功能状态;以及体格测量和适当的生化指标。

通过膳食回顾法及食物日记发现该患者出现以下问题。①饮食偏咸:该患者喜欢吃咸菜,如腐乳、榨菜等。②饮食结构单一,营养比例失衡:蛋白质、维生素摄入不足,不吃水果。两餐中碳水化合物含量较多,容易导致肥胖。③饮食高油脂:该患者喜食肉且多为五花肉。炒菜喜欢多放油。患者长期使用大豆油,研究表明,大豆油中热量和脂肪含量高,对心脑血管产生一定影响,容易导致肥胖,不可多食。

2）营养师制定个体化处方:参考心血管疾病营养治疗原则,结合患者的实际情况,为患者制定营养处方,过程如下:①计算一天需要总热量。身高为 176cm,体重为 92.5kg,BMI 为 29.9kg/m^2,属肥胖,患者为轻体力劳动强度,根据该患者的文化、喜好以及心血管保护性饮食的原则,结合成人每日热能供给量表。该患者每天能量摄入量评估如下:标准体重 = 身高（cm）-105=176-105=71kg,按每天 84～105kJ/kg 体重计算每天总能量 71kg ×（84～105）kJ/kg=5 964～7 455kJ,每天能量摄入最多不超过 7 455kJ;②确定宏量营养素膳食目标;③确定餐次比;④参考以往饮食史,根据患者的血脂、血压情况调整热量分配。

3）综合患者的情况,其膳食处方组成如下（表 1-4）。

表 1-4　膳食处方表

食物类别	每日参考摄入量（生）	早餐摄入量	午餐摄入量	晚餐摄入量
谷薯类	300g	75g	113g	112g
蔬菜类	500g	不适用	250g	250g
鸡蛋	50g	50g	不适用	不适用
乳类	200g	200g	不适用	不适用

食物类别	每日参考摄入量（生）	早餐摄入量	午餐摄入量	晚餐摄入量
油脂类	24g	不适用	12g	12g
肉类/豆制品	156g	不适用	78g	78g

注："不适用"表示相应的食物在该餐次没有安排摄入量。

（3）药物处方制定：为提高该患者的用药依从性，应该采取多种方式对患者实施健康教育，使其充分认识到冠心病、高血压、高脂血症的潜在危害，坚持按时按量服药。具体措施如下：

1）鼓励患者自行写出药物清单，讲解药物的作用和不良反应。例如替格瑞洛的副作用主要包括出血、引起呼吸困难、诱发痛风、导致心动过缓。出现任何药物不良反应及时就医，同时服用降压药物要定时监测血压，可以利用小程序定时提醒并记录血压。

2）遵医嘱定时定量服药，定期监测药物的血药浓度，不可自行随意更改药量及停用。

3）为患者讲解冠心病相关知识，使用宣传单或者视频形式为患者讲解各类药物的治疗机理，将降血脂药物、抗血小板聚集剂以及血管松弛素等药物以卡片记录形式帮助患者快速记忆不同药物的服用剂量、时间以及作用等，明白按时服药对于疾病治疗的重要性，家属要监督患者养成良好的生活习惯，保持愉悦心情和充足睡眠。

4）使用手机 APP，帮助患者按时服药。

5）发放便携随身药盒，使用每周药盒有助于患者按照存放药盒中不同格子的药物按时服药，药盒上记录患者的姓名，嘱咐家属可以将药盒放置于显眼位置。

（4）健康生活方式指导教育处方

1）健康生活方式指导：①饮食指导。饮食尽量清淡少盐，肥肉、油炸油煎食品尽量少吃；严格控制猪、牛、羊肉和火腿等畜肉摄入，可选禽肉，增加鱼类摄入；严格限制高钠食品的摄入，除了注意食盐和酱油限量外，应特别注意鸡精、味精、饮料、罐头等高钠食品；尽量少吃或不吃加工食品；增加日常蔬菜、水果和奶制品摄入，尤其是绿叶菜、各种水果以及根茎蔬菜、低脂乳制品、豆类和坚果类，以增加钾、钙、镁摄入。②对患者进行食物营养教育，健康膳食选择；会看食物营养标签，认识高盐食物，知道如何避免过高的盐摄入量；认识运动的好处，保持标准体重的重要性等。注意监测血压，并跟踪反馈。③营养处方的自我精准管理指导。查询各种食物所含的卡路里与营养成分，指导患者下载相关营养管理软件，借助 APP 进行食物的精准换算，从而控制每天热量的摄入。④本个案患者具体的膳食指导。患者体重属于肥胖，需控制全日总热量，或增加活动量，逐渐降低体重至理想范围；患者甘油三酯偏高，低密度脂蛋白胆固醇偏高，高密度脂蛋白胆固醇偏低，需控制高脂肪食物，忌食肥肉、油炸食品等食物，并注意控制炒菜用油量；饮食种类尽量多样化，选用优质蛋白类如瘦肉、牛奶、豆制品等；多食各种新鲜蔬菜，补充足量维生素 C 和矿物质；限制食盐摄入，以 4g/d 以下为宜（相当于酱油 20mL），忌食含盐分过高的食物，如咸菜、咸蛋、腐乳等腌制品等；保持三餐规律，进餐定时定量，减少外食。

2）戒烟教育指导：烟草中有 4 000～5 000 种有害物质，吸烟已经被明确证实是导致冠心病、动脉硬化性外周血管疾病和脑卒中的重要原因。吸烟可以使首次发生心肌梗死的时间提前 10 年，急性心肌梗死发病风险增加 7 倍，PCI 术后血栓形成风险增加 1.5 倍，术后死亡相对风险增加 1.76 倍，发生心肌梗死的相对风险增加 2.08 倍，猝死相对风险升高 3 倍以上。该患者尼古丁依赖程度评估得分 4 分，表示轻度依赖。具体戒烟指导如下。

A. 非药物干预："5A"戒烟法。①ask-询问（吸烟情况）：询问患者对烟草的使用情况及被动吸烟情况；询问吸烟年限、吸烟量和戒烟的意愿，评估烟草依赖程度、过去1年中尝试戒烟次数等，并记录。②advise-建议（戒烟）：强化患者戒烟意识；使用清晰强烈的个性化语言，积极劝说患者戒烟，如戒烟是保护身体健康最重要的事情。提供有针对性的戒烟建议，并告知吸烟能导致许多疾病甚至提供视听或书面材料，促使患者戒烟。向患者推荐戒烟相关书籍。③assess-评估（戒烟意愿）：明确患者戒烟的意愿，评估烟草的依赖程度。鼓励彻底戒烟，并商讨吸烟的替代用品。④assist-帮助（戒烟）：帮助吸烟者戒烟。向患者提供专业咨询，以协助戒烟。帮助患者进行戒断症状的识别：戒断症状是烟草依赖的主要表现，包括戒烟后出现烦躁不安、易怒、焦虑、情绪低落、注意力不集中、失眠、心率降低、食欲增加、体重增加、口腔溃疡、咳嗽流涕等。停止吸烟后1d内出现戒断症状，在戒烟最初14d最为强烈，大约1个月后减弱，可能持续长达6个月。作为患者，顺利熬过戒断症状期至关重要。⑤arrange-安排随访（防止复吸）：开始戒烟后，应安排长期随访，随访时间至少6个月。本个案患者已知吸烟的危害，戒烟意愿强烈，首先为患者设定戒烟目标：1个月内戒烟。鼓励主动正确说出戒断症状，同时采取转移注意力，创造戒烟环境，给予自己奖励，回顾以前的戒烟经历，总结哪些因素能帮助戒烟，哪些因素会导致复吸，得到家人及朋友的帮助理解，通知家人、朋友和同事有关自己戒烟的事。

B. 及时处理戒断症状：不要留存卷烟、打火机和其他吸烟用具，在过去总是吸烟的地方和场所放置一些警示牌，例如"起床时不要吸烟""饭后不要吸烟等"。建立一整套健康的生活方式，饮食清淡，多吃水果蔬菜。保证睡眠，增加体育锻炼。戒烟期间应避免酒、浓茶等刺激性饮料与食物。辅助戒烟药物有助于缓解戒断症状。戒烟后体重增加是导致戒烟失败的重要原因，其机制包括心理因素和生物学因素。一般戒烟过程中，体重会增加3～4kg，因此要注意控制饮食，增加运动量，尽可能避免用食物取代对烟草的渴望。

C. 药物干预：该患者戒烟意愿强烈，希望通过非药物方式戒烟，因此未进行药物干预。

3）日常生活指导：保持良好的心态，学会掌握平衡心理；坚持良好的生活习惯；充足睡眠；坚持每天适当的运动，减轻心脏负担。

6. 健康教育 根据患者的认知度和接受程度进行形式多样的个体化的健康教育，对减少并发症的发生和促进病情恢复至关重要。讲解特殊药物的作用和不良反应。讲解术后术侧肢体制动的重要性，在疾病的每个阶段都要视个体情况进行详细的康复指导。要大力宣传和普及冠心病知识，让患者能够主动配合治疗，改变生活方式，降低心理应激反应，去除发病诱因，养成健康的生活方式。饮食上要保持清淡，少吃动物脂肪和胆固醇含量高的食物，如肥肉，动物内脏，鱼籽等，避免过度食用油腻食物和暴饮暴食，戒烟限酒、少喝浓茶或咖啡，体重超重者应适当控制饮食，保持情绪稳定和心理平衡，避免激动和急躁，过度喜怒悲伤易诱发猝死。生活要有规律，保持大便通畅和睡眠充足，不要过度紧张和劳累；避免剧烈活动，应适当进行体育锻炼，提高身体素质。有高血压、冠心病等基础疾病患者，应在医生指导下坚持治疗，特别是有高危因素的人群应定期进行体检、了解身体状况。

7. 出院指导

（1）按照心脏康复五大处方，正确服药、戒烟、适当运动、膳食结构合理、保持心情愉悦。

（2）根据随访手册内容进行定期随访，一般术后1个月、3个月、6个月、12个月进行随访。

（三）护理结局

PCI术后的冠状动脉再狭窄等并发症风险大，对患者心脏功能康复的影响较大。在常规治疗基础上施行早期心脏康复可以提升整体疗效，改善患者结局。急性心肌梗死患者常规护理理念认为术后不宜剧烈运动，促使术后恢复的进程延长，护理效果不尽理想。术后早期心脏康复护理渗透着外科快速康复护理的服务理念,根据患者的实际情况,制定针对性的术后心脏康复护理计划,实现患者需求与护理策略及临床实际情况的有机整合。本案例指导患者展开科学合理的术后早期康复运动,制定个性化的运动处方,强化患者心肺摄氧能力与运动能力,纠正心肺异常指标,通过心脏康复患者未发生心血管不良事件,患者各项化验指标均有改善,并成功戒烟。

五、总结与思考

1. 科学评估 评估是心脏康复的重要环节,也是首要环节,只有通过科学准确地评估才能够为心脏康复的开展提供基础,使心脏康复得到有效执行。通过评估可以找出患者的危险因素及护理问题,制定相应的康复措施,从而建立完整、全面、正确的心脏康复方案,提高生活质量。本个案采用各种评估量表综合评估患者情况,科学全面了解患者,制定心脏康复方案。

2. 有效沟通、康复健康教育多样化 倾听、互动式交流、开放式提问,同时运用切实可行的宣教手段,如口头宣教、宣传手册、知识讲座、科普视频等方式将有关疾病与临床治疗的健康知识向患者进行详细说明,同时告知患者家属在日常生活中注意督促患者自觉遵守健康教育中的要求和注意事项,避免危险因素的影响。康复健康教育要根据不同年龄、性别、职业、宗教信仰、文化程度、对保健知识的求知欲等不同采取不同的健康教育方法。可采取单一方式进行,也可采取多方式进行,以达到预期效果为目的。康复健康教育要使受教育者易于接受,才能产生良好的效果。本个案患者是中年男性,喜爱电子产品,因此采取视听教育法,视听教育法是利用现代化的视听系统(声、光、电)来进行健康教育的形式。主要包括:录音、投影、电视、电影等。

3. 团队协作 专科医生、康复师、营养师、心理治疗师、内分泌医生、护士多团队合作,为患者提供最佳康复方案,同时鼓励患者参与自身康复过程,实现医护康患共同决策。该模式适用于我国心血管疾病高发病率的现状,不仅可以有效地预防、治疗心脏疾病,也可以显著减少再次心血管不良事件的发生,降低复发率,提高生存率,有效降低医疗支出,使患者享受正常的工作和生活。

4. 心脏康复意义重大 心脏康复是融合生物医学、运动医学、营养医学、心身医学和行为医学的专业防治体系,是指以医学整体评估为基础,将心血管疾病预防管理措施系统化、结构化、数字化和个体化,通过五大核心处方的综合模型干预危险因素,为心血管疾病患者在急性期、恢复期、维持期以及整个生命过程中提供生理、心理和社会的全面和全程管理的服务和关爱。将心脏康复融入临床治疗的每一个环节,是指对已经发生冠心病的患者采取防治措施,目的是改善症状,降低死亡、病残率,同时防止冠心病复发。随着人们生活方式的改变及人口老龄化,冠心病的患者群持续扩大,对疾病只治不防并不能改善其长期预后,重视并加强二级预防显得格外重要。PCI术后患者开展心脏康复,能降低死亡率,提高患者的整体生存率和生存质量。

(于 水 黄 鹤 宋 龄)

第四节 慢性心力衰竭患者的康复护理案例分析

一、案例疾病概述

(一)概述

心力衰竭(heart failure,HF)简称心衰,是由于各种心脏结构或功能异常导致心室充盈和/或射血能力受损而引起的一组临床综合征,其主要临床表现是呼吸困难、体力活动受限和体液潴留。

慢性心力衰竭是心血管疾病的终末期表现和最主要的死亡原因,是 21 世纪心血管领域的两大挑战之一。随着年龄的增加,心力衰竭患病率迅速增加。在我国,引起慢性心力衰竭的病因以冠心病居首,其次为高血压,而风湿性心脏瓣膜病比例则下降。

(二)临床表现

1. 左心衰竭　以肺淤血和心排血量降低为主要表现。

(1)症状

1)呼吸困难:不同程度的呼吸困难是左心衰竭最主要的症状。可表现为劳力性呼吸困难、夜间阵发性呼吸困难或端坐呼吸。

2)咳嗽、咳痰和咯血:咳嗽、咳痰是肺泡和支气管黏膜淤血所致。开始常于夜间发生,坐位或立位时咳嗽可减轻或消失。白色浆液性泡沫状痰为其特点,偶可见痰中带血丝。长期慢性肺淤血、肺静脉压力升高,导致肺循环和支气管血液循环之间在支气管黏膜下形成侧支,血管破裂可引起咯血。

3)疲倦、乏力、头晕、心悸:主要是由于心排血量降低,器官、组织血液灌注不足及代偿性心率加快所致。

4)少尿及肾功能损害:左心衰竭导致肾血流量减少,可出现少尿。长期慢性的肾血流量减少导致血尿素氮、肌酐升高并可有肾功能不全的症状。

(2)体征

1)肺部湿啰音:由于肺毛细血管压增高,液体渗出至肺泡而出现湿啰音。随着病情加重,肺部啰音可从局限于肺底部直至全肺。

2)心脏体征:除基础心脏病的体征外,一般均有心脏扩大(单纯舒张性心衰除外)及相对性二尖瓣关闭不全的杂音、肺动脉瓣区第二心音亢进及舒张期奔马律。

2. 右心衰竭　以体循环淤血为主要表现。

(1)症状

1)消化道症状:胃肠道及肝淤血引起腹胀、食欲缺乏、恶心、呕吐等,是右心衰竭最常见的症状。

2)呼吸困难:继发于左心衰竭的右心衰竭呼吸困难已存在。单纯性右心衰竭为分流性先天性心脏病或肺部疾病所致,也有明显的呼吸困难。

(2)体征

1)水肿:其特征为对称性、下垂性、凹陷性水肿,重者可延及全身。可伴有胸腔积液,以双侧多见,若为单侧则以右侧更多见。

2)颈静脉征:颈静脉充盈、怒张是右心衰竭的主要体征,肝颈静脉反流征阳性则更具特征性。

3)肝脏体征:肝脏常因淤血而肿大,伴压痛。持续慢性右心衰竭可致心源性肝硬化,晚期可出现肝功能受损、黄疸及腹水。

4)心脏体征:除基础心脏病的相应体征外,右心衰竭时可因右心室显著扩大而出现三尖瓣关闭不全的反流性杂音。

3. 全心衰竭　左心衰竭继发于右心衰竭而形成全心衰竭,右心衰竭时右心排血量减少,因此呼吸困难等肺淤血症状反而有所减轻。扩张型心肌病等表现为左、右心室衰竭者,左心衰竭的表现以心排血量减少的相关症状体征为主,肺淤血症状往往不严重。

4. 心功能分级与分期

(1)心功能分级:心力衰竭的严重程度常采用美国纽约心脏病协会(New York Heart Association, NYHA)的心功能分级方法(见附录 2-1)。这种分级方案简单易行,临床应用最广,但其缺点是仅凭患者的主观感受进行评价,其结果与客观检查发现并不一定一致,且个体间的差异较大。

(2)心力衰竭分期:由美国心脏病学会及美国心脏协会(ACC/AHA)于2001年提出,是以心衰相关的危险因素、心脏的器质性及功能性改变、心衰的症状等为依据将心衰分为两个阶段和4个等级(表1-5)。此评估方法是以客观检查发现为主要依据,揭示心衰发生发展的基本过程,有利于指导临床工作,尽早地、更具针对性地进行防治性干预,减少心衰的发生,控制其发展。例如,在心衰高危阶段的A期对各种高危因素进行有效治疗,在B期进行有效干预,才能有效减少或延缓进入有症状的心衰阶段(C期、D期)。

表1-5 心力衰竭分期

心衰分期	特点
A期(前心衰阶段)	无心脏结构或功能异常,也无心衰症状体征,但有发生心衰的高危因素如高血压、冠心病、代谢综合征等
B期(前临床心衰阶段)	已发展成结构性心脏病,如左心室肥厚、无症状性心脏瓣膜病,但无心衰症状体征
C期(临床心衰阶段)	已有结构性心脏病,且目前或既往有心衰症状体征
D期(难治性终末期心衰阶段)	有进行性结构性心脏病,虽经积极的内科治疗,休息时仍有症状,因心衰反复住院,需要特殊干预

(3)6分钟步行试验(6 minutes walk test,6MWT):让患者在平直走廊里尽可能快地行走,测定其6分钟的步行距离: < 150m为重度心衰;150~450m为中度心衰; > 450m为轻度心衰。该评估方法简单易行,安全方便。通过评定慢性心衰患者的运动耐力评价心衰严重程度和疗效。

二、案例报告

(一)一般资料

患者,男,70岁,汉族,已婚,身高176cm,体重80kg,初中文化程度,无业人员,吸烟40余年,已戒烟1年,无饮酒史。

(二)病史

主诉:间断双下肢水肿2年,伴呼吸困难1年,加重2d。

现病史:患者缘于2年前无明显诱因出现双下肢水肿,未系统诊治。1年前上诉症状较前加重,伴有呼吸困难,就诊于当地医院,考虑诊断为"心力衰竭、冠状动脉粥样硬化性心脏病",给予抗心衰等对症治疗,病情好转后出院。出院后仍间断出现呼吸困难、双下肢水肿症状,具体治疗不详。2d前因受凉后呼吸困难加剧,稍活动即出现呼吸困难,伴有夜间不能平卧、咳嗽、咳白色泡沫痰,无发热,为求进一步治疗,门诊以"心力衰竭"收入院。

既往史:既往有高血压史10年,自服卡托普利每日2次,每次1片,血压最高170/110mmHg,控制血压140/90mmHg,否认糖尿病史、否认冠心病史、无输血史,无药物过敏史,无食物过敏史,预防接种史不详,无手术史,无外伤史,既往吸烟史40余年,现戒烟1年,无饮酒史。

家族史:父母去世,兄弟健在,无家族遗传性疾病。

（三）入院诊断

1.慢性心力衰竭。

2.冠状动脉粥样硬化性心脏病。

3.3级高血压（很高危）。

4.心功能Ⅲ级。

（四）诊疗过程

入院后立即给予多功能监护、面罩吸氧、改善循环、降压、利尿、化痰、平喘、纠正电解质紊乱等对症支持治疗。第4天转入普通病房，调整为鼻导管吸氧，继续给予抗血小板聚集、利尿、抑制心室重构、纠正心功能等对症支持治疗。患者住院期间未发生院内感染及其他并发症。

三、评估分析

（一）一般评估

1.**生命体征**　T 36.5℃,P 80次/min,R 20次/min,BP 120/65mmHg,SpO_2 89%。鼻导管吸氧3L/min。

2.**体格检查**　无呼吸窘迫，无鼻翼扇动，皮肤、甲床颜色正常，口唇轻度发绀，自主体位，患者身高176cm，体重80kg，BMI为25.8kg/m²，超重。

（二）专科评估

1.心肺功能评估

（1）心功能评定（NYHA心功能分级）：Ⅲ级。

（2）心脏彩超：心功能测定EF为32%。

（3）呼吸困难分级（见附录2-2）：采用Borg呼吸困难评分量表，静息状态下为2级，即轻度呼吸困难或疲劳。

（4）Borg自觉疲劳程度（见附录1-5）：采用Borg自觉疲劳程度分级量表，静息状态下为13级，即疲劳感觉为有点用力。

2.运动能力评估

（1）评估结果：患者无运动禁忌证及相对禁忌证。

（2）肌力评估

1）呼吸肌力量评估：采用肺功能测定仪及膈肌超声，测得最大吸气压（maximal inspiratory pressure,MIP）为31.7cmH₂O，占预计值43.6%；最大呼气压（maximal expiratory pressure,MEP）为45.7cmH₂O，占预计值47.0%，静息状态下膈肌活动度为2.3cm。

2）四肢肌力评估（见附录1-1）：采用Lovett分级法，双上肢肌力4级，双下肢肌力近端3级，远端4级。

（3）简易体能状况量表（SPPB）评估结果：①平衡能力测试2分。②椅子站起测试2分。③4米步行速度测试4分。总分8分，表明患者身体机能中等。注：简易体能状况评估（SPPB），可将身体机能分为3类：较差（0～6分）、中等（7～9分）、良好（10～12分），SPPB评分越高，表明身体机能越好。

（4）6分钟步行试验（见附录1-2）步行长度256m，为运动能力差。最大心率122次/min，收缩压/舒张压147/95mmHg，Borg自觉疲劳程度量表评级13级，未出现运动试验终止指征。

（5）运动康复危险分层：采用美国心脏协会危险分层标准（见附录2-3）对患者进行评估，该患者危险级别为C级。

3. **日常生活能力评估** 采用 Barthel 指数评定表。入院时 Barthel 指数评分为 30 分,转出 CCU 时 Barthel 指数评分为 60 分,出院时 Barthel 指数评分为 85 分。

4. **服药依从性评估** 采用 Morisky 用药依从性问卷进行评估(见附录 6-1)得分为 8 分,提示患者服药依从性好。

(三)心理社会评估

1. **认知功能评估** 通过采用简易精神状态检查量表(MMSE)(见附录 4-2)对患者进行认知功能评估,评估结果为 27 分,无认知功能障碍。

2. **焦虑评估** 采用广泛性焦虑障碍量表 GAD-7(见附录 4-4)对患者的焦虑情况进行评估,GAD-7 评分为 5 分,轻度焦虑。

3. **抑郁评估** 采用抑郁自评量表(SDS)(见附录 4-11)对患者的抑郁情况进行评估,标准总分为 31 分,无抑郁。

4. **睡眠质量评估** 采用匹兹堡睡眠质量指数量表(见附录 4-1)对患者的睡眠情况进行评估,评估结果 16 分,显示患者睡眠质量较差。

(四)辅助检查

1. **心电图示** 窦性心律、多发房性期前收缩部分成对出现、部分伴室内差异传导、左心室肥大,ST-T 改变,请结合临床。

2. **实验室检查** B 型利钠肽原测定 23.3ng/L,D-二聚体 0.4mg/L,肌钙蛋白 0.036ng/mL。

3. **影像学检查** 心脏彩超:左心房、左心室增大,EF 32%,左心室舒张功能减低,主动脉瓣及二尖瓣瓣环钙化,三尖瓣轻度反流。

四、康复护理问题与对策

(一)护理问题

1. **气体交换受损** 与肺循环淤血有关。

2. **活动耐受性降低** 与患者心输出量减少有关。

3. **营养失衡:高于机体需要量** 与患者进食量多、缺乏运动有关。

4. **焦虑** 与担心疾病预后有关。

5. **睡眠型态紊乱** 与躯体舒适度改变、环境改变有关。

(二)护理措施

1. 治疗护理

(1)休息与体位:给予患者高枕卧位或半卧位;夜间不能平卧时使用床上小桌,让患者扶桌休息,必要时双腿下垂。患者双下肢水肿,适当抬高下肢,以利于静脉回流,增加回心血量,从而增加肾血流量,提高肾小球滤过率,促进水钠排出。注意患者体位的舒适与安全,必要时加用床栏防止坠床。

(2)氧疗护理:根据缺氧程度调节氧流量,维持患者血氧饱和度在 95% 以上。

(3)用药护理:①血管紧张素转化酶抑制剂其主要不良反应包括干咳、低血压和头晕、肾损害、高钾血症、血管神经性水肿等。在用药期间需监测血压,避免体位的突然改变,监测血钾水平和肾功能。若患者出现不能耐受的咳嗽或血管神经性水肿应停止用药。②遵医嘱正确使用利尿药,注意药物不良反应的观察和预防。如袢利尿药和噻嗪类利尿药最主要的不良反应是低钾血症,从而诱发心律失常或洋地黄中毒,故应监测血钾。患者出现低钾血症时常表现为乏力、腹胀、肠鸣音减弱、心电图 U 波增高等。服用排钾利尿药时多补充含钾丰富的食物,如鲜橙汁、西红柿汁、柑橘、香蕉、枣、杏、无花果、马铃薯及深色蔬菜等,必要时遵医嘱补充钾盐。口服补钾宜在饭后,以减轻胃肠道不适;外周静脉补钾时每 500mL 液体中氯化钾含量不宜超过 1.5g。另外,非紧急情况下,利尿药的应用时间选择早晨或日间为宜,避免夜间排尿过频而影响患者的休息。

2. 观察护理

(1)重症监护:密切监测生命体征,观察心率、血压、血氧饱和度变化。注意患者面色,有无大汗或恶心,呕吐等伴随症状。

(2)病情观察:每天在同一时间穿着同类服装、用同一体重计测量体重,时间安排在患者晨起排尿后、早餐前最适宜。准确记录 24h 液体出入量,若患者尿量＜ 30mL/h,应报告医生。

3. 专科护理

(1)气体交换受损

1)纠正低氧血症:先给予患者面罩吸氧 5L/min,逐渐过渡到鼻导管吸氧 3L/min。

2)改善呼吸模式:指导患者进行呼吸训练,纠正矛盾呼吸,完成半卧位和坐位的腹式呼吸训练及深呼吸训练,减少浅快呼吸。指导患者练习缩唇呼吸、缓慢呼吸、腹式呼吸训练,2 次 /d,每次 15～30min,练习循序渐进。

3)物理治疗:体外膈肌起搏治疗 2 次 /d,每次 20min,增加膈肌活动度,增加肺通气量,提高机体氧供。

(2)活动耐受性降低

1)卧床期间,在床上进行肢体被动或主动活动,逐步从床上肢体主动活动,过渡至床旁活动,病房内步行,上下楼训练,控制运动当量在 2～4METs。

2)在患者的耐受范围内,按步骤增加至低-中强度的有氧运动,可选择床旁踏车训练或下地步行。进行间歇或持续的有氧活动。 逐渐增加运动时间,从 5～10min 进阶至 15～30min。运动过程中,密切监测患者的症状、体征和心电图等。患者 Borg 自觉疲劳程度量表评级在 11～13 级,控制运动中的最大心率不超过静息心率增加 20 次 /min。

(3)营养失衡:高于机体需要量

1)合理控制总热能,逐渐降低至标准体重范围。

2)选用优质蛋白质,如牛奶、蛋清、瘦肉鱼虾、豆制品等,少吃甜食及含糖饮料。

3)控制脂肪和胆固醇的摄入,如肥肉、动物内脏、蛋黄等。

(4)焦虑:给予患者心理护理,心理行为因素是心血管病的重要原因,其评定和矫正是心衰康复的重要组成部分。心理康复护理采用以下心理干预。

1)通过具体分析和解释,提高患者对疾病的认识,消除顾虑,提高自信心。

2)耐心倾听患者诉说各种症状,对症状改善者及时给予鼓励,对症状较重者给予抗抑郁、抗焦虑药物治疗。

3)耐心回答患者提出的问题,给予健康指导,提供相关治疗信息,介绍成功病例,引导正面效果,树立信心。

4)尽量减少外界压力刺激,创造轻松和谐的气氛,必要时寻找合适的支持系统。

(5)睡眠型态紊乱

1)加强患者基础护理,集中操作,保证患者舒适的体位。

2)教会患者促进睡眠的方法,必要时可通过药物干预,保证患者睡眠充足。

3)创造良好的睡眠环境,予以心理支持,鼓励家属、亲友情感上支持。

4)予以中医情志护理,这是针对患者导致情绪异常的不同病因实施情志疏导的心理干预,从根本上消除或缓解患者不良情绪,继而改善睡眠质量。予以患者冥想训练、放松训练。具体方法:在柔和的背景音乐下,指导患者平卧于床上,放松身体,采取舒适卧位,微闭双眼,引导患者想象身处蓝天、大海或小溪、绿地等令人心旷神怡的场景下,体验微风拂面、小溪潺潺的感觉。每天干预 2 次,每次 10min。指导患者聚焦呼吸,吸气时默念"放",呼气时默念"松",体验一呼一吸的节奏感,自头顶开始逐渐放松身体直至脚趾,使患者处于一种轻松和惬意的状态,从而调整心神、安神定志。引导患者关注当下的感觉,对出现的任何情绪及念头不加批判地觉察,直至情绪消失。避开治疗,保持室内安静、环境整洁、手机调至静音。每日训练 2 次,10min/ 次。

4. 康复护理

(1)运动处方

1)呼吸训练:缩唇呼吸、腹式呼吸,3 组 /d,5 次 / 组。

2)呼吸肌训练:2 次 /d,3 组 / 次,10～12 个 / 组,30%～50% MIP/MEP。

3)柔韧性训练:该患者采用静力拉伸,关键肌肉群牵拉 3～5 次,每次持续 20～30s,1～2 次 /d,循序渐进,避免拉伤。

4)抗阻运动:采用小哑铃、弹力带或抬腿等训练。每天 1～2 次,每个肌群每次训练 1～3 组,每组 10～15 次,组间休息 2～3min。

5)有氧运动:选择室内步行训练,2 次 /d,每次训练先床旁踏步 2～5min 进行热身,然后室内步行 5～10min,最后放松训练选择柔韧操 2～5min,患者 Borg 自觉疲劳程度量表评级应保持在 11～13 级。

(2)营养处方

1)评估:通过膳食回顾法及食物日记发现该患者出现以下问题。①饮食结构单一,营养比例失衡:蛋白质、维生素摄入不足。两餐中碳水化合物含量较多。②饮食偏咸:几乎每餐都吃咸菜,如蘸酱菜、榨菜等。③高脂饮食:该患者喜食五花肉,且长期使用大豆油。研究表明,大豆油中热量和脂肪含量最高,对心脑血管产生一定影响,容易导致肥胖。

2)营养师制定个体化处方:根据评估结果,为患者制定营养处方。①计算标准体重:标准体重(kg)=身高(cm)-105=176-105=71kg;②计算 BMI:患者身高 176cm,体重 80kg,BMI:25.8kg/m²,为超重。依据世界卫生组织标准,建议患者将 BMI 降低到 18.5～23.9kg/m² 的范围内。按 BMI 评价标准,结合该患者标准体重,该患适宜的逐级减重目标应为 77kg、74kg、71kg。③制定逐级减重方案:该患者为老年男性,体型肥胖,有久坐习惯,身体活动水平为低,每天能量摄入量按 84～105kJ/kg 计算,该患每日总能量为 71×(84～105)=5 964～7 455kJ,取整为 7 400kJ。考虑患者目前体重及饮食习惯,能量摄入量可按照 8 085kJ(77kg×105kJ/kg)、7 770kJ(74kg×105kJ/kg)、7 455kcal(71kg×105kJ/kg)的梯度递减。为计算方便,可分别按照 8 000kJ、7 700kJ、7 400kJ 计算。根据减重情况与病情变化决定是否需要继续减少能量摄入量,即每天能量摄入量按 84kJ/kg 计算。

3)膳食处方:按照食物交换份法粗略计算每日各类食物的摄入量。每日各类食物参考摄入量(生重),以每日 7 400kJ 为例:主食类 250g、蔬菜类 500g、蛋类 50g、水果 400g、乳类 200g、油脂类 24g、鱼禽肉类 100g。

(3)药物处方制定:该患者服药依从性良好,继续遵医嘱定时定量服药,定期监测药物的血药浓度。

5. 健康教育

(1)讲解慢性心力衰竭的诱因、治疗及病程。

(2)讲解慢性心力衰竭的常见症状;如何预防感冒,减少发作次数。

(3)给予运动注意事项教育,嘱患者在运动中应注意以下几点。

1)循序渐进:从低强度运动开始,切忌在初次活动时即达到负荷量。

2）指导患者应根据自己的年龄、病情、体力情况、个人爱好及锻炼基础来选择运动种类及强度。

3）严格按运动处方运动，患病或外伤后应暂停运动，运动中适当延长准备及整理时间。

（4）讲解常用药物的名称、剂量、用法、作用及副作用。

（5）注意平衡饮食。进餐定时、定量，少量多餐，每餐吃七八分饱，细嚼慢咽。多采取蒸煮拌等烹调方式，少吃煎炸类食物。

6. 出院指导

（1）提高患者对治疗的依从性，准确及时按医嘱用服药；服用利尿药，记录尿量及低血钾表现。

（2）康复指导根据病情，循序渐进增加活动量；运动时，有家属陪伴，出现不适，及时终止。

（3）保持良好心态劳逸结合，建立规律、健康的生活方式。注意保暖，去除诱因，防止呼吸道感染。

（4）定期随访，根据心功能指导运动方式及运动量。教会患者自我监测病情及自测脉搏；外出随身携带急救药。定期随访，出现不适，及时就医。

（三）护理结局

1. 患者氧合改善　Borg 自觉疲劳程度量表评级为 10 级，$SpO_2 \geq 95\%$，血气分析动脉血氧分压 84mmHg。

2. 呼吸模式较前改善　使用鼻导管吸氧 3L/min，自主呼吸频率降至 18~22 次/min。以腹式呼吸为主。

3. 患者舒适度改善　睡眠质量好转，夜间睡眠时间 5~6h，白天睡眠时间 1~2h。睡眠质量评估（匹兹堡睡眠质量指数量表）12 分，睡眠质量一般。

4. 心功能改善　NYHA 心功能分级达到Ⅱ级，休息状态下无心悸、胸闷、呼吸困难等症状。日常生活能力评分 85 分，能完成自主洗漱、穿衣、床椅转移、站立、行走等。

5. 营养状态改善　能按照营养处方执行饮食计划，双下肢水肿消退，双侧左侧髌骨下缘 10cm 处腿围由 35cm 降至 29cm。

五、总结与思考

1. 科学评估　无评估不康复，心肺康复始于评估，康复之前要充分评估患者康复的目的是什么，存在哪些症状，然后再进行相应的评估，得出个体化的精准的康复护理方案。

2. 注重患者的整体功能　从关注"心肺"到关注"心-肺-运动肌群"，血液循环系统是心脏和肺密切相关的系统，也和运动密切相关，把三者联系一起，即"心-肺-运动肌群"为一整体，任何一个环节增加负荷而不影响其他环节都是不可能的。因此，心肺康复需要从全局出发，提高患者的整体功能。

3. 关注慢性心力衰竭合并衰弱患者　通过对慢性心力衰竭患者住院时间及肌肉功能等关系的研究，特别是重症监护室住院时间大于 3d 以上的患者，要关注其肌肉的衰弱，尽早介入膈肌与股直肌的康复。

（于　水　黄　鹤　宋　龄）

第五节　心房颤动患者的康复护理案例分析

一、案例疾病概述

（一）概述

心房颤动（atrial fibrillation，AF）（简称房颤）是指不协调的心房电活动导致心房收缩的室上性心律失常。房颤的心电图特征包括：不规则的 R-R 间期（房室传导未受损时）；无明显重复 P 波；不规则的心房活动。经体表心电图记录到房颤心电图或单导联心电记录装置记录到房颤心电图且持续大于 30s 以上可诊断为心房颤动。根据房颤发作的持续时间,以及转复并长期维持窦性心律的难易程度和治疗策略,将房颤分为阵发性房颤、持续性房颤、持久性房颤和永久性房颤。

房颤患病率随年龄增长而升高。房颤发病机制复杂,多方面因素均可增加房颤易感性,促进房颤的发生或/和维持,包括心血管疾病如高血压、瓣膜性心脏病、冠心病、先天性心脏病、心肌病等,以及非心血管疾病如甲状腺功能亢进、睡眠呼吸暂停综合征、慢性阻塞性肺疾病、自身免疫性疾病、肿瘤、超重/肥胖、遗传等。此外,严重疾病状态(如重症感染)及外科手术均会增加房颤发生风险;识别并纠正导致房颤发作的可逆因素,积极倡导健康生活方式可避免一大部分由可逆因素导致的房颤发生。因此,房颤在很大程度上是一种可预防的疾病。

房颤的发作和维持受到触发灶和基质的共同影响,有理论认为房颤早期由触发灶驱动或者诱发,进而引起电重构、结构重构及神经重构。而"重构"使房颤更趋恶化,并得以持续发作。

(二)临床表现

房颤最常见的症状为心悸、活动耐力下降和胸部不适,部分患者也可有头晕、焦虑及尿量增加等症状。房颤症状的严重程度在个体间差别很大,部分患者可因症状不特异或较轻而逐渐耐受,约 1/4 的患者自述无症状。血栓栓塞或心衰等并发症也可为房颤首发表现。房颤发作影响血流动力学者多合并器质性心脏病及心功能不全,也可见于房颤转变为心房扑动或合并预激综合征导致心室率极快时。房颤合并晕厥最常见于阵发性房颤发作终止时出现长 R-R 间期,也可见于严重栓塞事件、心室率极快导致血流动力学不稳定等情况,以及合并肥厚型心肌病、主动脉瓣狭窄等基础心脏病的患者。此外,房颤也是成人心动过速性心肌病最常见的原因。

二、案例报告

(一)一般资料

患者,男,55 岁,已婚,身高 167cm,体重 82kg,BMI 29.4kg/m²,初中文化程度,工人。

(二)病史

主诉: 间断胸闷伴气短、心悸 3 个月,再发并加重 2h。

现病史: 3 个月前无明显诱因出现胸闷、气短、心悸,无胸痛及肩背部放射痛,无心前区压榨感及濒死感,无恶心、呕吐,持续约 10min 自行缓解,后胸闷气喘间断出现,每次持续约 3min 至 10min 余可自行缓解。半个月前劳累后突发晕厥,意识丧失,无呕吐及抽搐,晕厥持续时间无法明确,就诊于当地医院住院治疗,行冠状动脉造影提示:左冠状动脉前降支血管中远段弥漫性动脉粥样硬化伴狭窄 70%,给予抗栓、降脂、改善心功能等对症支持后,症状好转后出院,院外未规律口服药物治疗,2h 前无明显诱因再发胸闷、心悸,性质同前,程度较前加重,持续不缓解,遂就诊,急诊以"急性冠脉综合征、心房颤动"收治。患病以来,神志清,精神尚可,饮食正常,睡眠正常,大、小便正常,体重未见明显减轻。

既往史: 患"心房颤动"1 年余,无肝炎、结核类传染病史,无手术史,无食物、药物过敏史。吸烟 30 年,10 支/d,饮酒 35 年,白酒 100g/d。

家族史: 父母均已故,姐弟均体健,家族无类似疾病、传染性疾病、遗传性疾病。

(三)入院诊断

1. 持续性心房颤动。

2. 冠状动脉粥样硬化性心脏病。

3.急性冠脉综合征。

（四）诊疗过程

术前阶段给予抗凝、保护胃黏膜、营养心肌等药物应用；完善术前相关检查，做好术前准备；给予心肺康复评估及康复护理措施；入院第 3 天进行心脏心内电生理检查＋射频消融术，心律由心房颤动转复为窦性心律，术后当天进行早期康复，住院期间无院内感染及并发症的发生，住院天数为 5d，院内指导患者进行运动康复，出院后纳入远程居家康复平台，并进行随访及居家康复指导。

三、评估分析

（一）一般评估

1. **生命体征**　T 36.3℃，P 76 次 /min，HR 84 次 /min，R 18 次 /min，BP 130/60mmHg。

2. **体格检查**　神志清晰，面容正常，体型肥胖，步态正常，BMI 29.4kg/m²。

（二）专科评估

1. NYHA 心功能分级（见附录 2-1）为 Ⅱ 级。

2. 6 分钟步行试验（见附录 1-2）距离为 460m，心功能分级为 Ⅰ 级。

3. Morisky 用药依从性问卷（见附录 6-1）得分为 5 分，提示患者服药依从性中等，表现为离家或者外出旅行时忘记随身携带药物。

4. **握力评估**　握力测试左手为 23kg，右手为 25kg。

5. **柔韧性评定**　抓背试验左侧为 0cm，右侧为 –1cm。

6. **座椅前伸试验**　左侧为 –4cm，右侧为 –2cm。

7. **尼古丁依赖程度评估**　采用尼古丁依赖程度评估表（FTND）（见附录 6-2）进行评估，该患者尼古丁依赖程度评估得分为 6 分，表示高度依赖。

（三）心理社会评估

1. **焦虑评估**　采用广泛性焦虑障碍量表 GAD-7（见附录 4-4）对患者的焦虑情况进行评估，GAD-7 评分为 10 分，中度焦虑。

2. **抑郁评估**　采用汉密尔顿抑郁量表（HAMD-24）（见附录 4-9）对患者的抑郁情况进行评估，评分为 5 分，无抑郁。

3. **睡眠状况评估**　采用睡眠状况自评量表（SRSS）（见附录 4-5）对患者睡眠情况进行评估，评分为 36 分，睡眠质量差。

4. **生活质量评估**　心房颤动患者生活质量（AFEQT）量表（表 1-6）为 47 分。

表 1-6　心房颤动患者生活质量量表（AFEQT）

在过去的 1 个月里，以下症状对您的困扰程度如何？

症状	程度						
	极度	重度	中度	一般	比较不	不	根本不
在过去一个月里，以下症状对您的困扰程度如何：							
1　心悸：心慌、心跳加速			√				

续表

症状	程度						
	极度	重度	中度	一般	比较不	不	根本不
2 心跳不规则		√					
3 头晕眼花			√				
4 胸闷、胸痛			√				
5 担心心房颤动随时会发作		√					
6 担心从长期来看,心房颤动会使所患疾病病情恶化		√					
7 担心药物的副作用		√					
8 担心一些介入手术,比如射频消融、手术、植入起搏器			√				
9 担心抗凝药物副作用如流鼻血、刷牙时牙龈出血、伤口大量出血或淤青			√				
10 担心治疗会影响日常生活			√				
11 娱乐休闲、运动、从事兴趣爱好的能力		√					
12 和家人相处、一起做事的能力			√				
13 感到疲劳对活动能力的限制			√				
14 感到气短对活动能力的限制		√					
15 运动锻炼			√				
16 快走			√				
17 快步走爬坡/提东西/爬楼梯不需要停下来休息			√				
18 剧烈活动,如搬运重家具,跑步,壁球、网球、游泳、篮球等剧烈的体育活动			√				
19 目前的治疗措施控制住心房颤动的效果						√	
20 治疗措施缓解心房颤动相关症状的效果						√	

注:该量表共4个维度,20个条目,包括症状维度(4个条目)、日常活动维度(8个条目)、治疗担心维度(6个条目)和治疗满意维度(2个条目)。其中治疗满意度维度不计分,其余每个条目计1~7分,总分18~126分,得分越高,表示患者的生活质量越好。

(四)辅助检查

1. 实验室检查　总胆固醇3.6mmol/L,甘油三酯2.61mmol/L,尿素7.85mmol/L。

2. 影像学检查

(1)心脏彩超:双房增大,左心室舒张功能减低,左心房收缩末期内径43mm,左心室舒张末期内径49mm,EF 61%。颈动脉彩超:双侧颈总、颈内、左侧颈外、右侧锁骨下动脉粥样硬化斑块形成。下肢动静脉彩超:双下肢动脉粥样硬化斑块形成,双侧股浅静脉血流瘀滞。

(2)颅脑CT+颈椎平扫:脑桥、双侧基底节区及丘脑多发腔隙性脑梗死灶;脑白质脱髓鞘改变;双侧额窦、筛窦及上颌窦炎;脑动脉轻度动脉硬化,双侧大脑后动脉局部管腔狭窄可能;$C_{2\sim3}$、$C_{3\sim4}$、$C_{6\sim7}$椎间盘轻度膨出。

3. 24h 动态心电图检查 心房颤动,最小平均心室率 34 次 /min,最大平均心室率 204 次 /min,平均心室率 65 次 /min,心率变异性增大;室性早搏 19 个,有一次阵发性室性心动过速;ST-T 可见异常动态变化:提示下壁、前外侧壁心肌缺血;大于 1.5s 的长 R-R 间期 3 485 次;间歇性不完全性右束支传导阻滞。

四、康复护理问题及对策

(一)护理问题

1. **活动耐受性降低** 与心肌供血不足有关。
2. **有出血的危险** 与抗凝药物的使用、射频消融术有关。
3. **焦虑、恐惧** 与缺乏疾病相关知识及担心疾病预后有关。
4. **睡眠型态紊乱** 与焦虑、恐惧及生活习惯有关。
5. **营养失衡:高于机体需要量** 与摄入量超过机体代谢需要量有关。
6. **潜在并发症**:栓塞、心力衰竭、猝死。

(二)护理措施

1. 活动耐受性降低

(1)指导患者保证充分的休息与睡眠,保持情绪稳定。

(2)早期规律运动锻炼,可以增加冠状动脉血流量,提高毛细血管渗透能力,增加毛细血管交换面积,促进侧支血管生长,改善血液循环,最终达到增强心脏功能,促进体能恢复的目的。

1)评估患者是否存在运动训练的禁忌证:近 3～5d 静息状态进行性呼吸困难加重或运动耐量减退;低功率运动负荷出现严重的心肌缺血(< 2METs 或 50W);未控制的糖尿病;近期栓塞;血栓性静脉炎;新发的心房颤动或心房扑动。此患者术后不存在运动训练禁忌证。

2)心肺功能评估:患者入院后,进行 6 分钟步行试验评估患者心肺功能,步行距离 460m,心功能分级为 I 级,心率 72～112 次 /min,Borg 自觉疲劳程度量表评级 11 级。

3)处方制定原则:采取循序渐进的原则,逐步增加运动强度、时间、频率。

4)患者术后卧床期间:指导床上日常生活活动训练、呼吸训练,4 次 /d;被动关节活动,踝泵运动,4 次 /d;主动关节活动、床上主动活动加轻度阻力肢体关节活动,5 次 /d。

5)患者术后运动处方的制定:目标心率 =(最大心率-静息心率)× 运动强度 + 静息心率 =(112-72)× 60%+72=96 次 /min,运动处方如下。①热身阶段:关节活动操;②有氧运动阶段:运动形式为上肢康复训练车,运动时间为 20min;③恢复阶段:5～10min 关节拉伸;④注意事项:进餐后 1～2h 运动,禁止空腹运动,避免清晨运动,运动中、运动后适当补充水分;穿着宽松衣服,运动鞋进行运动。运动中出现胸闷、气短、恶心、呕吐、头晕等症状,应立即停止运动。

2. 有出血的危险

(1)为患者进行用药指导,督促患者按照医嘱正确服药。

(2)向患者介绍药物的使用方法及注意事项。低分子肝素钙 4 100IU 皮下注射,1 次 /d;利伐沙班 20mg 口服,1 片 / 次,1 次 /d。

(3)患者射频消融术后,指导患者卧床,双下肢制动,提供活动指导(见本节活动耐受性降低相关护理措施),重点关注右下肢穿刺处及切口处的敷料有无渗血。

(4)日常注意监测药物不良反应,观察皮肤、黏膜、牙龈、鼻腔等有无出血情况。

3. 焦虑、恐惧

(1)病情观察:术前观察患者生命体征的变化,有无发热情况,做好术前准备。

（2）手术配合指导：让患者及其家属了解手术的优势、疗效，以及术后需要配合的内容（术后双下肢制动、心电监护等），让患者明白配合医护人员的重要性，提高治疗依从性，以积极的心态面对治疗；指导患者术前进食清淡、易消化食物，如米粥、面条等；进行心理疏导，保证充足睡眠，配合手术；术前指导患者练习卧位大小便，避免术后出现排尿、排便困难。

（3）术后心电监护：术后观察患者心率、节律、血压、血氧饱和度等情况。

（4）术后指导：指导患者卧床12h，术侧腘窝垫小方枕保持功能位，观察患者穿刺处敷料有无渗血、疼痛情况；给予活动指导，双上肢主动屈肘、伸展运动：20次/组×4组，2次/d；腹式呼吸训练：20次/组×4组，2次/d，醒时踝背屈、趾屈1次/h，术后12h如病情允许可开始下床，首次下床床边坐30s，床边站30s，然后行走，从15min逐渐延长至30min，3次/d。

（5）心理管理：患者中度焦虑，使用深呼吸和渐进式肌肉放松对患者进行干预，动态掌握患者的心理情况，进行对应的心理疏导，鼓励患者家属陪伴，提供支持，满足患者的心理需求，指导患者劳逸结合，保证充足睡眠，必要时进行药物治疗。

4. 睡眠型态紊乱 采取相应的护理措施，改善患者睡眠状况，保持病房环境安静、温/湿度适宜（24～26℃，50%～60%），有计划地安排好护理活动，尽量减少对患者睡眠的干扰并为患者提供促进睡眠的措施：①指导患者进行呼吸放松训练，取舒适坐位，双手自然放于腹部，用鼻吸气，用嘴呼气；②渐进式肌肉放松训练，依次从头面部、肩、颈、上臂、前臂、手进行训练，收紧10s，体会肌肉紧张感觉，放松10s，体会肌肉放松感觉，重复上述操作5～15min；③手机的蓝光会影响褪黑素的分泌，影响睡眠，避免躺床上之后看手机；④中医按摩安眠穴、神门穴、劳宫穴；⑤正念疗法及生物反馈疗法改善睡眠；⑥必要时短程、足量、足疗程使用镇静安眠药物。

5. 营养失衡：高于机体需要量 患者入院之后，根据体脂成分分析结果，为患者制定营养处方，协助其减轻体重；营养处方制定分为院内和居家两个阶段。

（1）第一阶段：为配合手术，按实际体重，每千克体重84～105kJ，给予充足能量供应，$82kg×（84～105）kJ/kg=6\,888～8\,610kJ$，最高不超过8\,610kJ，营养师为患者制定围手术期营养处方（表1-7）。

表1-7　围手术期营养处方

时间	餐次	食物名称	食材名称	重量/g
手术当天（流食）	当天吃六餐3h一次餐点（3次）	蛋黄	蛋黄	30
		山药	山药	50
		胡萝卜	胡萝卜	25
		食盐	食盐	3
		熟小米	熟小米	50
		水	水	300
	加餐（3次）	加速康复营养粉	加速康复营养粉	60
术后第1天（半流食）	早餐	红枣麦片粥	红枣	15
			麦片	45
		蒸蛋羹	鸡蛋	90
		白馒头	小麦粉	45

续表

时间	餐次	食物名称	食材名称	重量/g
术后第1天（半流食）	早餐	番茄冬瓜	番茄	30
			冬瓜	100
	午餐	鸡丝面条	面	120
			鸡丝	20
		生氽丸子	鸡肉	40
			猪肉	40
			淀粉	20
		溜西葫芦	西葫芦	130
	晚餐	雪梨玉米糁	雪梨	60
			玉米糁	30
		白馒头	小麦粉	45
		炒娃娃菜	娃娃菜	130
术后第2天（软食）蔬菜与肉均剪碎炖烂	早餐	豆浆	黄豆	20
		煮鸡蛋	鸡蛋	50
		杂粮馒头	杂粮面粉	75
		香芋	香芋	50
		清炒木瓜	木瓜	100
	午餐	绿豆饭	绿豆	40
			大米	60
		清蒸鱼	巴沙鱼	100
		炖豆腐	豆腐	100
		清炒杭白菜	杭白菜	150
	晚餐	杂粮馒头	杂粮面粉	75
			菜椒	50
		炒香干	香干	50
			芹菜	50
		清炒上海青	上海青	100

（2）第二阶段：出院时鼓励患者调整饮食结构，指导患者减轻体重，BMI控制在27kg/m² 以下，可以降低心房颤动复发的风险；为患者制定减重处方：①每日总热量6 510kJ，计算方法：标准体重为167（身高）–105=62kg，住院期间按每千克105kJ能量给予，总能量=62kg×105kJ/kg=6 510kJ；②禁酒；③减少脂肪和胆固醇的摄入，脂肪供能比例应占总能量的25%以下，每日胆固醇限制在300mg以下；④碳水化

合物占总热量的 50% 以下,尽量避免食用经过精制的蔗糖和果糖等;⑤膳食蛋白质的摄入量应为 1.0g/(kg·d),产热比例应控制在总能量 10%～12%;⑥保证摄入充足的维生素和微量元素,鼓励患者多进食蔬菜、水果,每天进食蔬菜 500g 左右,水果 200g 左右。

6. 潜在并发症:猝死 对患者及家属进行健康教育,讲解疾病相关知识。健康教育采用口头健康教育、观看健康教育视频、讲座、发放健康教育手册等方式,健康教育的内容包括:

(1)生存教育:告知患者如何识别胸痛等不适症状是否与心脏病相关,告诉患者如何采取有效治疗与康复使心脏事件再发可能性减小,一旦发生心脏问题应积极处理,如停止正在从事的任何事情,马上坐下或躺下,舌下含服硝酸甘油 1 片(0.5mg/ 片),若 3～5min 不缓解,再舌下含服 1 片,立即拨打"120"就近就医。

(2)心率监测的教育:教会患者自数脉搏,正常情况下的静息心率为每分钟 60～100 次,跳动的节奏均匀一致,平稳有力,一旦有异,应及时就诊。

(3)运动教育:运动康复可以改善血脂代谢状况,提高运动耐量和日常活动能力,提高生活质量。但运动强度过高会增加病情恶化风险,运动强度过低达不到康复效果,需要按照运动处方进行运动,运动过程中可佩戴心电监护设备,以保证运动的安全性,运动前进行热身,运动后进行放松。在运动过程中,出现:①心绞痛发作,严重气喘、晕厥、头晕、跛行;②发绀,面色苍白,虚汗,共济失调;③收缩压＞180mmHg,舒张压＞110mmHg 或收缩压随运动负荷增加而下降;④其他体力活动不耐受的体征与症状等需要停止运动,与医护人员联系。

(4)药物健康教育:药物治疗是心脏康复的基础,服用药物要定时定量,不能擅自增加或减少剂量,不能擅自停药;加强对家属的教育,督促患者服药,提高患者用药的依从性。指导患者使用每周药盒:整个药盒包括一周七天,每天早、中、晚、睡前不同颜色的小药盒;每周的同一天补充药盒中的药物,并设置闹钟提醒服药。将药物放在可以看到的地方,但不是儿童或宠物可以触及的地方。

(5)饮食教育:饮食不可饥饱无度,进餐要有规律,定时定量。

(三)出院指导

患者出院后延续居家康复护理,康复方案由心脏康复团队制定,根据患者恢复情况及出院后实际遇到的问题,给予评估、动态指导,评价患者出院后生活质量及自我管理能力。

1. 运动的管理 患者出院之前,根据 6 分钟步行试验结果及院内康复运动情况,指导患者居家活动,制定患者居家运动康复处方:①家务活动的指导:6 分钟步行试验的 METs=(4.948+0.023×460)÷3.5=4.44METs;对照日常活动 METs,选择可以完成的各项家务,如拖地、做饭、购物等。②居家运动处方。运动频率:每周 3～5 次;运动强度:运动时目标心率范围为 91～101 次 /min;运动时目标步行速度为 3.7km/h;Borg 自觉疲劳程度保持在 11～14 级(有点用力);运动时间:按目标运动强度范围内运动 30min;运动类型:前期进行步行、八段锦,逐渐增加至慢跑、骑车等运动。注意事项:运动前热身运动 5min;运动中出现胸闷、胸痛、眩晕、心慌、气促等症状,请立即停止运动,必要时请到医院就诊;运动后进行 5～10min 关节拉伸,利用缓式的肌肉全程运动,避免肌肉内乳酸堆积造成肌肉疼痛。

出院时将患者纳入居家康复平台,便于远程监测患者运动情况,指导患者出院后进行中等强度有氧运动增强心肺功能,如步行、骑自行车等,每次 30～60min(每次有氧运动最少持续 10min),每周 3～5 次,每周运动时间大于 150min,患者根据 Borg 自觉疲劳程度量表评级(13 级以下)或靶心率法(87～97 次 /min)控制有氧运动的强度。运动过程中,鼓励患者家属一起参与。运动前进行 5～10min 的热身,避免运动中拉伤。运动结束以后,要进行 5～10min 的关节拉伸,防止运动后出现关节酸痛。出院 1 个月后来院复查,进行心肺功能评估,根据结果调整运动处方,有氧运动时间每周大于 250min。患者进行规律有氧运动

1个月以后,未出现运动不良事件,增加抗阻训练,通过对骨骼肌的刺激,增大肌肉体积,增强肌肉力量。指导患者进行弹力带、哑铃操训练,每周2次,每次1~3组,从1组练习开始。抗阻训练时注意在用力时呼气,放松时吸气,避免屏气动作。指导患者通过记录日志的方式来提高运动依从性;同时指导患者家属进行督促,患者按时完成运动锻炼计划,给予鼓励。

2. 戒烟教育 本案例中患者已了解吸烟的危害,有戒烟的想法,向患者说明戒烟过程,协助解决戒烟过程中可能遇到的问题。强化戒烟效果,患者在停用烟草后的一天内出现戒断症状,包括渴求、焦虑、抑郁、不安、头痛、注意力不集中,指导患者转移注意力。此外,叮嘱患者注意远离二手烟。为保证患者顺利戒烟,指导患者清除家中所有与烟相关的产品,对外宣称家庭为无烟环境。不参加有烟环境的各项社会活动。帮助患者下载戒烟APP。医护人员在戒烟后第1周、第1个月、第3个月、第6个月各随访一次,了解患者的戒断症状,对戒烟中存在的问题进行解答,以取得患者的积极配合。

3. 营养管理 患者居家时按照营养处方进食,减少能量的摄入,减轻体重,每次复诊时测量体重或体质成分;向患者讲解食物交换份的概念,发放食物交换份图文资料,教会患者通过食物交换份法来控制能量的摄入,每交换份食物所提供的能量为377kJ,每天进食主食6份、蔬菜2份、水果1份,奶1份,油脂1份。

4. 服药依从性的管理 为患者提供有关用药和监测的手册,提供出血等不良反应的初步表现、处理意见及与负责医生的联系方式。

5. 定期复诊及注意事项 制定复诊卡,注明复诊时间、就诊医生、联系人及电话号码,出院后第1周、第1个月、第3个月、第6个月进行复查;复诊时带好各项检查结果,介绍自己的恢复情况、活动量、能从事什么样的工作和体力活动、目前药物用量、服用方法,指导下一步治疗。如果日常生活中有不适症状随时找医生进行诊查。注意:如有需空腹检查项目,前一天晚12时至检查前需禁饮禁食。

(四)护理结局

患者窦性心律,戒烟、戒酒已达6个月,BMI 26.3kg/m²;患者焦虑状态得到改善,焦虑状态评分(GAD-7)降至2分;患者规律作息,入睡困难、易醒得到明显改善,睡眠状况评分(SRSS)10分;患者的生活质量逐步得到改善,心房颤动特异性生活质量量表得分在出院3个月、6个月后分值明显提升;随访患者6个月能严格遵守医嘱服药;患者心肺功能得到改善,出院1个月6分钟步行距离540m。

五、总结与思考

心房颤动患者出现胸闷、心悸等症状,会明显降低患者的生活质量,增加猝死、心衰和脑卒中的发生率,导致急诊就诊率和住院率增高。射频消融术是目前治疗心房颤动的首选方法,已被《2020ESC/EACTS心房颤动诊断与管理指南》推荐为一线治疗方法,但是术后患者对疾病或治疗、生活方式与健康促进的认知不足等,使得治疗达不到预期效果,心房颤动复发、再住院率增加、生活质量下降,甚至出现心力衰竭、脑卒中等严重并发症而危及生命;射频消融术后患者进行心脏康复干预,可以提高患者运动耐力和依从性,降低心血管事件的发生,改善患者身心状态,提高其自我护理能力和生活质量。

此案例通过给予科学的个性化运动指导,纠正患者吸烟、饮酒不良习惯,缓解焦虑情绪,给予专业化的心理调适改善睡眠及进行情绪管理,缩短了患者的住院时间,出院后通过康复团队、病友、社区及家庭等协同康复,帮助患者建立了健康的生活方式,通过定期随访、动态监测等使患者心理状态、自我护理能力和居家生活质量明显改善与提高,在康复周期均得到专业团队的帮助,从而增强了患者康复的信心。

(杨 展 张利娟 张宝凤)

第一节　慢性阻塞性肺疾病患者的康复护理案例分析

一、案例疾病概述

(一)概述

慢性阻塞性肺疾病(chronic obstructive pulmonary disease,COPD)是一种异质性肺部疾病,其特征是由气道异常(支气管炎、细支气管炎)和/或肺泡(肺气肿)引起的慢性呼吸系统症状(呼吸困难、咳嗽、咳痰和/或加重),导致持续存在的气流受限。

由于进行性发展的不可逆气流受限,致使肺功能不断受损,既降低了患者的劳动能力,也影响了他们的生活质量。COPD 的全球患病率为 10.3%,全球每年约有 300 万人死于 COPD。

慢性阻塞性肺疾病的病因主要包括吸烟、空气污染、职业性粉尘暴露等因素。吸烟是 COPD 最常见的危险因素,吸烟会导致气道壁的炎症和破坏,使气道狭窄和气流受限。空气污染也是 COPD 的危险因素之一,长期暴露在污染严重的环境中会损伤肺部组织和气道,增加患 COPD 的风险。此外,遗传因素、气候因素、感染等也可能与 COPD 有关。

(二)临床表现

1. **慢性咳嗽**　随病程发展可终身不愈,常晨间咳嗽明显,夜间有阵咳或排痰。

2. **咳痰**　一般为白色黏液或浆液性泡沫痰,偶可带血丝,清晨排痰较多,急性发作期痰量增多,可有脓性痰。

3. **气短或呼吸困难**　早期在劳力时出现,后逐渐加重,以致在日常活动甚至休息时也感到气短,是 COPD 的标志性症状。

4. **喘息和胸闷**　部分患者特别是重度患者或急性加重时出现喘息。

5. **其他症状**　COPD 患者可能出现喉咙干燥、口渴、乏力、食欲不振、体重下降等症状。严重的 COPD 患者可能出现肺功能不全和心血管并发症,例如心脏病、高血压、肺动脉高压等。

二、案例报告

(一)一般资料

患者,男,73 岁,汉族,已婚,身高 168cm,体重 35.8kg,本科文化水平,退休人员,无吸烟、饮酒史,家庭和睦,家有配偶、儿子、儿媳、孙子,居住条件良好,家庭成员均体健,无特殊患病史;无宗教信仰。

(二)病史

主诉: 活动后气促10余年,加重半年。

现病史: 患者10余年前在当地医院确诊"慢性阻塞性肺疾病、慢性支气管炎",活动后气促,平地步行距离100~200m,可爬三层楼,伴咳嗽、咳痰,白痰为主。半年余前无明显诱因出现活动后气促,平地步行距离小于50m,爬三层楼需多次休息,伴咳嗽、咳痰,痰较多,白痰为主,双下肢有水肿,无发热,无胸闷胸痛,无盗汗,无心悸、乏力,其间未就医,无规律服用平喘、化痰药物,患者自发病以来精神、胃口差,睡眠正常,二便如常,体重近半年下降约5kg。

既往史: 平素健康状况一般。10年前确诊"慢性阻塞性肺疾病、慢性支气管炎"。无传染病史,无食物或药物过敏史,有痔疮切除术史,无输血史。

家族史: 家族中无相关疾病记载,无传染病及遗传病等病史。

(三)入院诊断

1. 慢性阻塞性肺疾病急性加重期。

2. 支气管扩张(症)。

3. 慢性支气管炎。

(四)诊疗过程

入院后完善相关检查,治疗上给予抗感染、止咳、化痰、解痉、舒张支气管、呼吸康复训练、无创呼吸机辅助呼吸改善肺通气、加强营养支持治疗等。

入院至入院第4天,多次接检验科报危急值二氧化碳潴留,给予患者无创呼吸机辅助呼吸。

入院第4天,患者突发心动过速、血压下降,考虑有效循环血容量不足,予以补液、加强营养,西地兰强心、纠正电解质紊乱、无创呼吸机辅助呼吸改善肺通气、吡非尼酮抗纤维化、抗凝、解痉平喘等对症支持治疗。

入院第5天,患者稍活动仍感气促明显,不能下床活动,伴咳嗽、咳脓痰,痰液能咳出,进食时误吸风险高,给予患者留置胃管减少误吸风险。

入院第6天,患者强烈要求拔除鼻胃管,经医疗评估,患者病情有所控制,结合患者需求予改为口服肠内营养乳剂(TPF-D),每次250mL,2次/d,可提供总热量1 884kJ,同时进食医院膳食。

入院第7天,患者症状改善,病情稳定,予以办理出院。嘱患者回当地医院继续巩固治疗,加强营养及肺康复治疗。

三、评估分析

(一)一般评估

1. **生命体征**　T 36.5℃、P 94次/min、R 20次/min、BP 128/90mmHg。

2. **体格检查**　慢性面容,面容憔悴,面色苍白,目光暗淡;卧床,被动体位;体型消瘦。

3. **氧疗**　双腔鼻导管吸氧。

4. **管道情况**　入院后给予留置针建立静脉通路,入院第5天病情加重,气促明显,胃纳减少,为保证营养及减少进食过程中的误吸风险,予停留鼻胃管。

5. **营养状况**　微型营养评定(mini-nutritional assessment,MNA)(见附录3-3)评分为7分,为重度营养不良;人体成分分析检测结果为低体重低脂肪,体重为35.8kg,BMI为12.7kg/m²(低于18.5kg/m²为体重过轻),四肢骨骼肌含量不足(4.7kg/m^2)。

6. 其他评估

(1)皮肤与黏膜评估:采用 Beck 口腔评估量表(表2-1)进行评估,评分为3分,口腔内有痰痂。

(2)Braden 量表进行评估结果:入院时尾骶部有 3cm×6cm Ⅱ期压力性损伤,Braden 量表总分为 16 分(15~16 分为轻度危险)。

表 2-1　Beck 口腔评估量表

部位	1分	2分	3分	4分
口唇	光滑、红润、湿润、完整	轻微干燥、充血	干燥、肿胀的独立水疱	水肿、有发炎症状、有水疱
口腔黏膜及牙龈	光滑、红润、湿润、完整	苍白、干燥、有糜烂	肿胀充血	非常干燥、水肿、有水疱
舌头	光滑、红润、湿润、完整	有明显乳头状突起物	干燥、肿胀、乳头状突起物有充血	非常干燥、水肿、严重充血
牙齿	牙状态清洁无渣	少许残渣	中等残渣	较多残渣
牙菌斑	无	<1/3 牙齿覆盖面	<1/2 牙齿覆盖面	≥1/2 牙齿覆盖面
唾液	稀少、水分充足	有所增加	稀少、黏稠	黏稠有丝状物质,半流体的
总分	5(正常)	6~10(轻度受损)	11~15(中度受损)	16~20(重度损伤)
口腔护理频率	至少 12h 一次	至少 8h 一次	至少 6h 一次	至少 4h 一次

结果判读:分别查看患者口唇,口腔黏膜及牙龈,舌头,牙齿,牙菌斑,唾液的情况并给予评分,分数越高,说明口腔清洁度越差。

(二)专科评估

1. 心肺功能评估

(1)肺功能检查:因患者气促明显且病情较重,未能完成肺功能检查。

(2)主诉或临床表现:活动后气促、咳嗽咳痰、痰液不易咳出。

(3)呼吸方式:胸腹式呼吸;呼吸快而浅。

(4)胸廓形态:桶状胸。

(5)其他评估:末梢血氧饱和度 99%(吸氧状态下),听诊双肺呼吸音减低,双肺可闻及少许湿啰音,未闻及胸膜摩擦音;采用改良英国医学研究委员会呼吸困难量表(modified Medical Research Council Dyspnea Scale,mMRC)(见附录2-5)进行评估,患者的呼吸困难为 4 分。

2. 运动能力评估　由于入院时病情较重,暂时未能评估运动能力。

3. 日常生活能力评估　采用基本日常生活活动能力评定量表(basic activities of daily living,BADL)评估患者的生活活动能力,BADL 量表评分为 40 分,自理能力等级为 C 级,提升患者生活需要很大帮助。

4. 其他评估

(1)吞咽功能的评估:标准吞咽功能评价量表(见附录3-5),洼田饮水试验Ⅱ级,平时进食无呛咳,但除了半流质与流质饮食全部吞入,固体食物咀嚼后全部吐渣不吞下。

(2)生活质量评估:采用慢性阻塞性肺疾病评估表(COPD assessment test,CAT)(见附录2-8)测试评估患者的生活质量,CAT 评分为 25 分,提示患者病情严重,不能从事绝大部分活动,做每件事都会很费力等。

(三)心理社会评估

采用医院焦虑抑郁表(hospital anxiety and depression scale,HADS)获得患者焦虑、抑郁等方面的信息。HADS 量表总分为 14 分,其中焦虑评分为 5 分,抑郁评分为 9 分,表明患者无焦虑但存在轻度抑郁;领悟社会支持量表(perceived social support scale,PSSS)评分为 76 分(总分为 12～84 分,得分越高说明社会支持度越低)(表 2-2)。睡眠质量评估:(见附录 4-1)采用匹兹堡睡眠质量指数量表(pittsburgh sleep quality index,PSQI)判断患者的睡眠质量,PSQI 评分为 8 分。

表 2-2　领悟社会支持量表(PSSS 评分)

1. 在我遇到问题时有些人(网友或公益组织、同事或同学)会出现在我的身旁
2. 我能够与有些人(网友或公益组织、同事或同学)共享快乐与忧伤
3. 我的家庭能够切实具体地给我帮助
4. 在需要时我能够从家庭获得感情上的帮助和支持
5. 当我有困难时有些人(网友或公益组织、同事或同学)是安慰我的真正源泉
6. 我的朋友们能真正地帮助我
7. 在发生困难时我可以依靠我的朋友们
8. 我能与自己的家庭谈论我的难题
9. 我的朋友们能与我分享快乐与忧伤
10. 在我的生活中这些人(网友或公益组织、同事或同学)关心着我的感情
11. 我的家庭能心甘情愿协助我做出各种决定
12. 我能与朋友们讨论自己的难题

注:结果判读,该量表包括 2 个维度:家庭内支持、家庭外支持,共 12 道题,每道题皆有从①极不同意、②很不同意、③稍不同意、④中立、⑤稍同意、⑥很同意、⑦极同意 7 个备选项,依次计为 1～7 分。总分越高,说明感受到的社会支持越多。

(四)辅助检查(表 2-3)

表 2-3　辅助检查

项目	结果
血气分析	pH(测定):7.347;二氧化碳分压(测定):73.6mmHg;氧分压(测定):143.5mmHg;碳酸氢根浓度:39.3mmol/L
静脉血细胞分析	白细胞计数:$5.11×10^9$/L;中性粒细胞百分比:86.1%;淋巴细胞百分比:6.6%;单核细胞百分比:6.2%;血红蛋白:130g/L;血小板:$185×10^9$/L
CX3 生化八项	葡萄糖:5.39mmol/L;尿素氮:6.5mmol/L;肌酐:77.70μmol/L;钾:3.90mmol/L;钠:131.6mmol/L;氯:87.5mmol/L;钙:2.10mmol/L;二氧化碳:39.3mmol/L
肝功八项	谷丙转氨酶:20.8U/L;总蛋白:71.6g/L;白蛋白:40.7g/L;γ- 谷氨酰转移酶:18.0U/L;总胆红素:13.4μmol/L;直接胆红素:2.6μmol/L;谷草转氨酶:31.1U/L;肌酸激酶:59.0U/L

项目	结果
营养四项	乳酸脱氢酶:270.1U/L,羟丁酸脱氢酶:238.0U/L;前白蛋白:154.6mg/L;转铁蛋白:1.81g/L
甲状腺功能五项	游离三碘甲状腺素:5.04pmol/L;血清游离甲状腺素:13.27pmol/L;促甲状腺激素:2.83μIU/mL;三碘甲状腺原氨酸:0.86nmol/L;甲状腺激素:120.30nmol/L
肺肿瘤五项	癌胚抗原:5.28ng/mL;糖类抗原125:86.10U/mL;非小C肺癌相关抗原:5.14ng/mL;25-羟基维生素D:22.22ng/mL
真菌涂片检查	发现孢子
一般细菌涂片检查	见革兰氏阳性杆菌
胸部,平扫+增强扫描	①两肺间质性肺炎并部分间质纤维化,局部支气管继发牵拉性稍扩张。②右侧气胸,右肺受压缩约10%;双侧胸腔少量包裹性积液。③两上肺多发肺大泡。④双侧支气管动脉增粗、迂曲。⑤符合漏斗胸改变;右心受压。⑥主动脉、冠状动脉硬化
心电图	①快速型心房颤动。②完全性右束支传导阻滞。③QTc延长。④心电轴右偏
心脏彩色超声(加心功能)	心脏瓣膜退行性病变。右心室流出道受压变窄(轻度)。三尖瓣反流(轻度)。左心室收缩功能未见明显异常
肝胆脾胰彩超,二维超声	①右肝内未见占位病变,血流未见异常。②餐后胆囊。胆总管上段未见明显扩张。③脾脏不大,血流未见异常。④胰腺不大
泌尿系彩超	右肾囊肿声像;双肾血流稍减少,请结合肾功能。双侧输尿管上段未见扩张。膀胱尿液浑浊

四、康复护理问题与对策

(一)护理问题

1. **气道清除无效** 与痰液黏稠、咳嗽无力等有关。

2. **气体交换受损** 与气道阻塞、氧供不足等有关。

3. **活动耐受性下降** 与肺功能减退、活动耐力下降、氧气供需失衡等有关。

4. **营养失衡:低于机体需要量** 与疾病高消耗、摄入减少等有关。

5. **自理缺陷** 与身体功能受限、疾病影响、体力下降等有关。

6. **成人压力性损伤** 与长期卧床、皮肤受压、血液循环不畅、营养状况不良等有关。

7. **健康自我管理无效** 与疾病影响、身体功能受限、心理社会因素等有关。

(二)护理措施

1. 治疗护理

(1)低血容量的护理:入院第4天10时,患者突发心动过速、血压下降,当时心电监护示脉搏176次/min,血压76/42mmHg,血钾3.30mmol/L,考虑有效循环血容量不足,予静脉滴注1 500mL电解质补液补充循环血容量以纠正电解质紊乱,同时给予患者口服10%氯化钾溶液30mL以进一步纠正电解质紊乱,静脉注射去乙酰毛花苷注射液0.2mg+20mL 0.9%氯化钠注射液以强心、降低心率。

(2)无创呼吸机辅助通气的护理:入院第4天上午10时,按医嘱给予患者无创呼吸机辅助通气,S/T模式(自主呼吸与时间控制自动切换模式),氧浓度为35%,频率为18BPM,吸气相气道正压(inspiratory positive airway pressure,IPAP）为 19cmH$_2$O,呼气相气道正压（expiratory positive airway pressure,EPAP）为 4cmH$_2$O。指导患者人机配合的方法,如正确呼吸,勿张口呼吸避免腹部胀气,减少吞咽动作,每使用 2h 取下面罩做主动咳嗽;给予患者适当的体位,可取半卧位,使头、颈、肩在同一水平,头稍向后仰,以有效开放气道,注意防止枕头过高影响气流通过而降低疗效;注意保持气道的湿化,告知家属注意留意面罩的湿度,避免无湿化通气;定期观察血氧饱和度的变化以及评估病情变化,包括呼吸频率、呼吸深度、痰液情况以及对治疗的反应等。

（3）口腔护理:Beck 口腔评估量表评分为 3 分,口腔内有痰痂,予指导口腔相关护理。

1）指导患者及时清除口腔痰液,告知家属多予患者补充水分。

2）吸入激素类药物雾化治疗后,告知患者与家属需要深部喉咙漱口,避免口腔内发生念珠菌感染。

3）告知家属在患者饭后及时给予其漱口,提高口腔清洁度与舒适度。

2. 观察护理

（1）皮肤的观察:注意骶尾部皮肤的观察,加强翻身,采用泡沫敷料贴于患者尾骶部,减轻该部位的受压;使用无创呼吸机时注意鼻梁处皮肤的观察,可采用有"四点固定"或"三点固定"的固定带,调整合适的松紧度,每 2h 放松头带 1 次,避免过紧造成鼻部皮肤的压伤或损伤。

（2）无创呼吸机使用的观察:注意观察患者的神志、生命体征及血氧饱和度及皮肤黏膜发绀情况,注意观察患者自主呼吸频率、幅度、节律和呼吸机是否同步,通气量是否适当,如出现烦躁不安、憋气、出汗、发绀加重、呼吸急促、呼吸节律不均等自主呼吸与呼吸机不同步的情况,多与通气不足或痰液堵塞有关,应及时清除痰液,增加通气量;夜间使用时应严密观察,因患者的不自主活动或睡梦中的举动,常易发生摘除面罩而危及患者的生命的情况。

（3）病情的观察:密切观察病情变化,如发现患者出现头痛、烦躁不安、表情淡漠等变化时,及时通知医生,并协助处理。

3. 专科护理

（1）气道清除无效

1）鼓励患者自行咳嗽,指导患者有效咳嗽、咳痰的方法,使用主动呼吸循环技术帮助咳痰。

2）指导家属协助患者每 2h 翻身一次,同时轻轻叩背以帮助患者排痰;遵医嘱予机械辅助排痰,2 次/d,震动频率 28Hz,15min/次,促进痰液的排出。

3）嘱咐家属监督患者每日保持饮水量,摄入充足的水分以保持气道湿润和呼吸道通畅。

（2）营养失衡:低于机体需要量

1）患者胃纳差,同时气促影响进食,通过 24h 膳食回顾法发现患者进食量不足,每日摄入量不足 2 930kJ,第 5 天遵医嘱予患者留置胃管进行鼻饲,一天通过鼻饲泵以 60mL/h 速度泵入 1 500mL 肠内营养乳剂（TPF-D）,可提供总热量 5 651kJ。第 6 天,患者强烈要求拔除鼻胃管,经医疗评估,患者病情有所控制,结合患者需求予改为口服肠内营养乳剂（TPF-D）,250mL/次,2 次/d,可提供总热量 1 884kJ,同时进食医院膳食。

2）调整饮食结构:营养师建议患者现阶段目标能量为 147kJ/（kg·d）,蛋白质摄入为 1.5g/（kg·d）,即每天应摄入总热量 147kJ/kg×35.8kg=5 263kJ,摄入蛋白质 1.5g/kg×35.8kg=53.7g,每日蛋白质摄入热量占全部热量百分比为 16.8kJ/g×53.7g/5 263kJ=17.1%。由于患者为低体重低体脂体型且存在二氧化碳潴留,同时应减少碳水化合物的摄入,约占 40%,即患者每天由摄入碳水化合物提供的热量为 5 263kJ×40%=2 105.2kJ,每天摄入碳水化合物 2 105.2kJ/16.8（kJ·g）=125.3g。根据患者的膳食调查结果与饮食习惯,制定每日饮食计划（表 2-4）,保证每日充足的营养摄入。

3）建议尽量压缩食物体积,用两种以上的食物合做一份饮食,以提高单位数量中食物的营养价值,如马蹄肉饼、玉米肉饼。

4）嘱患者每天口服钙片300mg,复合维生素B片每次2片、每天3次,米曲菌胰酶片每次2片、每天3次。

5）根据患者体重计算每日饮水量,患者目前体重为35.8kg,第1个10kg体重饮水量为100mL,第2个10kg体重饮水量为50mL,余下体重为15.8kg×20mL水量,每日应摄入466mL以上的水。

表2-4 个性化饮食计划

每餐食物种类	患者日常食物种类	富含营养物质种类	富含量/g
主食	米饭、面食、米粉	碳水化合物	1碗米饭:38.8
			1碗面:79.8
			1碗米粉:47.67
蛋白质类	海参、咸鱼、鸡胸肉、猪肉(瘦)、鸡蛋、黄豆芽、阿胶、西蓝花玉米肉饼	蛋白质	100g海参:7.2
			100g咸鱼:15.1
			100g鲈鱼:18.6
			100g鸡胸肉:24.6
			100g猪肉(瘦):20.3
			1个水鸡蛋:12.1
			100g黄豆芽:4.5
			100g阿胶:73
			100g西蓝花玉米肉饼:11.41
蔬菜(深色蔬菜50%以上)	①深绿色蔬菜有:菠菜、油菜、芹菜叶、空心菜、芥菜、莴苣、茼蒿、韭菜、豆芽、西蓝花、荠菜、西洋菜 ②红色、橘红色蔬菜有:西红柿、胡萝卜、南瓜、红辣椒、菜薹、红心包菜、红心苋菜、马兰头等。 ③紫红色蔬菜有:红苋菜、紫甘蓝、紫薯	钙、铁、胡萝卜素、维生素B₂及维生素C	

4. 心理护理

（1）患者的社会支持度较高（PSSS评分为76分）,告知家属多关注患者当下的抑郁情绪,给予心理支持。

（2）结合心理咨询师意见,嘱患者每天晚上以舒适体位躺在床上,听语音“空瓶子”进行意念放松,舒缓情绪。“空瓶子”在临床上是一个具有深刻象征意义的比喻,代表着心灵的清空状态、内在洗涤与净化以及积极的心理态度。通过运用这一技巧,患者可以更加有效地面对自己的心理问题并寻求改变和成长的机会。

（3）与患者沟通时运用“倾听、复述、眼神交流、肢体语言”等多种方式,让患者感受到护士的关心,给予情感支持,构建和谐护患关系。

5. 康复护理

（1）指导患者进行呼吸训练：床边指导患者应用呼吸技术，严禁用力屏气。

1）缩唇呼吸：指导患者口唇紧闭，用鼻子深慢吸气，然后缩唇慢慢呼气，吸气：呼气时间比为 1：2，每次做 30 个呼吸，2 次 /d。

2）沙袋加压腹式呼吸：将 0.5kg 沙袋置于患者腹部，嘱患者鼻子深吸气时肩和胸部保持不动并尽力挺腹，缩唇缓慢呼气时腹部内陷，吸气与呼气时间比为 1：2，每次做 10～15min，2 次 /d。

3）纸张吹气法：一种有意识地控制吹气流速、延长吹气时间、调节患者膈肌、腹肌及其他呼吸肌群的运动方法。患者取端坐位，将 A4 纸放于胸前 15～20cm，鼻子深吸气后，缩唇缓慢呼气使纸张呈 30° 角摆动，吸气时间与呼气时间的比值为 1：2，吸气放松，每次做 30 个呼吸，每天 2 次。

（2）入院第 4 至第 7 天，在床边指导与督促患者在无创辅助通气状态下进行运动训练。在运动训练过程中，多采取鼓励与肯定的语言支持，增加患者运动训练的信心，提高患者依从性，运动以患者感到自己没有明显疲劳感为宜。

1）哑铃操：属于抗阻训练运动，增强活动能力，加强肌肉的牵拉，帮助肌肉放松，同时增加骨密度，提高上肢肌力。准备哑铃一对（重量从 0.5～1kg 逐渐增加），如无哑铃可以用矿泉水瓶代替。患者双手持哑铃，置于体侧，先用鼻子深慢吸气，然后缩唇呼气时屈肘缓慢抬起哑铃，掌心朝上，吸气时缓慢放下哑铃，练习过程中上臂微贴胸部两侧。每天两次，每次做 5～10 个来回，循序渐进，以患者感到自己没有明显疲劳感为活动标准。

2）绑沙袋直腿抬高：属于抗阻训练运动。准备两个 1kg 的沙袋，绑于患者双下肢处。患者躺在床上，下肢伸展，大腿放松，先用鼻子深慢吸气，然后缩唇缓慢呼气时同时平直抬起一侧腿 30°，保持 5～10s，自然呼吸不要屏气，吸气回位；呼气抬起另一侧腿 30°，保持 5～10s，吸气回位。练习时注意腿要伸直，并根据自己的情况，逐步抬高到一定高度。每天 2 次，每次做 5～10 个来回，循序渐进，以患者感到自己没有明显疲劳感为活动标准。

3）踝泵运动：踝泵运动为屈伸和绕环两组动作。患者躺在床上，下肢伸展，大腿放松，脚尖缓缓下压，至最大限度时保持 5～10s，然后缓缓勾起脚尖，尽力使脚尖朝向自己，至最大限度时保持 5～10s，然后放松，注意最大限度保持动作时不要憋气，保持正常呼吸。接着以踝关节为中心，脚趾作 360° 环绕，尽力保持动作幅度最大。绕环可以使更多的肌肉得到运动。每天 2 次，每次做 5～10 个来回，循序渐进，以患者感到自己没有明显疲劳感为活动标准。

4）桥式运动：患者取仰卧位，膝关节屈曲，双足底平踏在床面上，双手放在腹部，先用鼻子深慢吸气，然后慢慢缩唇呼气时抬起臀部，臀部抬高离床面 10～15cm，臀部抬高维持 5s。吸气时间与呼气时间的比值为 1：2，吸气时躺平。每天 2 次，每次做 5 个来回，循序渐进，以患者感到自己没有明显疲劳感为活动标准。

5）体外膈肌起搏治疗：通过脉冲电流对膈神经进行刺激，对于膈肌的循环起到改善作用，对于消除膈肌疲劳，增加膈肌收缩力，扩大胸廓容量，增加潮气量效果明显。强度设置为 10，频率为 40Hz，间隔为 20 次 /min，时间为 15min，以患者耐受程度为准。

6. 健康教育

（1）以家庭为中心的宣教氧疗。向患者与家属宣教有关家庭氧疗的重要意义，包括吸氧时长、吸氧时机、水槽清洁，并制定 COPD 患者家庭氧疗清单（表 2-5），嘱家属每日在氧疗清单上打钩，以督促患者坚持规范氧疗。

表2-5　COPD 患者家庭氧疗清单

日期	吃饭时有吸氧(有打√,无打×)	排便时有吸氧(有打√,无打×)	洗澡时有吸氧(有打√,无打×)	晚上睡觉吸氧时间(有打√,无打×)	一天吸氧时间(单位 h,从今天早上7点到第二天早上7点算一天)	每周醋泡一次湿化槽(有打√,无打×)	备注

注:为了减少住院次数,请每天至少吸氧15h,氧流量为2L/h。

(2)指导患者掌握缓解呼吸困难的技巧

1)保证吸氧通畅:吸氧是缓解呼吸困难的常用方法,可以增加患者体内氧气含量,减轻缺氧症状,患者呼吸困难时可适当调高氧流量,症状缓解后可继续低流量吸氧。

2)采取正确的呼吸方式:学会正确的呼吸方式,如腹式呼吸和缓慢深呼吸等,以减少气流阻力和氧气消耗,缓解呼吸困难。

(3)告知患者疾病急性加重的识别与管理

1)指导患者及照顾者急性加重症状的识别如:咳嗽咳痰增多、呼吸急促、血氧下降、双下肢水肿等。

2)避免急性加重的诱发因素,如感染、吸烟、空气污染、吸入变应原、气温变化等。

7. 出院指导

(1)药物宣教:当面指导乌美溴铵维兰特罗吸入粉雾剂结合储雾罐的规范吸入方法。

(2)居家呼吸康复训练宣教:为患者制定居家肺康复训练计划表(表2-6),包括呼吸训练操与运动训练。

(3)居家氧疗宣教:为患者制定 COPD 患者居家氧疗清单(表2-5),告知氧疗重要意义与注意事项。

(4)营养宣教:结合营养师会诊建议为患者制定个性化营养计划,坚持口服营养补充(oral nutritional supplement,ONS)治疗,包括每日摄入热量与饮食结构。

(5)定期复诊与疫苗接种宣教:告知定期复诊重要意义,适时接种流感疫苗与肺炎疫苗,避免感冒。

表2-6　出院后居家肺康复训练计划

日期/项目	6-10		6-11		6-12		6-13		6-14		6-15		6-16	
	上午	下午	上午	下午	上午	下午	上午	下午	上午	下午	上午	下午	上午	下午
吹纸条,30次/组														
卧位沙袋加压腹式呼吸(0.5kg)20min/次														
ACBT,5次/组														
双上肢哑铃操,10次/组														
加沙袋抬腿运动,10s/次,10次/组														

续表

日期 / 项目	6-10		6-11		6-12		6-13		6-14		6-15		6-16	
	上午	下午	上午	下午	上午	下午	上午	下午	上午	下午	上午	下午	上午	下午
拱桥训练,10s/ 次,10 次 / 组														
平地走 5min,步速 30m/min														

（6）患者出院后,通过微信向家属推送运动训练宣教视频,便于居家呼吸康复运动训练的远程随访指导与管理,同时指导患者在运动疗法期间血氧饱和度低于 88%～90% 时需经鼻导管吸入氧气,以增加运动时间,减轻呼吸困难症状。

（三）护理结局

1. 咳嗽咳痰方面 患者可自行咳出少量痰液,痰液黏稠度为Ⅱ度,白色黏痰,能用力咳出,听诊双肺湿啰音减少。

2. 呼吸困难、气促方面 患者出院当天,mMRC 评分为 3 分,可平地行走数分钟无明显气促。出院时复查血气分析提示患者 CO_2 潴留较前明显下降。在无创呼吸辅助呼吸状态下行节能呼吸训练时,患者呼吸频率由 49 次 /min 减缓到 22 次 /min,潮气量由 234mL 增加至 402mL,有效提高了呼吸功能。患者主观感觉呼吸困难缓解。

3. 营养失衡方面

（1）入院第 4 天 11 时,患者精神好转,查体 P 98 次 /min,BP 98/73mmHg,生化八项分析结果报告：钾 3.80mmol/L；氯 98.1mmol/L；MNA 营养评估表评分为 10.5 分。

（2）患者住院期间胃纳改善,每日摄入热量充足,约为 5 442kJ,满足现阶段目标能量 5 245kJ,每天饮水量在 500mL 以上。

（3）出院后,患者可自行吃饭,吃固体食物不吐渣,每天坚持喝一袋 500mL 肠内营养乳剂（TPF-D）进行经口 ONS 治疗。

（4）出院当天体重为 35.8kg。入院第四天后,患者大便分型第五类,软便（质地柔软的半固体小块的边缘呈不平滑状）。

4. 生活活动能力方面

（1）入院第 6 天下午,患者的活动耐力与肌力明显提高,哑铃操由之前躺着做 5 个可做到独立坐位做 10 个,绑沙袋直腿抬高的幅度由约 20° 增至 80°～90°,卧床 6 日后第一次下床站立,第 7 天上午可下地自行步行 50m 后无明显气促。

（2）入院第 7 天握力测试：右手握力 19.0kg,左手 20.5kg（站立状态持拿握力器）。

（3）入院第 7 天 SPPB 简易体能状况量表。①5 次起坐时间：无法完成 /0 分；②4 米步行速度：8.05s/2 分；③平衡测试：完成 /4 分；④重复坐站测试：无法完成 /0 分,SPPB=6 分。

（4）入院第 7 天 BADL 量表评分为 65 分,自理能力等级 A 级（60～100 分,生活基本自理）,患者出院后次日便可自行吃饭。

5. 其他方面

（1）出院时,患者 Beck 口腔评估量表评分为 1 分。

（2）出院当天,患者可下床平地独立行走,尾骶部压力性损伤为 3cm×6cm Ⅱ期,Braden 评分量表总分为 19 分。

（3）出院时,患者的 HADS 量表总分为 13 分,其中焦虑评分为 5 分,抑郁评分为 8 分。

（4）出院当天,患者的 CAT 评分为 20 分,患者居家康复期间自感生活质量较入院时改善。

五、总结与思考

（一）医护患三位一体多模式达成肺康复护理成效

本个案慢性阻塞性肺疾病患者住院共 8d,其中卧床状态 7d,但患者住院期间的肺康复参与度非常高,4d 的肺康复训练与营养干预的康复效果非常明显,从入院时卧床不能自主体位到出院时可下床独立步行,有效地缓解了患者气促症状,提高了活动耐力与生活自理能力,从而改善了患者的生活质量,缩短了住院时间。同时,通过微信沟通与视频教学可远程进行出院后的肺康复延续随访管理,提高远程质控与指导居家肺康复的随访效果。此外,COPD 患者居家氧疗清单有助于督促患者规范地做好家庭氧疗,有利于延缓疾病进展。患者与家属对宣教视频与氧疗清单的认可度高。

（二）如何整合资源,优化 COPD 患者个体化、全流程肺康复护理,有待继续探索研究

个性化、集束化的肺康复护理措施可有效改善患者的呼吸困难症状、提高活动耐受力、提高呼吸功能、缩短住院时间,提升患者生活质量。但由于个性化、全周期肺康复护理耗时耗力,且 COPD 患者多为老年人,记忆力与学习力较弱,容易遗忘宣教内容,受益对象也仅局限于住院患者,无法让每位 COPD 患者都得到相应的肺康复指导,因此如何将患者受益面最大化,是呼吸康复护理专科未来需要思考与探索的问题与研究方向。

（阮　亮　曾秋璇　陈文利）

第二节　细菌性肺炎患者的康复护理案例分析

一、案例疾病概述

（一）概述

肺炎（pneumonia）是指终末气道、肺泡和肺间质的炎症,可由病原微生物、理化因素、免疫损伤、过敏及药物所致。细菌性肺炎是最常见的肺炎,也是最常见的感染性疾病之一。细菌性肺炎的症状的可轻可重,主要取决于病原体和宿主的状态。常见症状有发热、咳嗽咳痰、并出现脓性痰或血性痰,病变扩大者可有呼吸困难、呼吸窘迫症状;重症者可有呼吸频率增快、鼻翼扇动甚至发绀症状。通过评估病情的严重程度,决定在门诊或入院治疗甚至收入重症医学病房（intensive care unit, ICU）治疗,在不同的阶段,基于对患者进行全面评估,呼吸康复团队为患者量身定制个体化的呼吸康复方案,呼吸康复包括:呼吸肌训练、排痰训练、有氧训练、力量训练、平衡功能训练等,呼吸训练及吸气肌训练可帮助患者有效提高呼吸效率,缓解呼吸困难症状;排痰训练可帮助患者有效减少痰液潴留,降低感染风险;有氧训练可帮助患者有效提高体能;力量训练及平衡功能训练可有效提高患者肢体运动功能,根据患者的临床表现及症状选择康复训练措施,可加速康复进程。

呼吸康复团队是以患者为中心,由医生、护士、康复师、心理治疗师、营养师等专业从业人员组成的多学科团队,其共同目标是改善患者身体功能状态,促进身体功能康复,提高患者日常生活能力及社会活动能力。呼吸康复团队中的呼吸康复专科护士,通过规范化、系统化的管理流程,对患者实施个体化的护理干预措施,配合呼吸康复团队实现最优化的康复效果。本案例将介绍呼吸康复专科护士在细菌性肺炎患者的不同病程阶段如何实施康复护理。

　　细菌性肺炎是由感染的细菌而引起的肺实质性急性炎症,致病菌包括肺炎链球菌、金黄色葡萄球菌、甲型溶血性链球菌、肺炎克雷伯菌、流感嗜血杆菌、铜绿假单胞菌和鲍曼不动杆菌等。目前细菌性肺炎的重要特点是病原谱多元化、耐药株不断增加、临床表现多样化,若治疗不及时或不当,会危及患者生命。

(二)临床表现

　　1. 肺炎链球菌肺炎　与呼吸道病毒感染相伴行,青壮年或老年与婴幼儿,男性较多见。发病前有受凉、淋雨、病毒感染等诱因,有上呼吸道感染的前驱症状。起病急骤、高热、寒战、呈稽留热,部分出现胸部疼痛,放射至肩部或腹部,痰少,呈铁锈色,偶有恶心、腹痛的症状。早期肺部体征无明显异常,仅有胸廓呼吸运动度减小;肺实变叩诊浊音,触觉语颤增强并可闻及支气管呼吸音。消散期可闻及湿啰音。重症感染时可伴休克、急性呼吸窘迫综合征及神经精神症状。

　　2. 葡萄球菌肺炎　起病急骤、高热、寒战、胸痛,痰为脓性、量多、带血丝或呈血状。毒血症状明显,病情严重者早期出现周围循环衰竭,老年人症状不典型。早期可无体征,呼吸道症状与严重的中毒症状不匹配,病变变大或融合时,可有肺实变体征。

二、案例报告

(一)一般资料

患者,男,75岁,汉族,已婚,身高172cm,体重52kg,高中文化程度,退休人员,无吸烟饮酒史。

(二)病史

主诉:无明显诱因出现咳嗽、咳黄色黏痰,活动后胸闷、喘憋。

现病史:患者于2年前发现无明显诱因咳嗽、咳黄色黏痰,活动后胸闷、喘憋,诊断为肺炎,住院治疗,给予抗细菌治疗1周后行痰真菌培养,宏基因组二代测序技术(metagenomics next-generation sequencing,mNGS)检查提示为肺炎链球菌肺炎,白念珠菌,考虑细菌合并真菌感染,应用抗生素及抗真菌药物治疗后仍咳嗽、咳痰、气短。于发病1周后突发意识丧失,呼之不应,四肢抽搐、大小便失禁,心电监测示血压174/100mmHg,心率120次/min,血氧饱和度74%,立即给予简易呼吸器辅助通气,立即负压吸痰并行气管插管、机械通气辅助治疗,治疗1个月余因呼吸机撤机困难行气管切开术,每日可间断脱机治疗5~8h。主因无法持续脱机收入呼吸康复中心治疗。

既往史:曾行阑尾切除术、输尿管碎石术。

家族史:否认家族性遗传病,否认家族传染性疾病史。

过敏史:无食物药物过敏史。

(三)入院诊断

1.细菌性肺炎。

2.贫血。

(四)诊疗过程

1. 第一阶段　控制肺部感染,完全脱离呼吸机:呼吸机辅助呼吸序贯成高流量氧疗装置给氧,给予抗感染、祛痰、纠正贫血、营养支持、体位引流等治疗。指导患者做好气道廓清、呼吸训练(腹式呼吸、有效咳嗽训练)、耐力训练等。

2. 第二阶段　间断使用说话瓣膜行呼吸训练,评估吞咽功能,评估患者是否存在气管切开套管拔管指征。

三、评估分析

(一)一般评估

患者身高 172cm、体重 52kg，BMI 17.6kg/m²，T 36.6 ℃，P 83 次 /min，R 19 次 /min，BP 120/78mmHg，SpO₂ 97%；采用格拉斯哥昏迷评分量表对患者进行意识评估，评分为 15 分。无呼吸窘迫、鼻翼扇动、皮肤、甲床和口唇发绀。自主体位，留置气管切开套管、日间使用高流量氧疗装置持续吸氧（流量 20L/min、氧浓度 40%）；夜间呼吸机辅助通气 [PSV 模式：压力支持（PS）9cmH₂O、呼气末正压（positive end-expiratory pressure，PEEP）4cmH₂O、氧浓度 40%]，间断脱机 5～8h。留置鼻胃管，持续给予肠内营养乳剂（TPG-D）泵入，患者自行排尿约每日 1 000mL，大便每 2 天 1 次，为黄色成形软便，每晚连续睡眠 5h 左右。家属因工作无法陪护，由护工照顾，患者脾气暴躁，情绪变化大，担心预后。营养风险筛查 2002（NRS 2002）（见附录 3-1）：6 分（存在营养不良风险，需要营养支持治疗）。

(二)专科评估

1. **肺功能评估** 咳痰效能（附录 2-4）2 级（可闻及很弱的咳嗽声音），痰量分级 2 级（见附录 2-6），黏稠度为Ⅲ度（附录 2-7），呼吸肌群力量下降明显，Borg 呼吸困难评分（见附录 2-2）：静息状态下 2 分（轻度呼吸困难），心功能Ⅰ级（见附录 2-1）。

2. **运动能力评估** 双上肢、双下肢肌力均为 2 级，坐位平衡 0 级，坐卧转移在两人或大量辅助下才能完成，不具备坐立起、床椅间转移及步行的能力，握力＜ 40%，正常水平。

3. **日常生活能力评估** 日常生活活动（activity of daily living，ADL）评分 0 分（完全依赖）。

4. **跌倒危险因子评分** Morse 跌倒风险评估量表 7 分（高危人群）。

5. **血栓评分（Caprini）**（见附录 5-2） 3 分（高危）。

6. **压力性损伤评分（Waterlow）** 22 分（高危）。

(三)心理社会评估

1. **焦虑评估** 采用广泛性焦虑障碍量表 GAD-7（见附录 4-4）对患者的焦虑情况进行评估，GAD-7 评分为 17 分，重度焦虑。

2. **抑郁评估** 采用抑郁自评量表（SDS）（见附录 4-11）对患者抑郁情况进行评估，标准总分为 60 分，轻度抑郁。

3. **家庭成员** 配偶、儿女。

4. **其他** 日常生活陪护人为配偶；居住环境良好，高层，有电梯。

5. **经济来源 / 医疗费用支付类型** 医保。

6. **匹兹堡睡眠质量指数量表**（见附录 4-1） 13 分（睡眠质量一般）。

(四)辅助检查

1. **实验室异常指标** 入院结果显示：白细胞计数 8.02×10⁹/L，C 反应蛋白 13.8mg/L，白细胞介素 -6 达 63.45pg/mL，血红蛋白 92g/L，血清白蛋白 32.4g/L，凝血功能：凝血酶原时间 12.8s，国际标准化比值 1.12。血气分析 pH 7.40，氧分压 98mmHg，二氧化碳分压 38mmHg，氧合指数 245mmHg，痰培养：敏感的鲍曼不动杆菌。

2. **其他检查** 入院结果显示肺 CT：双肺炎性病变，双侧胸膜增厚伴多发钙化；超声心动图提示；射血分数 68%，心功能储备可；下肢血管超声未见异常。

四、康复护理问题与对策

(一) 护理问题

第一阶段控制肺部感染,完全脱离呼吸机,存在护理问题:

1. **气体交换受损**　与肺炎合并真菌感染、呼吸肌无力有关。

2. **气道清除无效**　与气管切开、痰液黏稠有关。

3. **呼吸机戒断反应性功能障碍**　与使用呼吸机时间过长有关。

4. **营养失衡:低于机体需要量**　与贫血、低蛋白血症有关。

5. **活动耐受性降低**　与机械通气卧床、肌肉废用性萎缩有关。

6. **焦虑**　与患者性格倔强、脾气暴躁、担心疾病预后有关。

7. **潜在并发症:深静脉血栓。**

8. **有成人压力性损伤的危险**　与活动能力受限有关。

9. **吞咽受损**　与留置胃管、口腔感觉功能减弱有关。

第二阶段:评估患者是否存在气管切开套管拔管指征,存在护理问题:

1. **气道清除无效**　与气管切开,痰液黏稠有关。

2. **活动耐受性降低**　与卧床肌肉废用性萎缩有关。

3. **有成人跌倒的危险**　与患者行离床活动、下肢肌力差有关(离床活动后存在)。

4. **有吸入的危险**　与佩戴说话瓣膜有关(应用说话瓣膜时存在)。

5. **吞咽受损**　与留置胃管、口腔感觉功能减弱有关。

(二)护理措施

1. **气道廓清技术**　此患者原发病为肺炎链球菌肺炎合并真菌感染,经康复护理评估,患者咳痰效能2级,痰液分级评分2分,分级为Ⅲ度,遵医嘱给予抗炎,祛痰等药物治疗,采取以下康复护理干预措施:

(1)应用生物电阻抗断层成像(electrical impedance tomography,EIT)滴定进行体位的管理,EIT图像通过不同的伪彩色带表示组织或器官的相对阻抗变化,反映不同区域的通气状态,滴定患者体位引流的最佳体位,在雾化吸入后给予高频震荡排痰,压力强度3级,2次/d,震动频率15Hz,15min/次,结合体位管理,促进痰液的排出。

(2)指导患者有效咳嗽,指导患者掌握咳嗽的时机和技巧,嘱患者深呼吸两次在吸气末屏气然后用力咳出,同时可在患者咳嗽时通过增加腹压的方式帮助患者咳痰,鼓励患者主动有效咳痰,护士采取浅吸痰的方式,引导帮助患者清除气道分泌物,并观察患者痰液量和性质。调整湿化罐的温度,依据痰液黏稠度分级Ⅱ、Ⅲ度增加湿化罐温度,保证最佳湿化效果,入院1周后患者掌握有效咳嗽的方法。

(3)做好气囊的管理,监测患者气管切开套管囊上分泌物的量,及时清理,防止误吸。每日监测气囊压力,压力维持在25~28cmH$_2$O,一方面防止呼吸机相关性肺炎的发生,另一方面控制口腔分泌物是能否佩戴说话瓣膜的关键,也是能否拔除气切套管的关键。患者使用带声门下吸引的气管切开套管,记录24h气囊上滞留物吸引量,小于25mL方可佩戴说话瓣膜,经评估患者口腔分泌物75mL/d,排除禁忌后给予注射肉毒素减少口腔分泌物,口腔分泌物减少到20mL/d时,经评估后开始佩戴说话瓣膜。

2. **呼吸训练**　配合康复师,进行呼吸肌力量的训练,训练前先进行气道廓清,保证气道通畅,减少气道阻力,引导患者改变浅快呼吸模式,呼吸机脱机训练期间观察患者的意识及呼吸的节律及频率,监测血气分析,观察有无呼吸肌疲劳征象。

(1)指导患者进行腹式呼吸训练,密切监测生命体征的变化,有一定力量后,进行脐周阻力训练,先让患者熟悉腹式呼吸,深吸气腹部向外鼓起,缓慢呼气时腹部收缩,然后在患者肚脐方向增加压力 2kg 沙袋,保持吸气末姿势,把沙袋顶得越高越好,随后放松腹部,缓慢呼吸,3 次 /d,10min/ 次。观察并反馈训练效果,给患者以鼓励。

(2)上气道功能的锻炼,间断佩戴说话瓣膜训练。由于佩戴说话瓣膜后,经气管切开吸入的气体经上呼吸道呼出,在佩戴前,护士耐心地给予解释及指导患者进行呼吸训练,此患者存在呼吸机依赖,脱离呼吸机后紧张不适,护士给患者佩戴说话瓣膜前一定做好解释及心理疏导,护士熟练掌握佩戴说话瓣膜的流程及注意事项,佩戴前进行气道、口腔、鼻腔充分吸引后,将气管切开套管气囊放气,再佩戴说话瓣膜,佩戴后密切观察患者有无缺氧症状,佩戴说话瓣膜时配合主动呼吸循环技术,指导患者进行有效咳嗽训练。首先指导患者呼吸控制,利用缩唇呼吸、腹式呼吸及吹纸片等方式进行调整,然后进行胸廓扩张,松动分泌物,最后指导患者用力呵气,可使用道具或口令进行指导。说话瓣膜的佩戴不仅是满足患者开口说话的需求,患者的心理状态也有巨大的改善,提升患者自信心,接纳和参与康复的依从性大大提升。患者佩戴说话瓣膜佩戴时间逐渐延长。

3. 耐力训练 经呼吸康复团队评估结果,制定患者个性化运动处方,患者双上肢、双下肢肌力均为 2 级,坐位平衡 0 级,入院初期由康复护士指导进行上下肢屈伸运动,踝泵运动,双桥运动,低负荷抗阻运动等。逐渐过渡到辅助下坐位训练、独立完成坐位、再至协助下完成床至轮椅转移。

(1)康复护士进行练习核心肌群的力量,初期护士指导患者进行踝泵运动、下肢屈伸 5~10min/ 次,3 次 /d,改善躯干屈曲的状态,从而改善呼吸功能。此基础上融入肌力的训练,如直腿的抗阻抬高、踢腿、抬胳膊等康复训练,患者从完成床上的上下肢屈伸运动,到在康复师的指导下患者在 2 人少量辅助下完成坐位 10min,逐步过渡到 1 人少量辅助下完成坐位训练 20min,每日两次。再过渡到坐卧转移、坐位以及坐位下整理自己的妆容等。

(2)握力方面的训练,使用握力器进行规律锻炼,握力器放在掌心用力握紧,然后放松、握紧交替锻炼。强度以不引起难以忍受的疼痛或过度疲劳为度,每下握拳持续 10s,3 次 /d,由每班护士指导并督促其严格执行。

4. 营养支持 遵医嘱经鼻胃管泵入肠内营养液(TPG-D)泵入,从 30mL/h 逐渐增加至 50mL/h,观察患者耐受的情况。康复训练前停止鼻饲泵入 30min,防止体位变化或康复训练导致误吸的发生,监测体重、BMI、皮肤光泽,实验室检查等变化。

5. 深静脉血栓预防 每班进行 DVT 评分,观察下肢的皮温、感觉、局部肿胀情况,如有异常及时通知医生,做好下肢的康复锻炼,能有效预防。

6. 心理护理 请中医科护理会诊,实施耳丸压穴抗焦虑治疗。患者脾气暴躁,情绪变化,康复训练不配合,夜间入睡困难。提高患者自理能力,鼓励患者做一些可以完成的动作,从简单地擦口水,到自我修饰,提升存在感和价值感。患者在康复训练中的每一个进步都及时给予肯定,经常鼓励,以增强其信心。选择经验丰富开朗健谈的陪护人员,增加日常自理的协助与配合。与家属沟通,多与患者交流,以视频、电话等多种方式让患者感受到家人的关心。

7. 吞咽功能训练 使用冰刺激提高软腭和咽部的敏感度,使咬肌放松,能有效地强化吞咽反射,减少唾液分泌,每天 1 次。指导患者进行空吞咽、吞咽体操训练(发音运动,颊肌、面部、舌头训练),每天 2~3 次,每次持续 10~15min。这样可以有利于刺激诱发吞咽反射。

8. 保持皮肤完整 保持床单元平整、清洁、干燥,定时协助患者翻身更换体位,翻身时正确使用技巧,避免拖、拉、拽等,使用气垫床及骨突出局部减压措施,交班时仔细交接局部皮肤情况以及护理措施落实情况,改善患者营养状况。

9. 防跌倒发生　卧床时,给予床挡保护,悬挂预防坠床标识。离床时,专人陪护,管路妥善固定,指导患者改变体位时应缓慢,做到 3 个 15s(平躺、坐起、床边站立)无头晕再下床活动,选择长短合适的裤子及纹路深的防滑鞋子,地面无水渍。保持病房及活动区域灯光充足,无障碍物。

10. 对居家呼吸康复从业人员的预培训　在患者出院前,院内呼吸康复团队必须对居家呼吸康复的从业人员(患者家属或居家陪护人员)进行技术培训,示范各项康复技术后,受训者在培训者的指导下,练习完成各项康复操作。此患者出院时留置胃管,居家照护者学会鼻饲的护理及常见问题的处理、相关的应急预案,建立远程微信管理群,从业人员在患者出院后,通过此群及时反馈在居家呼吸康复中遇到的问题,呼吸康复团队给出建议及解决的办法。在患者出院前帮助居家呼吸康复人员梳理所需的康复用物及家庭环境的改造,使患者出院后有着良好的预后,提高生活质量。

(三)护理结局

经过呼吸康复团队及家属的共同努力,经评估患者符合气管切开套管的拔管指征,于入院后近 3 月成功拔除气管切开套管后出院。

五、总结与思考

本案例介绍 1 例细菌性肺炎患者在不同病程阶段,呼吸康复专科护士如何实施康复护理。每阶段康复护理目标及康复措施由呼吸康复团队具体实施落实;护士与患者及家属接触得最多,护士对康复措施效果的观察最直接。此案例经评估发现患者由于疾病迁延不愈,缺乏对疾病恢复的信心,导致患者在康复中依从性差,呼吸康复团队以此为切入点,应用中医康复护理技术,调动患者康复意愿的内驱力,在医疗-护理-康复-介护一体化的模式下,从机械通气脱机成功、佩戴说话瓣膜主动呼吸循环技术训练、气切套管拔管、再到出院、居家照护预培训,整个呼吸康复团队依据其病情制定个体化的阶梯康复治疗方案,由医生、康复师、呼吸康复专科护士、中医康复护士、营养师、康复介护员等多学科团队,对患者进行评估、运动训练、宣教和社会心理支持等,体现多学科合作、满足个体化需求、达到预期康复目的。

(连素娜　史海娜)

第三节　支气管哮喘患者的康复护理案例分析

一、案例疾病概述

(一)概述

支气管哮喘(bronchial asthma),简称哮喘,以气道的慢性炎症、气道高反应性、可逆性的气流受限以及气道重构为主要特征,受遗传因素和环境因素的双重影响所致。其喘息、气急、胸闷或咳嗽的症状和气流受限的程度在不同时间和发作时的严重程度表现为多变性。

支气管哮喘已成为我国一个重要的公共健康问题,造成严重的经济和社会负担。2018 年 *Lancet* 发表的中国成人肺部健康研究结果显示:我国 20 岁以上成人哮喘患病率为 4.2%,全国总患病人数为 4 570 万,近年来随着人口老龄化和环境污染,哮喘患病率在我国有逐年增长的趋势。支气管哮喘若治疗不及时,随着病程的延长可导致气道结构发生改变,长期反复发作会给患者的心理、生理及生活等带来极大影响,严重影响患者的生活质量。

本病的基本病因:气道慢性炎症,表现为气道上皮肥大细胞、嗜酸性粒细胞、巨噬细胞等的浸润,以及气道黏膜下组织水肿、微血管通透性增加、支气管平滑肌痉挛、纤毛上皮细胞脱落气道分泌物增加等病理改变。气道重构:若哮喘长期反复发作,可见支气管平滑肌肥大 / 增生、气道上皮细胞黏液化生、上皮下胶原沉积和纤维化、血管增生等表现。

(二)临床表现

反复发作的喘息、气急、胸闷或咳嗽等症状是其常见的临床表现,常在夜间发作或加重,多数患者可自行缓解或经治疗后缓解。

1.症状

(1)典型症状:发作性伴有哮鸣音的呼气性呼吸困难,可伴有气促、胸闷或咳嗽,常在夜间及凌晨发作或加重。

(2)运动性哮喘:有些患者尤其是青少年,哮喘症状出现在运动时。

(3)不典型哮喘:在临床上没有喘息症状,但可表现为发作性咳嗽、胸闷或其他症状。

(4)咳嗽变异性哮喘:以咳嗽为唯一症状的不典型哮喘。

2.体征

(1)发作时典型的体征:为双肺可闻及广泛的哮鸣音,呼气音延长。

(2)沉默肺:非常严重的哮喘发作,哮鸣音反而减弱,甚至完全消失,是病情危重的表现。

(3)非发作期:可无异常发现,未闻及哮鸣音,但不能排除哮喘。

二、案例报告

(一)一般资料

患者,男,51 岁,汉族,已婚,身高 165cm,体重 54kg,初中文化程度,无业人员,吸烟 10 余年,10 支 /d,戒烟 2 年,无饮酒史。

(二)病史

主诉:反复喘息 30 余年,再发加重伴呼吸困难 10 余天。

现病史:30 多年前,患者每遇天气变化易出现反复喘息、咳嗽不适,偶有轻微心累,无夜间阵发性呼吸困难,连年发作。曾在当地医院就诊,诊断考虑"支气管哮喘",予以对症治疗(具体不详)后病情缓解,平素未予以规律使用吸入制剂。10 天前,患者无明显诱因反复喘息、气紧明显,甚感呼吸困难,阵发性咳嗽,咳白色黏液痰,伴胸闷、纳差、乏力,在当地医院予以对症治疗后病情无好转,为求进一步诊治,急诊以"支气管哮喘急性发作"收入科室。查体:神志清楚,呼吸急促,端坐呼吸,双肺呼吸音粗,可闻及哮鸣音。完善胸部 CT 等检查,并予以甲泼尼龙、多索茶碱等对症治疗,自患病以来,精神、睡眠一般,饮食欠佳,大小便未见明显异常,体重变化不详。

既往史:平素体质尚可,否认糖尿病、高血压、冠心病病史,否认肝炎、结核等传染病史,否认食物、药物过敏史,曾行阑尾炎手术,具体不详,否认输血史,预防接种史不详。

家族史:父亲有支气管哮喘病史。

(三)入院诊断

1.支气管哮喘急性发作(重度)。

2.双肺结节。

3.慢性阻塞性肺疾病急性加重期。

（四）诊疗过程

患者入科后诊断明确，立即予以心电监护持续监测生命体征、低流量吸氧、无创呼吸机辅助通气；头孢唑肟抗感染，多索茶碱解痉平喘，复方异丙托溴铵溶液联合布地奈德混悬液雾化吸入，以扩张支气管及控制呼吸道炎症反应；口服孟鲁司特钠片缓解哮喘症状；完善痰菌学检查，动态复查血常规、肝肾功能、电解质、血气分析、完善肺功能检查。出院当日未吸氧下末梢指脉氧饱和度 95% 以上，住院期间无院内感染以及并发症的发生，住院天数为 6d。

三、评估分析

（一）一般评估

1. **生命体征**　T 36.4℃，P 112 次 /min，R 25 次 /min，BP 116/82mmHg，SpO_2 90%，体格检查一切正常。

2. **面容**　痛苦面容，呼吸急促，口唇无发绀。

3. **体位**　端坐呼吸。

4. **体型**　正常。

5. **管道情况**　急诊入院左手背带入静脉留置针一枚。

6. **营养状况评估**　患者身高 165cm，体重 54kg，BMI 19.8kg/m²。皮肤黏膜红润，指甲、毛发润泽，皮下脂肪有弹性。根据 NRS 2002 评分，结果为 3 分，有轻度营养风险。

7. **其他需要的评估内容**　饮食欠佳。

8. **氧疗方式**　鼻导管吸氧联合无创呼吸机辅助呼吸。

（二）专科评估

1. **肺功能评估**

（1）存在重度阻塞性通气功能障碍，大气道气流中-重度受阻，小气道气流重度受阻，中度肺气肿，通气储备功能中度下降，过度通气，肺功能重度受损，用力肺活量（forced vital capacity，FVC）55.8%，第 1 秒用力呼气量（forced expiratory volume in one second，FEV_1）44.9%，FEV_1/FVC 校正值 46.03%，最大自主通气量（maximal voluntary ventilation，MVV）45.2%。

（2）支气管舒张试验阴性（FEV_1 增加 9.08%，绝对值增加 120mL）。

（3）呼出气一氧化氮（fractional exhaled nitric oxide，FeNO）：116ppb，成人的 FeNO 值在 25ppb 以下，超过 50ppb，提示严重的过敏性气道炎症，需要采取激素治疗。

2. **呼吸困难评估（见附录 2-5）**　采用改良英国医学研究委员会呼吸困难量表（mMRC）评估患者呼吸困难程度为 2 级。

3. **运动能力评估**

（1）评估结果：患者无运动禁忌证及无运动相对禁忌证。

（2）SPPB 简易体能状况量表：①平衡能力测试 4 分。②椅子站起测试 4 分。③4 米步行速度测试 4 分。总分 12 分，表明患者身体机能良好。

（3）6 分钟步行试验（见附录 1-2）步行长度 375m，为运动能力中度减退；最大心率 117bpm，收缩压 /舒张压 145/89mmHg，Borg 呼吸困难评分量表（见附录 2-2）2 级，Borg 自觉疲劳程度量表（见附录 1-5）10 级，未出现运动试验终止指征。

4. **日常生活能力评估**　入院时 Barthel 指数评分为 50 分，出院时 Barthel 指数评分为 95 分。

5. **Morisky 用药依从性问卷(MMAS-8)(见附录 6-1)**　经评估患者得分为 2.75 分,提示患者服药依从性差,表现为病情缓解后,平素未予以规律使用吸入制剂,不能坚持用药。

6. **痰液评估(Assessment of airway clearance ability)**　咳痰能力 2 级,痰液黏稠度 Ⅱ 度(见附录 2-7),痰多,稀米糊状,不易咳出。

(三)心理社会评估

1. **认知功能评估**　采用简易精神状态检查量表(MMSE)(见附录 4-2)对患者进行认知功能评估,评估结果为 30 分,患者无认知功能障碍。

2. **焦虑评估**　采用广泛性焦虑障碍量表(GAD-7)(见附录 4-4)对患者的焦虑情况进行评估,GAD-7评分为 17 分,重度焦虑。

3. **抑郁评估**　采用抑郁自评量表(SDS)(见附录 4-11),对患者抑郁情况进行评估,标准总分为 65.5,中度抑郁。

4. **生活质量评估**　采用健康调查量表 12 对患者进行健康调查量表评估,评估结果显示患者健康状况一般。

5. **睡眠质量评估**　采用匹兹堡睡眠质量指数量表(见附录 4-1)对患者的睡眠情况进行评估,评估结果显示患者得分为 14 分,睡眠质量一般。

(四)辅助检查

1. **血常规**　白细胞计数 8.18×10^9/L、中性粒细胞数 6.73×10^9/L、中性粒细胞百分比 82.20%、红细胞计数 4.67×10^{12}/L、血红蛋白 145g/L、血小板计数 209×10^9/L、超敏 C 反应蛋白测定 2.20mg/L。

2. **血气分析**　pH:7.392,$PaCO_2$:40.3mmHg,PaO_2:78.1mmHg,Na^+:139.8mmol/L,K^+:4.06mmol/L,Ca^{2+}:1.17mmol/L,HCO_3^-:23.7mmol/L,BE:−0.8mmol/L,GLU:6.2mmol/L,乳酸:2.50mmol/L。

3. **胸部 CT**　双肺纹理增多,散在条索影;肺气肿改变。双肺多发小结节,最大结节位于右肺中叶外侧段(SE4,IM156),为实性结节,大小约 8mm × 7mm。

四、康复护理问题与对策

(一)护理问题

1. **气体交换受损**　与支气管痉挛、气道炎症、大气道气流中-重度受阻,小气道气流重度受阻、肺功能重度受损有关。

2. **气道清除无效**　与支气管黏膜水肿、痰液黏稠、无效咳嗽有关。

3. **活动耐受性降低**　与疲乏、呼吸困难有关。

4. **焦虑**　与哮喘长期存在、担心疾病预后有关。

5. **知识缺乏**　缺乏正确使用定量雾化吸入器和哮喘防治相关知识。

(二)护理措施

1. 治疗护理

(1)缓解呼吸困难:Borg 呼吸困难评分量表入院时为 2 级,保持呼吸道通畅,遵医嘱给氧气吸入治疗。

(2)用药护理:予解痉、平喘、止咳、化痰的药物,观察药物作用和不良反应。

(3)体位:根据患者病情采取舒适体位,患者哮喘急性发作时协助前倾俯于床桌上,以减少机体耗氧量,减轻呼吸困难及喘息症状。

(4)环境与休息:提供安静、温湿度适宜的病室环境,保持室内清洁、空气流通,每天两次开窗通风,每次半小时。

2. 观察护理 心电监护,密切监测生命体征和血氧饱和度,呼吸频率、节律、深度。观察神志、颜面发绀、呼吸困难程度。观察呼吸音、哮鸣音的变化。观察咳嗽、咳痰的情况。根据患者病情动态复查血气分析,观察患者有无缺氧、二氧化碳分压升高引起的高碳酸血症等不良反应,发现异常及时向医生汇报。加强对急性期患者的监护,尤其夜间和凌晨是哮喘易发作的时间,应严密观察有无病情变化。

3. 专科护理

(1)保持呼吸道通畅:清除呼吸道分泌物,鼓励患者自行咳痰,床边备负压吸引器,必要时予负压吸痰,观察痰液颜色、性质和量,清洁口鼻腔。促进排痰:采用现场演示法教会患者家属在餐后 2h 或餐前30min 采用胸部叩击法从肺底自下而上、由外向内、迅速而有节律地叩击胸壁,每一肺叶叩击 1~3min,每次叩击时间以 5~15min 或患者能耐受的时间为宜。振荡气流改变黏液黏稠度促进了分泌物的松动,从而利于痰液排出。湿化气道:遵医嘱指导患者进行雾化吸入,以扩张支气管利于痰液咳出,雾化吸入后指导患者漱口,以防药液积聚在咽喉部,并指导家属及时翻身拍背,以促进痰液排出;采取正确的雾化吸入技术,有利于提高痰液引流的效果。

(2)氧疗护理:鼻导管给氧 2L/min 联合间断无创呼吸机辅助呼吸。无创呼吸机辅助呼吸模式为 S/T模式,吸气相压力(IPAP)12cmH$_2$O,呼气相压力(EPAP)6cmH$_2$O,给氧浓度为 40%。在使用过程中,观察患者的口唇、面色、呼吸频率、指氧饱和度等改善情况,根据病情及血气分析结果动态调整呼吸机参数。

(3)用药护理:为提高该患者的用药依从性,采取一对一健康宣教及观看视频等方式对患者实施健康教育,使其充分认识到哮喘的潜在危害,坚持按时按量用药。

1)糖皮质激素:指导患者口服孟鲁司特钠片 + 甲泼尼龙片缓解哮喘症状。孟鲁司特钠片 10mg,每晚睡前服用;甲泼尼龙片,2 次 /d,8mg/ 次,应在饭后服用,以减少对胃肠道黏膜的刺激,指导患者不得自行减量或停药。

2)茶碱类:静脉输入浓度不宜过高,速度不宜过快,宜选择静脉泵入,以防中毒症状发生。不良反应有恶心、呕吐、心律失常、血压下降和呼吸中枢兴奋,严重者可致抽搐甚至死亡。用药时监测血药浓度可减少不良反应的发生,注意安全浓度。

3)雾化吸入:遵医嘱予布地格福吸入气雾剂,复方异丙托溴铵 + 布地奈德雾化吸入控制呼吸道炎症反应及扩张支气管,每天 2 次,并告知患者药物作用及副作用,指导雾化后清水漱口。据调查,支气管哮喘患者吸入用药依从性普遍偏低,但用药依从性高低与哮喘的转归密切相关,较高的依从性可显著改善哮喘控制水平。

(4)饮食护理:指导患者进食清淡、易消化、足够热量的饮食,增加优质蛋白质(如牛奶、鸡蛋、瘦肉等)摄入,避免进食硬、冷、油煎食物,进食期间保持持续吸氧,以改善患者因进食增加的氧耗。鼓励患者每天饮水 2 500~3 000mL,以补充丢失的水分,稀释痰液,利于痰液排出。研究显示,约有 20% 的成年患者可因不恰当饮食而诱发或加重哮喘。

4. 心理护理 采取科学评估,综合判断患者无需特殊支持性心理帮助,但心理管理应贯穿患者住院全程。哮喘急性发作往往会给患者带来呼吸困难、气紧等不适,入院后表现为焦虑、紧张、恐慌、急躁,这些负面情绪对疾病极为不利。负性情绪使交感神经兴奋,引起心率加快、血管收缩、血压升高、耗氧量增加,进而加剧呼吸困难的症状。保持良好的心理状态,减少并发症的发生,可促进疾病痊愈。

(1)护理过程中多与患者进行沟通和交流,详细了解患者的焦虑所在及社会支持情况,鼓励其说出心里的担忧,向他们讲解疾病的知识,说明不良情绪和心理对疾病的不利,鼓励患者树立战胜疾病的信心,配合医护人员做好治疗,有利于患者尽快出院,返回家庭及社会。

(2)沟通过程中若发现患者焦虑情绪很严重,可与其主管医生沟通,请心理卫生科会诊,对患者进行心理上的疏导,必要时采用药物干预;轻度焦虑抑郁治疗以运动康复为主。

5. 提高睡眠质量

(1)分析患者出现睡眠问题的原因,鼓励家属多关心安慰陪同患者,以帮助其树立战胜疾病的信心。

(2)采取正念减压联合音乐疗法改善患者的负性情绪,进而提高睡眠质量。

(3)睡眠卫生教育:保持睡眠环境安静,告知患者及家属避免大声喧哗;护士夜间治疗时尽量采用治疗盘及使用床头壁灯。

6. 康复护理 在经过全面评估后,根据患者的特定需要来定制干预措施,包括患者教育、运动训练、呼吸训练和心理支持。

(1)康复师制定运动处方:住院期间依据6分钟步行试验报告制定住院期间运动处方(表2-7),逐步增加体位转移训练(从床上坐起→床旁坐→床边站→步行训练,提高耐力)。

表 2-7 住院期间运动处方

开始实施时间	运动方式	运动频率持续时间	运动强度	目的
入院第 3 天	肺容量降低——呼吸训练(缩唇呼吸/腹式呼吸/扩胸运动) 体位转移训练	呼吸训练 2 次/d,10min/次,持续 3～8 周	机体能耐受的情况下逐渐增加次数	改善通气,改善胸廓活动度
入院第 4 天	清理呼吸道低效—机械辅助排痰+体位引流 体位转移训练	机械辅助排痰 2 次/d,15min/次,持续时间 3d;体位引流 3 次/d,15～30min/次;ACBT 训练指导	机体能耐受的情况下逐渐增加次数	促进排痰,提高肺通气
入院第 5 天	呼吸肌肌力耐力差——三球训练仪/膈肌抗阻训练 体位转移训练	2 次/d,10min/次,持续时间 3～8 周	机体能耐受的情况下逐渐增加次数	增加肺通气量,改善心肺功能
入院第 6 天	力量训练——上肢+下肢运动训练(弹力带) 体位转移训练	2 次/d,10min/次,持续时间 3～8 周	机体能耐受的情况下逐渐增加次数	增加肌力

(2)营养处方制定

1)评估,通过膳食回顾法、食物日记或食物频率问卷,评估每日摄入的总能量、总脂肪、饱和脂肪、钠盐和其他营养素摄入水平。目前患者营养均衡,但食欲差。

2)营养师制定个体化处方:结合患者食欲差实际情况,为患者制定营养处方,过程如下。①计算一天需要总热量:身高为 165cm,体重为 54kg,计算 BMI 为 19.8kg/m²,属正常。根据该患者的文化、喜好、健康的原则,结合成人每日热能供给量表,该患者每天能量摄入量评估如下:标准体重 =165-105=60(kg),按每天 84～105kJ/kg 体重计算每天总能量 60kg×(84～105)kJ/kg=(5 040～6 300)kJ,每天能量摄入最多不超过 6 300kJ。②确定宏量营养素膳食目标。③确定餐次比。④合理搭配食物颜色,增进食欲。

(3)药物处方制定:为提高该患者的用药依从性,应该采取多种方式对患者实施健康教育,使其充分认识到支气管哮喘、肺结节、慢性阻塞性肺疾病的潜在危害,坚持按时按量服药。具体措施如下。

1)鼓励患者自行写出药物清单,讲解药物的作用和不良反应。例如吸入药物都保、布地格福的副作用主要包括口咽部念珠菌感染、声音嘶哑或呼吸道不适。出现任何药物不良反应及时就医。

2）遵医嘱定时定量服药，定期监测药物的血药浓度，不可自行随意更改及停用。

3）为患者讲解支气管哮喘相关知识，使用宣传手册、微信公众号或者视频形式为患者讲解各类药物的治疗机理，明白按时用药对于疾病治疗的重要性，家属要监督患者养成良好的生活习惯。

7. 健康教育　根据患者的认知程度指导患者增加对哮喘的激发因素、发病机制、控制目的和效果的认识，以提高患者的治疗依从性。使患者懂得哮喘虽不能彻底治愈，但只要坚持充分地正规治疗，完全可以有效地控制哮喘的发作，即患者可达到没有或仅有轻度症状的状态，能坚持日常工作。针对个体情况，指导患者有效控制可诱发哮喘发作的各种因素，如避免摄入引起过敏的食物；避免强烈的精神刺激和剧烈运动；避免持续的喊叫等过度换气动作；不养宠物；避免接触刺激性气体及预防呼吸道感染；戴围巾或口罩避免冷空气刺激；在缓解期应加强体育锻炼、耐寒锻炼及耐力训练，以增强体质。指导患者识别哮喘发作的先兆表现和病情加重的征象，学会哮喘发作时进行简单的紧急自我处理方法。告知患者所用各种药物的名称、用法、用量及注意事项，了解药物的主要不良反应及如何采取相应的措施来避免。指导患者或家属掌握正确的药物吸入技术，遵医嘱使用 β_2 受体激动剂和/或糖皮质激素吸入剂。指导患者及家属自我监测病情，并记录哮喘日记。

8. 出院指导

（1）出院前依据各项评估制定居家运动处方（表 2-8），实施家庭肺康复，正确服药，院外规律吸入制剂治疗，膳食结构合理，保持心情愉悦。

表 2-8　居家运动处方

康复实施内容	运动方式/频率/时间	目的
呼吸控制训练	缩唇呼吸/腹式呼吸，深呼吸训练，7d/周，2次/d，15min/次	建议活动后进行，改善通气效率，减轻呼吸困难症状
肌力、耐力训练	上肢、下肢弹力带抗阻，10次/组，2组/日；步行1万步以上	增强肌力增强自主活动能力
呼吸肌肌力训练	三球训练仪，5d/周，1次/d，10min/次	提高呼吸肌肌力
牵伸训练	华西呼吸康复操（头、肩、颈、胸廓、四肢）：7d/周，2次/d，20min/次	全身肌肉放松胸部牵伸运动
营养支持	优质蛋白、纤维素摄入，注意每月测量体重	加强营养，提高免疫力
随访	嘱患者定期门诊随访血常规、胸部CT等	
家属参与	指导家属居家康复技巧，保证患者居家康复实施正常进行	

（2）根据出院病情证明书上内容进行定期随访，避免受凉，择期复查胸部 CT。

（三）护理结局

目前，哮喘的治疗主要依赖于激素的使用，缺乏非药物治疗的全面康复措施。近年来，呼吸康复作为非药物治疗方法在慢性呼吸系统疾病中备受关注，尤其是在慢性阻塞性肺疾病的治疗中发挥着重要作用。由于哮喘患者常出现各种临床合并症干扰计划的实行、哮喘患者方案的随机对照研究都有一定方法学的限制，对应用不同方法得出的结果不能同时进行比较。因此，较少将呼吸康复用于哮喘患者，但随着难治性哮喘的不断增加，发掘潜在的非药物治疗和控制手段对提升当前哮喘的防控具有重要意义。在常规治疗基础上施行早期呼吸康复可以提升整体疗效,改善患者远期结局,实现慢病的延续护理及居家康复护理。本案例指导患者住院期间即开始进行呼吸康复运动,主要包括呼吸训练(缩唇呼吸、膈肌呼吸、胸部扩展练习、放松和伸展练习、上下肢训练等)、健康心理教育及营养指导。根据对患者的各项指标评估情况,制定个性化的呼吸康复处方,并将其延续至社区、家庭,定期对患者进行电话随访和微信联系,通过呼吸康复,患者未发生任何不良事件,且各项指标均有改善,用药依从性、生活质量及远期生存质量均有了明显的提高。

五、总结与思考

1. **科学评估** 评估是呼吸康复的重要环节,也是首要环节,只有通过科学准确的评估才能够为呼吸康复的开展提供基础,使呼吸康复得到有效的执行。通过评估可以找出患者的危险因素及护理问题,制定相应的康复措施,从而建立完整全面正确的呼吸康复,开展康复工作,提高生活质量。本个案采用各种评估量表综合评估患者情况,科学全面了解患者,为患者制定个性化的呼吸康复方案。

2. **延续康复** 支气管哮喘患者的康复应从医院延续到社区和家庭,通过对患者进行个体化健康教育指导,关注患者心理、家居环境、致病因素、药物控制等护理干预,有效指导患者自我管理,加强与家属的沟通,监督患者的生活、行为方式,有效控制了哮喘的发作。同时还有助于发挥家庭对患者的影响,护理人员与患者家属交流过程中,能够促进家属对患者的社会支持系统的建立。尽管哮喘尚不能根治,但通过有效的管理,通常可以实现哮喘控制。成功的哮喘管理目标是:①达到并维持症状的控制;②维持正常活动,包括运动能力;③维持肺功能水平尽量接近正常;④预防哮喘急性加重;⑤避免因哮喘药物治疗导致的不良反应;⑥预防哮喘导致的死亡。

3. **多学科团队协作** 支气管哮喘患者康复团队是一个多学科协作的团队,包括医生、护士、呼吸治疗师、营养师、心理治疗师等。医生负责诊断和制定治疗计划,护士负责患者的日常护理和健康教育,呼吸治疗师则负责协助患者进行呼吸训练和设备使用。康复团队会为患者制定明确的治疗目标,短期目标可能包括控制症状、减少发作频率和提高生活质量;长期目标则可能包括防止疾病恶化、降低并发症发生风险和改善整体健康状况。为实现这些目标,团队会制定相应的治疗计划,如药物治疗、呼吸训练和生活方式调整等。药物治疗是控制哮喘症状的关键手段,包括吸入性糖皮质激素和长效 β_2 受体激动剂等。呼吸训练则可以帮助患者改善呼吸功能,增强呼吸肌的力量。生活方式调整包括戒烟、避免接触过敏原和加强锻炼等,也有助于控制哮喘症状。

在治疗过程中,团队会密切监测患者的病情变化,及时调整治疗方案。这既包括定期评估症状、肺功能和生活质量,也包括根据患者的反馈和生理数据来调整药物剂量或治疗方式。这种个体化的治疗方案有助于确保治疗效果的最大化。

支气管哮喘患者康复团队是一个由多学科专业人员组成的协作团队,通过综合运用多种治疗方法和管理手段,为患者提供全面、个性化的康复服务。这种模式强调了专业协作的重要性,以及根据患者个体差异制定治疗方案的理念。实践证明,这种模式有助于提高支气管哮喘的治疗效果和生活质量,值得在临床实践中广泛推广和应用。

4. **呼吸康复意义重大,但任重而道远** 呼吸康复是康复医学的一个分支,2013 年美国胸科学会和欧洲呼吸学会将其定义为一种基于对患者全面评估的综合干预措施。它可以根据患者的具体情况制定个性化的治疗方案,通过非药物治疗,如运动训练、自我管理、心理干预等行为习惯的改变,稳定或逆转慢性呼吸道疾病所引起的病理生理和病理心理改变,进而在条件允许的情况下使患者恢复至最佳功能状态。呼吸康复治疗结合常规的药物治疗是控制哮喘的有效手段,尤其对于控制不佳的哮喘患者可能更有益处。大部分哮喘患者完成标准化呼吸康复计划后,可有效恢复心肺功能,同时改善他们的呼吸困难症状、运动能力、生活质量和焦虑抑郁等心理状态,甚至降低住院率和急性发作的就诊率。而对于没有取得临床显著改善的患者,应考虑加强自我管理以及调整个性化的呼吸康复计划。

尽管呼吸康复对哮喘患者益处颇多,但运动诱发的呼吸困难和活动受限在哮喘患者中并不少见,导致哮喘患者对运动产生恐惧心理,因此呼吸康复治疗计划尚未广泛应用于哮喘的临床非药物治疗。未来需要多开展更多的临床实践研究来确定哪些指标对哮喘的控制有更大的影响力,指导设计更完善的呼吸康复计划方案使患者获得更大、更长远的益处。

(彭 红 喻鹏铭 李 俊)

附 健康调查表(SF-12)

说明:这份问卷调查的目的是希望通过多方面的问题内容,包括整体健康、体能、日常活动精力、身体疼痛、心理健康和社交活动等,加深我们对您健康状况及日常生活质量的了解,所以请您尽量回答问卷内的所有问题,并且圈出最合适的答案,每一个问题只可选择一个答案。如对某一问题不能肯定或不太清楚,就选出最近似一个答案。谢谢合作!

1. 总体来说,您认为您现在的健康状况是
　(1)非常好　　　　　　(2)很好　　　　　　(3)好
　(4)一般(不好不坏)　　(5)差

1a. 在过去一年,您有否患有长期疾病?(注:长期疾病是指某一疾病已影响您已有一段很长的时间或您因某一疾病而有一段很长的时间已受到困扰)
　(1)有(转至问题1b)　　(2)没有(转至问题2)

1b. 如有,您有否因这些疾病而限制了您的日常活动?
　(1)有　　　　　　(2)没有

以下各项是您日常生活中可能进行的活动。以您目前的健康状况,您在进行这些活动时,有没有受到限制?如果有,程度如何?

2. 中等强度的活动,例如搬桌子、打扫或清洁地板,打保龄球,或打太极拳?
　(1)有很大限制　　　(2)有一点限制　　　(3)没有任何限制

3. 是否影响您步行上楼?
　(1)有很大限制　　　(2)有一点限制　　　(3)没有任何限制

以下问题是关于您身体健康状况和日常活动的关系:

4. 在过去四个星期里,您会否因为身体健康的原因,在日常生活或工作中感到力不从心?
　(1)会　　　　　　(2)不会

5. 在过去四个星期里的工作或日常活动中,您会否因为身体健康的原因而令您的工作或活动受到限制?
　(1)会　　　　　　(2)不会

6. 在过去四个星期里,您会否因为情绪方面的原因(比如感到沮丧或焦虑)而令您在工作或日常活动中感到力不从心?
　(1)会　　　　　　(2)不会

7. 在过去四个星期的工作或日常活动中,您会否因为情绪方面的原因(比如感到沮丧或者焦虑)而令您的工作或活动受到限制?
　(1)会　　　　　　(2)不会

8. 在过去四个星期里,您身体上的疼痛对您的日常工作(包括上班和家务)有多大影响?
　(1)完全没有影响
　(2)有很少影响
　(3)有一些影响
　(4)有较大影响
　(5)有非常大的影响
　(6)不适用

61

以下问题是有关您在过去四个星期里自我感觉及其他的情况。针对每一个问题,请选择一个最接近您感觉的答案。

9. 在过去四个星期里,您有多少时间感到心平气和?
    (1)常常
    (2)大部分时间
    (3)很多时间
    (4)一半
    (5)只有很少时间
    (6)从来没有

10. 在过去四个星期里,您有多少时间感到精力充沛?
    (1)常常
    (2)大部分时间
    (3)很多时间
    (4)一半
    (5)偶尔一次半次
    (6)从来没有

11. 在过去四个星期里,您有多少时间觉得心情不好、闷闷不乐或沮丧?
    (1)常常
    (2)大部分时间
    (3)很多时间
    (4)一半
    (5)偶尔一次半次
    (6)从来没有

12. 在过去四个星期里,有多少时间由于您身体健康或情绪问题而妨碍您的社交活动(比如探亲、访友等)?
    (1)常常都有
    (2)大部分时间有
    (3)有时有
    (4)偶尔有一次半次
    (5)完全没有

第四节　重症肺炎患者的康复护理案例分析

一、案例疾病概述

(一)概述

重症肺炎(severe pneumonia,SP)是由肺组织(细支气管、肺泡、间质)炎症发展到一定阶段,恶化加重引起器官功能障碍甚至危及生命的一种疾病。因不同病因、不同病原菌、在不同场合所导致的肺组织(细支气管、肺泡、间质)炎症,如社区获得性肺炎(community acquired pneumonia,CAP)、医院获得性肺炎(hospital acquired pneumonia,HAP)等有着相似或相同的病理生理过程,发展到一定疾病阶段,均可恶化加重成为重症肺炎,引起器官功能障碍甚至危及生命。针对重症肺炎患者实施个性化的护理,可以改善患者症状,延缓疾病进展,是临床护理工作的重点和难点。

重症肺炎又称中毒性肺炎或暴发性肺炎,是由各种病原体所致肺实质性炎性反应,导致严重菌血症或毒血症,进而引起血压下降、休克、神志模糊、烦躁不安、谵妄和昏迷。根据获得途径的不同,可将重症肺炎分为社区获得性重症肺炎和医院获得性重症肺炎。

重症肺炎多见于老年人,青壮年也可发病,病情严重者可出现弥散性血管内凝血、肾功能不全而死亡。

(二)临床表现

1. 重症肺炎一般急性起病,典型表现为突然畏寒、发热,或先有短暂"上呼吸道感染史",随后咳嗽、咳痰或原有呼吸道症状加重,并出现脓性痰或血痰,伴或不伴胸痛。病变范围大者可有呼吸困难、发绀。

2. 少部分患者甚至可没有典型的呼吸系统症状,容易引起误诊;也可起病时较轻,病情逐步恶化,最终达到重症肺炎的标准。

二、案例报告

(一)一般资料

患者,男,76 岁,汉族,已婚,身高 170cm,体重 65kg,本科文化程度,退休人员,既往吸烟史及饮酒史。

(二)病史

主诉:咳嗽、咳痰 1 个月余,加重伴发热 10d。

现病史:1 个月前患者无明显诱因出现咳嗽、咳痰,痰液呈白色泡沫状、量多,较难咳出,无畏寒、寒战、发热、胸闷、气促、活动后喘等,患者外院检查 X 线胸片提示:肺炎炎症(具体不详)。10d 前患者出现畏寒、低热,测得最高体温 37.7℃,伴头痛流涕,咳嗽咳痰症状较前明显加重,痰多、呈泡沫状,于社区医院输液治疗后,低热、头痛、流涕症状缓解,咳嗽、咳痰症状反复,胸部 CT 提示:双肺炎性病变可能。患者营养差,予以留置胃管,病情进行性加重,急诊完善血气分析,提示Ⅱ型呼吸衰竭,遂以"重症肺炎、Ⅱ型呼吸衰竭"收治入院治疗。

既往史:1 年前发生脑梗死。高血压病史 6 年,最高血压 170/100mmHg,规律服用降压药,平时血压控制佳。

家族史:家人体健。否认家族遗传病史。

(三)入院诊断

1. 重症肺炎。

2. Ⅱ型呼吸衰竭。

3. 高血压。

4. 脑梗死。

(四)诊疗过程

患者病情危重,由急诊科收入病房治疗,请感染科、营养科、呼吸科、心肺康复小组等多学科会诊后,予以营养支持、雾化解痉等药物治疗,并予以无创呼吸机辅助通气,美罗培南抗感染,甲泼尼松抗炎,洛贝林、尼可刹米兴奋呼吸中枢,纠正电解质紊乱,心肺康复团队进行肺康复等对症治疗。患者住院天数为 15d,住院第 10 天脱机成功,住院期间无并发症发生。

三、评估分析

(一)一般评估

1. **生命体征**　神志清楚,对答切题,口齿清晰,查体合作。双侧瞳孔等大等圆,瞳孔直径 4mm,对光反射灵敏;T 38.5℃,P 98 次/min,R 30 次/min,BP 146/89mmHg,SpO₂ 90%。

2. **体位**　端坐呼吸。

3. 体型 中等,气管位置居中,胸廓外形桶状胸,肋间隙增宽。

4. 营养状况评估 营养风险筛查 2002(nutritional risk screening 2002,NRS 2002)(见附录 3-1)评估得分为 4 分。

5. 鼻导管氧气吸入。

6. 管路评估 右手留置针一枚,留置鼻胃管一根,置入长度 55cm。

7. 吞咽功能评估 进食评估问卷调查工具(eating assessment tool-10,EAT-10)(见附录 3-2)得分为 40 分,不能经口进食。

8. 其他评估内容 大便正常,小便能感知,控制差,体重较生病前下降 5%;端坐呼吸,睡眠情况欠佳,家人关心,患者性格和善,易于沟通。

(二)专科评估

1. 重症肺炎程度评定 重症肺炎程度评定包括肺炎本身严重程度评定和脏器功能受损程度评定两大方面,临床中多采用相应的评分系统进行。

美国感染病学会与美国胸科学会指南推荐最常使用的肺炎严重程度的评分系统为 CURB-65(confusion,urea,respiratory rate,blood pressure and age)评分、肺炎严重指数(pneumonia severity index,PSI)评分和临床肺部感染(clinical pulmonary infection score,CPIS)评分。该患者 CURB-65 评分为 2 分,属于中危;PSI 评分为 146 分,为 V 级(> 130 分),属于高危;CPIS 评分 9 分。指南推荐临床使用最为广泛的脏器功能评分系统是感染相关器官衰竭评分(sepsis-related organ failure assessment,SOFA)。该患者呼吸指数小于 100,且需要无创呼吸机辅助通气,SOFA 为 4 分。

2. 肺功能评定 肺功能诊断如下。

(1)混合型通气障碍。

(2)患者肺通气储备下降。

(3)轻度弥散功能下降。

患者肺功能报告见表 2-9。

表 2-9 肺功能报告

肺功能指标	预计值	实测值	实测值/预计值/%
FVC(L)	4.06	2.77	68.2
FEV_1(L)	3.91	1.59	40.0
FEV_1/FVC(%)	—	57.40	—
PEF(L/s)	8.08	6.74	83.4
MEF75(L/s)	7.10	4.94	69.5
MEF50(L/s)	4.29	1.39	32.4
MEF25(L/s)	1.59	0.47	29.5
MVV(L/min)	117.21	74.25	63.3
TLC-SB(L)	6.42	5.12	79.7
RV-SB(L)	2.24	2.49	111.6

肺功能指标	预计值	实测值	实测值 / 预计值 /%
FRC-SB（L）	3.38	2.24	66.2
DLCO SB mmol/（min·kPa）	8.98	6.34	70.6
DLCO/VA mmol/（kPa·min·L）	1.40	1.02	72.8

注：FVC：用力肺活量；FEV₁：第 1 秒用力呼气量；PEF：呼气流量峰值；MEF75：用力呼出 75% 肺活量时的最大瞬间呼气流量；MEF50：用力呼出 50% 肺活量时的最大瞬间呼气流量；MEF25：用力呼出 25% 肺活量时的最大瞬间呼气流量；MVV：最大自主通气量；TLC-SB：一口气呼吸法测定的肺总量；RV-SB：单次呼吸法测定的残气量；FRC-SB：功能残气量一口气法；DLCO：一氧化碳弥散量测定；VA：肺泡容量。

3. 呼吸困难评估

（1）分类：呼吸困难按病程分为急性呼吸困难与慢性呼吸困难。急性呼吸困难是指病程在 3 周以内的呼吸困难，慢性呼吸困难是指持续 3 周以上的呼吸困难。急性呼吸困难见于重症肺炎、肺血栓栓塞等；慢性呼吸困难见于 COPD 等疾病。

（2）评估呼吸困难严重程度的常用量表是改良英国医学研究委员会呼吸困难问卷（modified Medical Research Council Dyspnea Scale，mMRC）（见附录 2-5）；目前对慢性阻塞性肺疾病患者呼吸困难的评估推荐用 mMRC，呼吸重症康复患者的呼吸困难评估也推荐用 mMRC。该患者 mMRC 评估为 4 级。

4. 运动能力评估

（1）6 分钟步行试验（呼吸机脱机后，吸氧状态下测试）：步行距离 100m，Borg 呼吸困难评分 6 分；步行期间：SpO_2 90%，P 112 次 /min，BP 152/86mmHg；

（2）平衡功能评估：2 级；

（3）肌力：双上肢肌力 4 级，左下肢 5 级，右下肢 4 级。

5. 日常生活能力评估　Barthel 指数评分为 60 分。床椅转移、穿衣、修饰、进食、如厕、平地行走部分依赖，属于部分自理。

6. 疼痛评定　使用视觉模拟评分法（visual analogue scale，VAS），该患者 VAS 评分为 2 分（胸痛）。

（三）心理社会评估

焦虑自评量表（self-rating anxiety scale，SAS）（见附录 4-6）：该患者评分为 55 分，轻度焦虑。

（四）实验室及辅助检查

1. 入院第 1 天　血气分析结果：pH 7.28，$PaCO_2$ 90.4mmHg，PaO_2 71mmHg，BE 122mmol/L，HCO_3^- 35.8mmol/L，氧合指数 270mmHg；血液检查结果：中性粒细胞百分比 94%，降钙素原 0.090 1ng/mL，白蛋白 32.6g/L，总蛋白 62.7g/L；胸部 CT 平扫：①双肺各叶支气管扩张伴感染及多发黏液栓形成，左肺上叶感染灶；②双侧胸腔少量积液，伴双肺下叶部分受压不张；③心脏增大，双肺小叶间隔明显增厚。

2. 入院第 3 天　痰培养：铜绿假单胞菌，多重耐药。

3. 入院第 10 天　胸部 CT 平扫：①双肺上下叶少许炎症，较前稍减少。②右侧中间支气管、右肺中下叶支气管腔少许黏液栓，较前稍减少。③双侧胸腔少量积液稍吸收。血液检查结果：白蛋白 39.9g/L，总蛋白 65.8g/L，中性粒细胞百分比 72.8%，降钙素原 0.040 7ng/mL；血气分析（30%）：pH 7.46，$PaCO_2$ 59mmHg，PaO_2 94mmHg，BE 18.2mmol/L，HCO_3^- 42mmol/L，氧合指数 313mmHg。

四、康复护理问题与对策

(一)康复护理问题

1. 体温过高 与肺部感染有关。

2. 气道清除无效 与气道分泌物多、痰液黏稠、胸痛、咳嗽无力等有关。

3. 潜在并发症: 感染性休克。

4. 焦虑 与担心疾病预后有关。

(二)护理措施

1. 治疗护理

(1)给氧:及时评估患者低氧血症是否缓解,根据患者病情及耐受程度,遵医嘱给予无创呼吸辅助通气或鼻导管低流量吸氧;经鼻低流量氧疗不可随意中断氧气供应;吸氧过程中密切观察患者意识状态、心率、呼吸(节律、频率、深度、自主呼吸)、发绀改善程度及氧疗并发症,监测血氧饱和度或动脉血气分析结果,依据观察监测结果及时遵医嘱调节氧流量、给氧方式。

(2)用药护理:给予恰当的经验性初始抗菌药物治疗,给予抗菌药物治疗前留取病原学检测标本。根据临床和流行病学基础,抗菌药物方案应尽量覆盖可能的致病菌。在重症肺炎致病菌未能明确时,给予广谱抗菌药物治疗。

2. 观察护理

(1)生命体征:有无心率加快、脉搏细速、血压下降、脉压变小、体温不升或高热、呼吸困难等,进行心电监护。

(2)精神和意识状态:有无精神萎靡、表情淡漠、烦躁不安、神志模糊等。

(3)皮肤、黏膜:有无发绀、肢端湿冷。

(4)出入量:有无尿量减少,疑有感染性休克者应测每小时尿量。

(5)辅助检查:有无动脉血气分析等指标的改变。

3. 专科护理

(1)体温过高 与肺部感染有关。

1)病情观察:监测并记录生命体征,重点观察患者病情变化。

2)休息与环境:高热患者应卧床休息,减少氧耗量,缓解肌肉酸痛、头痛等症状。保持病室安静并维持适宜的温度、湿度。

3)饮食:提供具备足够的热量、蛋白质和维生素的流质饮食进行鼻饲,以补充高热引起的营养物质消耗。维持每日饮水量,以保证足够的入量,有利于稀释痰液。

4)高热护理:可采用温水擦浴、放置冰袋和冰帽等物理降温措施,以逐渐降温为宜,防止虚脱。患者大汗时,及时协助擦拭汗液和更换衣服,避免受凉。遵医嘱使用退热药或静脉补液,补充因发热而丢失的较多水分和电解质,加快排泄和热量散发。

5)口腔护理:做好口腔护理,鼓励患者经常漱口,防止继发性感染。

(2)气体交换受损 与肺部呼吸面积减少、肺顺应性降低有关。

1)保持呼吸道通畅:由于炎症及气道清除功能异常使得患者的痰液多为黏性脓痰,且晨起加重。患者常由于分泌物多而黏稠,年老体弱、呼吸困难不能有效咳嗽以及气道湿度降低等原因出现排痰困难。指导患者进行呼吸功能训练,包括缩唇呼吸、腹式呼吸、放松技术、呼吸辅助器具使用等。针对该患者可使用 Acapella、多功能呼吸训练阀,每日 2 次呼吸辅助器具使用,每次时间 10~20min,其间注意观察患者血氧饱和度情况。

2）指导正确的咳嗽咳痰方法：咳嗽训练包括主动咳嗽训练和辅助咳嗽训练。辅助训练中常用的方法有腹部推挤辅助、肋膈辅助咳嗽及被动咳嗽训练。咳嗽训练适用于清醒、具备呛咳反射的患者；对重症肺炎机械通气患者而言，进行咳嗽训练需要一定的人力和器械辅助，否则会增加机械通气时人机不协调的风险。

3）实施正确的气道廓清技术：①主动循环呼吸技术，是一种主动的呼吸道管理技术，由呼吸控制（breathing control，BC）、胸廓扩张运动（thoracic expansion exercise，TEE）和用力呼气技术（forced expiration technique，FET）三个反复循环的通气阶段构成；②有效咳嗽训练技术；③叩击技术；④振动排痰，运用干预措施，使胸壁产生机械性振动来震动气道，使得附着在气道内的分泌物脱落。

4）氧疗：及时评估患者低氧血症是否缓解，根据患者病情及耐受程度，遵医嘱给予无创呼吸辅助通气或鼻导管低流量吸氧；经鼻低流量氧疗不可随意中断氧气供应。

5）气道湿化降低痰液黏稠度：气道湿化包括湿化治疗和雾化治疗，湿化是增加吸入气体的湿度；雾化是用特定装置将水分和药物形成气溶胶，使之被吸入呼吸道达到治疗和湿化的作用。针对该患者的气道湿化，遵医嘱予以文丘里高流量气道加温加湿。

6）体位管理：针对该患者体位管理措施包括每日 2 次直立床站立 30min，且根据患者耐受性每 2 小时更换卧位一次改善呼吸，其间重点关注患者生命体征变化，输液患者液体滴注情况，是否存在导管堵塞等情况。

7）吸痰护理：应采用吸痰管进行气道分泌物吸引，且应按需吸引。严格无菌操作，选择合适的吸痰管，动作轻柔，避免损伤气道。

8）加强翻身拍背：肺部听诊了解痰滞留的部位，根据痰滞留的位置摆好有利于引流痰液的体位，使用体外振动排痰机叩击振动、增强气道纤毛的清除功能。当痰液至咽喉时，将患者头偏向一侧，并刺激其咽喉部诱发咳嗽咳痰；对该患者拍背排痰时，应手指并拢，掌心空虚成杯状，掌指关节屈曲 120°，在患者呼气时，利用手腕关节的力量在相应肺段胸廓部位进行有节奏的叩击，每个部位 2～5min，频率 100～180 次/min；拍背顺序应从下至上，由外向内，从背部第 10 肋间隙、胸部第 6 肋间开始。

（3）潜在并发症：感染性休克。感染性休克抢救配合，发现异常情况，立即通知医生，并备好物品，积极配合抢救。

1）体位：患者取仰卧中凹位，头胸部抬高约 20°，下肢抬高约 30°，以利于呼吸和静脉血回流。

2）吸氧：给予中、高流量吸氧，维持 $PaO_2 > 60mmHg$，改善缺氧状况。

3）用药护理：针对患者实际情况，必要时遵医嘱使用血管活性药物。根据血压调整滴速，维持收缩压在 90～100mmHg 为宜，以保证重要器官的血液供应，改善微循环。输注过程中注意防止药液溢出血管外引起局部组织坏死；有明显酸中毒时可应用 5% 碳酸氢钠静滴，其配伍禁忌较多，宜单独输入；联合使用广谱抗菌药物控制感染时，应注意药物疗效和不良反应。

4. 心理护理

（1）构建和谐护患关系，用文字或图片等给予安慰鼓励，以增强患者安全感。

（2）消除负性情绪，采用教导、暗示、示范、说服等方式，对患者负性情绪予以疏导，善于在精神上予以抚慰；多接触患者，向他们讲解疾病的知识，说明不良情绪和心理对疾病的不利，鼓励患者树立战胜疾病的信心，配合医护人员做好治疗。要同患者多交谈，详细了解患者的个性、习惯，针对不同性格的患者给予不同的心理疏导。

（3）患者病情稳定时，通过通俗易懂的讲解，使其了解基本的呼吸系统生理及肺炎的病因，告知患者目前病情及治疗方案,最大限度取得患者配合。指导患者保持良好的情绪与保证足够的睡眠。

5. 康复护理

(1)医生及康复师制定运动处方:运动康复应循序渐进,从被动运动开始,逐步过渡到主动运动,患者运动康复和日常活动的指导必须在心电监护和吸氧状态下进行,运动心率宜控制在静息心率基础上增加 20 次 /min 左右,同时患者感到不大费力,Borg 自觉疲劳程度量表(rating of perceived exertion,RPE)评级 < 12。

1)根据患者情况,确定运动强度的方法:①年龄减算法,即运动适宜心率 =180 或 170-年龄。②心率百分比法,即以心率达到患者最高心率的 70%～80% 的强度作为标准,进行康复训练的方法,运动强度适宜心率 =(220-年龄)×(70～80)%。③库珀(Cooper)提出了适用于不同年龄结构康复训练的最佳心率法,即最佳心率 =(最大心率-安静时心率)×70% + 安静时心率。④卡沃南法,适用于计算运动时心率,运动时心率 =(按年龄预计的最大心率-安静时心率)×60%+ 安静时心率。⑤卡尔森运动强度心率测定法,持续耐力训练适宜心率 =(最高心率-运动前安静心率)/2+ 运动前安静心率。根据以上内容,该患者运动过程中的适宜心率应为 180-76=104 次 /min,患者运动时自觉疲劳程度评估应控制在 12 级。

2)因患者呼吸喘累明显,端坐体位,在患者生命体征平稳且主观感觉良好的状态下,可指导患者床上抗阻训练,如:哑铃抗阻训练、弹力带抗阻训练,每日抗阻训练 2 次,每次 30min。

3)指导患者心肺运动步骤:①先进行 5～10min 的热身运动。②训练阶段以锻炼呼吸肌功能运动为主,耐力训练、坐位抗阻训练为辅,运动强度为最大运动强度的 50%～80%。③可采用 6～20 级的 Borg 自觉疲劳程度量表评级(rating of perceived exertion,RPE),根据患者感觉的劳累程度打分,通常建议患者在 12～16 级范围内运动。④最后进行 5～10min 的放松运动,如:呼吸调整、双臂伸展运动、扩胸运动、左右击掌等。

4)指导患者呼吸肌训练:根据功能性超负荷原则制定呼吸肌训练处方,吸气肌训练负荷应设置在个人最大吸气压的 30%,训练频率为 1～2 次 /d,5～7d/ 周,并连续 2 周以上。根据训练方式特异性原则制定力量训练型处方,考虑个体化训练,方案是中等强度负荷-中等收缩速度的处方。宣教患者吸气肌训练可以通过长期持续的锻炼达到预期的最佳功能状态。呼吸肌训练内容:训练频率是 1～2 次 /d,20～30min/d,3～5 次 / 周,持续 2 周。训练方案包括肌力和耐力的训练,训练肌力的原则为高强度少次数,耐力训练的原则为低强度多次数。

5)针对肺功能减弱,可根据医嘱行物理治疗,如神经肌肉电刺激、膈肌起搏、电针、隔物针灸等,以提高患者呼吸肌力,改善肺功能。

(2)营养处方制定

1)根据营养科会诊意见,计算出患者每日所需热量为:60kg×[84～105kJ/(kg·d)]=5 040～6 300kJ/d,每日蛋白需要量为:60kg×[1.2～2.0g/(kg·d)]=72～120g/d,根据以上数据制定营养处方。制作匀浆膳一日参考配方:谷类 250g,肉类 200g,蔬菜 500g(叶菜 250g,其他类 250g),鸡蛋 1 个,牛奶 250mL,植物油 25g,盐 4～6g;可供能 7 350kJ,蛋白质 80g,制作匀浆膳约 1 800mL。自备匀浆膳能量密度低,不易达到足量喂养,若 2～3d 不能增加至目标剂量,可联合肠内营养粉剂补充。

2)在早期阶段推荐允许性低热卡方案,营养摄入达到需要量的 60%～80%,病情减轻后再逐步补充能量及营养素,达到全量。

3)少食多餐,以蛋、豆制品、奶类、果汁、蔬菜汁、米粉等食物为主。如未能达到营养需求,可给予口服肠内营养制剂。

4)为避免患者误吸,可予以肠内营养支持,也可延长鼻胃管插入的长度或进行幽门后喂养。

5）监测白蛋白、转铁蛋白、前白蛋白计数等营养指标；记录患者肠内营养液的种类、浓度和量。

6）肠内营养鼻饲过程中，床头抬高≥30°，避免发生误吸。

7）观察患者有无腹泻、恶心、呕吐等胃肠道症状，每日评估患者肠内营养耐受评分。

（3）药物处方制定：患者既往高血压病史，为提高该患者的用药依从性，应该采取多种方式对其实施健康教育，使其充分认识到重症肺炎、高血压的潜在危害，坚持按时按量服药。具体措施如下。

1）遵医嘱应用降压药物治疗，密切监测血压变化以判断疗效，并注意观察药物的不良反应，如利尿药可引起低钾血症和影响血脂、血糖、血尿酸代谢；β受体阻断药可导致心动过缓、乏力、四肢发冷；钙通道阻滞药可引起心率增快、面部潮红、头痛、下肢水肿等；血管紧张素转化酶抑制剂可引起刺激性干咳和血管性水肿等。

2）为患者讲解高血压及肺炎相关知识，使用宣传单或者视频为患者讲解各类药物的治疗机理，让患者知晓按时服药的重要性，同时调动患者家属积极参与患者疾病管理，家属要监督患者养成良好的生活习惯，保持愉悦心情和保证充足睡眠。

3）使用具有吃药提醒功能的手机APP，帮助患者按时服药。

6. 健康教育 对患者及家属进行有关重症肺炎知识的教育，使其了解重症肺炎的病因和诱因。教育患者应避免上呼吸道感染、淋雨受寒、过度疲劳等重症肺炎诱因，在呼吸道感染流行季节尽量少去人多拥挤的公共场所。加强体育锻炼，增加营养，以增强机体抵抗力。长期卧床者应注意经常更换体位、翻身、拍背，随时咳出气道内痰液。指导患者遵医嘱按疗程用药，定期随访，若出现高热、心率增快、咳嗽、咳痰、胸痛等症状及时就诊。

7. 出院指导

（1）运动训练：在疾病的稳定期排除禁忌证后，给予肺炎患者运动训练指导。下肢运动训练有利于提高运动耐力、扩大活动范围、促进生活自理、增强社会活动参与等，训练内容包括床上运动、步行、蹬自行车等；具体运动处方：仰卧位两腿分别做直腿抬高运动，抬腿高度为30°；步行10～20min/次，2次/d。上肢运动训练可增加前臂运动能力，减少通气需求，训练内容包括举重物（小沙袋250～500g，每组10～15次，每次2～3组）、上肢弹力带操等。

（2）呼吸操：肌肉松弛训练如呼吸操等可缓解胸痛、胸闷，进一步消除不安，改善睡眠，调整全身状态，使病情向治愈的方向发展；可指导患者三位一体呼吸操中的卧位呼吸操及坐位呼吸操。

（3）注意生活环境卫生，保持室内空气流通，每日定时开关窗户30min；避免淋雨受寒、过度疲劳、醉酒等可引发肺炎的因素。

（4）指导患者遵医嘱用药，出院后定期随访。应告知患者及家属家中常备痰液溶解剂，必要时备氧气；指导患者自我监测，若出现高热、心率增快、咳嗽等症状及时就诊，外出随带急救药。

（5）患者既往吸烟史，教育患者戒烟相关知识：介绍吸烟危害，强调戒烟益处，拟定戒烟计划表；向患者发放戒烟误区宣传手册，纠正错误观念，出院时对患者进行尼古丁依赖评估，根据评估结果向患者宣教到戒烟门诊进行专业干预；出院前了解患者日常吸烟习惯，针对吸烟特点提出建议，同时取得家属理解配合，共同督促患者戒烟。

（三）护理结局

经过一系列的治疗与护理，患者病情平稳，胸片结果与前片对比：①双肺上下叶少许炎症，较前稍减少。②右侧中间支气管、右肺中下叶支气管腔少许黏液栓，较前稍减少。③双侧胸腔少量积液稍吸收，炎症指标较前有所改善。患者总蛋白从入院时的62.7g/L上升至65.8g/L，对比营养指标有所上升，自主活动能力提升，心肺功能改善，于住院15日后出院。

五、总结与思考

本案例为重症肺炎患者高级护理实践，患者的病程长，病情重，在整个护理过程中，解决患者的肺部感染重、痰多、痰液黏稠而咳嗽能力欠佳、营养状况差、吞咽困难、误吸等问题是关键；患者高龄，心肺功能差，需卧床休息来减少心肺负担，但活动减少易引发静脉血栓、废用综合征等并发症；面对这些情况，如何分清主次、兼顾得失，是护理工作的难点和重点。本病例针对这些护理难点，从整体护理理念出发，采取了有针对性的护理措施，取得了满意的护理效果。

（蒋　玮　曾雪宇　周　凤）

第五节　新型冠状病毒感染重症患者的康复护理案例分析

一、案例疾病概述

（一）概述

新型冠状病毒感染是由新型冠状病毒引起的急性呼吸道传染病，人群对新型冠状病毒普遍易感。根据病情严重程度，可分为轻型、中型、重型和危重型。

1. **轻型**　以上呼吸道感染为主要表现，如咽干、咽痛、咳嗽、发热等。

2. **中型**　持续高热 > 3d 或 / 和咳嗽、气促等，但呼吸频率（respiratory frequency, RR）< 30 次 /min、静息状态下呼吸空气时手指血氧饱和度 > 93%、影像学可见特征性新冠病毒感染肺炎表现。

3. **重型**　成人符合下列任何一条且不能以新冠病毒感染以外其他原因解释：①呼吸窘迫，呼吸频率 ≥ 30 次 /min；②静息状态下，呼吸空气时手指血氧饱和度 ≤ 93%；③动脉血氧分压（PaO_2）/ 吸氧浓度（FiO_2）≤ 300mmHg；④临床症状进行性加重，肺部影像学显示 24～48h 内病灶明显进展 > 50% 者。

4. **危重型**　出现以下任何一条的成人患者定义为危重型：①出现呼吸衰竭，且需要机械通气；②出现休克；③合并其他器官功能衰竭需 ICU 监护治疗。

（二）临床表现

潜伏期多为 2～4d。主要表现为咽干、咽痛、咳嗽、发热等，发热多为中低热，少数可表现为高热，热程多不超过 3d；部分患者可伴有肌肉酸痛、嗅觉味觉减退或丧失、鼻塞、流涕、腹泻、结膜炎等。少数患者病情继续发展，发热持续，并出现肺炎相关表现。重症患者多在发病 5～7d 后出现呼吸困难和（或）低氧血症。严重者可快速进展为急性呼吸窘迫综合征、脓毒症休克、难以纠正的代谢性酸中毒、出现凝血功能障碍及多器官功能衰竭等。极少数患者还可有中枢神经系统受累等表现。

二、案例报告

（一）一般资料

患者，女，90 岁，汉族，已婚，身高 150cm，体重 40kg，退休人员，无吸烟饮酒史。

（二）病史

主诉：因"发热伴咳嗽、咳痰 3d"入呼吸内科，5d 后因"呼吸困难、血氧饱和度低"转入 ICU 治疗。

现病史：患者自诉 1 周前开始出现咽痛，有阵发性咳嗽、咳痰，痰液为白色泡沫痰，可自行咳出，量中等，当天下午开始出现畏寒、发热，伴头晕、乏力，无寒战，无头痛，无恶心、呕吐，无腹痛、腹泻，无肢体抽搐，测体温 38.0℃，予物理降温后体温下降，夜间又再次升高，次日测最高体温 39.2℃，咳嗽、咳痰较前加重，痰液量较前增多，服用布洛芬缓释胶囊及小柴胡口服液，体温缓慢下降至 37.5℃ 左右，咳嗽剧烈时感胸闷、气促，无胸痛。今日至急诊就诊，查血常规示白细胞计数 4.59×10^9/L，血红蛋白 130g/L，血小板计数 95×10^9/L，中性粒细胞百分比 84.8%；胸部 CT：考虑两肺病毒性肺炎，主动脉和冠状动脉钙化。现为求进一步治疗，门诊拟"肺炎"收入院，近 1 个月来精神、睡眠、食欲等一般情况均可，大、小便正常，体重无明显减轻。

转入 ICU 情况：患者转入时呼吸浅快，精神萎靡，血氧饱和度低至 88%。查体：T 38.5℃，P 90 次/min，R 35 次/min，BP 91/48mmHg，神志处于嗜睡状态，询问时可有点头回应，双侧瞳孔等大等圆，直径 3.0mm，对光反射灵敏。留置股静脉导管、胃管、尿管在位，颈软，全身浅表淋巴结未触及，双肺呼吸音粗，双肺可闻及中等量湿啰音及痰鸣音；心前区无隆起，心率 90 次/min，心律齐，心音有力，各瓣膜听诊区未及病理性杂音。四肢肌张力正常。血气分析：pH 7.47，PaO_2 70.0mmHg，$PaCO_2$ 42.0mmHg，乳酸 2.1mmol/L，氧合指数 189.2mmHg，FiO_2 37%。患者呼吸急促，低氧血症，血压低，出现呼吸衰竭和休克等症状，危及生命。

既往史：既往有冠心病病史 24 年，目前长期口服吲哚布芬片及阿托伐他汀钙片行冠心病二级预防。有高血压病史 7 年余，最高收缩压 160mmHg，曾服用苯磺酸氨氯地平、奥美沙坦酯、呋塞米片、螺内酯片等治疗，已停用降压药物 2 年余，自诉血压正常。曾有睡眠障碍、骨质疏松等病史。有乙肝病毒携带史。否认药物过敏史。

（三）入院诊断

1. 重症肺炎。

2. 呼吸衰竭。

3. 新型冠状病毒感染。

（四）诊疗过程

1. 入 ICU 第 1 天　入科时患者神志处于嗜睡状态，血氧饱和度低至 88%，血气示氧合指数 189.2mmHg，立即予紧急气管插管接呼吸机辅助呼吸 [容量控制通气模式（V-A/C）、FiO_2 65%、呼气末正压（PEEP）10cmH_2O、呼吸频率（f）15 次/min、VT 300mL]，并加强生命体征监测及完善相关检查，给予抗休克、抗感染、祛痰、抗病毒、镇痛镇静、器官支持等治疗。

2. 入 ICU 第 2 天　NRS 2002（见附录 3-1）评分为 7 分，BMI 为 17.8kg/m²，存在营养不良风险，早期予肠内营养支持；氧合差予俯卧位通气治疗，每日 12~16h，改善通气；纤维支气管镜下肺泡灌洗，其余治疗同前；此外，给患者制定个体化的康复计划。

3. 入 ICU 第 3 天　神志转清，RASS（Richmond Agitation-Sedation Scale，RASS）（见附录 4-7）评分为 0 分，呼吸支持条件下调为自主通气模式 [PSV 模式、压力支持（PS）12cmH_2O、PEEP 5cmH_2O、FiO_2 40%]，通过 3min 通气试验，尝试间断脱机以锻炼呼吸功能，每次 2h，每日 3 次，其余治疗同前。

4. 入 ICU 第 4 天　间断脱机时间延长，因痰多难咳，予吸入用布地奈德和吸入用异丙托溴铵溶液解痉平喘，予吸入用乙酰半胱氨酸祛痰，其余治疗同前。

5. 入 ICU 第 5 天 成功脱离呼吸机。

6. 入 ICU 第 6 天 顺利拔除气管插管。

7. 入 ICU 第 7 天 病情稳定转出 ICU,在普通科室继续后期康复与治疗。

8. 住院第 33 天 患者病情好转出院回家。

三、评估分析

(一)一般评估

1. **生命体征** T 38.5℃,P 90 次/min,R 35 次/min,BP 91/48mmHg,SpO_2 低至 88%。

2. **面容** 急性面容。

3. **体位** 被动卧位。

4. **体型** 消瘦。

5. 气管插管接呼吸机辅助呼吸,支持条件:V-A/C 模式、FiO_2 65%、PEEP 10cmH₂O、f 15 次/min、VT 300mL。

6. **管路评估** 留置有股静脉管路、气管插管、空肠管、尿管等多根管路,管路通畅、固定在位。

7. **营养状况评估** NRS 2002(见附录 3-1)评分为 7 分。

8. **其他需要的评估内容** 疼痛:重症监护疼痛观察工具(critical care pain observation tool,CPOT)(表 2-10)评分为 0~1 分;睡眠:镇静状态,RASS(见附录 4-7)评分为 -2~0 分;二便正常。

(二)专科评估

1. **肺功能评估**

(1)视诊:呈胸式呼吸,呼吸运动双侧正常,肋间隙未见明显异常。触诊:语颤不能配合。叩诊:双肺呈清音。听诊:两肺呼吸音粗,可闻及中等量湿啰音及痰鸣音。

(2)胸廓正常,呼吸节律正常,肋间隙正常,胸廓活动度在吸气状态时增加约 1.8cm,小于正常值。

(3)自主呼吸状态测量膈肌超声:膈肌位移 0.78cm,膈肌增厚率 16%,提示膈肌萎缩、膈肌收缩功能障碍。

(4)呼吸困难:mMRC(见附录 2-5)评分为 4 级(轻微日常活动即气促)。

(5)痰液黏稠度(见附录 2-7)为 Ⅱ 度,痰液颜色为黄白色,不易咳出;痰液量(见附录 2-6)2 级,吸痰管内充满痰液。

2. **心功能评估** 视诊:心前区无隆起。触诊:未见心尖搏动,未触及震颤,无心包摩擦感及抬举性心尖搏动。叩诊:正常。听诊:心率 90 次/min,心律齐,各瓣膜区未闻及病理性杂音,未闻及心包摩擦音。被动抬腿试验阳性;血流动力学尚可,未使用血管活性药维持。

3. **运动能力评估**

(1)出现肢体功能障碍,肩、肘、腕、髋、膝、踝等大关节屈伸不利。

(2)肢体肌力评估(见附录 1-1):四肢肌张力正常,左侧上肢肌力 2 级,左侧下肢肌力 3 级;右侧上肢肌力 3 级,右侧下肢肌力 3 级。

4. **日常生活能力评估** ADL 评分为 0 分,重度依赖(全部需要他人照顾)。

5. **其他需要评估的内容** 深静脉血栓风险评估量表(Padua 评分表)(见附录 5-1)评分为 6 分,高危;Braden 量表评分为 10 分,高危。

表 2-10 重症疼痛观察工具（CPOT 评分）

指标	症状得分		
	0分	1分	2分
面部表情	无明显面部肌肉紧张	皱眉、眉头降低、眼眶紧绷、提上睑肌收缩	以上所有的面部动作加上眼睑紧闭
肢体动作	无运动（并不意味着没有疼痛）	缓慢、谨慎移动,触碰痛处,通过运动寻求关注	拔管,试图坐起,挥臂,不听指令,反抗,试图爬行
肌肉紧张度（上肢的被动曲和伸展屈曲）	被动运动无抵抗	被动运动有抵抗	被动运动强烈抵抗,无法完成
插管患者的依从性	通气正常,无警报	警报自发终止	异步:通气中断,频繁报警
或拔管患者的发声情况	交谈正常,语调正常,或不出声	叹息、呻吟	尖叫、哭泣

（三）心理社会评估

入院时评估患者意识为嗜睡状态,住院期间因病情需要使用镇静药,RASS 评分为-2~0 分,存在认知功能障碍。

（四）辅助检查

血气分析:pH 7.47、PaO_2 70mmHg,$PaCO_2$ 42mmHg、氧合指数 189.2mmHg、乳酸 2.1mmol/L。血常规:红细胞计数 11.14×10^9/L、中性粒细胞百分比 92.8%、血红蛋白 113g/L;降钙素原:1.05ng/mL;D-二聚体:2.288mg/L。心肌三项:肌红蛋白 237ng/mL。心脏彩超:主动脉瓣退行性变,左心室舒张功能减退,左心室收缩功能在正常范围。胸部 CT 提示:两肺纹理增多、紊乱,两肺各叶可见片状、斑块状高密度影,考虑两肺病毒性肺炎。新型冠状病毒核酸检测结果:阳性。

四、康复护理问题与对策

（一）护理问题

1. **气体交换受损** 与肺部呼吸面积减少、肺顺应性降低有关:mMRC4 级。

2. **体温过高** 与病毒性肺部感染有关。

3. **气道清除无效** 与自主排痰能力差、分泌物增加有关:痰液黏稠度Ⅱ度。

4. **活动耐受性降低** 与肺功能减退、氧供与氧耗失衡有关:ADL 评分为 0 分。

5. **营养失衡:低于机体需要量** 与疾病高消耗、摄入减少等有关。

6. **潜在并发症**:有深静脉血栓、皮肤压力性损伤、导管意外脱出等风险。

（二）护理措施

1. 治疗护理

（1）呼吸支持

1）有创机械通气时实施肺保护性机械通气策略,给予小潮气量（VT）300mL、限制平台压（Pplat）25cmH_2O、稍高水平的 PEEP（10cmH_2O）进行机械通气,以减少呼吸机相关肺损伤。

2）呼吸机及管路管理:①呼吸机及管路妥善固定;②维持合适的温湿度,温度设 37℃,相对湿度达 100%;③使用一次性呼吸回路,每周更换,呼吸机管道一旦被污染后及时更换,一次性管路按感染性医疗废物处理;④尽量避免断开呼吸机,使用密闭吸痰管进行吸痰;⑤集水杯处于最低位,管道中冷凝水及时倾倒;⑥每日使用消毒湿巾对呼吸机表面进行擦拭消毒。

3)预防呼吸机相关性肺炎:规范操作,严格执行无菌操作和手卫生;口腔护理每日 4 次;保持床头抬高 30°～45°;人工气道的气囊压力应维持在 25～30cmH₂O,监测气囊压力每 4h 一次,并及时清除口腔、鼻腔及声门下积聚的分泌物。

4)密切观察患者意识状态、心率、呼吸(节律、频率、深度、自主呼吸与呼吸机是否同步)、监测血氧饱和度或动脉血气分析结果,及时评估呼吸窘迫和/或低氧血症是否缓解,依据观察监测结果及时遵医嘱调节呼吸机模式和参数。

(2)用药护理

1)遵医嘱及时准确使用各种药物,严格执行查对制度。

2)严格按照医嘱执行美罗培南 1g,每日 3 次,每次泵 3h,维持一定的血药浓度,做好用药后效果的观察。

3)遵医嘱予酒石酸布托啡诺镇痛、丙泊酚镇静,用药期间注意观察对血压、心率、呼吸及胃肠道系统的影响。

4)注意药物配伍禁忌。肠道微生态调节剂与抗生素同时用药需间隔 2h。

5)密切观察药物不良反应。使用抗病毒药物和抗菌药物后需观察患者胃肠道反应,并定期监测肝肾功能。使用糖皮质激素后需注意监测血钙浓度。

6)观察患者药物治疗效果,密切监测患者体温、血氧饱和度及其他不适症状有无改善。

(3)对症治疗:遵医嘱予美罗培南抗感染治疗、盐酸氨溴索祛痰治疗、甲泼尼龙抗炎治疗、奈玛特韦/利托那韦抗病毒治疗、酒石酸布托啡诺镇痛治疗,俯卧位通气改善氧合,加强营养支持等对症治疗。

(4)高热护理

1)患者体温 38.5℃,遵医嘱给予退热处理。

2)退热处理后密切监测体温、出汗情况及电解质变化,出汗较多时,及时擦干汗液,更换衣被。更换时动作不宜过大,污染的被服按感染性织物处理,放入感染性废物垃圾袋。

2. 观察护理 密切监测生命体征,观察心率、心律、血氧饱和度、尿量、血糖等变化,每小时记录 1 次。观察患者有无全身肌肉疼痛、乏力、咳嗽、胸闷等伴随症状;观察患者有无呼吸困难、血氧饱和度下降、血气分析结果异常、心率增快、血压下降等不良反应。当患者出现以下症状应警惕病情恶化:持续高热、呼吸衰竭、休克、合并其他器官衰竭等,发现异常及时汇报医生。患者为新冠患者,根据疫情防控要求落实防护措施:正确戴口罩;认真手卫生;合理进行病区布局管理,设置污染区、半污染区、清洁区,区域之间有缓冲间,降低感染患者和非感染患者及其他人群密切接触的机会;同时按要求规范处理医疗废物。

3. 专科护理

(1)俯卧位通气护理:由于患者氧合差,需要较高的呼吸机支持条件(V-A/C 模式、FiO₂ 65%、PEEP 10cmH₂O、f 15 次/min、VT 300mL)实施每天 12～16h 以上的俯卧位通气。护理要点:①实施俯卧位通气前,做好镇静镇痛管理、评估胃潴留情况、妥善固定导管防止导管滑脱、及时吸净人工气道及口鼻腔分泌物,保持呼吸道通畅;②翻转体位过程确保患者安全,注意保持功能体位的摆放,预防臂丛神经损伤;③实施俯卧位通气期间给患者留置空肠营养管喂养,预防反流误吸;④每 2 小时评估及改变卧位,观察受压皮肤及血运情况,在患者受压及骨突部位贴泡沫敷料进行减压,减少皮肤压力性损伤的发生;⑤注意观察病情变化及监测生命体征。

(2)镇痛、镇静的管理:镇痛镇静是应用镇痛镇静药物减轻或消除患者焦虑、疼痛、应激反应等情况,减少并发症,加速康复,利于实施治疗和监测。遵医嘱予酒石酸布托啡诺镇痛,镇痛状态时 COPT 评分为 0~1 分;予丙泊酚镇静,镇静状态时 RASS 评分为-2~0 分,实施每日唤醒,减少镇静药物使用,为患者尽早停机拔管做准备。

4. 心理护理　护理人员及时观察和评估,给予患者相应心理干预措施。了解到该患者想见家人一面,因疫情防控期间禁止探视,通过视频探视的方式,让患者与家属能够顺利沟通,既安抚了患者情绪,有利于患者病情的恢复,同时家属足不出户也可以动态了解患者住院期间的情况。

5. 康复护理

(1)康复介入及暂停时机:①介入时机:血流动力学及呼吸功能稳定后立即开始,入住 ICU24~48h 后,符合以下标准:心率 > 40 次 /min 或 < 120 次 /min;收缩压 ≥ 90mmHg 或 ≤ 180mmHg,或 / 和舒张压 ≤ 110mmHg,平均动脉压 ≥ 65mmHg 或 ≤ 110mmHg;呼吸频率 ≤ 25 次 /min;血氧饱和度 ≥ 90%;FiO_2 ≤ 60%,PEEP ≤ 10cmH_2O。生命体征稳定可逐渐做离床、坐位、站位、躯干控制、移动活动、耐力训练及适宜的物理治疗等。②暂停时机:患者情绪激动、大汗,不能耐受活动方案,病情有恶化趋势。具体指标:心率 > 130 次 /min 或在活动前心率的基础上增快 ≥ 20%;出现新的心律失常;收缩压 < 90mmHg 或 > 180mmHg;呼吸 > 35 次 /min 或在活动前呼吸频率基础上增加 ≥ 20%;SpO_2 < 88% 且时间 > 1min。

(2)第一阶段康复训练

1)早期活动实施:①床上运动:定时翻身,床头抬高 30°~45°,每天站立床训练 2h,每日 1 次。肢体进行主动 / 被动运动。上肢运动:(被动)左上肢上举:每次 50 个,每日 2 次;(被动)右上肢上举:每次 50 个,每日 2 次。下肢运动:(被动)足背踩垫:每次 20 个,每日 2 次;(主动)直腿平移:每次 20 个,每日 2 次;(被动)直腿抬高:每次 50 个,每日 2 次。②予肩肘腕、髋膝踝等关节屈曲、伸展与外展活动,每次 20min,每日 2 次。③双下肢气压泵治疗,每次 30min,每日 2 次。

2)呼吸功能锻炼:①肺复张:气道正压法(压力支持设置 30~40cmH_2O)维持 20~40s。②膈肌训练:神经肌肉电刺激,每次 20min,每日 2 次。③呼吸肌肉功能训练(在被动膈肌锻炼的基础上,实施负重抗阻运动):机械通气期间进行吸气肌练习,每日 2 次,每次 10min,通过逐渐降低触发灵敏度的方法增强肌肉耐力,同时在患者上腹部放置 0.5kg 的沙袋,观察识别患者呼吸相后,语言配合手势指导患者在吸气时保持胸部不动,用上腹部对抗沙袋的重量将腹部鼓起,在呼气时尽量将腹壁下降。④间断脱机:转入第 2 天给予患者自主通气试验不能通过,持续呼吸机辅助通气;第 3 天可通过自主通气试验,尝试间断脱机呼吸功能锻炼,逐渐延长脱机时间。

3)气道廓清技术:①按需协助翻身,予专业手法震颤松动痰液,每日 2 次,每次 20min。②予高频振动机械辅助排痰,其频率约为 5Hz,每次 20min,每日 3 次。必要时纤维支气管镜下行肺泡灌洗清除下呼吸道分泌物。③加强气道管理:及时评估,根据患者痰量,按需吸痰。选择密闭式吸痰管,吸痰前后各予纯氧 2min,吸引压力为 -0.06~-0.04MPa,吸引时间不超过 15s。吸痰时应严密监测生命体征、痰液量和痰液性状。④雾化吸入:遵医嘱予吸入布地奈德及异丙托溴铵溶液解痉平喘、乙酰半胱氨酸祛痰,每日 3 次。

4)营养管理:①营养风险筛查 2002(NRS 2002)(见附录 3-1)评分为 7 分,存在营养不良。②入科后第 1 天患者血流动力学基本稳定,无肠内营养支持禁忌证,予启动肠内营养,以维持或促进恢复肠道黏膜屏障的功能。给予肠内营养液,根据其所需目标热卡及目标蛋白需要量,计算出目标喂养量 1 000mL/d,经胃管以 50mL/h 持续泵入,实施俯卧位时肠内营养途径改为空肠管喂养,同时予人血清白蛋白纠正低蛋白血症。③注意监测白蛋白、转铁蛋白、前蛋白计数等各项营养指标。④肠内营养输注时,床头抬高 30°~45°,避免发生误吸。⑤观察患者有无腹泻、恶心、呕吐等喂养不耐受情况。

（3）第二阶段康复训练

1）呼吸训练：缩唇呼吸，每次 20 组，每日 2 次；腹式呼吸，每次 20 组，每日 2 次；吹纸巾，每组 20 次，每日 2 组；指导咳嗽训练，每次 20 组，每日 2 次。

2）肢体训练：弹力绷带训练；床上踩单车，15min/ 次，每日 1 次。

3）离床活动：床边坐轮椅每次 2h，每日 2 次；逐渐过渡到床边站立、原地踏步、床边扶助行器步行训练。

6. 健康教育　根据国家颁布的《新型冠状病毒感染诊疗方案（试行第十版）》及医院规定的要求，实行严格的定时定员探视陪护制度，在入院时根据患者及家属的接受程度进行个体化的宣教，患者及家属知晓并接受后签字留存。要求每名患者最多留 1 名陪护，陪护要求相对固定，尽量减少其他人员对患者的探视，患者及陪护进出医院时凭医院印发的出入证进入。患者及陪护人员应做好手卫生和个人防护，按要求在病区内必须佩戴好口罩并主动配合进行流行病学史调查，使用过的口罩须及时弃于黄色医疗垃圾桶内。患者住院期间不离开病房，不请假外出，护士每天用体温枪对所有患者及陪护进行体温筛查，如果体温＞ 37.5℃，则立即使用水银体温计复测，如有发热立即报告主管医生及护士长。根据患者呼吸康复计划指导患者进行呼吸康复训练。指导患者规律作息，保证充足睡眠、合理饮食和舒缓情绪。

7. 出院指导　①为了防止复阳或感染其他病原微生物，建议患者出门仍需佩戴口罩，尽量少到人口聚集的地方，如果出现发热、咳嗽、胸闷、呼吸困难等不适，需要及时就医；②注意个人卫生，加强休息，避免过度劳累，饮食适度清淡，多饮水、多吃蔬菜水果；③按照医院制定的复查计划，按时到医院复查，检测身体情况；④及时治疗基础病，出院后继续口服药物治疗，行冠心病二级预防。用药时应遵嘱或药品说明书按时用药，防止自行停药或减量，同时要密切关注病情变化及用药后反应，如有异常反应及时到医院就诊。

（三）护理结局

该患者经积极治疗与早期个性化康复护理管理，各项化验指标正常。在重症康复治疗期间，患者依从性良好，能安全、有效地配合实施分阶段康复计划。在 ICU 治疗第 6 天停机拔除气管插管，第 7 天顺利转出 ICU，出院前患者活动耐力稳步改善，肌力明显提高，四肢肌力达 4 级，日常生活自理能力 65 分。治疗过程中无交叉感染及不良事件发生。患者住院后 33d 病情好转出院回家。

五、总结与思考

重症康复治疗是一门多学科与个体化相结合的综合干预措施。早期康复治疗能有效减少机械通气时间，提高重症新冠患者的生活质量，是重症新冠患者治疗的重要辅助手段。该患者在整个康复治疗过程中，分阶段康复计划的调整均建立在认识患者病理生理状态及保留自主生理功能的基础之上，从体位管理到床位转移，从被动运动到主动运动，再到力量训练与耐力训练有机结合，逐步实施康复计划，确保了患者整体功能储备呈渐进性增长，为后期顺利脱离呼吸机及早期离床活动奠定了良好基础。

通过对该患者的康复救治可以体会到：评估和监测患者情况应该贯穿整个康复治疗的始终；将最大程度地保留患者生理功能和提高生活质量作为康复目的；康复介入时机应取决于对患者病理生理改变的充分认识，遵循个性化原则；康复实施必须取得医疗团队共识，确保治疗获益、过程安全、患者愿意协同。总之，早期、安全、科学、合理、可行的康复训练有助于促进患者多系统功能恢复并改善预后结局。

（张　琰　覃金兰　周雅英）

第六节　肺动脉高压患者的康复护理案例分析

一、案例疾病概述

（一）概述

肺动脉高压（pulmonary hypertension,PH）是由于遗传、表观遗传和环境原因导致肺血管阻力（pulmonary vascular resistance,PVR）和平均肺动脉压（mean pulmonary artery pressure,MPAP）增加的病症，它是一种病理生理疾病，是一种与多种心血管和呼吸系统疾病相关的临床综合征。PH 是指海平面、静息状态下，经右心导管检查（right heart catheterization,RHC）测定的平均肺动脉压（mean pulmonary artery pressure,MPAP）≥ 25mmHg（1mmHg=0.133kPa）。正常成年人静息状态下 MPAP 为（14.0 ± 3.3）mmHg,其上限不超过 20mmHg。运动性 PH 指休息和运动之间的平均肺动脉压（MPAP）/心输出量（cardiac output）斜率＞ 3mmHg/（L·min）。

（二）临床表现

PH 的临床症状缺乏特异性，主要表现为进行性右心功能不全的相关症状，常为劳累后诱发，具体表现为疲劳、呼吸困难、胸闷、胸痛和晕厥等，部分患者还可表现为干咳和运动诱发的恶心、呕吐，晚期患者静息状态下可有症状发作，随着右心功能不全的加重可出现踝部、下肢、腹部甚至全身水肿。导致 PH 的基础疾病或伴随疾病也会有相应的临床表现，部分患者的临床表现与 PH 的并发症和肺血流的异常分布有关，包括咯血、声音嘶哑、胸痛等。严重肺动脉扩张可引起肺动脉破裂或夹层。

二、案例报告

（一）一般资料

患者，男，77 岁，汉族，已婚，身高 165cm,体重 48kg,大专文化程度，退休人员。

（二）病史

患者主诉：心悸 7 年余，胸闷气促 2 月余。

现病史：患者无明显诱因反复心悸 7 年余，近 2 个月患者饮水较多且未规律服用螺内酯后出现胸闷气促，夜间无法平卧，伴间断反复双下肢水肿，自行服用螺内酯后水肿逐渐消退，偶有咳痰，无发热，无胸痛，无头晕头痛，无腹胀腹痛。外院冠脉造影示：冠脉右优势型，左主干未见明显狭窄，前降支中段斑块、回旋支近段 50% 局限性狭窄，右冠近段斑块，中段 50% 局限性狭窄；附见桡动脉、右锁骨下动脉迂曲。BNP:2 409ng/L;心脏彩超：双心房及右心室增大，升主动脉增宽，肺动脉增宽（肺动脉压 79mmHg）,三尖瓣反流（中重度）;胸部 CT:双肺间质炎症，心包积液，肝内低密度灶，拟为囊肿；动态心电图：持续性房颤，双源性室性早搏；肺通气功能：中度限制性通气功能障碍。

既往史：高血压、糖尿病病史 10 余年，房颤，稳定型心绞痛，间质性肺炎，心包积液。既往吸烟史，已戒烟（＞ 6 个月）。

其他：无家族史、过敏史。配偶陪护，患者及家属积极配合治疗。

（三）入院主要诊断

1.慢性心衰急性加重。

2. 肺动脉高压（重度）。

3. 冠状动脉粥样硬化性心脏病，心功能Ⅱ级。

（四）诊疗过程

患者入院后予沙库巴曲缬沙坦钠片、达格列净片、沙格列汀二甲双胍缓释片改善心室重构；C反应蛋白（C-reactive protein，CRP）高，胸部 CT 提示肺部感染可能，请呼吸科会诊，考虑肺部疾病或低氧所致肺动脉高压可能性大，不推荐常规给予靶向药物，建议利尿、氧疗对症处理，遵医嘱暂予低流量吸氧，乙酰半胱氨酸、异丙托溴铵溶液雾化吸入改善患者胸闷症状；入院 7d 查血，炎症指标升高，予头孢他啶每次 2g，每 12 小时 1 次，治疗 14d，予盐酸多西环素每次 0.1g，每 12 小时 1 次，治疗 7d；予地高辛、富马酸比索洛尔控制心率；因患者房颤且有肌间静脉血栓形成，予利伐沙班片每次 15mg，每日 1 次，长期抗凝治疗，同时转介心肺康复治疗。入院 17d 下肢彩超提示右侧胫前动脉下段狭窄（70%～99%），右侧腓动脉狭窄（50%～69%），左侧胫前动脉、双侧胫后动脉次全闭塞，停用富马酸比索洛尔改用盐酸地尔硫卓 3d，患者因盐酸地尔硫卓不耐受出现下肢水肿，同时心率偏快，考虑患者获益情况，改用富马酸比索洛尔继续服用，计划出院后血管外科随诊。其他药物有：阿司匹林肠溶片抗血小板治疗、阿托伐他汀钙降脂、阿卡波糖降糖、泮托拉唑钠护胃、输注白蛋白等治疗。经整体康复治疗后患者未诉胸闷气促等不适，双下肢水肿消退，炎症指标正常，病情稳定出院，总住院天数为 25d。

三、评估分析

（一）一般评估

1. 生命体征 T 36.6℃，P 80 次 /min，R 24 次 /min，BP 118/74mmHg，SpO_2 90%（低流量吸氧下）。

2. 神志清楚 精神状态一般，面容红润，取半卧位，予低流量吸氧。

3. 营养状况评估 食欲欠佳，身高 165cm，体重 48kg，BMI 17.6kg/m²，稍瘦，体重近 3 个月减轻 10kg；营养风险筛查 2002（NRS 2002）（见附录 3-1）评分为 5 分，存在营养风险。

4. 体格检查 查体：颈静脉怒张；双肺呼吸音粗，左下肺闻及湿啰音，二尖瓣区闻及收缩期杂音。

5. 生活能力评估 自理能力（BADL 量表）评分为 50 分，生活需要帮助。

6. 危险因素评估 吸烟：已戒烟（＞ 6 个月）；饮酒：已戒酒（＞ 6 个月）。

7. 运动习惯 未规律运动，住院前偶尔散步，＜ 3 次 / 周，＜ 20min/ 次，连续时间＜ 3 个月。

8. 其他 糖尿病：糖化血红蛋白 9.3%；二便评估：大便 1 次 /d、成形，小便正常。

（二）专科评估

1. 美国纽约心脏病协会（NYHA）心功能分级（见附录 2-1）：Ⅲ级；WHO 肺动脉高压功能分级（表 2-11）：Ⅲ级。

表 2-11 WHO 肺动脉高压功能分级

分级	分级标准
Ⅰ级	患者体力活动不受限，日常体力活动不会导致气促、乏力、胸痛或黑蒙
Ⅱ级	患者体力活动轻度受限，休息时无不适，但体力活动会出现气短、乏力、胸痛或近乎晕厥

分级	分级标准
Ⅲ级	患者体力活动明显受限,休息时无不适,但轻微日常活动即导致气短、乏力、胸痛或近乎晕厥
Ⅳ级	患者不能做任何体力活动,有右心衰竭的征象,休息时可有气短和／或乏力,任何体力活动都可加重症状

2. 呼吸功能评估 呼吸:24～28 次/min;改良英国医学研究委员会呼吸困难量表(mMRC)(见附录 2-5):3 级。SpO_2:89%～92%(无吸氧状态下)。双肺呼吸音清晰,未闻及啰音,偶有咳嗽无痰,主动咳嗽力量分级(见附录 2-4):4 级。

3. 体适能评估 四肢肌力:4 级;握力(左手／右手):10.1kg/11.1kg(见附录 1-6);患者目前病情不稳定且较虚弱,衰弱筛查量表(见附录 1-8)评分为 5 分;平衡、柔韧性及 6 分钟步行试验和心肺运动试验不宜评估,暂未评估。

4. Morisky 用药依从性问卷(MMAS-8)(见附录 6-1):7 分,中等服药依从性。

5. 房颤患者卒中预防风险 $CHA_2DS_2-VAS_c$ 评分表(见附录 2-9):8 分,高危,患者需要抗凝治疗。房颤 HAS-BLED 出血风险评分(表 2-12):4 分(高危)。

表 2-12 房颤 HAS-BLED 出血风险评分

危险因素	评分(分)
高血压	1
脑卒中史	1
肝、肾功能不全	1 或 2
出血病史或倾向	1
INR 异常	1
年龄 ≥ 65 岁	1
药物或饮酒	1 或 2
总分值	9

注:总分 ≥ 3 分提示高危出血风险。

(三)心理社会评估

1. 焦虑评估 广泛性焦虑量表(GAD-7)(见附录 4-4):1 分,评估结果显示没有焦虑。

2. 抑郁评估 抑郁自评量表(SDS)(见附录 4-11):42 分,评估结果显示没有抑郁。

3. 睡眠质量评估 匹兹堡睡眠质量指数量表(PSQI)(见附录 4-1):7 分,评估结果显示患者睡眠质量较好。

(四)辅助检查

1. 心脏彩超 心房水平左向右分流,考虑卵圆孔未闭;主动脉瓣硬化伴反流(轻度);双心房增大伴二尖瓣反流(轻度)、三尖瓣反流(重度)肺动脉高压(重度);右心室功能下降;左心室收缩功能正常;少量心包积液。LVEF:66%,升主动脉内径正常,肺动脉内径增宽约 39mm,双心房扩大,双心室腔大小正常。主动脉瓣回声略增强,其余瓣膜未见明显增厚,启闭良好,右侧室壁增厚约 5.1～5.8mm。

2. 肺动脉CT血管成像: ①双肺间质性病变并多发支气管扩张、部分管腔黏液栓形成。②心脏明显增大,心包腔少量积液;升主动脉扩张。③纵隔多发增大淋巴结,考虑反应性增生。④肺动脉干、右肺动脉主干增宽,提示肺动脉高压。

3. 双下肢静脉血管彩超: 双小腿肌间静脉血栓声像。双下肢动脉彩超:①双下肢动脉内中膜不均增厚伴斑块;②右侧胫前动脉下段狭窄(70%~99%);③右侧腓动脉狭窄(50%~69%);④左侧胫前动脉、双侧胫后动脉次闭塞。

4. 心电图: 心房颤动,ST-T改变。

5. 住院期间的检查项目及结果见表2-13。

表2-13 检查项目及结果

检验项目	项目分类	入院时	一周后	出院前
凝血功能常规	INR	1.22		
D-二聚体	D-二聚体(mg/L)	2.43	1.67	0.58
BNP	B型脑钠肽(ng/L)	2 147	1 967	1 563
TNT	肌钙蛋白(ng/mL)	0.039	0.053	0.022
CRP	超敏C反应蛋白(mg/L)	59.71	34.88	2.28
生化常规	白蛋白(g/L)	27.2	29.6	32.9
	肌酐(μmol/L)	51	56	76
血气分析	二氧化碳分压(kPa)	6.64	7.24	6.24
	动脉氧分压(kPa)	9.98	18.38	12.17
糖化血红蛋白	糖化血红蛋白(%)	9.3		

四、康复护理问题与对策

(一)护理问题

1. 气体交换受损 与气体弥散障碍、气体交换面积减少有关。

2. 活动耐受性降低 与右心衰竭、心肌氧供需失调有关。

3. 营养失衡:低于机体需要量 与疾病及药物副作用有关。

4. 知识缺乏 与缺乏疾病及药物相关知识有关。

5. 潜在并发症:静脉血栓栓塞、心肌梗死、低血糖、出血风险,脑卒中。

(二)护理措施

1. 治疗护理

(1)氧疗:遵医嘱予低流量吸氧治疗。长期氧疗可改善患者胸闷、呼吸困难等心肺症状,纠正低氧血症,缓解肺功能恶化,降低肺动脉压力。对于血氧饱和度小于90%或动脉氧分压小于60mmHg的患者,可进行吸氧干预,使血氧饱和度大于92%。该患者血氧饱和度90%,给予患者每天持续低流量吸氧(氧流量:1~2L/h,每天20h以上),经过14d氧疗干预,患者低流量吸氧下血氧饱和度可维持在95%以上。

(2)雾化:遵医嘱使用异丙托溴铵药物雾化治疗,指导患者雾化后漱口、洗脸,保持口腔清洁。每天进行温水擦浴,保持皮肤干洁。

（3）遵医嘱使用头孢他啶、盐酸多西环素抗感染治疗等。

2. 观察护理

（1）密切观察患者神志、生命体征及心电图变化,关注心脏彩超、血气分析、肝肾功能等检查检验结果。

（2）严密观察有无头痛、胸痛、颜面潮红、气促、咯血、恶心、呕吐、颈静脉充盈、下肢水肿等情况;如有异常给予对症处理,必要时备好急救用物。

（3）观察有无心力衰竭加重症状,包括:体重突然增加(1d 增加 1～1.5kg 或 1 周内增加 2kg),静坐下仍有气促;双下肢水肿再次出现,平卧呼吸困难,血压变化,疲乏加重,运动耐力减低,频繁干咳,头晕、精神不振、食欲减退等症状。

（4）患者有房颤病史,观察有无脑卒中发生,快速识别方法为"1 看,2 查,0 听",即 1 看:一张脸不对称,嘴巴歪;2 查:两只胳膊,单侧无力,不能抬;0 听:说话口齿不清,不明白。

3. 专科护理

（1）容量管理:该患者合并心力衰竭,做好容量管理至关重要,首先要评估患者有无液体潴留情况,再遵医嘱准确使用利尿剂。该患者合并心衰,严格控制液体出入量,准确控制入量在 1L。做好出入量的准确记录,教会患者控制饮水的方法,如:使用带刻度量杯,不口渴不喝水,如果嘴干可尝试含一块冰,尽量避免进食汤水等,需关注食物中的含水量。保持出入量负平衡约 500mL,逐步过渡到大体平衡,同时监测电解质的变化。患者输液速度不宜过快,宜选用输液泵或注射泵控制速度。称体重需穿相同衣服、在早餐前、排空二便后进行,体重应下降 0.5kg/d 为宜。同时需限制盐量 2g,避免食用腌制食品、罐头食品等。

（2）饮食护理:肺动脉高压患者由于病情身体损耗巨大,常因右心衰竭导致营养吸收不良,结合患者病情,告知患者膳食结构应具备多样性,并少量多餐,应进食易消化的、富含维生素和膳食纤维的食物等,采用低盐低脂优质蛋白饮食和糖尿病饮食模式。

（3）用药护理:注意给药的剂量、途径、时间,观察全身皮肤黏膜、牙龈有无出血,二便颜色有无异常,定期检测血常规、肝肾功能、凝血功能等。

（4）二便护理:保持大小便通畅,切勿用力排便,减少心肌耗氧。

4. 康复护理

（1）运动康复:在心脏的康复运动中,通过舒张末期容积和心肌收缩力的协同增大,可导致左心室搏出量增加。然而,运动强度过大会使心率过快,从而缩短左心室充盈时间,导致心输出量减少。因此,对于心脏运动康复的方式、强度和持续时间,需要个体化制定方案。运动过程中,患者如果出现不适症状,应立即停止运动。不建议进行过于剧烈的运动,应适当地控制运动时长和运动量。该患者静息心率 66 次 /min,安静时血压 118/74mmHg,SpO_2 96%,Borg 自觉疲劳程度量表(见附录 1-5)评级为 11 级,Borg 呼吸困难评分量表(见附录 2-2)评分为 0 分。根据《成人肺高血压患者运动康复中国专家共识》,患者危险分层(表 2-14)为高风险,参照肺高血压患者住院早期运动康复方案建议(表 2-15),遵循运动处方 FITT 原则,为患者制定个性化运动处方(表 2-16)。

表 2-14　成人肺高血压患者危险分层

决定预后的因素 [a] （预估 1 年死亡率）	低风险	中风险	高风险
右心衰竭的临床体征	无	无	有
症状的进展	无	缓慢	快速

决定预后的因素[a]（预估1年死亡率）	低风险	中风险	高风险
晕厥	无	偶发晕厥[b]	反复晕厥[c]
WHO心功能分级	Ⅰ～Ⅱ级	Ⅲ级	Ⅳ级
6MWD	＞440m	165～440m	＜165m
心肺运动试验	peakVO$_2$ ＞15mL/(min·kg)（＞65% pred.），VE/VCO$_2$ slope ＜36	peakVO$_2$ 11～15mL/(min·kg)（35%～65% pred.），VE/VCO$_2$ slope 36～44.9	peakVO$_2$ ＜11mL/(min·kg)（＜35% pred.），VE/VCO$_2$ slope ≥45
血浆NT-proBNP水平	BNP ＜50ng/L，NT-proBNP ＜300ng/L	BNP 50～300ng/L，NT-proBNP 300～1 400ng/L	BNP ＞300ng/L，NT-proBNP ＞1 400ng/L
影像学（超声心动图，CMR显像）	RA面积＜18cm^2，无心包积液	RA面积18～26cm^2，无或少量心包积液	RA面积＞26cm^2，心包积液
血流动力学	RAP ＜8mmHg，CI ≥2.5L/(min·m^2)，SvO$_2$ ＞65%	RAP 8～14mmHg，CI 2.0～2.4L/(min·m^2)，SvO$_2$ 60%～65%	RAP ＞14mmHg，CI ＜2.0L/(min·m^2)，SvO$_2$ ＜60%

注：低风险指预估1年死亡率＜5%；中风险指预估1年死亡率介于5%～10%；高风险指预估1年死亡率＞10%；CI，心指数；CMR，心脏磁共振；NT-proBNP，N末端B型脑钠肽前体；pred. 预测的；RA，右心房；RAP，右心房压；SvO$_2$，混合静脉血氧饱和度；VE/VCO$_2$，CO$_2$通气当量；peak VO$_2$ 峰值摄氧量；a. 决定预后的因素（变量及界值）源于证据和专家意见，主要用于IPAH的评估、治疗决策和判断预后。但应用于其他类型PH患者危险分层时需谨慎，应综合考虑各变量影响和有效的治疗措施；b. 偶发晕厥，指在轻度或剧烈运动时偶发晕厥，或一般情况相对稳定的患者出现偶发直立性晕厥；c. 反复晕厥，指轻微或日常活动即出现晕厥。

表2-15 肺高血压患者住院早期运动康复方案建议

康复方案	运动处方要点	注意事项
1～2METs运动处方	维持体位治疗、在床上被动关节运动、踝泵运动、辅助转移训练等，逐渐提高运动量，可进行床上主动肢体抗重力训练、床边站立训练、缓慢步行训练、平衡训练、屈膝抗重力训练和低负荷哑铃训练等。每日训练1～2次，每次10～20min	以患者耐受为宜；因手术穿刺的肢体需在制动解除后进行运动训练，注意伤口情况；运动中密切监测生命体征和血氧饱和度
2～3METs运动处方	病房内步行训练、阶梯训练、低负荷肢体抗阻训练和心肺耐力训练等，可进行太极拳和八段锦。每日训练1～2次，每次10～20min	可间歇低强度运动，以患者耐受为宜；运动中密切监测生命体征和血氧饱和度；出院前可以进行6分钟步行试验，制定运动处方和出院后运动康复计划
吸气肌训练	指导使用呼吸训练器进行吸气肌力量训练和耐力训练，每日训练1～2次，每次10～20min。起始强度为最大吸气压的30%	以患者耐受为宜，并监测患者的血压和症状

表 2-16　该患者个性化运动方案

FITT 原则	康复第 1 天	康复第 3 天	康复第 5 天	康复第 7 天	出院前
F	每周 3 次,增加至每周 5 次;由每天 1 次开始,第 5 天后增加到每天 2 次,直至出院。				
I	该患者使用目标心率法结合呼吸困难评分及自觉疲劳程度,目标心率在基础心率上增加 20~30 次/min,该患者运动时心率控制在 86~96 次/min 之间;Borg 呼吸困难评分量表(详见附录 2-2)评分控制在 3~6 分;Borg 自觉疲劳程度量表(详见附录 1-5)评级在 11~14 级				
T	1. 呼吸训练:缩唇呼吸、腹式呼吸及吹气法各 5 个/组 ×2 组; 2. 有效咳嗽及 ACBT 5 次,中间休息 30 秒; 3. 有氧训练:卧、坐位呼吸操、坐位上下肢主动活动训练,每个动作 5 个; 4. 体位管理:摇高床头 90°,床尾摇高 15°; 5. 日常活动训练:自主刷牙、洗脸、进食	1. 在上一次基础上,呼吸训练增加 1~2 组; 2. 有氧训练每个动作增加至 10 个; 3. 体位管理:床边坐位; 4. 日常活动训练:增加练习穿衣	1. 在上一次基础上,呼吸训练调整为:徒手抗阻、呼吸训练器练习 1~2 个 ×1 次;每次间隔 2~3min; 2. 有氧训练调整为坐式八段锦; 3. 平衡训练:单腿站立及单腿活动; 4. 体位管理:辅助站位训练; 5. 日常活动训练:辅助如厕训练	1. 在上一次基础上,增加抗阻训练:坐位弹力带(黄色)5 个 ×1 组; 2. 体位管理:自主站位; 3. 日常活动训练:自主如厕训练	1. 在上一次基础上,有氧训练增加:立位呼吸操、步行训练; 2. 抗阻训练:坐位弹力带(黄色)增加至 10 个 ×1 组
T	呼吸训练 + 有氧训练 20min	呼吸训练 + 有氧训练 20~30min	呼吸训练 + 有氧训练 + 平衡训练 25~35min	呼吸训练 + 有氧训练 + 平衡训练 + 抗阻训练 30~35min	时间同前

注:ACBT,主动呼吸循环技术。

运动中注意事项如下。

1)运动前做好充分的康复评估,注意"运动三部曲":热身-运动-拉伸,在整个训练过程中动态观察患者症状体征、心电图、心率、血压、血氧饱和度及 Borg 呼吸困难评分情况。运动中如有头晕、乏力、胸痛、胸闷、下肢酸软等应停止运动,若出现胸闷胸痛,遵医嘱舌下含服硝酸甘油。

2)严格掌握运动的停止指征(以下任何一项满足即停止训练):SBP < 90mmHg 或 > 180mmHg 或 SBP/DBP 下降 > 20%;心率 < 60 次/min 或 > 130 次/min 或静息时增加 > 30 次/min;呼吸 < 5 次/min 或 > 40 次/min;SpO_2 < 80% 或运动时下降 5%;运动时新发心律失常;运动时出现 S-T 段改变;运动时出现呼吸困难不耐受;运动时明显疲劳不耐受。

3)运动前确保已服药,避免空腹或饱腹运动,运动中注意监测血糖,常备糖果、饼干等,预防低血糖反应发生。

4)指导患者运动及日常活动中注意防跌倒,如:避免突然改变体位,运动时穿带跟防滑鞋,衣服鞋子尺码合适等。

该患者运动心电监护示:房颤心率,心率波动在 72~90 次/min,血压平稳,Borg 自觉疲劳程度量表评级在 11～14 级,无不适反应。

（2）营养师制定个体化处方

1）评估:通过膳食回顾法、食物日记或食物频率法,评估每日摄入的总能量、三大宏量营养素和其他营养素摄入水平;饮食习惯和行为方式;身体活动水平;以及体格测量和适当的生化指标,结合医生医嘱,营养师为患者制定专属营养处方。

2）制定个体化处方:《中国居民膳食指南（2022）》平衡膳食准则推荐食物多样、合理搭配;健康体重;多吃蔬菜、奶类、全谷、大豆;适量吃鱼、禽、蛋、瘦肉;少油少盐,控糖限酒。患者的饮食应在此基础上适当调整,首先摄入适宜的能量,有助于患者到达良好的体重和 BMI;其次摄入足量的优质蛋白质,有助于改善患者低蛋白血症;同时积极应对各种情况,稳定血糖、血脂和血压;最后限制适宜的液体量,缓解和防止下肢水肿。参考营养治疗原则,结合患者的实际情况,制定营养处方,过程如下:①计算 1 天需要总热量:患者,男,77 岁,身高 165cm,体重 48kg,BMI 17.6kg/m^2;体重近 3 个月减轻 10kg;营养风险筛查 2002（NRS 2002）（见附录 3-1）评分为 5 分,存在营养风险。患者为轻体力劳动强度,结合成人每日热能供给量表,该患者每天能量摄入量评估如下:标准体重 =165–105=60kg,目前患者虽然机体消耗大,但过多的能量摄入会增加消化道和心脏负担,可按每天 84～105kJ/kg 计算每天总能量 60kg ×（84～105kJ/kg）= 5 040～6 300kJ,参考以往饮食史,根据患者的实际情况,最终确定总能量为 5 880kJ。待病情恢复,可逐步增加能量至 7 560kJ～8 400kJ。②确定宏量营养素膳食目标和确定餐次比:碳水化合物是能量的主要来源,由于患者合并有糖尿病,主食中应增加全谷物、薯类、杂豆等（根据患者消化情况,杂粮类占比 1/3～1/2）;患者患有低蛋白血症,可适量提高蛋白质占比;限制脂肪和胆固醇,可适量降低脂类占比。推荐每日主食 200g,蔬菜 500g,水果 150g,肉类 125g,蛋类 50g,低脂奶 250mL,大豆类 25g,植物园 25g,盐 2～3g。A. 各餐次占比 1/5、2/5、2/5,每餐中分出少许作为加餐,少量多餐更有助于稳定血糖;B. 限制汤粉、汤面、粥、糊、汤类等食物,控制血糖同时限制液体量;C. 避免使用猪牛羊油烹调、限制肉汤、肥肉、内脏、外皮、煎炸等高脂食物;D. 限制食用咸菜、腌制、熏腊、酱料（豆瓣酱、辣椒酱等）等高盐高钠食物。

该患者的饮食习惯存在蛋白质、膳食纤维摄入过少的问题,通过总能量的计算,合理分配每餐食谱,指导患者定制院内营养餐,由院内营养师调配餐比,保证营养均衡。

（3）药物处方制定

1）提高该患者的用药依从性,应该对患者实施针对性健康教育,具体措施如下:告知患者及家属定时定量服用药物的重要性,观察药物的不良反应。遵医嘱使用抗生素,注意足量足疗程用药,定期监测肝肾功能;使用地高辛要注意监测血药浓度,观察有无地高辛中毒症状,如恶心、呕吐、心律失常等;服用抗凝药利伐沙班片,注意有无牙龈出血,皮肤黏膜有无出现瘀点、瘀斑,小便是否肉眼可见红色或大便是否有黑便等;使用异丙托溴铵药物雾化后需充分漱口清洁口腔及咽喉部,使用盐酸地尔硫卓后要注意观察有无下肢水肿;使用富马酸比索洛尔后注意观察血压、心率等,使用利尿剂后注意观察电解质变化,发生药物不良反应及时就医。

2）讲解药物相关知识,使用药物宣教手册,教会患者及家属认识药物及正确服用药物的剂量及时间。

3）临床药师针对药物再次进行床边药物管理宣教。

4）定期监测电解质、血常规、肝肾功能、心肌酶谱等;不可擅自停药或增减药物。

5）药物如果漏服时间超过两次服药时间间隔的一半,则不补服,下次按正常量口服;反之,即马上按照正常量补服,并按照原有的服药间隔时间,推迟下一次服药时间。

（4）戒烟处方制定:该患者已戒烟,给患者进行预防二手烟及三手烟的宣教。

（5）心理处方制定

1）环境支持:为患者营造安静、舒适、整洁的病房环境,使心情放松。

2) 医护支持: 责任护士多与患者沟通交流, 了解患者的心理状况, 关心患者、赢得患者的信任; 做好疾病宣教, 引导患者正确认识疾病, 树立战胜疾病的信心; 当患者出现负性情绪时, 及时疏导。嘱患者学会调节情绪, 分散注意力, 如放松训练、正念减压及听音乐等, 必要时转介心理医生; 定期组织病友会, 进行同伴教育、成功案例分享, 让患者可以互相鼓励、互相支持。

3) 家庭与社会支持: 告知患者家属参与到患者康复中来, 多与患者进行沟通交流、陪伴, 及时反馈患者情况, 鼓励其参与社会活动, 提升自我价值感。

5. 出院指导

(1) 教会患者记日记: 记录自己的感受、想法; 记录用药、饮食、活动、睡眠、心情等日常情况和身体不适情况; 记录要询问医生的问题; 记录医学专业术语、药物名称等信息; 记录和更新自己的医疗信息, 包括药物使用方法等; 记录血压、心率、血糖、体重及出入量等。

(2) 日常生活注意事项: 应保持充足的休息, 避免劳累; 加强保暖措施, 避免受凉, 引发感染; 避免吸烟、饮酒, 还应注意二手烟、油烟危害; 避免长时间洗热水澡; 需谨慎飞行或在飞行过程中有氧气支持, 此外避免前往高海拔 (1 500~2 000m 以上) 地区或低氧环境。鼓励患者接种疫苗, 包括肺炎链球菌和流感灭活病毒疫苗等, 预防感染; 避免久坐, 应保持一定的体力活动, 嘱患者居家继续坚持每周 3~5 次心肺功能训练, 参照 PH 患者门诊运动康复处方建议 (表 2-17), 可进行三位一体呼吸操、呼气肌及吸气肌训练、八段锦和上下肢主动活动训练等, 掌握运动的注意事项, 循序渐进, 避免剧烈运动。

表 2-17　PH 患者门诊运动康复处方建议

频率		有氧运动每周 3~5d	抗阻运动每周 3d	吸气肌训练每周 5~7d
中等强度	低危患者	有氧运动强度在 40%~70% peak VO$_2$ 或 70%~80%HRR 或功率车 10~60W, 依评估逐渐增加强度, 最大强度不超过 70% peak VO$_2$; 运动中保持 Borg 呼吸困难评分量表 3~6 分为宜	运动强度在 50%~75% 1RM, 依评估逐渐增加强度; 在运动中保持 Borg 呼吸困难评分量表 3~6 分为宜	起始强度以最大吸气压的 30%, 每天 1~2 次, 每次 10~15min, 根据患者耐受程度酌情增减
低强度	中危患者	有氧运动强度在 40%~50% peak VO$_2$ 或 60%~70%HRR 或功率车 10~40W, 依评估逐渐增加强度, 最大强度不超过 50% peak VO$_2$; 运动中保持 Borg 呼吸困难评分量表 3~6 分为宜	运动强度在 30%~50% 1RM, 依评估逐渐增加强度; 在运动中保持 Borg 呼吸困难评分量表 3~6 分为宜	起始强度以最大吸气压的 30%, 每天 1~2 次, 每次 10~15min, 根据患者耐受程度酌情增减
低强度或恒定强度	高危患者	有氧运动强度在 40% peak VO$_2$, 或 40%~60%HRR 或功率车 10~20W 维持低强度运动, 遵医生建议个体化调整运动量, 运动中保持 Borg 呼吸困难评分量表 3~6 分为宜	运动强度 < 30% 1-RM 或医生建议的低负荷运动, 运动中保持 Borg 呼吸困难评分量表 3~6 分为宜	起始强度以最大吸气压的 30%, 每天 1~2 次, 每次 10~15min, 根据患者耐受程度酌情增减
时间		依患者耐受程度调整运动时间, 建议间歇运动训练, 总时间在 10~30min; 高危患者酌情缩短训练时间	根据患者耐受程度调整运动时间, 建议抗阻训练 10~20min, 间隔 48h 重复; 高危患者酌情缩短训练时间	根据患者耐受程度调整运动时间, 建议呼吸训练每次约 10~15min; 高危患者酌情缩短训练时间

频率	有氧运动每周 3～5d	抗阻运动每周 3d	吸气肌训练每周 5～7d
类型	有氧功率车、跑台、快步走、慢跑等	哑铃、弹力带、气阻训练设备等	徒手抗阻、呼吸训练器
注意事项	医学监护下运动	医学监护下运动,避免瓦氏动作	徒手训练时注意预防肋骨骨折
医学监测和处置	呼吸系统疾病相关 PH 患者 SpO₂ < 80%,或其他类型 PH 患者 SpO₂ < 85%,或各种类型 PH 患者在运动中 SpO₂ 下降 > 5%,或出现低血压,停止运动训练,给予吸氧治疗并调整运动处方		

注:peak VO₂,峰值摄氧量;SpO₂,血氧饱和度;在整个训练过程中通过遥测系统对患者进行心电、血氧饱和度、血压监测,观察呼吸困难情况;1-RM,指完成单次运动所能耐受的最大重量。

(3)随访计划:肺动脉高压是进展性疾病,患者需长期用药维持在低危状态,才能改善生命质量,因此要定期复查,以便及时了解病情。当出现气短、乏力、心慌等症状时要格外注意,当出现心跳明显加快、血压明显降低、平卧时呼吸困难或者咳嗽加重、发作性晕厥等情况,应尽快就医。出院后 1 周、1 个月后门诊随诊,病情稳定后建议 3～6 个月复查一次,或更改治疗后 3～4 个月复查一次。随访内容主要参照表 2-18。

表 2-18　PH 患者随访时间和评估

项目	基线	每 3～6 个月 [a]	每 6～12 个月 [a]	调整治疗后 3～6 个月 [a]	临床情况恶化时
医学评估和 WHO 心功能分级	+	+	+	+	+
心电图	+	+	+	+	+
6 MWT/Borg 呼吸困难评分	+	+	+	+	+
CPET	+	+	+	+	+
心脏超声	+	+	+	+	+
基本化验 [b]	+	+	+	+	+
其他化验 [c]	+		+		+
血气分析 [d]	+		+	+	+
右心导管	+		+ [f]	+ [e]	+ [e]

注:CPET,心肺运动试验;a. 根据患者需要调整间期;b. 基本化验包括血细胞计数、国际标准化比值(接受维生素 K 拮抗剂的患者)、血清肌酐、钠、钾、谷草转氨酶 / 谷丙转氨酶、胆红素、脑钠肽 /N 末端 B 型脑钠肽前体、D-二聚体;c. 其他化验包括促甲状腺素、肌钙蛋白、尿酸、铁状态(铁、铁蛋白、可溶性转铁蛋白受体)等;d. 如果不能行血气分析检查,稳定患者可以外周血氧饱和度替代动脉血气分析或动脉化毛细血管法血气分析;e. 应该考虑;f. 在一些中心随访期间必要时行右心导管术。

(三)护理结局

患者通过心肺整体康复,改善了呼吸模式,学会腹式呼吸、缩唇呼吸;能够自主刷牙、洗脸、进食、如厕,能在坐位下行上下肢主动运动训练及呼吸操功能锻炼;能自主有效咳嗽咳痰,双肺湿啰音较前减轻,能沿床边行走,各项指标稳定后出院。出院一个月后进行门诊电话随访,患者生活基本自理,能自行平地行走时无胸闷胸痛等不适。护理结局见表 2-19。

表 2-19　护理结局

项目	时间	
	康复前	康复后
专科检验	BNP：2 147ng/L； TnT：0.039ng/mL； 白蛋白：27.2g/L	BNP：1 818ng/L； TnT：0.034ng/mL； 白蛋白：29.6g/L
量表评价	BADL：50 分； Borg 自觉疲劳程度量表：11～12 级； mMRC：3 级； 美国纽约心脏病协会（NYHA）心功能分级：Ⅲ级； 匹兹堡睡眠质量指数量表：7 分	BADL：90 分； Borg 自觉疲劳程度量表：7～8 级； mMRC 问卷：2 级； 美国纽约心脏病协会（NYHA）心功能分级：Ⅱ～Ⅲ级； 匹兹堡睡眠质量指数量表：4 分
体适能	握力（左手 / 右手）：10.1kg/11.1kg； 平衡能力因患者病情较重体能虚弱不宜评估； 体重：49kg，BMI：17.6kg/m²	握力（左手 / 右手）：12.1kg/13.0kg； 平衡能力睁眼试验左 / 右（7s/ < 5s）、闭眼试验（< 5s/ < 5s）； BMI：18kg/m²

注：BNP，B 型脑钠肽；TnT，肌钙蛋白；BADL，日常生活活动能力评定量表；mMRC，改良英国医学研究委员会呼吸困难问卷；BMI，体重指数。

五、总结与思考

1. **早诊断，早治疗**　随着全球人口老年化的进程加快，心肺血管疾病正在威胁全球各年龄层人群的健康，我国的心肺血管疾病的问题也日益严峻。肺动脉高压是一个进展性疾病，随着时间推移患者病情会加重，延迟治疗可能会影响患者的长期预后，因此"早诊早治"有助于显著改善患者的生存质量。对于肺动脉高压高风险人群，一定要定期随访，密切观察病情变化，一旦在治疗基础性疾病过程中出现用基础病不能解释的疲劳、活动性气短等症状时，就要考虑是否出现肺动脉高压，必要时应进行肺动脉高压筛查，明确肺动脉高压的诊断，从而做到早发现，早治疗。

2. **自我管理，长期治疗**　肺动脉高压患者一旦出现危险，自救的难度较大，最好的办法是预防危险的发生，所以应该做到"六个不"，即不劳累、不激动、不暴食、不熬夜、不锁门、不独处。每位肺动脉高压患者建议必备指脉氧仪、体重计和电子血压计。如果患者的血氧饱和度可能低于 90%，还应家庭自备氧气或制氧机。患者和家属都应该积极学习肺动脉高压的相关知识，对疾病的了解越深入，也就更能配合治疗。患者饮食应富含维生素 C、维生素 D、铁、纤维素等。患者应多晒太阳，需遵医嘱规律服药，定期复查。

3. **多学科团队合作**　医生、护士、康复治疗师、物理治疗师、营养师、心理咨询师等为肺动脉高压患者的康复护理保驾护航，使患者得到规范化的治疗，缩短住院时间，提高患者生活质量，使患者早日回归家庭和社会。

4. **获益于心肺康复**　越来越多证据发现对稳定期的肺动脉高压患者进行运动康复训练能够得到明显的临床获益，并在分子水平上减轻炎症和细胞增殖，改善缺氧状况、肺功能和运动能力，提高患者生活质量以及社会参与能力，降低社会卫生经济负担。但是值得注意的是，大多数肺动脉高压患者确诊时就存在右心结构和功能改变;因此制订心脏康复方案时,一定要小心谨慎,并做到个体化和专业化,使患者获益于心肺康复,终身受益。

(黄芳梅　彭玉芬　吴丽娟)

第七节　呼吸衰竭患者的康复护理案例分析

一、案例疾病概述

(一)概述

呼吸衰竭(respiratory failure),指各种原因引起的肺通气和/或换气功能严重障碍,以致机体不能在静息状态下维持足够的气体交换,导致低氧血症伴(或不伴)高碳酸血症,进而引起一系列病理生理改变和出现相应临床表现的综合征。由于临床表现缺乏特异性,明确诊断需依据动脉血气分析结果,若在海平面、静息状态、呼吸空气条件下,动脉血氧分压(PaO_2)< 60mmHg,伴或不伴二氧化碳分压($PaCO_2$)> 50mmHg,即可诊断为呼吸衰竭。

(二)临床表现

除呼吸衰竭原发疾病的症状、体征外,主要为缺氧和 CO_2 潴留所致的呼吸困难和多脏器功能障碍。

1. **呼吸困难**　多数患者有明显的呼吸困难,急性呼吸衰竭早期表现为呼吸频率增加,病情严重时出现呼吸困难,辅助呼吸肌活动增加,可出现三凹征。慢性呼吸衰竭表现为呼吸费力伴呼气延长,严重时呼吸浅快,并发 CO_2 麻醉时,出现浅慢呼吸或潮式呼吸。

2. **发绀**　是缺氧的典型表现。当血氧饱和度(SaO_2)低于90%时,出现口唇、指甲和舌发绀。另外,发绀的程度与还原型血红蛋白含量相关,因此红细胞增多者发绀明显,而贫血患者则不明显。

3. **精神-神经症状**　急性呼吸衰竭可迅速出现精神紊乱、躁狂、昏迷、抽搐等症状。慢性呼吸衰竭随着 $PaCO_2$ 升高,出现先兴奋后抑制症状。兴奋症状表现为烦躁不安、昼夜颠倒,甚至谵妄。CO_2 潴留加重时导致肺性脑病,出现抑制症状,表现为表情淡漠、肌肉震颤、间歇抽搐、嗜睡,甚至昏迷等。

4. **循环系统表现**　多数患者出现心动过速、严重缺氧和酸中毒时,可引起周围循环衰竭、血压下降、心肌损害、心律失常甚至心搏骤停。CO_2 潴留者出现体表静脉充盈、皮肤潮红、温暖多汗、血压升高;慢性呼吸衰竭并发肺心病时可出现体循环淤血等右心衰竭表现。因脑血管扩张,患者常有搏动性头痛。

5. **消化和泌尿系统表现**　急性呼吸衰竭严重时可损害肝肾功能,并发肺心病时出现尿量减少。部分患者可引起应激性溃疡而发生上消化道出血。

二、案例报告

> ### (一)一般资料
> 患者,女,71岁,汉族,已婚,身高154cm,体重55kg,中专文化程度,离退休人员,无吸烟饮酒史。
>
> ### (二)病史
> **主诉:**反复咳嗽咳痰1年余,加重1个月。
>
> **现病史:**(患者家属代诉)入院前1年余,患者无明显诱因出现间断咳嗽、咳白色黏痰,痰多不易

咳出,咳嗽时伴呼吸困难、胸闷不适,休息后可缓解,不伴发热、头痛、咯血、心悸、胸痛等症状,就诊于当地医院,考虑诊断为"慢性阻塞性肺疾病",后长期家庭氧疗,家属诉咳嗽、咳痰有所好转。入院前1个月,患者出现痰多不易咳出,伴饮水、饮食障碍及吞咽困难,不伴发热、头痛、咯血、心悸、胸痛,再次于当地医院就诊,考虑"肺部感染",予"激素"治疗(具体不详)后好转出院。入院前10余天,患者再次因痰多、堵塞气道、胸闷、全身乏力于当地医院重症医学科住院治疗,予以无创呼吸机辅助呼吸,化痰、解痉等处理,后于9d前拔除气管插管。拔除气管插管后患者家属诉患者因"胸闷、情绪紧张"再次出现呼吸困难、氧饱和度下降不能维持(具体不详),再次行气管插管后接有创呼吸机辅助呼吸。5天前患者转诊至急诊,急诊抢救室完善相应辅助检查,考虑诊断:①呼吸衰竭(呼吸衰竭气管插管术后);②慢性阻塞性肺疾病急性加重期(acute exacerbation of chronic obstructive pulmonary disease,AECOPD);③重症肺炎(重症肺炎:多重耐药菌感染);④脓毒性休克;⑤心肌损害;⑥低钾血症;⑦肠道菌群失调。予抗感染治疗后,患者病情仍然危重,随后转至呼吸与危重病房继续治疗。

既往史:一般情况稍差,既往乙肝病史,未治疗。疫苗接种史不详。

过敏史:家属诉"磺胺"过敏,表现为皮疹,"青霉素"过敏,表现为皮试阳性。无外伤史,无手术史,无输血史,无特殊病史。

个人史:长期居住于原籍,职业为退休人员,未到过牧区及疫区,无冶游史,无吸毒史,无吸烟史,无饮酒史。

家族史:父亲已故,死亡原因:肝癌;母亲已故,死亡原因:慢性阻塞性肺疾病;兄弟姐妹体健,无家族史及遗传病史。育有1子,体健。

(三)入院诊断

1. 呼吸衰竭。

2. 重症肺炎。

3. 慢性阻塞性肺疾病急性加重期。

4. 心肌损害。

5. 低钾血症。

6. 肠道菌群失调。

(四)诊疗过程

患者由急诊科转入呼吸与危重病房后,神志清楚,给予注射用头孢哌酮钠舒巴坦钠、甲泼尼龙琥珀酸钠、盐酸瑞芬太尼、盐酸右美托咪定、重酒石酸间羟胺等抗感染镇静镇痛治疗,患者处于气管插管状态,给予有创呼吸机辅助通气,留置尿管及胃管、重症监护,予乙酰半胱氨酸、硫酸特布他林、布地奈德雾化。

入院5d后,心肺治疗师行自主呼吸试验(spontaneous breathing trial,SBT)通过,予以拔除气管插管,已改用无创呼吸机辅助通气。

入院12d后,白天高流量通气辅助呼吸,夜间无创呼吸机辅助通气:ST模式,IPAP 14cmH$_2$O,EPAP 5cmH$_2$O,给氧浓度50%。

入院15d后,痰培养查见鲍曼不动杆菌。

入院16d后,全天高流量吸氧辅助通气。

入院 20d 后,患者咳嗽,咳痰,痰液白色,痰黏稠度Ⅲ度,24h 痰量 10~50mL,咳痰能力 2 级,痰较难咳出,给予气道廓清技术。

入院 28d 后,白天给予高流量吸氧辅助通气,拔除尿管,患者神志清楚,偶有阵发性胸闷、咳嗽,咳黄白色脓痰。

入院 29d 后,患者出院。

三、评估分析

(一)一般评估

1. **生命体征** 患者神志清楚,对答切题,口齿清晰,查体合作。双侧瞳孔等大等圆,瞳孔直径 4mm,对光反射灵敏;T 37℃、P 96 次 /min、R 26 次 /min、BP 94/62mmHg、SpO_2 93%。

2. **体位** 半卧位。

3. **体型** 中等,气管位置居中,胸廓外形桶状胸,肋间隙增宽。

4. **营养状况评估** NRS 2002(见附录 3-1)评分为 4 分,存在营养不良风险。

5. 气管插管接有创呼吸机辅助呼吸。

6. **其他需要的评估内容** 留置鼻胃管,大便正常,小便留置尿管,体重明显减少;睡眠情况欠佳,家人关心,患者性格和善,易于沟通。

(二)专科评估

入院第 15 天行专科评估,评估结果如下。

1. **心肺功能评估**

(1) NYHA 心功能分级:Ⅲ级。

(2)改良英国医学研究委员会呼吸困难问卷(mMRC)(见附录 2-5):3 级,平地行走 100m 左右或数分钟需要停下来喘气。

2. **运动能力评估**

(1)评估结果:患者无运动禁忌证及相对禁忌证。

(2)6 分钟步行试验(见附录 1-2):步行长度 183.5m,最大心率 108 次 /min,血压 136/87mmHg,未出现运动试验终止指征。Borg 自觉疲劳程度量表评分:13 级,有点吃力。

(3)医学管理委员会总评分(Medical Research Council sum score,MRC-ss)肌力评估:48 分。

(4)握力:右手 8.5kg,左手 6.5kg。

3. **日常生活能力评估** 入院时 Barthel 指数评分为 10 分,重度依赖。入院 20 天后复评 Barthel 指数评分为 40 分,重度依赖。入院后 28 天复评 Barthel 指数评分为 50 分,中度依赖。

(三)心理社会评估

1. **认知功能评估** 通过采用简易精神状态检查量表(MMSE)(见附录 4-2)对患者进行认知功能评估,评估结果为 29 分,患者无认知功能障碍。

2. **焦虑评估** 采用广泛性焦虑量表(GAD-7)(见附录 4-4)对患者的焦虑进行评估,GAD-7 评分为 2 分,无焦虑。

3. **抑郁评估** 采用患者抑郁自评量表(SDS)(见附录 4-11)对患者抑郁情况进行评估,SDS 评分为 52 分,无抑郁。

（四）辅助检查

1. 实验室检验结果

（1）入院第 1 天：白蛋白 30.1g/L，钾 3.17mmol/L，血红蛋白 89g/L，C 反应蛋白 72.8mg/L，降钙素原 0.13ng/mL，B 型钠尿肽前体 547pg/mL，血气分析结果示 $PaCO_2$ 42.1mmHg，PaO_2 108.6mmHg，pH 7.423。

（2）入院第 5 天：白蛋白 35.5g/L，钾 4.27mmol/L，血红蛋白 97g/L，C 反应蛋白 79.7mg/L，降钙素原 1.73ng/mL，B 型钠尿肽前体 311pg/mL，血气分析结果示 $PaCO_2$ 41.3mmHg，PaO_2 69.4mmHg，pH 7.441。

（3）入院第 15 天：白蛋白 34.5g/L，钾 3.83mmol/L，血红蛋白 98g/L，C 反应蛋白 76.8mg/L，降钙素原 0.18ng/mL，B 型钠尿肽前体 111pg/mL，血气分析结果示 $PaCO_2$ 46.3mmHg，PaO_2 68.8mmHg，pH 7.443。

2. 胸部 CT 轻度肺气肿，双肺散在炎症并肺间质改变，部分支气管管壁增厚、扩张，双肺少许小结节，多系炎症。入院后第 1 天双肺散在少许炎症伴轻度间质性改变，部分支气管稍扩张，双侧胸膜增厚、粘连。入院后第 20 天胸腹部 CT 提示：双肺散在少许炎症伴轻度间质性改变，双下肺支气管壁增厚。双侧胸膜增厚、粘连。

3. 静脉彩超 双侧部分小腿肌间静脉血栓。

4. 超声心动图检查结果 EF 63%，TAPSE 19mm，TDIS 12cm/s，FAC > 35%。

四、康复护理问题与对策

（一）护理问题

1. **气体交换受损** 与肺通气不足、气道炎症有关。
2. **气道清除无效** 与分泌物增多、痰液黏稠、咳嗽咳痰无力有关。
3. **活动耐受性降低** 与心排血量下降有关。
4. **有皮肤完整性受损的风险** 与佩戴无创面罩，对面部骨突处压迫有关。
5. **营养失衡：低于机体需要量** 与疾病高消耗、摄入减少等有关。

（二）护理措施

呼吸衰竭的处理原则是保持呼吸道通畅，迅速纠正缺氧、改善通气、积极治疗原发病、消除诱因、加强一般支持治疗和对其他重要脏器功能的监测与支持、预防和治疗并发症。

1. 保持呼吸道通畅 气道不通畅可加重呼吸肌疲劳，气道分泌物积聚时可加重感染，并可导致肺不张，减少呼吸面积，加重呼吸衰竭，因此，保持气道通畅是纠正缺氧和 CO_2 潴留的最重要措施。

（1）及时清除呼吸道分泌物，保持呼吸道通畅，监测呼吸频率和呼吸深度，协助机械振动排痰，施予气道廓清技术。

（2）药物治疗：用硫酸特布他林、布地奈德、异丙托溴铵溶液雾化吸入，布地奈德鼻喷雾剂喷鼻。静脉输入替加环素、硫酸多黏菌素 B、注射用头孢他啶阿维巴坦钠抗感染治疗，多索茶碱缓解支气管痉挛，口服恩替卡韦分散片、氯化钾口服液、福多司坦片和右佐匹克隆片帮助睡眠。

（3）人工气道护理：密切关注气管插管外露长度（距门齿距离），插管过浅易使导管脱出，插管过深易导致一侧肺不张。管道予胶布稳妥固定，翻身或活动时，预防脱管。按需吸痰，保持呼吸道通畅，吸痰应保持负压值为 0.04～0.053MPa。及时监测气囊压力，压力范围 25～30cmH₂O。做好气道湿化，根据痰液的黏稠度，及时调整湿化方式。每天 2 次有效口腔护理。抬高床头 30°，可以有效避免呼吸机相关性肺炎的发生。呼吸机管路处于有效通气状态，避免牵拉、打折、扭曲。预防导管脱落，必要时实施约束，监测镇静镇痛效果。

2. 氧疗 高流量氧疗是一种可持续提供可调控的相对恒定 FiO_2（21%～100%）、温度（31～37℃）和湿度的高流量（8~80L/min）吸入气体的治疗方式，与无创机械通气相比，高流量氧疗舒适性及耐受性更佳。该患者采用高流量吸氧辅助通气期间，设置流速 55L/min、$FiO_2$40%、温度 34℃耐受性好，配合度高，且生化检验结果证实患者病情趋于稳定，平稳出院。

3. 增加通气量、减少 CO_2 潴留 机械通气：对于呼吸衰竭严重、不能有效地改善缺氧和 CO_2 潴留的患者，需考虑无创机械通气。

（1）通气模式：无创正压通气（non-invasive positive pressure ventilation，NPPV）技术是一种无需建立有创人工气道，只需要通过鼻罩、口鼻罩、全面罩或头罩等方式将患者与呼吸机相连接进行正压辅助通气的技术，常用的模式有 CPAP 和 BiPAP 两种，两种通气模式均可用于治疗Ⅰ型呼吸衰竭，而Ⅱ型呼吸衰竭最常用的模式是 BiPAP。

（2）通气参数设置：无创呼吸机通气参数的设定通常以"患者可以耐受的最高吸气压"为原则。根据该患者的病情，呼吸机初始设置参数为：有创呼吸机以 A/C（VC）模式辅助通气，F 16 次/min，VT 400mL，PEEP 5cmH$_2$O，FiO_2 40%。入院第 5 天后，心肺康复治疗师行 SBT 试验通过测试，呼吸治疗师于床旁吸出气道、口腔、囊上分泌物，漏气试验示漏气量 400mL，呼气峰流速 96L/min，给予拔管后无创呼吸辅助呼吸，患者人机配合可，戴机顺应。入院第 12 天后，白天高流量通气辅助呼吸，流速 55L/min，FiO_2 40%，夜间无创呼吸机（ST 模式，IPAP 14cmH$_2$O，EPAP 5cmH$_2$O，氧浓度 50%）辅助通气。入院 28d 后，病员未诉明显心累气促不适，白天夜间均采用高流量辅助通气，可维持通气，55L/min，FiO_2 40%。

4. 气道廓清技术 该患者痰液分期为 M2，大部分为黏液状液体，含有肉眼可见脓液，除了常规吸痰外，可选择应用用力呼气技术、机械振动排痰、体位引流等方式进行排痰干预，且必要时使用机械辅助咳嗽技术，辅助患者将痰液排出体外。

5. 呼吸功能锻炼 该患者 NYHA 心功能分级为Ⅲ级，mMRC 3 级，平地行走 100m 左右或数分钟需要停下来喘气，入院 12d 后，白天高流量通气辅助呼吸，基础心率 96 次/min，可开始逐步指导患者进行缩唇呼吸及腹式呼吸，训练时间从 5 分钟开始，根据患者病情逐渐延长。安全心率控制在 106 次/min 内，训练频率 3~5d/周。也可根据患者康复情况借助仪器进行呼吸功能锻炼，指导患者调节吸气与呼气，在吸气期或呼气期克服仪器的阻力，以达到锻炼吸气肌肌力和耐力的目的，目前较常用的是深度呼吸训练器及阈值负荷训练器等。如果患者在训练过程中出现激动、出汗、意识水平改变、胸腹呼吸方式不同步等情况时应及时停止。

6. 活动耐受性降低 因该患者 NYHA 心功能分级为Ⅲ级，应该限制一般的体力活动。患者佩戴呼吸机及高流量氧气吸入，病情较为危重，应在心电监护下从床上活动、离床、坐位、站位、躯干控制、移动活动、耐力训练到适宜的物理治疗等治疗流程进行循序渐进练习。锻炼过程中密切关注患者生命体征变化，如具体指标：心率 > 120 次/min 或比活动前心率增快 ≥ 20%；出现新的心律失常；收缩压 < 90mmHg 或 > 145mmHg；呼吸 > 31 次/min 或在活动前呼吸频率基础上增加 ≥ 20%；SpO_2 < 88% 且时间 > 1min；患者主观感觉呼吸困难、胸痛、心悸、头晕、疲劳、大汗、面色苍白等情况时应立即停止训练进行相应处理，具体训练方案如下。

（1）床上进行肢体主动/被动运动：①上肢运动，（被动）左上肢上举，30 个/次，2 次/d；（被动）右上肢上举，30 个/次，2 次/d。下肢运动，（被动）足背踩垫，10 个/次，2 次/d；（主动）直腿平移，10 个/次，2 次/d；（被动）直腿抬高，20 个/次，2 次/d。②予肩肘腕、髋膝踝等关节屈曲、伸展与外展活动，10min/次，2 次/d。③双下肢气压泵治疗，30min/次，2 次/d。

（2）呼吸肌锻炼：对患者进行膈肌训练。①神经膈肌肌肉电刺激，20min/次，2 次/d。②呼吸肌肉功能训练（在被动膈肌锻炼的基础上，实施负重抗阻运动），机械通气期间进行吸气肌练习，2 次/d，10min/

次;同时可尝试在患者上腹部放置0.5kg的沙袋进行抗阻训练,观察患者呼吸状态后,语言配合手势指导患者在吸气时保持胸部不动,用上腹部对抗沙袋的重量将腹部鼓起,在呼气时尽量将腹壁下降。

7. 有皮肤完整性受损的风险　有创呼吸机辅助通气时应关注口腔情况,及时调整固定胶带及牙垫位置,避免同一部位长期受压。佩戴无创面罩时应关注压迫处皮肤,应用泡沫敷料或水胶体敷料,贴于患者鼻梁和鼻两侧的受压部位,必要时间断停用呼吸机,以减轻面罩对面部的压迫。注意观察并维护患者骨突处及受压部位皮肤的完整性,骨突处及受压部位禁止按摩,应卧气垫床并定时变换体位,或使用减压器具进行局部减压;保持皮肤清洁干燥,防止皮肤擦伤,预防压力性损伤的发生。

8. 营养失衡:低于机体需要量　营养风险筛查2002(NRS 2002)(见附录3-1)评分为4分,存在营养不良风险。采用肠内和肠外联合营养治疗,以维持或促进恢复肠道黏膜屏障的功能,保持营养供给。根据其所需目标热卡及目标蛋白需要量计算出目标喂养量为1 000mL/d,经胃管以50mL/h持续泵入,同时予人血白蛋白纠正低蛋白血症,静脉输入中长链脂肪乳/氨基酸(16)/葡萄糖(16%)注射液250mL、复方氨基酸注射液(18AA-Ⅱ)250mL,管喂补液盐散剂补充电解质。注意监测白蛋白、血红蛋白等各项营养指标。肠内营养输注时,床头抬高30°～45°,避免发生误吸。观察患者有无腹泻、恶心、呕吐等喂养不耐受情况。

五、健康教育

1. 疾病知识指导　向患者及家属讲解疾病的发生、发展和转归。可借助简易图片进行讲解,使患者理解康复保健的意义与目的。与患者一起回顾日常生活中所从事的各项活动,根据患者的具体情况指导其制定合理的活动与休息计划,教会患者避免进行氧耗量较大的活动,并在活动过程中增加休息时间。指导患者合理安排膳食,加强营养,改善体质,避免劳累、情绪激动等不良因素刺激。患者应少去人员密集的地方,避免交叉感染,注意增强体质,避免接触呼吸衰竭的各种诱因,避免吸入刺激性气体,以免对机体造成不良的刺激。

2. 家庭长期氧疗　早期应用无创通气干预呼吸衰竭,可有效地延缓呼吸衰竭的进展,避免气管插管,使气管插管率有效降低,显著提高患者的生存率,减少患者的痛苦和治疗费用。

3. 呼吸训练及咳嗽指导　指导患者掌握呼吸训练及有效咳嗽咳痰技术,如缩唇呼吸、腹式呼吸、体位引流、背部叩指等,提高自我护理能力。

4. 用药指导与病情监测　出院时应将患者使用的药物、剂量、用法和注意事项告知患者,特别是必须指导其掌握吸入剂的使用。若有气急、发绀加重等变化,应尽早就医。

六、总结与思考

呼吸衰竭的护理较为复杂,应根据患者的具体表现及检验结果进行随机调整,总的护理方向如下:①气道的维护,解除气道堵塞或痉挛,清除气道分泌物或异物,必要时建立人工气道;②合理的氧疗,根据患者特点,选择合适的氧疗方式;③抗脏器功能不全的治疗,包括抗感染、护胃、护肝、护肾等对症治疗;④对内环境的调整,如矫正内环境紊乱、增加机体免疫力、营养支持等。

(叶　静　谢国省　蔡　明)

第八节　急性呼吸窘迫综合征患者的康复护理案例分析

一、案例疾病概述

(一)概述

急性呼吸窘迫综合征(acute respiratory distress syndrome,ARDS)是临床常见的急危重症,是一种急性弥漫性炎症性肺损伤,由肺炎、非肺部感染、创伤、输血、烧伤、误吸或休克等易感危险因素诱发,而不是由心源性肺水肿引起的。由此导致肺血管和上皮通透性增加、肺水肿和重力依赖性肺不张,这些最终导致肺损伤发生。

(二)临床表现

除原发病的表现外,常在受到发病因素攻击(严重创伤、休克、误吸胃内容物等)后12~48h内(偶有长达5d)突然出现进行性呼吸困难、发绀,常伴有烦躁、焦虑、出汗,患者常感到胸廓紧束、严重憋气,即呼吸窘迫,不能被氧疗所改善,也不能用其他心肺疾病所解释。咳嗽、咳痰,甚至出现咳血水样痰或小量咯血。早期多无阳性体征或闻及少量细湿啰音;后期可闻及水泡音及管状呼吸音。

二、案例报告

(一)一般资料

患者,男,75岁,已婚,身高170cm,体重65kg,高中文化程度,退休教师。吸烟史40年,每日40支,未戒烟,否认饮酒史。日常饮食作息规律,平日低盐低脂清淡饮食,与老伴共同居住,育有一女,家庭关系和睦。

(二)病史

主诉:发热、咳嗽、咳痰伴有乏力,食欲缺乏1周,加重半天。

现病史:患者1周前因气温骤降加之外出淋雨,稍感发热不适伴有咳嗽咳痰症状,自行服用抗生素阿莫西林和退热药布洛芬,连续服用1周,效果不佳。今日起床活动后突感胸闷气短,呼吸急促,卧床休息半小时仍未见缓解。患者家属立即将患者送至急诊科,急诊完善相关检查后入急诊内科住院治疗。转入病房后立即予以经鼻高流量氧疗。经过1h的氧气吸入,血氧饱和度能维持在95%以上,听诊双肺仍可闻及少许湿啰音,待患者胸闷症状得到缓解后,继续进一步治疗与护理。

既往史:帕金森病史10年,前列腺增生史20年,无过敏史,无其他疾病与手术史。长期服用多巴丝肼片,每次0.5g,3次/d,帕金森症状控制良好。

家族史:无家族性遗传病史。

(三)入院诊断

1. I型呼吸衰竭。

2. 重症肺炎。

(四)诊疗过程

患者因"发热、咳嗽、咳痰伴有乏力,食欲缺乏1周,加重半天"入急诊,初步评估生命体征,T 39.2℃,P 110次/min,R 39次/min,BP 178/87mmHg,SpO$_2$ 85%,急诊完善相关检查后入急诊内科病房治疗。入科时神志清楚,精神差,急性面容,呼吸急促,口唇轻度发绀,立即采集动脉血进行血气分析,予以心电监护,密切监测生命体征,进行高流量氧气吸入,抗感染,解痉平喘,清热解毒等对症支持治疗。病情相对稳定后予以完善相关检查。

治疗中患者病情加重,心率增快,血压下降,呼吸急促,口唇发绀,咳嗽、咳痰,痰液黏稠,经气道可吸出黄色黏痰,听诊双肺呼吸音粗,左下肺可闻及明显湿啰音,高流量氧疗情况下血气分析提示:PaO_2 55mmHg,$PaCO_2$ 38mmHg,氧合指数 < 100mmHg。白细胞计数 19×10^9/L、中性粒细胞百分比 83.2%。胸部 CT 提示:两肺弥漫性渗出性改变。结合患者临床表现和辅助检查,排除心力衰竭和其他呼吸系统疾病,明确诊断为 ARDS。立即转入 ICU,予以经口气管插管接呼吸机辅助通气治疗。调节呼吸机参数,采用肺保护性通气策略,通气量为 6~8mL/kg。设置呼吸机 A/C 模式,压力支持(PS)15cmH_2O(1cmH_2O=0.098kPa),PEEP 15cmH_2O,氧浓度(FiO_2)60%。同时对患者置入胃管、中心静脉导管和导尿管各一根。

经过一系列对症治疗处理后,患者最终通过自主呼吸试验(spontaneous breathing trial, SBT),并成功脱机拔管,使用 HFNO 序贯治疗。后更换为鼻导管吸氧,生命体征平稳,复查胸部 CT 肺部感染好转,自主咳嗽咳痰能力尚可,沟通正常,办理出院回家。

三、评估分析

(一)一般评估

1. **生命体征** T 39.2℃,P 110 次/min,R 39 次/min,BP 178/87mmHg,SpO_2 85%。入院时神志模糊,精神差,病史由家属代诉。

2. **面容** 呼吸急促,伴有呼吸困难,皮肤温暖干燥,口唇、甲床发绀。

3. **气道评估** 咳痰无力,需协助吸痰。痰液量 2 级(中量),痰液黏稠度 Ⅱ度(中度黏痰)(见附录 2-6、附录 2-7)。

4. **体位** 由平车推入病房,因呼吸困难、胸闷气促呈被迫屈曲体位。

5. **氧疗情况** 入院予高流量氧疗,转入 ICU 后予以气管插管接呼吸机辅助通气(模式:A/C,PEEP:15cmH_2O,FiO_2:60%),病情好转拔除气管插管后继续予高流量氧疗(氧流量 40L/min,氧浓度 40%)。

6. **管道情况** 入院立即予留置针建立静脉通道,转入 ICU 后置入锁骨下中心静脉导管;经口气管插管一根固定妥善,距门齿距离 22cm;保留导尿管一根。

7. **营养状况评估** 营养评分 3 分(见附录 3-1)。患者 BMI 为 22.5kg/m²,上臂围 28.5cm,三头肌皮褶厚度 14mm,血清蛋白质水平无异常,但患者近一周食欲较差,精神不佳。

8. **其他** 患者皮肤完整无破损,大小便正常,睡眠不佳,容易惊醒早醒,因近一周的不适伴有焦虑情绪。

(二)专科评估

1. **肺功能评估** 患者入院第 2 天肺通气功能检查,检查结果 FVC 1.781L,占预计值 67%。FEV₁/FVC 87%。

2. **运动能力评估** 患者入院时四肢肌力均为 4 级,肌张力 4 级,关节活动度正常,平衡评定协调功能步态功能无异常。

3. **日常生活能力评估** 日常生活活动(activity of daily living,ADL)评分为 60 分,患者需要协助完成日常生活。转入重症监护病房后其 ADL 评分为 0 分,出院时的 ADL 评分 80 分。

4. 专科康复护理评估

（1）Borg 呼吸困难评分（见附录 2-2）：6 分，严重的呼吸困难。

（2）主动咳嗽力量分级表（见附录 2-4）：2 级，弱，勉强可闻咳嗽。

（3）广泛性焦虑量表（GAD-7）（见附录 4-4）：12 分，中度焦虑。

（4）匹兹堡睡眠质量指数量表（PSQI）（见附录 4-1）：15 分，睡眠质量一般。

（5）尼古丁依赖评估量表（FTND）（见附录 6-2）：8 分，尼古丁依赖水平极高。

（三）心理社会评估

患者年龄较大，自觉身体条件大不如从前，入院后担心疾病预后，常拒绝与医护人员和家属进行沟通，对各项治疗及护理措施呈消极的态度。夜晚常常唉声叹气，晚睡早醒，睡眠时间短，白天精神不佳。

（四）辅助检查

1. 体格检查　双侧瞳孔等大等圆，直径 3.0mm 左右，对光反射灵敏，口唇发绀，口角无歪斜，伸舌居中。颈软，双肺呼吸音粗，可闻及干湿啰音，未及哮鸣音及胸膜摩擦音，心率 110 次 /min，律齐，各瓣膜听诊区未闻及病理性杂音。腹软，无压痛及反跳痛，肝脾肋下未及，肝肾区无叩击痛，移动性浊音阴性，肠鸣音无亢进。

2. 实验室检查

（1）血细胞分析：白细胞计数 19×10^9/L、淋巴细胞百分比 6.2%，中性粒细胞百分比 83.2%，淋巴细胞绝对值 0.48×10^9/L。

（2）感染两项：白介素 -6 112.8pg/mL，降钙素原 5.6ng/mL。

（3）生化：清蛋白 34.8g/L，直接胆红素 6.89μmol/L，葡萄糖 10.5mmol/L，肌酐 47μmol/L，尿酸 127μmol/L，总钙 2.17mmol/L，钠 122mmol/L，氯 90.3mmol/L，超敏 C 反应蛋白测定 142.4mg/L。

（4）动脉血气分析：pH 7.48，PaO_2 55mmHg，$PaCO_2$ 38mmHg，HCO_3^- 25.7mmol/L，BE 2.9mmol/L。

3. 胸部 CT 平扫

（1）两肺散在多发炎症。

（2）两肺纹理增多，两肺散在纤维灶及纤维结节灶，两肺下叶轻度支扩。

（3）主动脉及冠脉硬化。

（4）两侧胸膜稍增厚；左侧胸腔少量积液。

四、康复护理问题与对策

（一）护理问题

1. 气体交换受损　与肺顺应性降低，肺泡萎缩塌陷，肺通气容积减少有关。

2. 气道清除无效　与肺部感染，气道分泌物增加，无力咳嗽有关。

3. 活动耐受性降低　与肺部感染导致心肺功能下降有关。

4. 营养失衡：低于机体需要量　与食欲缺乏，营养摄入少，疾病消耗有关。

5. 抑郁、焦虑　与呼吸困难，担心疾病预后有关。

6. 潜在并发症：呼吸衰竭，休克。

（二）护理措施

1. 治疗护理

（1）体位、休息与活动：帮助患者取半卧位或坐位，以辅助增加呼吸肌的效能，有利于改善呼吸状态，促进肺膨胀。为减少体力消耗，降低氧耗量，患者绝对卧床休息，并尽量减少一些自理活动和不必要的操作。患者病情进展为 ARDS 时,治疗期间遵医嘱采用俯卧位辅助通气,以改善氧合。

（2）用药护理:实验室检查及胸部 CT 检查明确患者有肺部感染征象,治疗上选择广谱抗生素抗感染、化痰、解痉平喘等药物治疗。按医嘱及时准确给药,并观察疗效及不良反应,如有异常应及时通知医生。

（3）氧疗:氧疗能够提高肺泡内氧分压,使 PaO_2 和 SaO_2 升高,从而减轻组织损伤,恢复脏器功能;减轻呼吸做功,减少耗氧量;降低缺氧性肺动脉高压,减轻右心负荷。因此,氧疗是低氧血症患者的重要处理措施。本案例中,患者入院后即给予高流量氧疗,吸入较高浓度（$FiO_2 > 50\%$）氧气。转入 ICU 后予以气管插管接呼吸机辅助通气（模式:A/C,PEEP:15cmH$_2$O,FiO_2:60%）,使 PaO_2 提高到 60mmHg 以上或 $SaO_2 > 90\%$,改善患者氧合状态。病情好转拔除气管插管后继续予高流量序贯氧疗（氧流量 40L/min,氧浓度 40%）,稳定后更换为鼻导管吸氧,生命体征平稳。

氧疗过程中,护士注意观察氧疗效果,如吸氧后呼吸困难缓解、发绀减轻、心率减慢,表示氧疗有效;如果意识障碍加深或呼吸过度表浅、缓慢,可能为 CO_2 潴留加重。机械通气期间监测患者动脉血气分析情况,根据动脉血气分析结果和患者的临床表现,及时调整吸氧浓度,保证氧疗效果,防止氧中毒和 CO_2 麻醉。

2. 观察护理　本案例中患者进展为 ARDS,收住 ICU 进行严密监护。监测内容包括:①呼吸状况:呼吸频率、节律和深度,使用辅助呼吸肌呼吸的情况,呼吸困难的程度。②缺氧及 CO_2 潴留情况:观察有无发绀、球结膜水肿、肺部有无异常呼吸音及啰音。③循环状况:监测心率、心律及血压,必要时进行血流动力学监测。④意识状况及神经精神症状:观察有无肺性脑病的表现,如有异常应及时通知医生。⑤液体平衡状态:观察和记录每小时液体出入量,遵医嘱保持患者液体平衡。⑥实验检查结果:监测动脉血气分析和生化检查结果,了解电解质和酸碱平衡情况。

3. 专科护理

（1）机械通气:ARDS 诊治指南指出机械通气是治疗 ARDS 的最佳方法。该患者由 ARDS 引起的顽固性低氧血症吸氧不能有效缓解,转入 ICU 后立即进行机械通气治疗,机械通气期间妥善固定气管插管,密切观察患者呼吸运动及呼吸机运转情况,保证管道连接紧密,呼吸机一旦报警,立即查找原因并处理。保持呼吸道通畅,做好气管插管置管的护理。

（2）俯卧位通气:患者在转入 ICU 行机械通气的第 3 天,遵医嘱行俯卧位通气治疗。俯卧位通气原理是改善重力依赖区萎陷肺泡,依靠重力作用改善肺部的通气血流比例失调,有利于萎陷的肺泡得到复张,减少胸腔内脏器对肺部的压迫,同时还可以引流肺部的分泌物。因此,将患者置于俯卧位可以在改善氧合的同时促进肺部炎症的消散。

1）在操作前与患者及家属进行充分沟通,解释操作目的。

2）俯卧位期间注意保证患者安全:在改变体位前,完成患者口腔护理、皮肤保护等基础护理,保持人工气道气囊压力充足。观察患者各项生理指标,选择最适当的翻身方法,充分镇静以减少耗氧量,防止患者因焦虑、紧张、烦躁等导致受伤或导管滑脱。

3）实施俯卧位通气前,充分吸净患者口鼻腔及气道内痰液或分泌物;体位转换前 0.5~1h 停止鼻饲,抽吸胃内容物或行胃肠减压;行俯卧位通气治疗过程中,每 4h 监测胃残余量,及时调整肠内营养输入速度,防止呕吐、反流、误吸。

4）保持各管路在位、通畅,防止因更换体位或患者躁动等原因导致非计划性拔管。

5）密切观察患者生命体征变化（含意识及瞳孔对光反射等情况）,定时监测动脉血气结果,并遵医嘱调整呼吸机模式、参数。

6）注意患者受压部位皮肤的保护,采取有效减压措施,避免长时间受压。

7）根据患者病情决定每日俯卧位通气时间。

8）遇以下情况,应终止俯卧位通气:①心搏骤停;②严重的血流动力学不稳定;③恶性心律失常;④可疑的气管导管移位;⑤俯卧位通气后血氧饱和度未改善或较前有下降。

（3）集束化镇痛镇静护理:集束化镇痛镇静护理遵循循证医学指引,是以循证为基础的现代化护理模式,常用于重症监护病房难度较高的护理工作中。患者气管插管行俯卧位机械通气治疗,在镇痛镇静过程中,护理人员时刻密切观察患者的呼吸、循环、神经肌肉情况,以及代谢功能,避免呼吸抑制,维持血流动力学稳定,给予积极的物理治疗预防深静脉血栓形成并保护关节和肌肉的运动功能。每日早晨 6 点逐渐减少镇静药物用量,且在当天早 8 点结束全部镇静药物使用,观察患者意识状态,并进行唤醒干预,加强与患者的沟通,了解其此时感受。患者清醒期严密监护,以防患者拔管、坠床等意外的发生。

4. 心理护理 本案例患者机械通气过程中处于镇痛镇静状态,保持患者处于浅镇静状态,治疗好转后进行了脱机,患者镇静药物逐渐减停,神志转清。清醒状态时患者常会产生紧张、焦虑情绪,护士加强与患者的沟通,告知操作目的和注意事项,鼓励患者说出或写出引起或加剧焦虑的因素,指导患者应用放松、分散注意力和引导性想象技术,缓解紧张和焦虑的情绪。

5. 康复护理 临床证实早期分阶段肺康复训练技术配以呼吸机通气治疗,有助于气道分泌物引出,改善呼吸功能,改善患者血氧饱和度,促进肺功能康复从而降低患者病死率,针对本案例制定了早期分阶段肺康复训练策略。

（1）第一阶段:患者循环不稳定,运用呼吸机辅助呼吸,镇静状态下可给予体位管理,床头抬高 $30°\sim45°$,早期采用肺内正压通气技术,配合俯卧位治疗,做好气道管理,及时清除呼吸道分泌物,每小时进行翻身、手法叩击排痰,患者痰液黏稠,予以雾化吸入 2 次 /d,15～20min/ 次,并给予振动排痰 2 次 /d,15～20min/ 次,促进痰液松动利于排出。运动训练以被动关节活动度训练为主,协助患者保持肢体的功能位,进行肌肉按摩,抗栓压力泵治疗 2 次 /d,不但能够预防卧床患者血栓形成,也可以促进其肌肉的运动。

（2）第二阶段:患者循环较为稳定,因病情所限无法完成 6 分钟步行试验,根据目标心率法,目标心率 = 最大心率 ×（60%～80%）次 /min,患者 Borg 自觉疲劳程度评估应当保持在 11～14 级(有点用力),此阶段运动训练以主动训练为主:静息心率 72 次 /min,安静时血压 121/78mmHg;最高心率 119 次 /min,最高血压 178/87mmHg。Borg 自觉疲劳程度评估 11 级,目标心率 = 最大心率 ×（60%～80%）次 /min=71～95次 /min;运动强度:运动时目标心率范围为 71～90 次 /min;运动时间和频率为 20～40min/ 次,每周 3～5次;运动类型:卧位呼吸操、抗阻运动,早期可以采用小哑铃、弹力带等简单器具或抬腿等克服自身体质量训练;每周应对每个肌群训练 2～3 次,同一肌群练习时间应间隔至少 48h,每次训练 8～10 个肌群,目标为每个肌群每次训练 1～3 组,从 1 组开始循序渐进,每组 10～15 次,组间休息 2～3min。注意事项:运动前热身运动 5min,运动后整理运动 5min/ 次,以不喘不累为度。

（3）第三阶段

1）患者循环稳定后氧合指数 > 200mmHg,在带机状态下每天活动,逐渐增加活动量,做床上脚踏车运动,行渐进式离床,脱呼吸机后,行缩唇腹式呼吸,吹气法,指导患者呼吸训练器训练,3～4 次 /d,20 个 / 次。

2）患者脱呼吸机后,能配合训练,采用主动循环呼吸技术及有效咳嗽技术等气道廓清技术,有助于肺复张,利于气道、肺泡分泌物排出。

A. 根据胸部 CT 结果,患者痰液主要集中在双肺下叶前基底段,因此患者可进行有效的体位引流,采用屈膝仰卧位,抬高床尾 20°,引流在饭前 1h 或饭后 2h,每次引流 10～15min,1～3 次 /d,引流过程中鼓励患者做深呼吸及有效咳嗽,在呼气时配合叩击,持续 2～3min,避免吸气叩击。咳嗽时配合叩击、震颤等使痰液咳出。体位引流时,注意观察患者的神志、面色、心率、呼吸、血氧情况,以患者能够耐受为宜。

B. 保持呼吸道通畅,指导并教会患者有效咳嗽的方法。进行有效呼吸咳嗽训练,每次咳嗽之前先进行呼吸锻炼,松动痰液,运用主动循环呼吸技术(active cycle of breathing techniques,ACBT):控制呼吸、胸廓扩张运动、用力呼气,每次咳嗽时先深吸气、屏气 2s、再用力连续咳嗽 2～3 声。观察患者痰液的颜色、性状、量,听诊肺部情况,监测血氧饱和度。

C. 在实施肺康复训练的过程中需随时掌握患者状态,出现以下情况立即停止康复运动:血氧饱和度下降 < 90%,或较基线值变化下降 > 4%,心率 < 40 次 /min 或 > 120 次 /min、呼吸 > 40 次 /min,收缩压 < 90mmHg 或 > 180mmHg,平均动脉压 < 65mmHg 或 > 110mmHg,或较基线值变化超过 20%,或者患者病情加重时,以及患者拒绝继续活动、出现反应变迟钝立马停止训练治疗。

(4)第四阶段:"早期目标导向性活动(early goal-directed mobilization,EGDM)"是由澳大利亚与新西兰重症医学会(ANZICS)的"早期激活与活动协作组(TEAM)"于 2016 年提出,是一项立足于定期评估、早期干预、目标导向,在确保患者安全前提下的体能锻炼最大化的积极康复策略。该患者在脱离呼吸机并拔管后,康复治疗团队在肺康复训练的基础上,为其制定了早期目标导向性康复计划,即每日评估患者 ICU 活动评分(IMS),根据评分状况制定锻炼方案,并尽可能达到每日锻炼目标,包括锻炼内容和锻炼时长,见表 2-20。

表 2-20　早期目标导向性康复计划

IMS 评分	锻炼时间	锻炼内容
7～10 分	60min	缓慢步行尽可能长的时间
4～6 分	45min	站立,或单足站立,或坐-立运动尽可能长的时间
3 分	30min	床旁端坐尽可能长的时间
1～2 分	30min	主动床上锻炼(尽可能上半身抬离床面或侧翻身)
0 分	床上端坐(2 次 /d)	

6. 健康教育　患者顺利脱机,拔除气管插管后,告知患者 ARDS 发病机制不明,任何疾病都有可能引发 ARDS。一旦发生 ARDS,病情变化迅速,预后大多不好,但患者此次并发 ARDS 后由于救治及时,目前病情较为平稳,嘱患者配合后续的治疗与康复,继续对其实施肺康复计划,锻炼呼吸功能,促进肺康复。

7. 出院指导

(1)疾病预防:患者出院后,预防再次发生肺部感染,需注意气温变化,及时增减衣物,避免去人群密集和空气流动性差的地方。家属也要及时察觉患者身体变化,如果患者再次发生呼吸困难等不良症状,及时送医。

(2)用药指导:出院时应将患者使用的药物种类、剂量、用法和注意事项等告诉患者,并写在纸上交给患者,以便需要时使用。若有气急、发绀加重等变化,应尽早就医。

(3)运动指导

1)体力活动:出院后可以在家进行低强度的运动锻炼,以有氧运动为主,如:散步、慢跑、八段锦等,循序渐进,持之以恒,指导患者自测脉搏或佩戴运动手环。

2)活动强度:活动时心率控制在静息心率增加 10～20 次 /min,Borg 自觉疲劳程度控制在 11～14 级,在进行任何体力活动时均能够和同伴顺畅讲话交流,如出现呼吸困难、胸痛、头晕、眼花、浮肿,应立刻停止活动。饭后 1～2h 后方可开始活动,若感觉不适可休息并及时就医,活动以不劳累为原则。

3)呼吸锻炼:通过缩唇腹式呼吸、呼吸训练器练习,能够改善患者肺功能及运动耐力,而通过健康教育技术能提高患者的运动自我效能,从而达到改善患者肺功能、提高患者生活质量的目的。

(4)心理指导:患者因 ICU 封闭环境、呼吸困难的痛苦经历、医疗费用的增加、劳动能力减弱经常出现焦虑、抑郁等心理问题。护理人员应该运用沟通技巧与患者进行有效沟通,帮助其正确面对疾病,消除负性情绪。

(5)戒烟指导:严格戒烟,并且避免吸入二手烟或者去烟尘多的地方;定期安排随访或电话访视,帮助患者寻找其周围存在的支持力量,介绍患者参加可提供戒烟咨询或支持的组织,如戒烟门诊;患者戒烟导致心情不好或抑郁可转诊给戒烟专家,酌情服用中药疏肝解郁、化痰解郁、补益心脾;当患者因戒烟出现精神萎靡不振或感到饥饿时,医护人员及家属应加以安慰,告知其这种感觉属于常见的自然反应,进一步调查吸烟者确实没有沉溺于周期性吸烟时,可进行自我奖励。

(三)护理结局

患者肺炎所并发的 ARDS 诊断治疗及时,转归良好,入院第 3 天由普通病房转入 ICU 得到综合救治,总体病情明显改善,肺功能各项指标趋于正常,生命体征平稳,营养状况良好,情绪稳定。入 ICU 后得到积极救治并顺利出院,出院时对患者予以健康指导,嘱其居家坚持呼吸功能训练。后期随访患者身体状况良好,未发生呼吸系统不良事件,各项化验指标均有所改善,并成功戒烟。

五、总结与思考

ARDS 为一种死亡率较高的严重临床综合征,是患者转入 ICU 的主要原因之一,ARDS 存活者的长期生活质量也不佳,相当一部分 ARDS 存活者的康复持续数月至数年,面临着运动受限、身体和心理后遗症、身体生活质量下降以及医疗保健服务的成本和使用增加等问题,早期准确识别 ARDS 有助于患者接受合适的治疗,且越早识别 ARDS,对改善患者的预后越有利。本案例患者 ARDS 识别及时,没有累及其他脏器,患者在出现了吸氧不能缓解的呼吸困难后及时送入重症监护病房进行机械通气治疗,根据患者的身体状况还给予了个性化的早期肺康复护理计划,患者转归良好。总结该患者的护理经验,关键在于早期诊断和早期肺康复训练,ARDS 最先累及器官就是肺部,肺康复训练是很有必要的,早期的肺康复训练增强其肺呼吸功能。对于机械通气的危重症患者来说,康复训练前提是:患者必须要有足够的氧储备,生命体征平稳,原发病得到控制或好转,RASS 评分大于-3 分,康复过程中行密切监护,发现异常及时中止。对于每一位患者都应进行完善的综合管理,制定个体化康复方案,并根据患者耐受性和疗效及时调整。危重症患者的早期肺康复是一个系统工程,需要重症监护病房内的医生、呼吸治疗师、康复治疗师、护士、营养师以及心理治疗师等多学科团队成员的共同协作。建立多学科诊疗康复团队,对于 ARDS 患者的治疗与预后至关重要,积极探索多学科诊疗康复队伍建设有助于努力降低 ARDS 患者的死亡率、致残率。

(芮祖琴　戴　燕)

第九节　弥漫性实质性肺疾病患者的康复护理案例分析

一、案例疾病概述

(一)概述

弥漫性实质性肺疾病(diffuse parenchymal lung disease,DPLD)是一组以肺泡壁、肺泡腔不同形式、不同程度炎症和纤维化为病理基础,导致肺泡-毛细血管功能单位丧失,以进行性加重呼吸困难、弥漫性肺浸润影、气体交换障碍、限制性通气功能障碍及低氧血症为主要临床表现的一组肺部弥漫性疾病的总称,亦称为间质性肺疾病(interstitial lung disease,ILD),其分类包括 200 多种亚型。间质性肺疾病具有高致残性、高死亡率且肺病变不可逆转的特点,会给患者带来沉重的经济负担。

(二)临床表现

间质性肺疾病多呈慢性病程,起病隐匿,早期通常无症状,在体检或因其他疾病拍 X 线胸片或胸部CT 时才被发现,随着疾病的发展,可出现以下表现:

1. 呼吸困难或气促　是间质性肺疾病的主要症状,发生间质性肺疾病时,由于广泛的肺泡壁炎症和纤维化导致肺间质增厚,氧气难以从肺泡转运到血液,从而出现肺换气不足;同时肺纤维化还会使肺体积缩小,导致肺扩张受限,从而影响患者通气功能。患者常常感到呼吸困难、气短、气促和活动耐力下降,呼吸困难症状呈进行性加重。

2. 咳嗽　在间质性肺疾病中,肺间质组织受到损害和炎症,逐渐发生纤维化,即肺部组织逐渐被瘢痕所取代。这种炎症和纤维化可以刺激肺部神经末梢,导致咳嗽的产生。患者常常有持续性、难以缓解的干咳,有时伴咳痰。

3. 胸痛　部分患者可能感到胸部不适或疼痛。在间质性肺疾病中,肺部的间质组织受损、发炎并逐渐纤维化,即肺部正常组织逐渐被瘢痕所取代,瘢痕组织在肺部扩张,呼吸时可能会引起疼痛感。

4. 体重下降　患者因呼吸困难影响进食而出现体重下降。

5. 发绀　患者由于缺氧而发生低氧血症,其皮肤和黏膜可能呈现发绀。

6. 全身症状　部分患者可能出现发热、盗汗、乏力、皮疹、肌肉关节疼痛、肿胀、口干、眼干燥等全身症状。

二、案例报告

(一)一般资料

患者,女,68 岁,汉族,已婚,身高 155cm,体重 68kg,高中文化程度,退休人员。无吸烟饮酒史。家庭和睦,家有配偶、儿子、儿媳、孙子,居住条件良好,家庭成员均体健,无特殊患病史。

(二)病史

主诉:咳嗽、咳痰 3 月余,伴呼吸困难 1 个月,加重 1 周。

现病史:入院前 3 月余,患者自诉感染"新型冠状病毒"后出现咳嗽咳痰,痰液呈白色黏液状,量多,无呼吸困难、胸闷、胸痛、心悸,无发热、盗汗、肌肉疼痛等不适,未予特殊处理。1 个月前,患者无明显诱因逐渐出现活动后呼吸困难,持续时间长短不一,于休息后减轻,无寒战、高热、咯血、咳脓痰,无腹痛、腹泻、恶心、呕吐,无胸闷、胸痛、心悸、咳粉红色泡沫痰、端坐呼吸,无头晕、乏力、肢体无力,遂完善胸部 CT 提示"左肺下叶后基底段胸膜下亚实性结节,倾向炎性结节。双肺数个结节,多系炎性结节。双肺上下叶胸膜下区局部小叶间隔增厚,并呈网格状改变,以双肺下叶为著,考虑间质性病变。"患者自觉肺部病变较轻,至当地医院购买"中成药、中药汤剂"(具体不详),治疗 1 个月后自觉症状好转后停用药物。自药物停用后,患者逐渐再次出现活动后呼吸困难、咳嗽、咳大量白色黏液痰,无咯血、咳脓痰,无胸闷、胸痛、心悸,无发热、盗汗、肌肉疼痛等不适。患者自患病以来,精神、食欲一般,睡眠差,大小便未见明显异常,体重具体变化不详。

既往史:5年前于风湿免疫科就诊,被诊断为"类风湿性关节炎",现使用注射用重组人Ⅱ型肿瘤坏死因子受体-抗体融合蛋白,每10天1次以控制病情,患者自诉晨起双手近端指尖关节、掌指关节疼痛不适,疼痛能忍受。无传染病史,无食物或药物过敏史,有胆囊切除术史,无输血史。

家族史:家族中无相关疾病记载,无传染病及遗传病等病史。

(三)入院诊断

1. 间质性肺疾病。

2. 类风湿性关节炎。

(四)诊疗过程

患者入科后诊断明确,立即予以低流量吸氧,头孢曲松钠抗感染,多索茶碱注射液解痉平喘,盐酸氨溴索注射液化痰,雾化吸入解痉平喘和消炎药物,完善痰菌学检查,动态复查血常规、肝肾功、电解质、血气分析,完善呼吸肌肌力、肺功能检查、气管镜检查。患者住院10d,经药物及呼吸康复治疗后神志清楚,面色、口唇红润,咳嗽、咳痰、呼吸困难症状改善,饮食可,二便正常,T 36.5℃,P 75次/min,R 21次/min,BP 120/69mmHg,未吸氧状态下血氧饱和度95%以上,嘱患者院外持续呼吸康复锻炼,避免受凉,择期复查胸部CT及肺功能,门诊随访。

三、评估分析

(一)一般评估

1. **生命体征** T 36.5℃,P 84次/min,R 20次/min,BP 128/76mmHg,鼻导管吸氧2L/min状态下 SpO_2 94%。

2. **面容** 面容憔悴,面色暗沉,目光黯淡。

3. **体位** 自主体位。

4. **体型** 体型肥胖。

5. **氧疗** 双腔鼻导管吸氧2L/min。

6. **管路** 入院后予留置针建立静脉通路。

7. **营养状况** 患者身高155cm,体重68kg,BMI 28.30kg/m²,超重;皮肤黏膜红润、有光泽、弹性较好,指甲、毛发润泽,皮下脂肪丰满有弹性,腹部脂肪堆积,四肢肌肉较结实。营养风险筛查(见附录3-1)为低风险。

8. **其他需要的评估内容** 睡眠质量评估:匹兹堡睡眠质量指数量表(见附录4-1)评分为13分,中度睡眠障碍。

(二)专科评估

1. **呼吸困难程度评估** mMRC问卷(见附录2-5)评估患者的呼吸困难程度为1级(平地快走,或者爬坡时出现气短,呼吸困难)。

2. **呼吸肌功能评估** 使用便携式肺功能监测仪测量患者最大吸气压(maximal inspiratory pressure,MIP)为-77cmH₂O,最大呼气压(maximal expiratory pressure,MEP)为-84cmH₂O。

3. **日常生活能力评估** 采用日常生活能力评估(activity of daily living,ADL)量表,评估患者的日常生活活动能力。入院时日常生活能力评估为95分,提示轻度依赖,日常生活需要少量帮助。

4. **6分钟步行试验** 试验前未吸氧状态下测得患者 SpO_2 为88%,在吸氧状态下对患者进行了6分钟步行试验测试(见附录 1-2)。测得患者 6min 步行距离为 420m。试验前:P 72 次 /min,BP 122/73mmHg;试验后:P 112 次 /min,BP 138/81mmHg。

(三)心理社会评估

1. **焦虑评估** 采用汉密尔顿焦虑量表(见附录 4-8),患者焦虑评分为 12 分,轻度焦虑。

2. **抑郁评估** 采用汉密尔顿抑郁量表(见附录 4-9),患者抑郁评分为 6 分,无抑郁。

(四)辅助检查

1. **入院第 1 天** 血气分析:pH 7.247、二氧化碳分压 43.6mmHg、氧分压 73.5mmHg。血液分析:白细胞计数 3.35×10^9/L、红细胞计数 3.92×10^9/L、血红蛋白 122g/L、血小板 106×10^9/L;尿酸 351μmol/L,甘油三酯 0.79mmol/L,低密度脂蛋白胆固醇 1.35mmol/L,类风湿因子 192.00ku/L,抗环瓜氨酸肽抗体 277.20U/mL。胸部 CT 提示:左肺下叶后基底段胸膜下亚实性结节,倾向炎性结节;双肺上下叶胸膜下局部小叶间隔增厚,并呈网格状改变;双侧胸膜稍增厚。

2. **入院第 2 天** 纤维支气管镜检查:双侧支气管黏膜光滑、色泽红,管腔通畅,未见异常。肺功能检查:用力肺活量(FVC)下降、第 1 秒用力呼气量(FEV_1)减少、呼气峰值流速(PEF)降低、最大自主通气量(MVV)降低,FEV_1/FVC(%)在正常范围之内。

四、康复护理问题与对策

(一)护理问题

1. **气体交换受损** 与气道炎症、肺功能受损有关。

2. **气道清除无效** 与痰液黏稠有关。

3. **活动耐受性降低** 与缺氧、呼吸困难有关。

4. **焦虑** 与病程长、担心疾病预后有关。

5. **知识缺乏**:缺乏呼吸康复相关知识。

(二)护理措施

1. **一般护理** 病房定时通风、消毒,每天两次开窗通风,30min/ 次;饮食上以高维生素、高蛋白、易消化食物为主,保持身体摄入营养均衡,改善全身营养状态,提升患者机体免疫力、抵抗力;督促患者规律作息,建立良好的生活习惯。避免受寒,注意保暖,预防感染,特别是冬春季节,气温变化剧烈,适时增减衣物,避免冷空气刺激呼吸道,加重疾病。了解患者的过敏原,告知患者要远离外源性过敏原,如蘑菇养殖、鸟类、酿酒加工、宠物、木材(红杉尘、软木加工)、发霉稻草暴露、农业杀虫剂等。

2. **观察护理**

(1)咳嗽、咳痰的观察:注意观察患者咳嗽咳痰情况,如果咳嗽由干性变为湿性并伴有痰量增多、体温升高,表明合并细菌感染,指导患者正确留取痰标本并及时送检。根据细菌培养结果遵医嘱合理应用抗生素,避免抗生素滥用,咳嗽咳痰严重者适当给予祛痰止咳药,但不宜选用强力镇咳药,以免影响呼吸中枢。

(2)呼吸困难的观察:观察患者呼吸频率、节律和血氧饱和度情况,如患者出现胸闷、憋气、呼吸困难等呼吸衰竭症状,应调节氧气流量,给予中流量吸氧(3～5L/min),以保持患者血氧饱和度在 90% 以上,如有二氧化碳潴留,应调整为低流量吸氧(1～2L/min),对于重症呼吸衰竭患者必要时可采取机械通气辅助呼吸治疗。

(3)睡眠情况的观察:观察患者夜间睡眠情况,指导患者采取促进睡眠的措施,日间午睡时间不宜过长,睡前避免饮用咖啡、浓茶,避免情绪过于激动,必要时使用助眠药物。

3. 专科护理

（1）保持呼吸道通畅：鼓励患者自行咳嗽，告知患者有效咳嗽、咳痰的方法，教会患者使用主动呼吸循环技术辅助咳痰。监督患者每日摄入充足的水分以保持气道湿润，遵医嘱使用解痉平喘、消炎药物进行雾化吸入，稀释痰液，从而促进痰液的排出。

（2）氧疗护理：间质性肺疾病患者主要表现为氧的弥散障碍，对二氧化碳的弥散影响不大，血气分析提示为低氧血症，予患者经鼻导管持续氧气吸入 2L/min，定期监测患者动脉血气。告知患者用氧安全注意事项，不可擅自调节氧气流量。

（3）用药护理

1）遵医嘱患者口服甲泼尼龙片 40mg，1 次/d，使用糖皮质激素治疗的患者，突然停药易造成病情反复，护士应嘱患者严格按医嘱坚持服药，切忌随意停药或减量，如要减量必须在医护人员监护下进行。

2）长期应用激素可引起骨质疏松，用药期间患者应进食含钙、钾高的食物，防止低钙血症和低钾血症，避免剧烈活动，防止发生骨折。

3）长期应用激素治疗，口腔易发生白念珠菌感染，患者应注意口腔卫生，加强口腔护理，每日刷牙 2～3 次，每天检查口腔黏膜是否感染，一旦发生感染者，应及时就诊，遵医嘱用药。

4）患者每日输注抗生素，有发生肠道菌群紊乱的风险，每日观察大便形态时，如有腹泻及时告知医生处理。

（4）中医辨证施护：中医认为，间质性肺疾病是咳喘日久不愈、肺气受损、津液耗伤、肺叶痿弱不用的肺部慢性虚损性疾病，属于中医"肺痿"的范畴。中医辨证分型为虚热型、虚寒型、上热下寒型、肾虚血瘀型 4 型。①虚热型：此型患者症见咳吐浊唾涎沫，其质黏稠，不易咳出或痰中带有血丝，咳声不扬，咽干，患者形体消瘦，皮毛干枯，舌红质干，脉象虚数。兼肾阴亏虚者可同时有潮热盗汗、手足心热、腰膝酸软等症；合并心阴不足者可见心悸虚烦、健忘少寐、失眠易惊、多梦纷扰等症。②虚寒型：此型患者症见咳吐涎沫，痰液质稀薄，量多，口不渴，小便次数多；舌质淡润，脉象虚弱，兼肾气不足者有腰腿无力、咳则遗尿、心悸气喘、动则加重、气不得续等症。③上热下寒型：此型患者表现为咳唾涎沫或咳脓血，咽干而燥，下利泄泻，肢体发凉，形寒气短，舌淡红苔薄白。④肾虚血瘀型：此型患者喘促短气，呼多吸少，唇面青紫，舌质暗红或有瘀斑、瘀点，脉虚而涩。

本案例中，该患者痰多稀薄，舌质淡润，脉象虚弱，属于虚寒型间质性肺疾病。保持患者病室温暖，以患者自觉舒适为宜，嘱患者气候变化适时增减衣被，防寒保暖。饮食方面嘱患者多进食高热量食物，趁热进餐，可在汤羹中适量加生姜、胡椒粉以温热助阳。中医传统治疗方面，为患者行肺俞、肾俞、命门、脾俞、三阴交等穴位温灸治疗以温阳，1 次/d，20min/次，治疗过程中防寒保暖，预防患者受凉。

4. 心理护理

入院时，采用汉密尔顿焦虑量表为患者进行心理状态评估，患者焦虑评分为 12 分，轻度焦虑，具体焦虑原因为对疾病知识不了解，担心疾病预后。结合患者需求，从入院时开始，医护人员积极主动与患者交流，为患者进行间质性肺疾病相关知识的健康宣教，将患者入院疑问消除。根据患者文化程度及交流情况，采用讲解联合图文式宣教资料进行健康教育，内容通俗易懂；为患者及家属讲解日常生活中应当注意的问题，使患者正确对待疾病。指导患者应用全身放松、音乐疗法、倾诉法等方法调节不良心理。同时观察家属的心理状态变化，必要时适当进行引导，使家属保持稳定的情绪。

5. 康复护理

（1）运动训练：运动训练是呼吸康复的核心内容，在患者疾病早期、稳定期尽早开始进行，常见的运动种类包括有氧运动、抗阻运动等，每周 3～5 次，每次运动时间 30～60min，运动强度通常为患者最大步行速度、最大摄氧量、靶心率、最大做功率等指标的 60%～80%。

1）有氧训练：有氧运动常采取步行和骑功率自行车，步行训练初始速度可采用 6 分钟步行试验测得的最大步行速度的 60%～80%，每次训练持续 20min 以上。

2）阻抗运动：阻抗运动是有氧运动的有效补充，应将两者结合进行，间质性肺疾病患者抗阻运动常采用中低强度训练，每次 1～3 组，运动过程中注意监测患者生命体征，补充氧气维持 $SpO_2 \geqslant 88\%$。上肢训练可进行举重物、阻力对抗等运动，下肢运动可进行行走、爬楼梯、功率自行车等运动，全身运动可进行弹力带、康复操等运动。活动后低氧、呼吸困难等症状常导致患者难以完成目标强度的运动训练，可采用间歇训练、吸氧、高流量湿化氧疗、无创通气等措施来减少患者在运动中的不适。

根据患者 6 分钟步行试验结果，康复治疗师为患者制定了住院期间的运动处方。运动频率（F）：3～5 次 / 周，结合医院实际工作安排，入院第 1 周锻炼时间为周一、周三、周五，第 2 周开始周一至周五均进行锻炼，锻炼全程在康复治疗师监督下进行；运动强度（I）：运动时目标心率范围为 75～90 次 /min，运动过程中治疗师询问患者有无心慌、心悸等不适，并采用指夹式脉搏血氧仪观察患者缺氧及脉率情况；运动时间（T）：按目标运动强度范围内运动 20min；运动类型（T）：步行、快走，运动时目标步行速度为 3km/h。

（2）呼吸训练：通过呼吸训练，可提高患者呼吸肌肌力，进而改善患者呼吸急促等不适症状。

1）借助器械的呼吸肌训练：呼吸训练器由外壳、浮子、连接管和咬嘴构成，指导患者口含呼吸训练器软管嘴，缓慢吸气，使呼吸训练器白色活塞缓慢上升至目标刻度后保持吸气状态，待活塞下降至底部后，松开吸气管平静呼气，5d/ 周，1 次 /d，10min/ 次。

2）控制性深慢呼吸锻炼：训练时首先嘱患者取立位或卧位，全身放松，用鼻吸气使膈肌尽量下移，至不能再吸气时屏气 1～2s，再用口尽量将气呼出，6～8 次 /min，连续训练 5～8min，每天早晚各训练 1 次。

3）缩唇呼吸锻炼：协助患者采取坐位或卧位，保持全身放松，一手放于胸前，一手放置于腹部，保持嘴唇紧闭，由鼻吸入空气，呼气时缩拢口唇呈"吹口哨样"，将气体缓慢呼出，保证吸气、呼气时间比为 1：2，10～15min/ 次，2～3 次 /d。

4）腹式呼吸锻炼：指导患者取仰卧位，保持身体放松，将左手放置于胸部，右手放置于腹部，用鼻吸气，吸气过程中，腹肌凸起，经口缓慢呼气，呼气时腹肌凹入，10～15min/ 次，2～3 次 /d。

5）主动循环呼吸技术：患者咳嗽咳痰，痰液呈白色黏液状，量多，指导患者进行主动循环呼吸技术锻炼，该技术由呼吸控制、胸廓扩张运动和用力呼气运动共 3 个部分组成。①呼吸控制：患者保持坐位或高侧卧位，肩部及上胸保持放松状态，深慢呼吸 3 次，第 3 次吸气后屏住 3s，缩唇呼气，维持吸气和呼气比为1：3～1：2。②胸廓扩张运动：将手置于胸部，鼻子深吸，而后缓慢张嘴呼气，呼气肋骨内收，吸气肋骨外扩，连续进行 3～5 次。③用力呼气运动：患者感觉分泌物到达中央气道时，进行深吸气运动，腹肌、胸腔收缩，同时张口呼气并发生被迫式叹气 2～3 次，紧接着再次反复深吸气，不间断完成 3～5 次。主动循环呼吸技术可增强呼吸肌肌力，促使小气道分泌物向中央气道移动，促进分泌物排出，改善气道阻塞情况，提升患者咳痰、咳嗽能力。

6. 健康教育

（1）疾病知识教育：告知患者间质性肺疾病病因、发病机制、疾病管理目标及症状管理等知识。

（2）饮食指导：指导患者合理饮食，加强营养支持。饮食上以高维生素、高蛋白、易消化食物为主，注意增加钙的摄入，保持身体摄入营养均衡，改善全身营养状态，提升患者机体免疫力、抵抗力。

（3）告知患者疾病急性加重的识别与管理：出现意识模糊、咳嗽咳痰增多、呼吸急促、血氧下降、面容发绀、双下肢水肿等通常提示病情严重，应该及时就医。

（4）心理指导：加强心理疏导，鼓励患者坚持长期康复治疗，并告知其重要性。

(5)指导患者掌握呼吸康复操,以方便出院后进行锻炼,呼吸康复操包括3个动作:①全肺深呼吸训练:患者直立、双下肢分开与肩同宽,两侧上肢外展,缓慢向上,同时进行深吸气,于头顶上方合掌。②单侧下肺深呼吸训练:患者直立、双下肢分开与肩同宽,单侧上肢外展,缓慢上抬,同时进行深吸气,身体向对侧侧弯30°～60°,深呼气,恢复至原位。③上肺深呼吸训练:患者直立、双下肢分开与肩同宽,双手交叉放在后颈部,头颈部向前用力弯曲,同时深呼气;然后两臂尽量向后外展(始终交叉状),使头颈部、胸部向后扩张,同时深吸气,10～15min/次,早、中、晚各一次。

7. 出院指导

(1)为患者制定出院呼吸康复处方(表2-21),告知患者及家属坚持锻炼的益处,指导患者及家属居家康复技巧,监督、保证患者居家康复实施正常进行。

表2-21　患者出院后呼吸康复处方

实施内容	运动方式,频率,时间	目的
有氧训练	步行/快走,3～5次/周,20～30min/次	增强心肺功能、运动能力
呼吸训练	控制性深慢呼吸锻炼,1次/d,5～8min/次	增强呼吸肌肌力,增强呼吸功能
呼吸训练	缩唇呼吸训练/腹式呼吸训练,2～3次/d,10～15min/次	增强呼吸肌肌力,增强呼吸功能
呼吸训练	呼吸训练器5d/周,1次/d,10min/次	增强呼吸肌肌力,增强呼吸功能
牵伸训练	呼吸康复操7d/周,2次/d,20min/次	全身肌肉放松、胸部牵伸

(2)药物宣教:遵医嘱正确、规范用药,不可擅自调整剂量或停药。

(3)定期复诊与疫苗接种宣教:嘱患者定期门诊随访,复查血常规、肺功能、胸部CT等,告知定期复诊的重要意义,适时接种流感疫苗与肺炎疫苗,避免感冒。

(三)护理结局

1. 咳嗽、咳痰方面　患者咳嗽次数和痰液量明显减少,患者掌握有效咳嗽、咳痰的方法,可自行咳出痰液,痰液黏稠度为Ⅱ度,听诊双肺湿啰音明显减少。

2. 呼吸困难、气促方面　出院当天,患者气促症状已经消失,对患者进行呼吸困难程度评估为0级,只有剧烈活动时才会出现呼吸困难。出院时复查血气分析提示患者在未吸氧的情况下,动脉血氧分压在正常范围以内,血氧饱和度为96%,呼吸频率22次/min,患者主观感觉呼吸困难已缓解。

3. 运动能力方面　于出院前一天,对患者再次进行6分钟步行试验测试,与入院时测量结果进行比较,在未吸氧的情况下,患者步行距离增加80m,试验前后血氧饱和度波动不大,均在正常范围以内。

4. 心理方面　患者能描述引起焦虑症状的原因,知晓改善焦虑症状的措施,出院前一天对患者使用汉密尔顿焦虑量表评分为2分,和入院相比明显下降。

5. 知识掌握方面

(1)患者对疾病知识大致了解,能描述间质性肺疾病病因、疾病管理目标及症状管理相关知识。

(2)患者知晓合理饮食对疾病康复的重要意义,患者家属知晓提示患者疾病加重的临床表现。

(3)患者能正确使用呼吸训练器,掌握常用的呼吸训练方法并知晓坚持长期康复治疗对疾病的重要性。

五、总结与思考

1. 呼吸康复对间质性肺疾病患者具有重要意义　间质性肺疾病以进行性加重呼吸困难、气体交换障碍、限制性通气功能障碍及低氧血症为主要临床表现。国内外众多研究证实,呼吸康复可以增强患者的心肺功能、运动能力,改善患者症状,提高患者生活质量。在本案例中,对间质性肺疾病患者进行规范化药物治疗的同时,联合呼吸康复治疗措施,加强对患者进行运动训练、呼吸训练及教育干预,使患者咳嗽、咳痰、呼吸困难症状能得到及时的改善,痰液能有效排出,有效改善患者躯体状况和心理状况,并使患者认识到长期坚持呼吸训练对疾病预防和发展的重要意义,学会了常见的呼吸训练方法,患者于住院第10天不适症状缓解,办理出院。

2. 间质性肺疾病患者如何规范化进行居家呼吸康复,有待探索 呼吸康复治疗可以给间质性肺疾病患者带来诸多益处,然而,大多数患者对其治疗的重要性认识不足,许多间质性肺疾病患者短期治疗获益后,不能继续进行康复训练。此外,间质性肺疾病患者数量庞大,个人人格特质、文化程度、年龄差异大,老年患者记忆力与学习能力较弱,容易遗忘宣教内容,如何提高患者的依从性、规范运动训练方式及运动强度、制定监测指标及判断标准等科学的呼吸康复效果评价方法,是间质性肺疾病患者呼吸康复治疗中仍需要解决的问题。

(阮　霞　谢国省　李雪梅)

第一节　冠心病支架植入术患者围手术期的康复护理案例分析

一、案例疾病概述

冠状动脉粥样硬化性心脏病(coronary atherosclerotic heart disease)指冠状动脉发生粥样硬化引起血管腔狭窄或阻塞,导致心肌缺血缺氧或坏死而引起的心脏病,简称冠心病(coronary heart disease,CHD)。

冠心病的发病机制为当冠脉的供血与心肌的需血之间发生矛盾,冠脉血流量不能满足心肌代谢的需要时,就可以引起心肌缺血缺氧。暂时的缺血缺氧引起心绞痛,而持续的严重心肌缺血可引起心肌坏死即为心肌梗死。冠心病多发于40岁以上成人,男性发病早于女性,经济发达国家发病率较高,近年来发病呈年轻趋势。

冠心病的治疗分为药物治疗、PCI介入治疗和冠状动脉搭桥术。冠状动脉造影术中,冠状动脉70%以上狭窄,需要做冠脉介入治疗。而血管内超声成像或血流储备分数能更精准地评估冠脉病变情况,从而判断是否需要做介入治疗,以及评估介入治疗的效果。介入治疗分为传统的冠脉支架、冠脉可降解支架、冠脉药物球囊等。

二、案例报告

(一)一般资料

患者,男,80岁,丧偶,身高165cm,体重60kg,初中文化程度,农民。吸烟史60年,每天5支,未戒烟,否认饮酒史。与女儿同住。

(二)病史

主诉:反复晕厥1年,加重10天。

现病史:患者1年前无明显诱因出现心悸、胸部不适后晕厥,晕厥时间患者描述不清,未重视未治疗。10天前患者再次出现无明显诱因心悸胸闷,无胸痛、无大汗,之后立即出现晕厥,无大小便失禁,大约10min后逐渐恢复意识。外院急诊心电图:考虑下壁急性心肌梗死。外院冠脉造影:左前降支(LAD)近中段严重钙化,近段狭窄90%,中段狭窄85%,左回旋支(LCX)近段狭窄70%,右冠动脉(RCA)未见明显狭窄,未行支架植入。药物治疗,给予阿司匹林100mg/次,1次/d;替格瑞洛90mg/次,2次/d;瑞舒伐他汀钙10mg/次,1次/d;氨氯地平5mg/次,1次/d;厄贝沙坦氢氯噻片150mg/12.5mg,1片/次,1次/d。为求进一步诊治,遂入院。

既往史：高血压病史多年，长期口服苯磺酸氨氯地平，自诉血压控制尚可。否认冠心病、糖尿病等慢性病史，无肝炎、伤寒、结核等传染病史，无外伤史，无手术史，无输血史，无过敏史，预防接种史不详。

（三）入院诊断

1. 冠状动脉粥样硬化性心脏病。

2. 高血压。

（四）诊疗过程

入院后给予阿司匹林和替格瑞洛双抗，苯磺酸氨氯地平片降压，瑞舒伐他汀钙片调脂、稳定斑块，奥美拉唑护胃，调节生活方式等对症治疗。完善血常规、肝功能、生化、心肌酶、甲状腺功能等检验，胸片、长程无线动态心电图、颈动脉和心脏超声等检查。入院第 2 天经右侧桡动脉穿刺行 PCI 术，前降支植入支架两枚。术后继续抗血小板聚集、降血脂、降压及心脏康复等治疗。患者住院5d，一般情况可，未发生并发症，带药步行出院。

三、评估分析

（一）一般评估

1. **生命体征**　T 36.8℃，P 69 次 /min，R 19 次 /min，BP 108/55mmHg，SpO_2 100%（无吸氧状态下），疼痛 0 分，安静状态下 Borg 自觉疲劳程度评估（见附录 1-5）为 9 级。静脉血栓风险评估 Caprini 评分（见附录5-2）3 分，中危。

2. **面容**　面色红润，皮肤、甲床及口唇无发绀，呼吸无窘迫、无鼻翼扇动。

3. **体位**　自动体位。

4. **体型**　正常，BMI 22kg/m²，体重正常。

5. **营养评估**　NRS 2002（见附录 3-1）评分为 0 分，无风险。

6. **生活习惯**　饮食荤素搭配，无忌口；有饭后散步习惯，3～5 次 / 周，每次 30min 左右。

7. **对疾病的认识与理解**　部分了解。

（二）康复专科评估

1. **体适能评估**

（1）6 分钟步行试验（见附录 1-2）：步行距离 390m，3 级。

（2）四肢肌力 Lovett 分级（见附录 1-1）：5 级，肌力正常。

（3）平衡评估：单腿直立试验。睁眼：左腿 10s，右腿 8s；闭眼：左腿 2s，右腿 1s。平衡能力较弱。

（4）Morse 跌倒风险评估量表：高度危险。

（5）握力评估（见附录 1-6）：左手 21kg，右手 22kg，握力正常。

2. **服药依从性**　Morisky 用药依从性问卷（见附录 6-1）评分为 7 分，中等依从性。

3. **尼古丁依赖评估**　尼古丁依赖评估量表（见附录 6-2）评分为 3 分，轻度依赖。

4. **心理社会评估**

（1）焦虑：SAS 焦虑自评量表（见附录 4-6）评分为 54 分，轻度焦虑。

（2）抑郁：SDS 抑郁自评量表（见附录 4-11）评分为 24 分，无抑郁。

（3）生活居住环境：居住环境良好。

（4）社会成员及关系：儿子、儿媳、孙子，家庭关系较好。

5. 衰弱　衰弱筛查量表（见附录1-8）评分为2分，衰弱前期。

6. 生活自理能力　ADL评分为95分，需要部分协助。

（三）辅助检查

1. 实验室检查　肌钙蛋白I 0.007ng/mL、糖化血红蛋白6.4%、空腹血糖7.2mmol/L、低密度脂蛋白1.23mol/L、胆固醇2.98mol/L、肌酐63μmol/L、NT-proBNP 18ng/L。

2. 心电图检查　窦性心动过缓，心率55次/min。

3. 长程无线动态心电图　窦性心律，最快心室率106次/min，最慢心率38次/min，最长R-R间期2.4s，为房性早搏未下传，房性早搏共1 044个，室性早搏共17个。

4. 心脏彩超检查　主动脉瓣硬化伴反流（轻度），升主动脉增宽，左心室舒张功能减低（1级），左心室收缩功能正常，室间隔与左室壁稍厚，LVEF 67%。

5. 颈动脉、椎动脉、锁骨下动脉彩超　双侧颈动脉内-中膜不均增厚伴斑块。

四、康复护理问题与对策

（一）围手术期护理问题

1. 活动耐受性降低　与心肌供氧失调有关。

2. 舒适受损　胸闷与心肌缺血缺氧有关。

3. 焦虑　与担心冠心病及血糖升高的预后有关。

4. 知识缺乏：缺乏疾病相关知识。

5. 有受伤的危险　与有晕厥史，心率下降，平衡能力弱，跌倒高风险有关。

6. 潜在并发症：出血、血肿、造影剂反应、心肌梗死、心律失常及心脏压塞。

（二）护理措施

1. 治疗护理

（1）术前用药护理：术前口服阿司匹林肠溶片、替格瑞洛片、瑞舒伐他汀钙片。该患者在此基础上加用厄贝沙坦氢氯噻嗪片与苯磺酸氨氯地平降压，同时上肢留置套管针以备术中用药。

（2）术前饮食准备：饮食避免过饱，以七八分饱为宜；选择清淡易消化食物。

（3）术前健康教育：该患者具有吸烟、高血压、高血糖、男性、高龄等危险因素，告知其避免危险因素的重要性及术后康复的意义。针对患者目前血糖值升高的情况，医生给予的方案为饮食调整加运动。

（4）术前手术部位护理：术前清洁双上肢前臂，尤其是手腕部的皮肤以及腹股沟部位的皮肤准备，以防经桡动脉穿刺不成功，改从腹股沟穿刺。术前进行艾伦试验，确定患者尺动脉的血液回流供应。必要时做好足背动脉标记，便于术后观察足背动脉血运情况。

（5）术后舒适度护理：术后手指操训练及上肢活动指导，缓解术后上肢不适。桡动脉止血带压迫7h，定时放气：术后3h开始放气，第1小时放气3mL，后续每小时放气2mL。

2. 观察护理

（1）生命体征观察：予心电监护，严密观察有无心律失常、心肌缺血、心肌梗死等急性期并发症；注重患者的主诉，主动询问患者是否有胸闷不适，一旦出现胸痛等典型症状立即行床边心电图检查，并报告医生及时处理。患者康复活动前后必须监测心电监护，密切观察心率和血压的变化，一旦出现恶性心律失常发生、心电图ST-T改变、直立性低血压、头晕或面色苍白等现象立即停止原活动，休息。

（2）穿刺口观察护理：观察患者介入术穿刺处是否有疼痛不适，术区加压包扎是否有效，松紧度是否得当;定时监测指尖动脉搏动情况;观察局部的手指血运是否温暖、红润、有搏动,若有麻木、青紫等现象考虑止血带充气过量,给予适当放气减压,在保证穿刺口可止血的同时又能够保持血运通畅;观察肢端循环是否良好,是否有肿胀、硬结情况。

（3）并发症的观察

1）术区出血或血肿:对于局部血肿及淤血者,标记局部范围,视范围和血肿的大小给予局部冰敷、加压包扎或药物外敷等处理。

2）术肢的观察:血肿快速进展会引起骨筋膜室压力增高,至一定程度时,可导致桡、尺动脉受压,进而引发手部缺血、坏死。出现此种情况时,应尽快行外科手术治疗。

3）造影剂反应:术后可经静脉或口服补液,在术后 4~6h 内使尿量达到 1 000~2 000mL,可起到清除造影剂、保护肾功能和补充容量的双重作用。极少数患者注入造影剂后出现皮疹或寒战,经使用地塞米松后可缓解。观察有无荨麻疹、咳嗽、打喷嚏、喉头水肿等不良反应。

4）心肌梗死:多与导管堵塞冠脉时间较长、冠状动脉痉挛、血栓形成、栓塞及导管直接造成冠脉内膜撕裂和夹层形成有关。术后出现心前区疼痛应立即记录心电图,并与术前心电图比较,及时发现异常变化给予对症处理。

5）心律失常:多与导管在冠状动脉口反复刺激导致冠状动脉痉挛、一次性注射造影剂的量过大或间隔时间过短导致造影剂在血管内滞留有关,以室性期前收缩为最常见,发现异常应立即报告医生。

6）心包填塞:出现心包填塞是左心室舒张功能受限、循环血量减少导致的,常见临床表现为胸闷、烦躁、心动过速或心动过缓、低血压状态、脉压减小等。心脏听诊心音减弱,超声检查可提示心包存在液性暗区。根据患者情况配合医生紧急处理,必要时予以心包穿刺及引流术。

3. 专科护理

（1）活动耐受性降低:根据病史、症状和检查检验结果进行患者危险分层(表 3-1),根据危险分层选择监护设备、活动的场所及强度,低危选择遥测监测或手表监测心率,中高危选择床边活动及床边心电监护。经评估该患者的危险分层为"高危"。

表 3-1 PCI 术后运动康复危险分层

评估项目	低危	中危	高危
运动或恢复期症状及心电图改变	运动或恢复期无心绞痛症状或心电图缺血改变	中度运动(5.0~6.9METs)或恢复期出现心绞痛症状或心肌缺血改变	低水平运动(< 5.0METs)或恢复期出现心绞痛症状或心肌缺血改变
心律失常	无休息或运动引起的复杂心律失常	休息或运动时未出现复杂室性心律失常	休息或运动时出现复杂室性心律失常
再血管化后并发症	AMI 溶栓血管再通或 CABG 后血管再通且无合并症	AMI、PCI 或 CABG 后无合并心源性休克或心力衰竭	AMI、PCI 或 CABG 后合并心源性休克或心力衰竭
心理障碍	无心理障碍(抑郁、焦虑等)	无严重心理障碍(抑郁、焦虑等)	有严重心理障碍
射血分数	≥ 50%	40%~49%	< 40%
峰值摄氧量 mL/(min·kg)	≥ 20	15~19	< 15

续表

评估项目	低危	中危	高危
峰值摄氧量百分预计值（%pred）	≥ 80	65～79	< 65
AT mL/(min·kg)	≥ 15	12～14	< 12
心肌肌钙蛋白浓度	正常	正常	升高
PCI	择期 PCI、单支血管病变	急诊 PCI、部分重建 PCI、多支病变	

Ⅰ期心脏康复注意事项：①运动康复和恢复日常活动的指导必须在心电和血压监护下进行，运动量宜控制在较静息心率增加 20 次 /min 左右，同时患者不明显感觉费力（Borg 自觉疲劳程度评级 < 12 级）（见附录 1-5）。②活动过程从仰卧位到坐位、到站立、再到下地活动，如活动时没有出现不良反应，可循序渐进到患者能耐受水平，如活动时出现不良反应，无论坐位或站位，都需终止运动，重新从低一个级别运动量开始。

住院患者避免或停止运动的指征包括：①运动时心率增加 > 20 次 / min；②舒张压 ≥ 110mmHg，与静息时比较收缩压升高 > 40mmHg，或收缩压下降 > 10mmHg；③明显的室性和房性心动过速，二度或三度房室传导阻滞，心电图有 S-T 段动态改变；④存在不能耐受运动的症状，如胸痛、明显气短、心悸和呼吸困难等。

桡动脉穿刺术后的活动指导（表 3-2）。桡动脉穿刺术后注意事项：①术后指导患者勿进行用力握拳、用手支撑床面等动作。② 7h 内避免腕部弯曲，手指可进行手指操、对指活动，可以抬高术侧肢体。③术后 3d 避免在术侧肢体测量血压，术后 1 周避免提重物。

表 3-2　择期桡动脉穿刺 PCI 术后 1～3d 康复程序

项目	第 1 天	第 2 天	第 3 天
能量消耗	2～3METs	3～5METs	6～7METs
日常生活	下床，生活自理	生活自理，参与康复训练	坐位淋浴，完成康复训练项目
康复训练	术后即可床边坐位及床旁活动、手指操、步行	完成康复训练项目	康复训练，完成各项运动
健康指导	介绍心脏康复意义和重要性	介绍冠心病易患因素（高血压病、吸烟等）不良生活方式的纠正	出院前教育，包括随访事项、学会自我监测、用药注意事项、完成运动处方等
注意事项	紧急情况的处置	运动时间以 10～30min/ 次，运动强度在 RPE 11～13 级（稍累），靶心率以休息心率增加 20～30 次 /min 为宜	明确出院处方，准备出院

（2）焦虑

1）心理护理：冠心病支架术后仍有 30%～40% 的患者出现焦虑抑郁现象。根据患者的情况不同，采用知识讲座、视频宣教、宣传手册等形式向患者及家属说明疾病的发展机制、支架植入的目的、意义及手术过程,需要术中的配合和术后的注意事项,使患者手术时心中有数,从而缓解其紧张心理。帮助患者树立战胜疾病的信心;指导其进行放松技术、深呼吸训练,以缓解紧张焦虑的情绪。

2)指导患者术中配合咳嗽、屏气、呼吸训练方法,减少患者术中的心理压力及恐惧心理。

3)指导手指操训练,缓解术后的疼痛、肿胀等不适。宣教术后活动及进食水等注意事项,如术后大小便勿用大力,若有排便不畅告知医护人员,应用通便药物,避免因用力而造成恶性心律失常事件的发生。

4)术前宣教心脏康复的益处,增强战胜疾病的信心。心脏康复可降低心血管疾病患者住院率、心肌梗死率、心血管疾病死亡率。心脏康复可以延缓动脉粥样硬化发展进程,降低缺血性冠状动脉的发生率。接受心脏康复的急性心肌梗死患者一年内猝死风险降低45%。

(3)有受伤的危险

1)讲解疾病相关知识及跌倒、晕厥的风险识别。

2)加强患者及陪护人员防跌倒知识宣教及措施落实指导。指导陪护人员日常正确落实防跌倒措施,如患者如厕、使用轮椅时,先准备好马桶、纸巾、轮椅等后,再扶患者。因患者平衡能力较弱且为跌倒高风险,更换体位时动作一定要缓慢,遵循起床三部曲"3个30s":先在床上躺30s,再在床上坐30s,再把双脚放在床下,在床沿上坐30s,然后双脚落地走路。病房走廊行走尽可能选有护栏侧,以便虚弱时随手可以扶护栏行走。

3)指导患者晕厥、跌倒时自我防护。告知患者一旦发生不适如头晕、心悸等时,立即就地休息。如自我感觉乏力,有要跌倒的可能,尽可能靠墙缓慢滑下坐下,最大限度地降低伤害程度。

4. 康复护理

(1)运动处方制定及实施

1)根据患者病史及6分钟步行试验结果以及体适能测定,制定了运动处方。

2)根据运动心脏康复危险分层,该患者二支血管病变(左前降支和左回旋支),肌钙蛋白升高,有晕厥史,危险分层评估为"高危",必须在监护心电、血压下进行运动。根据FITT原则制定运动处方。运动频率:每周3～5次过渡到每天进行。运动类型:平衡训练、有氧训练、抗阻训练。可选择散步、下肢功率车、自行车、八段锦、气功等运动,每天进行;每周2～3次单腿站立,串联或半串联进行活动。运动强度:以每小时3 900m×(60%～80%)为宜,即2.34km/h的步行速度过渡到3.12km/h,同时结合Borg自觉疲劳程度量表评级控制在11～13级。运动时间:10～30min/次增加到30～50min/次。

3)该患者支架术后予床边康复运动。第1天:手指操,宣教术后饮食活动注意事项;第2天:床边有氧操训练、床边下肢功率车各10min,串联行走、单腿站立、单腿站立活动等平衡训练各5～10min,2次/d;第3～4天:八段锦热身,步行训练(步行速度为2.2km/h,10min/次),同时增加平衡训练,1次/d;第5天:在前几天的基础上,增加功率自行车训练(档位1档,10min/次),1次/d。该患者整个康复运动过程中,心率波动在52～70次/min,血压波动在102～138/70～90mmHg,Borg自觉疲劳程度评级控制在12～13级,SpO_2 98%～100%。患者无明显气促、胸闷胸痛等不适。

(2)戒烟护理:实践表明,仅靠吸烟者的个人意志戒烟,成功率仅有5%～7%,而由医疗机构和医务人员给予有效的咨询指导和药物治疗,可使戒烟成功率提高2～3倍。首先利用尼古丁依赖评估量表,判断吸烟者的戒烟意向和处于的阶段;其次医护人员用5A法帮助戒烟,5A技能包括:询问(ask)、劝告(advice)、评估(assess)、帮助(assist)和安排随访(arrange follow-up)。

该患者为80岁老年患者,采用医护人员面对面的劝解方式。劝解时注意特别强调,即使在这个年龄戒烟,也可以减少发生缺血性心脏病、癌症等疾病的危险;如果戒烟,呼吸中的烟草味道将会消失,咳嗽减少,同时家人更愿意靠近。患者女儿已知吸烟的危害,劝解患者利用住院期间不能吸烟的契机,突然减量法来戒烟,同时宣教患者晕厥和心肌梗死均与吸烟有关,应下决心戒烟。患者表示能接受,住院期间未发生复吸的现象。

(3)用药护理管理

1)提高患者的服药依从性:简化治疗方案,将用药方案的复杂性降低到最低程度,有利于提高患者的依从性。采用每天1次剂量的长效制剂、缓释制剂或控释制剂。利用药品分装器对药品进行分装并标注时间,分装一周用药为宜,以防止漏服。

2)用药副作用的观察。①抗血小板药物:有出血的副作用,患者长期服用应注意观察有无牙龈出血、鼻出血,皮肤有无出血点;以及是否有黑便,定时复查血常规、凝血功能。②他汀类药物:观察是否有肌肉酸痛症状,定期监测肝肾功能。③降压药物:定时监测血压,预防直立性低血压的发生,注意下肢水肿,口腔牙龈红肿、疼痛、出血等症状。

3)加强用药指导:医院门诊药房应设立用药咨询窗口,由有经验的药师担任,并发放用药指导相关宣传资料,进行正确使用药品方法的指导。医生或医护人员主动与患者沟通,进行面对面的交谈,缩短与患者的距离,促进相互信任,增强依从性。

4)服药管理:医护一体查房时,医生告知服药的重要性;出院前,护士将患者出院带药进行用药宣教,并指导其女儿进行药品分装,教会其居家分装药物方法后才出院,增加了患者服药依从性。在出院后1周、2周及1个月均电话随访服药情况,患者正常服药,无漏服。

(4)营养护理

1)评估:通过膳食回顾法、食物频率法,评估每日摄入的总能量、三大宏量营养素和其他营养素摄入水平,饮食习惯和行为方式,身体活动水平和运动功能状态,以及体格测量和适当的生化指标。该患者营养正常,有每天散步的习惯,2次/d,30min/次,且生病前能生活自理。但血糖及血脂未控制到理想水平。

2)实施:给予少吃肥肉、动物油脂与煎炸食品,保持能量摄入与消耗的平衡;多选用复合碳水化合物,多吃粗粮,粗细搭配。参考以往饮食史,根据患者的血压情况调整热量分配,最终确定总能量为5 880kJ。每日营养素供给量及分配:总热能5 880kJ;蛋白质57.0g,占总热能16.2%;脂肪38.0g,占总热能24.4%;碳水化合物208g,占总热能59.4%。

3)综合患者的情况,其膳食处方组成如下:每日各类食物参考摄入量(生重)谷薯类200g,鸡蛋50g,乳类200mL,豆腐75g,肉类25g,鱼类80g,蔬菜类500g,水果200g,油脂类24g。

4)为患者列举食谱:

早餐:玉米花卷50g,鸡蛋50g,脱脂牛奶200mL,拌青菜50g。

午餐:米饭(大米75g),豆腐肉末(瘦肉25g,豆腐75g),炒胡萝卜青瓜西蓝花(胡萝卜30g,青瓜50g,西蓝花100g)。

加餐:苹果200g。

晚餐:米饭(75g),清蒸鱼(小黄鱼80g),香菇菜心(香菇50g,青菜100g),蒜蓉空心菜(空心菜100g)。

注:全日烹调用玉米油24g,盐4g。

5. 健康教育及出院指导

(1)用药指导:遵医嘱继续服用降压调脂及抗凝药等,以巩固PCI的疗效,预防再狭窄发生,强调应终身服用阿司匹林,该患者为植入支架者,还需联合应用氯吡格雷。出院前教会与患者家属居家监测血压及脉搏。定期门诊随访,定期监测凝血时间等,若有不适随诊。

(2)术后康复管理:鼓励患者主动积极参与康复训练,指导患者出院后定期复查,按照康复运动处方坚持康复训练,每周至少3～5次,每次半小时左右的有氧训练和平衡训练;以散步作为有氧训练,进行直线走、原地单腿站立、串联走来训练平衡能力。平衡训练时需要家人陪同,以防止跌倒,保证安全。强调运动强度的重要性,即运动强度不超过目标心率或 Borg 自感疲劳程度量表评分维持在 11～13 级。强调运动三部曲:热身、运动、整理,这与运动安全性有关。并提醒患者根据环境的变化调整运动水平,比如冷热、湿度和海拔变化。运动监测注意事项:在运动中若出现胸痛、头昏目眩、过度劳累、气短、出汗过多、恶心呕吐以及脉搏不规则等,应立即停止活动,就地休息;若短时间内反复发作多次,胸闷程度加重,则有发生心肌梗死的可能,应立即就医,应拨打"120",切勿自行开车至医院;如果感觉到关节或肌肉有任何不寻常的疼痛,可能存在骨骼、肌肉的损伤,也应立即停止运动。

(3)戒烟:宣教吸烟的害处,劝告患者戒烟并避免处于二手烟的环境。告知其意念戒烟比较困难,但在住院期间已戒烟,可以继续保持,必要时到戒烟门诊寻求帮助。

(4)心理护理:患者于手术前后出现焦虑情绪,经过心理疏导尤其是典型案例的分析和对比,患者放下心理包袱,学习了支架术后的自我管理,乐观出院。

(5)自我管理及急救方法:一旦出现胸痛等不适,要立即拨打"120",必要时在无低血压的情况下含服硝酸甘油 1 片,5min 后无效果,再含服第 2 片,安静等待急救车到来,不能自行开车来医院。

(6)排便护理:嘱患者保持大便通畅,避免用力排便,必要时给予缓泻剂;因为排便用力过度会增加心脏负荷,诱发心肌缺血缺氧。对于老年冠心病患者建议用坐厕不用蹲厕,同时需要每天定时上厕所,养成好习惯。

(7)规范支架术后的患者管理,建立支架术后随访制,随访时间及形式可以是 1 周后面诊,术后 1 个月、3 个月、6 个月、1 年及之后的每 1 年均需要面诊或电话随访,有不适随诊。该患者支架术后回老家,面诊 1 次、电话随访 2 次。

(三)护理结局

出院前评估患者肌钙蛋白恢复到正常范围,生命体征平稳,血压血糖控制良好。康复运动前后无胸闷、胸痛发作。生活自理,状态较生病前好,心情愉快。无焦虑、抑郁。出院后 1 周面访,坚持每天 2 次街区散步,无胸闷胸痛等不适。仍处于戒烟状态,无复吸,坚持闹钟提醒服药。测平衡能力较前好转。活动后无晕厥等发生。患者及家属能大致说出冠心病支架术后自我管理的注意事项及自救的方法。

五、总结与思考

随着冠心病发病率增加,发现冠心病发生年龄的距离也在拉大,老年化和年轻化居多。支架术后还有部分患者存在不同程度的焦虑抑郁和胸部不适,心脏康复可以提高患者的自我管理能力,减少危险因素,预防血管的再次堵塞,减少再入院率。

心脏康复是指应用药物、运动、营养、精神心理及戒烟限酒行为五大干预处方综合性医疗措施,使心血管病患者获得正常或者接近正常的生活状态,降低再发心血管事件和猝死风险,尽早恢复体力和回归社会。住院期间早期的心脏康复可以使冠脉事件发生率降低,预后更好。

高龄老人存在老年性衰弱等多病共存的局面。衰弱是人体内多个系统生理功能和储备的进行性下降,不仅可使老年人面对应激时的脆性增加,发生功能下降甚至失能、住院和死亡的风险增加,还可导致老年人对长期照护的需求和医疗费用增加。如能早期识别衰弱并给予相应的处理,可减少失能,降低长期照护的需求、照护机构的入住率和医疗相关费用的花费,衰弱前期可被逆转至健康状态,一些严重的衰弱状态也可被逆转至衰弱前期。

该患者为 80 岁高龄老年人,衰弱评分为衰弱前期。康复的重点不仅在于坚持服药及运动康复训练,更重要的是延缓衰弱的发生。力量和平衡训练被认为是康复的关键组成部分,抗阻运动与有氧耐力运动是预防及治疗衰弱状态的有效措施,即使是最衰弱的老年人,也可以从任何可耐受的体力活动中获益;同时推荐基于家庭和团体形式的锻炼,每周 3 次,每次 45～60min 的运动对减轻衰弱有积极作用,持续时间需≥5 个月。

对于衰弱前期和衰弱老年人的多组分运动干预,最佳频率为每周 2 次或 3 次,应鼓励衰弱前期和衰弱老年人将运动频率提高到每周至少 3 次。运动方式包括耐力训练和平衡训练。耐力训练应包括步行、踏步、爬楼梯等,开始时运动时间可为 5～10min,后期逐步增加至 15～30min;平衡训练可包括双脚站立、举重、足跟行走、直线行走、踏步练习、单腿站立和太极等。

该患者在住院期间已经学会八段锦、平衡单腿站立及直线行走等简单易懂的运动,同时为其提供了心脏康复管理手册,里面包含各种运动视频二维码,运动处方及自我监测的血压、运动时间等记录本,便于患者的自我管理,提高了患者的康复依从性。

多团队的合作是冠心病支架术后患者得以全面康复的保障。住院期间实施预康复介入,术后跟进并出院后随访,效果优于仅术后的干预和随访。医生转介并和物理治疗师制定运动处方、康复护士执行运动处方;临床药师和医护一体化查房在提高药物依从性及戒烟实施中起到重要的作用。营养科制定的出院后营养处方及菜谱,既保证了营养供给,又能科学降低血脂血糖。多学科执行五大处方使患者得到了全面心脏康复的实施。

(黄芳梅　郭文娟　刘　腾)

第二节　心律失常射频消融术患者围手术期的康复护理案例分析

一、案例疾病概述

(一)概述

心律失常(arrhythmia)是指心脏冲动的频率、节律、起源部位、传导速度或激动次序的异常,主要表现为心动过速、心动过缓、心律不齐和停搏等。

按照心律失常发生机制,可分为冲动形成异常和冲动传导异常两大类。按照心律失常发生时心率的快慢,可分为快速性心律失常与缓慢性心律失常两大类。本节主要按照心律失常发生机制进行分类。

1. 冲动形成异常

(1)窦性心律失常:包括窦性心动过速、窦性心动过缓、窦性心律不齐、窦性停搏。

(2)异位心律

1)被动性异位心律:①逸搏(房性、房室交界区性、室性);②逸搏心律(房性、房室交界区性、室性)。

2)主动性异位心律:①期前收缩(房性、房室交界区性、室性);②阵发性心动过速(房性、房室交界区性、室性、房室折返性);③心房扑动、心房颤动;④心室扑动、心室颤动。

2. 冲动传导异常

(1)干扰和干扰性房室分离:常为生理性。

(2)心脏传导阻滞:①窦房传导阻滞;②心房内传导阻滞;③房室传导阻滞;④室内阻滞(左束支、右束支及分支传导阻滞)。

(3)折返性心律:阵发性心动过速,常见房室结折返、房室折返、心室内折返。

(4)房室间传导途径异常:预激综合征。

射频消融术是一种治疗心律失常的手术方法,通过导管技术将电极送入心脏内部,利用高频电流烧灼并破坏引起心律失常的组织,从而恢复正常心律。此法可有效改善心律失常症状,帮助患者提高生活质量,且具有创伤小、恢复快等优点。其适应证包括:房室结折返性心动过速、房室折返性心动过速、心房扑动、心房颤动、室性心动过速等。

基于运动的心脏康复治疗,目前主要针对血流动学稳定、能耐受并配合运动训练的心律失常患者开展。鉴于心房颤动发病率、患病率不断提高,而其他类型心律失常或持续时间较短,或发作时不能耐受运动训练,且其他类型心律失常的心脏康复仍缺乏大型临床随机对照试验的证据,因此,本节主要介绍房颤射频消融术患者围手术期的康复护理。

(二)病因及病理生理

多种原因均可诱发或导致心律失常:①生理性改变,健康人也可发生某些心律失常,通常对人体无明显危害;②器质性心脏病,如缺血性心肌病、扩张型心肌病等,是引发心律失常最常见的原因;③慢性阻塞性肺部疾病、妊娠期高血压、急性脑血管疾病、甲状腺功能亢进等发生在心脏之外的疾病也可引发心律失常;④电解质紊乱和酸碱平衡紊乱可通过影响心肌细胞的自律性、传导性等导致心律失常;⑤物理(中暑、电击等)、化学(农药、工业毒物等)、生物(蛇毒等)因素都可导致心律失常;⑥抗心律失常药物本身即有致心律失常作用,介入操作通过刺激心肌、影响血流灌注等均可促发心律失常。

(三)临床表现

心律失常的临床表现主要取决于其性质、类型、心功能及血流动力学影响的程度。房颤症状的轻重受心室率快慢的影响。心室率不快时可无症状,但多数患者有心悸、胸闷、气短等症状,心室率超过 150 次 /min 时可诱发心绞痛或心力衰竭。房颤并发体循环栓塞的危险性甚大,栓子来自左心房,多在左心耳部。二尖瓣狭窄或二尖瓣脱垂合并房颤时,脑栓塞的发生率更高。心脏听诊第一心音强弱不等,心律极不规则,当心室率快时可有脉搏短绌。

欧洲心脏病学会(ESC)将房颤分为 4 类:阵发性房颤、持续性房颤、长期持续性房颤和永久性房颤。阵发性房颤为心房颤动可自行终止,大多数在 48h 内终止,最长持续不超过 7d;持续性房颤为持续 7d 或更长时间后通过药物或直流电复律终止的心房颤动;长期持续性房颤为当决定采用节律控制策略时,持续 ≥ 1 年的连续性心房颤动;永久性房颤为房颤时间持续超过 1 年,患者已习惯房颤状态,不准备转复者。

二、案例报告

(一)一般资料

患者,男,67 岁,已婚,身高 172cm,体重 75kg,大专文化程度,退休职工。无吸烟史,既往饮酒史,戒酒超过 6 个月。日常饮食规律。

(二)病史

主诉:因"心慌、气促 3d"入院。

现病史:患者诉 1 年前出现心慌、胸闷、气促,常在精神紧张后发作,持续时间长,休息后症状好转。完善心电图检查,提示:心房颤动。

既往史:患者平素健康状况良好,有 20 余年高血压病史,最高血压达 190/110mmHg,常规服用"非洛地平缓释片"控制血压。否认精神疾病史,否认手术史,否认外伤史,无食物、药物过敏史。

家族史:有高血压家族史,否认其他慢性病家族史。

（三）入院诊断

1. 持续性心房颤动。

2. 3级高血压（极高危）。

3. 高脂血症。

（四）诊疗过程

患者入院即完善相关检查，考虑诊断为持续性心房颤动、3级高血压（极高危）、高脂血症，予以控制血压、调脂、抗凝、维持心率治疗，同时积极完善术前准备，于入院第3天行电生理检查（electrophysiologic study, EPS）和射频消融术手术治疗。术后未见手术相关并发症，术后心电图示：窦性心律，住院天数为5d。

三、评估分析

（一）一般评估（入院第1天）

1. **生命体征** T 36.4℃、P 85次/min、R 20次/min、BP 133/55mmHg、SpO_2 98%（未吸氧状态下）。

2. **面容** 呼吸平稳、无口唇发绀、甲床颜色正常。

3. **体位** 自主体位。

4. **营养状况评估** BMI 25.4kg/m²，超重。皮肤黏膜红润、光泽、弹性好。

（二）专科评估（入院第1天）

1. **心肺功能评定** NYHA心功能分级（见附录2-1）：Ⅱ级，体力活动轻度受限。2min踏步试验：测评结果为72个，差（<80个）。

2. **护理风险评估** Autar深静脉血栓形成风险评估（见附录5-3）：10分，低度风险；住院患者导管脱落风险评估（见附录5-4）：0分，无风险。

3. **疼痛评估** 数字评定量表（NRS）评分：0分，无疼痛。

4. **Barthel自理能力评分** 入院时100分，完全能够自理；手术当天30分，部分自理；出院时100分，完全能够自理。

5. **房颤患者卒中和出血风险评估** 心房颤动患者脑卒中风险评分（CHA_2DS_2-VAS_C）（见附录2-9）：3分；心房颤动患者出血风险评分（HAS-BLED）（表3-3）：3分。

表3-3 心房颤动患者出血风险评分表：HAS-BLED评分

HAS-BLED评分危险因素	分数	得分
高血压（H）	+1	
肝、肾功能异常（每项1分，A）	+1或+2	
脑卒中（S）	+1	
出血（B）	+1	
服用维生素K拮抗剂患者中，INR波动大（L）	+1	
年龄>65岁（E）	+1	
合并使用药物或嗜酒（每项1分，D）	+1或+2	
总分		

6. 平衡功能测定　四肢关节活动度正常,单脚站立试验(睁眼):左 8s,右 6s;功能性前伸试验:15cm。患者平衡功能尚可。

7. 肌力评定　握力:左手 32kg,右手 35kg;双上肢肌力 5 级,双下肢肌力 5 级。

8. 柔韧性评定　抓背试验:左–5cm,右–3cm;座椅前伸试验:–5cm。患者柔韧性尚可。

9. 活动等级评估　国际体力活动问卷(IPAQ)(表 3-4)评定等级为低级。自诉活动习惯为散步,一般 1 周 5d 左右,30min/ 次。

表 3-4　国际体力活动问卷(IPAQ)

1. 在过去 7d 中,您有几天进行重体力活动?(重体力活动是指需要花费大力气完成,呼吸较平常明显增强的运动,如搬 / 举重物、跑步、跳绳、跳迪斯科、踢足球、打篮球、打网球等)(只计算那些每次超过 10min 的活动)	(　)d/ 周,1d 合计(　)min □没有
2. 在过去 7d 中,您有几天进行中等强度体力活动?(中等强度体力活动是指需要您花费中等大力气完成,呼吸较平常稍微增强的运动,如搬 / 举轻物、骑自行车、打太极拳、乒乓 / 羽毛球等)(只计算那些每次超过 10min 的活动)	(　)d/ 周,1d 合计(　)min □没有
3. 在过去 7d 中,您有几天每次步行超过 10min? 这里的步行包括您工作时和在家中的步行以及交通行程的步行等,以及为了锻炼身体进行的步行等。	(　)d/ 周,1d 合计(　)min □没有

备注:具体计算:步行:3.3× 天数 × 时间(min);中度强度:4.0× 天数 × 时间(min);高强度:8.0× 天数 × 时间(min)。以上三个强度相加即为每周活动量(METs×min/ 周)。

评定分级法:□低级　　□中级　　□高级

(三)心理社会评估(入院第 1 天)

1. 焦虑评估　采用广泛性焦虑量表(GAD-7)(见附录 4-4),得分 8 分,可能有轻微焦虑症。

2. 抑郁评估　采用 PHQ-9 抑郁症筛查量表(表 3-5),得分 4 分,无抑郁。

表 3-5　PHQ-9 抑郁筛查量表

条目	完全不会	几天	一半以上的天数	几乎每天
1. 做事时提不起劲或没有兴趣。	0	1	2	3
2. 感到心情低落、沮丧或绝望。	0	1	2	3
3. 入睡困难、睡不安或睡眠过多。	0	1	2	3
4. 感觉疲倦或没有活力。	0	1	2	3
5. 食欲不振或吃太多。	0	1	2	3
6. 觉得自己很糟或很失败,或让自己或家人失望。	0	1	2	3
7. 对事物专注有困难,例如阅读报纸或看电视时。	0	1	2	3
8. 动作或说话速度缓慢到别人已经觉察,或正好相反——烦躁或坐立不安、动来动去的情况更胜于平常。	0	1	2	3
9. 有不如死掉或用某种方式伤害自己的念头。	0	1	2	3

备注:总分 0~4 分:无抑郁症状;总分 5~9 分:可能有轻度抑郁症;总分 10~14 分:可能有中度抑郁症;总分 15~19 分:可能有中重度抑郁症;总分 20~27 分:重度抑郁症。

3. **睡眠评估** 采用匹兹堡睡眠质量指数量表(PSQI)(见附录 4-1),得分 8 分,睡眠质量良好。

4. **其他** 家庭成员包括妻子、儿子、女儿,联系密切、关系和睦,日常生活陪护人为妻子。

(四)辅助检查(入院第 1~3 天)

1. **常规 12 导联心电图** 心房颤动。

2. **食管超声心动图** 心内各房室及心耳未见血栓形成。

3. **心脏彩超** 射血分数(EF)58%,左心房增大。

4. **血液检测阳性指标** 脑钠肽(BNP)108pg/mL、国际标准化比值(PT-INR)0.93、甘油三酯 1.76mmol/L、低密度脂蛋白胆固醇 3.61mmol/L。

四、康复护理问题与对策

(一)护理问题

1. **活动耐受性降低** 与心脏功能减退有关。

2. **知识缺乏**:与缺乏疾病相关知识有关。

3. **营养失衡**:高于机体需要量 BMI 25.4kg/m²,体型超重。

4. **焦虑** 与担心手术及疾病预后有关。

5. **潜在并发症**:出血,猝死。

(二)护理措施

1. **治疗护理** 遵医嘱予控制心室率、抗凝、降压、调脂等药物,对患者进行用药宣教,观察患者全身皮肤黏膜、牙龈有无出血、大小便颜色有无异常及血压变化情况。

2. **观察护理** 全程观察,观察患者神志、心率、心律及有无心慌、胸闷等不适,有异常及时告知医生。住院期间持续监测患者心电图变化。

3. **专科护理**

(1)术前护理:术前协助患者完善相关检查,讲解特殊检查(如食管超声心动图)注意事项。讲解术前准备、手术过程及术中患者配合要点。

(2)术后护理:射频消融术安全返回病房后,严密观察穿刺处有无出血,遵医嘱用药,同时对患者进行穿刺处的加压及术侧肢体制动宣教,若穿刺处有出血,及时告知医生处理。

4. **心理护理**

(1)选择合适的环境进行沟通,引导患者描述其焦虑和担忧,医护人员记录问题,并进行针对性疏导。

(2)住院期间为患者讲解疾病相关知识:术前为患者讲解术前准备、手术的过程、术中患者配合的要点及术后注意事项。

(3)认知行为疗法:包括动态评估、阶段性问题整理、指导患者应对技能习得、技能整合和应用培训、强化应对行为、治疗后评估随访。

(4)放松训练:患者焦虑时可指导其进行渐进式肌肉放松训练,如进行头颈肩及四肢的放松训练,放松某一具体部位时,要求患者保持紧张感 3~5s,然后放松 10~15s,过程中辅以深呼吸调整。

(5)营造良好的社会支持氛围:鼓励患者多与家属、亲戚、朋友、同事联系,引导家人经常陪伴,主动创造沟通机会,以便于患者获得更多情感支持。

5. **康复护理**

(1)运动指导:患者入院时心电图示持续性心房颤动,且服用控制心室率药物,6 分钟步行试验暂未进行,因此主要采用 Borg 自觉疲劳程度量表评定劳动强度,运动处方具体包括:

1)有氧运动处方:①运动频率(Frequency,F):1周3~5次;②运动强度(Intensity,I):Borg自觉疲劳程度量表评级11~14级;③运动时间(Time,T):30~60min;④运动类型(Type,T):病室步行、太极拳、爬楼等。注意事项:射频消融术后股静脉穿刺处加压制动期间,指导患者双下肢行踝泵运动,加压制动解除后当天,建议患者以卧床休息为主,由床上翻身、床上坐起、床边站立逐渐过渡至病室步行,不建议患者进行爬楼、蹦跳等,以免引发穿刺处出血。

2)力量运动处方:① F:1周2~3次;② I:Borg自觉疲劳程度量表评级11~14级;哑铃负重2~4kg;③ T:10~20min;④ T:教会患者站位哑铃操。

每次运动前进行热身活动5~10min,包括低强度心肺耐力、肌肉耐力、关节活动度练习。每次运动后进行整理活动5~10min,包括低强度耐力、肌肉耐力练习、柔韧性训练。运动全程观察患者心率、心律、血压、血氧饱和度等。房颤患者存在交感神经亢进,运动过程中常有心率增加不足,导致心输出量减少,从而引发呼吸困难或下肢疲劳的现象,特别是在有些射频消融术后的房颤患者中更常见。因此,有氧运动时,应告知患者不必强求一次性运动时间达标,可间歇进行,每次有氧运动最少持续10min,逐渐增加至30~60min,且建议每天进行,每周至少3次。进行哑铃操时嘱患者绝对避免屏气,发力时呼气,放松复位时吸气。此外,房颤患者易出现血栓栓塞事件,需充分了解患者抗凝情况,运动康复时注意出血风险。

(2)营养指导

1)根据本案例中患者的 BMI、体力劳动强度、饮食喜好及心血管保护性饮食原则等为患者制定个性化营养处方。患者标准体重为 172-105=67kg,目标能量为 67kg×（84~105）kJ/kg=5 628~7 035kJ,其中蛋白质占 10%~15%、脂肪占 20%~30%、碳水化合物占 55%~60%。一个食物交换份指产生 378kJ 热量的食物。根据中国食物交换份表,同类食物在一定量内所含的蛋白质、脂肪、碳水化合物和能量相近,7 035kJ/378kJ≈19 个交换份,为患者制定每日的营养处方为:谷薯类 10 份,蔬菜类 1.5 份,肉和蛋 3 份,豆类 1 份,浆乳类 1.5 份,油脂类 2 份。制定该患者膳食处方组成为:主食（粮谷类）为每日 225~300g（生重）,其中粗杂粮 50g 左右;蔬菜为每日 500g（叶菜和瓜类为主）,水果为每日 200g 左右（低含糖量水果为宜）;肉类为每日 50g 瘦肉（鸡鸭类为主,减少畜肉类）,鱼虾为每日 50g（海鱼为佳）;蛋类为每周 3~4 个,脱脂牛奶为每日 250mL;豆类及制品适量,每日 25~30g,相当于豆腐 100~150g,或豆腐干 50~60g,或豆浆 500~600g;烹调用植物油每天 20~25g。具体的食谱举例为:①早餐:低脂牛乳 200mL、玉米花卷 50g、小米粥（小米 30g）;②午餐:米饭（大米 125g）、虾仁豆腐（虾仁 50g,豆腐 100g）、番茄炒蛋（番茄 80g,鸡蛋 50g）、胡萝卜西蓝花（胡萝卜 30g,西蓝花 100g）、苹果 100g;③晚餐:米饭（大米 125g）,清蒸小黄鱼（小黄鱼 100g）、拌黄瓜 100g,香菇菜心（香菇 30g、青菜 100g）。全日烹调用玉米油 20mL,盐 4g。

2)对患者及其家庭持续进行健康心血管膳食教育,指导患者学会看食物营养标签,认识高油高盐高脂食物,指导如何避免过高的盐、油、脂肪摄入,饮食多样化,认识运动的好处和减重的重要性等,并跟踪反馈。

(3)药物处方管理:案例中患者特殊口服用药为利伐沙班片、非洛地平缓释片,对患者及其家庭主要照顾者进行持续的用药健康教育及随访,保证患者服药安全性、依从性、有效性。

1)告知患者血压水平控制及房颤抗凝的重要性,讲解血压控制不良及房颤导致卒中的危害,要求患者按时按量服用药物。

2)告知患者所服药物的名称、剂量、外观、保存方法、效期识别、不良反应及处理、药物漏服或错服的处理,强调患者如有牙龈出血、血尿、血便等药物不良反应时,务必及时就诊。

3)推荐患者使用随身药盒或手机 APP 设置吃药提醒,保证服药依从性。

4）告知患者居家自测血压的方法，并指导患者准确记录血压。

5）服药期间按医生要求定期随访。

（4）戒烟戒酒指导：目前，多项房颤指南推荐房颤患者戒烟，患者自诉无吸烟史，指导患者避免接触二手烟环境。大量饮酒可导致乙醇相关性心律失常，乙醇摄入量与房颤发病风险呈正相关，且与房颤患者血栓栓塞事件、射频消融术后复发密切相关。本案例中，患者自诉已戒酒超过6个月，告知患者饮酒危害，持续强化患者戒酒理念与行为。

6. 健康教育 根据患者的个性化情况及评估结果，制定阶段性健康教育计划，执行并评价。健康教育的内容包括房颤病因、危害、相关并发症、治疗等，心脏康复的必要性、给予健康生活方式的建议及疾病危险因素管理和教育，包括对患者伴侣和亲属进行告知和教育，及时进行效果评价并反馈。

7. 出院指导 对患者进行基于心脏康复五大处方的出院指导。教会患者及其照顾者监测脉搏和心律的方法，每天至少监测1次，每次1min以上。指导患者定期监测血压、体重，3～6个月减少体重的5%～10%为宜，逐渐降至正常体重。嘱患者按照随访要求定期随访，经阶段性评估后，为患者开具新的运动处方。

（三）护理结局

患者行射频消融术过程顺利，术后未出现股静脉穿刺处出血、血肿，术后心电图示：窦性心律。经过全面的评估，通过基于心脏康复五大处方的治疗和护理，患者树立对自身疾病的正确认知，掌握所服用药物基本知识及运动训练注意事项，能够识别心血管疾病危险因素。鉴于患者出院当日为射频消融术后第2天，为预防右股静脉穿刺处血肿或出血，暂未进行2min踏步试验或200m快速步行试验。患者焦虑自评量表评分（GAD-7）由入院时的8分（可能有轻微焦虑症）降至出院时的3分（没有焦虑症），血压控制平稳，血脂各项较入院时下降，康复全程患者配合度较好。

五、总结与思考

心脏康复对心血管疾病（CVD）治疗有重要价值，所有心脏病患者均是心脏康复的适应证人群。心脏运动康复需要规范实施，开展心脏康复需要组建专业的心血管疾病康复团队，包括心内科医生、康复治疗师、护士、营养师等。心脏康复实施过程中，康复评估贯穿心脏康复始终。此外，康复全过程都应该仔细观察患者的情况，及时识别新发或异常情况，并制定相应的警示症状、体征及处理流程。

心律失常会使患者产生不适症状、可能危及患者生命安全，使患者承受巨大精神心理压力，进而影响患者生活质量。且心律失常与其他疾病（如高血压、冠心病等）之间也可产生互相影响。心律失常的治疗应当是全方位、全程的综合治疗。因此，应通过综合的康复治疗，提高患者对疾病的认识，使患者掌握科学的锻炼方式，纠正不良生活习惯，加强疾病监测，提高自我管理能力。

近十年来，随着心脏康复对房颤患者的影响相关研究的深入，以运动训练为核心的心脏康复已被证明对预防和治疗大多数房颤相关疾病是有效的，可减轻许多与心房颤动相关的心血管危险因素，从而减少房颤负荷、降低新发房颤风险及消融术后复发风险，但多数研究未对房颤患者的具体运动方案及最适运动强度做明确解释。本案例证实了中等强度的运动、个性化制定运动训练方案对房颤患者康复具有安全性及有效性。未来，仍需大量大样本长期随访的研究明确心律失常患者的最佳运动方案，并对院外进行心脏康复的患者建立密切随访制度，以保证心脏康复的安全性、有效性、依从性，同时及时发现其是否存在基础情况的恶化。

（韩江英 王晓灿 魏 雪）

第三节　心脏起搏器植入术患者围手术期的康复护理案例分析

一、案例疾病概述

（一）概述

病态窦房结综合征（sick sinus syndrome，SSS）简称病窦综合征，是由窦房结病变导致功能减退，产生多种心律失常的综合表现。患者可在不同时间出现一种以上的心律失常，同时合并心房自律性异常，部分患者同时有房室传导功能障碍。

（二）病理生理

众多病变过程，如纤维化与脂肪浸润、硬化与退行性病变、淀粉样变性、甲状腺功能减退、某些感染（布鲁菌病、伤寒）等，均可损害窦房结，导致窦房结起搏与窦房结传导功能障碍；窦房结周围神经和心房肌的病变，窦房结动脉供血减少亦是 SSS 的病因；迷走神经张力增高、某些心律失常药物抑制窦房结功能亦可导致窦房结功能障碍。

（三）临床表现

患者出现与心动过缓有关的心、脑等器官供血不足的临床症状，如发作性头晕、黑矇、乏力等，严重者可发生晕厥。如有心动过速发作，则可出现心悸、心绞痛等症状。

心电图特征：

1. 持续而显著的窦性心动过缓（50 次 /min 以下）且并非由药物引起。

2. 窦性停搏与窦房传导阻滞。

3. 窦房传导阻滞与房室传导阻滞并存。

4. 心动过缓-心动过速综合征。

5. 在没有应用抗心律失常药物的情况下，心房颤动的心室率缓慢，发作前后有窦性心动过缓和（或）一度房室传导阻滞。

6. 变时性功能不全，表现为运动后心率提高不显著。

7. 房室交界性逸搏心律等。

（四）治疗

若患者无心动过缓相关的症状，不必治疗，仅定期随诊观察。对于有症状的病态窦房结综合征患者，应接受起搏器治疗。

1. **心脏起搏器概述**　心脏起搏器简称起搏器，是一种医用电子仪器，它通过发放一定形式的电脉冲刺激心脏，使之激动和收缩，即模拟正常心脏的冲动形成和传导，以治疗由于某些心律失常所致的心脏功能障碍。心脏起搏器由脉冲发生器和起搏电极导线组成。根据起搏器应用方式分为临时心脏起搏器（采用体外携带式起搏器）和植入式心脏起搏器（起搏器一般埋植在患者胸部的皮下组织内）。

2. **适应证**　植入式心脏起搏器适应证：①症状性心脏变时功能不全；②病态窦房结综合征，心室率通常低于 50 次 /min，有明确临床症状；或清醒状态下间歇发生心室率＜ 40 次 /min；或有长达 3s 的 R-R 间期，虽无症状，也应考虑植入起搏器；③慢性双分支或三分支阻滞伴二度 Ⅱ 型、高度或间歇三度房室传导阻滞；④清醒状态下无症状性房颤患者，有长达 5s 的 R-R 间期；⑤心脏术后发生不可逆的高度或三度房室传导阻滞；⑥神经肌肉疾病导致的高度或三度房室传导阻滞，有或无症状；⑦有窦房结功能障碍和 / 或房室传导阻滞的患者，因其他情况必须采用具有减慢心率的药物治疗时，应植入起搏器保证适当心室率；

⑧颈动脉窦刺激或压迫诱导心室停搏＞3s导致的反复晕厥。近年来,随着起搏器技术的不断研发,起搏器治疗的适应证不断扩展,如预防和治疗心房颤动、长 Q-T 间期综合征的恶性心律失常、辅助治疗梗阻性肥厚型心肌病。

3. 起搏器类型 起搏器按功能分类:心室按需型(VVI)起搏器,电极置于心室;心房按需型(AAI)起搏器,电极置于心房;双腔(DDD)起搏器,心房和心室均放置电极;频率自适应(R)起搏器,起搏器的起搏频率能根据机体对心排血量的要求而自动调节适应,起搏频率加快,则心排血量相应增加,满足机体需要。

目前临床中已开始使用体内植入型心律转复除颤器(ICD)和心脏再同步化治疗起搏器(CRT-P),以及可提供除颤治疗及心脏再同步化治疗的起搏器(CRT-D)。ICD 具备除颤、复律、抗心动过速起搏及抗心动过缓起搏等功能。CRT 目前主要用于纠正由于双室不同步引发的心力衰竭。

4. 置入方法 单腔起搏:将电极导线从头静脉、锁骨下静脉或颈内静脉跨越三尖瓣送入右心室内嵌入肌小梁中,脉冲发生器多埋藏在胸壁胸大肌表面,而非皮下组织中。双腔起搏:一般将心房起搏电极导线顶端置于右心房,心室起搏电极置于右心室。三腔起搏:如行双房起搏则左房电极放置在冠状窦内,如行心脏再同步化治疗(双心室)时,左室电极经过冠状窦放置在左室侧壁冠状静脉处。

二、案例报告

(一)一般资料

患者,女,64 岁,已婚,身高 160cm,体重 59kg,高中文化程度,退休职工,无吸烟饮酒等不良嗜好,平素身体状况良好。

(二)病史

主诉: 间断心慌、气短半年。

现病史: 患者于半年前无明显诱因突发心慌,伴气短,头晕,黑蒙,症状持续数秒钟后缓解,无胸闷、胸痛,无发热、咳嗽咳痰,无恶心呕吐、腹痛腹泻,无晕厥等不适。此症状间断反复发作,活动时发作较多,均能在数秒钟内缓解,未作特殊处理。为进一步诊治,门诊以"心律失常"收入院。

既往史: 无。

(三)入院诊断

病态窦房结综合征。

(四)诊疗过程

入院后完善相关检查及检验,结果汇报:①实验室检查:NT-proBNP 定量检测 643.0pg/mL;②心脏彩超:左心功能 EF 值 43%,左心室收缩功能减低,双心房增大,二尖瓣、三尖瓣轻中度关闭不全;③24h 动态心电图危急值:窦性停搏 5.6s。监测中 11:35～16:06 为心房颤动／心房扑动,其余时间可见显著窦性心动过缓或窦性停搏伴交界性逸搏心律,最小心室率 33 次／min,最大心室率 133 次／min,平均心室率 52 次／min。部分伴室内差异性传导。偶发室性早搏 2 次／全程,全程大于 2.0s 的 R-R 间期有 2 个,最长 R-R 间期 5.617s,考虑为窦性停搏。

经综合评估诊断患者为病态窦房结综合征,行永久起搏器植入术。术中于左锁骨下植入双腔起搏器,术后给予永久起搏器常规护理及换药,患者好转出院。

三、评估分析

（一）一般评估

1. 术前评估

（1）生命体征：T 36.6℃，P 47 次 /min，R 20 次 /min，BP 104/65mmHg。

（2）面容：患者入院时表情正常，无呼吸窘迫、鼻翼扇动，皮肤、甲床和口唇发绀。

（3）体位：主动体位。

（4）体重指数：23.1kg/m²。

（5）意识：患者入院时神志清楚，无需氧气吸入。

（6）管路：无留置静脉管路。

（7）营养风险筛查 2002：NSR 2002 评分（见附录 3-1）0 分，患者无营养不良的风险。

（8）睡眠评估：匹兹堡睡眠质量指数量表（见附录 4-1）评分 3 分，患者睡眠质量较好。

2. 术后一般评估

（1）生命体征：T 36.6℃，P 60 次 /min，R 20 次 /min，BP 108/64mmHg。

（2）面容：红润，无呼吸窘迫、鼻翼扇动，皮肤、甲床和口唇发绀。

（3）体位：术后被迫平卧位 8～12h 后患者可自行下床活动。

（4）体重指数：23.1kg/m²。

（5）意识：患者神志清楚，无需氧气吸入。

（6）管路情况：左手留置静脉针。

（7）其他需要的评估内容（如伤口、心理、营养、睡眠等情况）。

1）伤口评估：0 级切口，甲级愈合。

2）睡眠评估：匹兹堡睡眠质量指数评分 7 分（见附录 4-1），等级为轻度睡眠问题，睡眠质量一般。

3）数字评定量表：2 分。

4）营养评估：NSR 2002 评分（见附录 3-1）0 分，患者无营养不良。

（二）专科评估

心肺运动试验是目前较为精准的评估方法，但条件有限，该患者未行心肺运动试验，替代为 6 分钟步行试验。

1. 心功能评估　纽约心脏病协会心功能分级（见附录 2-1）1 级。

2. 运动能力评估　6 分钟步行试验（见附录 1-2），患者步行距离为 435m，Borg 自觉疲劳程度量表（见附录 1-5）14 级，患者为轻度心肺功能不全。

3. 肩关节活动评估　术前内旋 70°、后伸 72°、外展 141°、前屈 145°；术后 1 个月内旋 68°、后伸 68°、外展 138°、前屈 145°。患者肩关节活动出院时及出院 1 个月后未出现疼痛不适。

4. 起搏器功能程控评估　起搏器下限起搏频率 60 次 /min，上限跟踪频率 130 次 /min，自身平均心律 52 次 /min；术后显示全起搏心律，心率为 60 次 /min。起搏器心率应答模式为开启状态。

（三）心理社会评估

患者家庭支持系统为女儿及丈夫，家庭关系和睦，支持系统完善。汉密尔顿焦虑量表（HAMA）评分（见附录 4-8），术前 6 分，术后 7 分，无焦虑。心情温度计评分（表 3-6），术前 3 分（密切观察，动态评估），术后 3 分，无抑郁。

表3-6　心情温度计评分

程度	完全没有	偶尔出现但不影响生活	经常出现但还可以忍受	经常出现想找人帮忙	已经无法忍受
1. 睡眠困难,譬如难以入睡,易醒或早醒	0	1	2	3	4
2. 感觉紧张不安	0	1	2	3	4
3. 觉得容易苦恼和发脾气	0	1	2	3	4
4. 觉得比不上别人	0	1	2	3	4
5. 感觉忧郁,情绪不好	0	1	2	3	4
6. 觉得活得没意思	0	1	2	3	4

(四)辅助检查

患者为 1.5T 抗核磁起搏器,起搏器类型为 DDDR,起搏模式 DDD,延长 AV 间期后变为 AAI 起搏,起搏器参数未见异常。下线起搏频率为 60 次 /min;上线跟踪频率为 130 次 /min;心房不应期(PVARP)为 240～280ms。

四、康复护理问题与对策

(一)护理问题

1. 疼痛　与手术伤口有关。

2. 躯体移动障碍　与术后制动有关。

3. 潜在并发症:感染、出血或血肿、电极脱落。

(二)护理措施

1. 疼痛的护理

(1)观察与评估:对于心脏起搏器患者术后均需进行疼痛评分,可以采用单维度评分量表如 Wong-Baker 面部表情量表、数字评定量表、文字描述评定法对手术伤口疼痛进行评估。对于主诉疼痛患者应根据疼痛程度、药物作用时间按需、按时地进行反馈。

(2)治疗护理:术后 1～2h 局部麻药逐渐消失,可以采用预先镇痛方法。对于中重度疼痛患者,应及时告知医生,遵医嘱使用止痛剂;对于案例中轻度疼痛患者可以采用物理疗法如音乐疗法、转移注意力等。

2. 躯体移动障碍的护理　起搏器植入部位大部分都在锁骨下,患者由于疼痛或害怕会自我限制肩关节的活动,一旦长时间肩关节制动,会导致肩关节粘连,后期活动受限,影响生活质量。肩关节的早期康复活动有助于患者躯体康复。早期康复在患者卧床的 3～6h 内,医护人员可指导患者进行力所能及的活动,比如握拳运动、踝泵运动等,避免血栓形成,同时进行呼吸肌训练,如腹式呼吸、缩唇呼吸等。除由于疾病原因需要卧床休息的患者外,其他患者术后第 1 天均应在医护人员指导下进行肩关节康复运动。

3. 潜在并发症　有手术部位感染的风险、有出血 / 血肿的风险、有电极脱落的风险。

(1)避免手术部位感染:①术后严格限制探视,避免交叉感染。保持伤口干燥,严格无菌换药,术后 24h 内按外科换药,后期如无渗血渗液,可 2～3d 换药 1 次。行体温监测,观察患者有无感染征象。对于伤口或囊袋感染的患者,遵医嘱使用抗生素、协助医生清创操作。目前也有造口治疗师主导使用新型敷料如水胶体敷料、高渗盐水敷料、银离子敷料等进行伤口换药,可以加快伤口愈合,减少患者痛苦。②鼓励术后患者进食高蛋白、高维生素、易消化饮食,促进伤口愈合。心脏起搏器植入患者术前均应进行营养风险筛查,对于存在营养不良风险或营养不良患者,建议多学科团队参与,提前进行患者营养干预。

（2）出血与血肿护理:①起搏器植入处伤口为 5cm 左右切口,患者术后予以 1kg 沙袋压迫止血,3h 后换 0.5kg 沙袋予以压迫,或局部加压包扎即可,避免伤口出血。②观察起搏器囊袋有无肿胀、伤口有无渗血、红、肿、热、痛或波动感等,关注患者对伤口主诉如疼痛、伤口皮肤有无变暗发紫,及早发现出血、感染等并发症。

（3）避免电极脱落或移位:患者术后保持平卧或左侧卧位 8~12h,若平卧不适,可以抬高床头 30°~60°。避免用力咳嗽、术肢避免过度活动,如有咳嗽症状,尽早应用镇咳药物,以预防电极脱位。术后进行心电监测,监测患者生命体征,尤其注意心率、心律的变化及患者自觉症状,及时发现有无电极移位或起搏、感知障碍。出院前应常规进行胸部 X 线检查和起搏器功能测试。

4. 康复护理　患者无吸烟、饮酒等不良嗜好,未服用药物。患者主要康复在于运动、营养、心理及健康教育。

（1）康复师制定运动计划:根据患者 6 分钟步行试验,为患者制定了个性化的早期和后期康复计划。

1）术后早期肩关节运动康复（术后 1 周内）:心脏起搏器植入术后患者清醒即可进行早期活动,建议 12h 后可以下床活动。术后第 2 天可以建议患者行侧平举运动,将患者上肢尽量往两侧伸,回位再打开,逐渐练至水平位。术后第 3 天可行前伸展运动,患者呈站立位,将患者上肢尽量往前伸抬高,再回位。术后第 4 天可行后伸展,患者呈站立位,将患者上肢尽量往后伸展。术后第 5 天可行旋臂运动,患者呈站立位,以肩为轴,前后旋转前臂。术后第 6 天可行攀岩运动,面对墙壁,将患侧手指放于墙壁,逐渐向上爬。术后第 7 天可行绕头运动,患者站立,身体不可弯曲,患者术侧上肢抬起、绕枕后模向对侧耳部。患者进行肩关节康复时,需遵循循序渐进原则,尤其是早期起搏器伤口还未完全愈合、电极还未内膜化时,运动幅度不宜过大,避免牵扯伤口引起出血或发生电极脱落等并发症。术后肩关节活动方案应根据患者年龄、营养状态、术者水平或习惯等具体情况制定。一般肩关节运动康复 2~3 个月后,应接受医务人员检查,查看肩关节活动是否还有受限表现。

2）术后运动康复:运动康复应循序渐进,从被动运动开始,逐步过渡到坐位、坐位脚悬吊、床旁站立、床旁行走、病室内步行及 1 层楼梯或固定踏车训练,直到在 6 分钟步行试验中,将功能能力提高到正常的步行能力。前期主要为有氧运动。活动时应遵循 FITT 原则:A. 活动频率（Frequency,F）:有氧运动每周 3~5 次,中断运动时间避免大于 72h,抗阻运动每周 2~3 次。B. 活动强度（Intensity,I）:活动强度应处于低至中等强度,依据心率和 Borg 自觉疲劳程度量表评级（12~15 级）为宜;该患者起搏下线频率为 60 次/min,计算得出该患者运动时的心率应在 96~117 次/min。该患者存在起搏器依赖,在一般监测的基础上,可以将血压作为参考,原则患者血压下降不超过 10%,该患者基础收缩压为 104mmHg,建议收缩压不低于 93mmHg。C. 活动时间（Time,T）:患者有氧运动时间每次持续 30~60min,其中包括 10~15min 的热身运动和 5~10min 的整理活动,真正运动时间为 30~45min;每套运动重复 10~15 次,直至中度疲劳,时间为完成 1~3 套动作。D. 活动类型（Type,T）:进行有氧运动,如散步、打太极拳、骑自行车等;所有心脏起搏器植入患者应避免行有胸部创伤风险的体育活动,如橄榄球、拳击、武术等。应避免手臂大幅度的运动,如排球、足球、高尔夫、攀岩等,以防增加电极损坏风险。

（2）营养处方制定:通过膳食回顾、食物日记或食物频率问卷,采集患者食物和营养相关的历史,评估患者每日摄入总能量、脂肪、蛋白质、碳水化合物及其他营养素水平。膳食计划制定还要结合患者心功能分级,以及肌酐、脑钠肽、钠、钾等生化指标,与营养师制定个体化营养处方。鼓励患者及主要照顾者按照营养处方规划每日膳食并记录。

（3）心理护理与睡眠管理

1）评估：患者术后心理评估汉密尔顿抑郁量表评分 7 分（见附录 4-9），患者轻度抑郁；心情温度计评分 3 分（表 3-6）。术后第 1 天匹兹堡睡眠质量指数评分 6 分（见附录 4-1），轻度睡眠障碍。术后第 3 天匹兹堡睡眠质量指数评分 4 分，睡眠质量良好。

2）支持性心理帮助：①了解焦虑及睡眠障碍原因：案例中患者张某有轻度焦虑及抑郁心理问题。术后第 1 天出现轻度睡眠障碍，主要原因为入睡困难，患者因担心入睡后手臂运动导致电极脱位。②指导患者缓解焦虑、改善睡眠状态：案例中患者平时习惯手臂抬起入睡，给予患者术侧上肢保护性约束，以避免患者睡眠中活动幅度过大，次日患者睡眠质量良好。

3）药物治疗或转诊：该患者无需药物治疗或转诊。如患者有其他睡眠障碍、心理问题，建议多团队会诊，必要时给予药物干预或专业心理干预措施。

5. 健康教育

（1）伤口自我护理：患者掌握永久起搏器植入处伤口自我护理相关知识，居家穿着宽松棉质衣物，女性患者避免穿着过紧内衣，避免抚摸摩擦、撞击起搏器部位，避免感染，伤口有红肿热痛、波动感时需及时就诊。伤口处避免自行涂抹药物，一般建议术后 7d 伤口愈合后方可洗澡。根据患者具体手术缝合方式，告知患者是否需要拆线，如需拆线需告知具体时间及流程。

（2）起搏器安全指导：患者随身携带起搏器卡，并妥善保管。告知永久起搏器设置频率及电池使用年限，自我监测脉率，出现脉率减少并低于设置频率 5% 或出现安装永久起搏器前的症状应及时就医，外出旅行时需携带起搏器设备识别卡，乘坐飞机过安检时需出示该卡片。避免接触强磁场干扰，移动电话距离永久起搏器 10cm，对侧接听电话；日常生活电器不受干扰。告知患者永久起搏器是否具有抗磁功能及检查注意事项。

（3）运动指导：植入永久起搏器避免重体力劳动，避免术侧上肢用力过度或幅度过大的外展外旋动作，避免提 10kg 以上重物，以免电极移位。避免选择胸部撞击、过度拉伸肩关节的运动，如吊单杠、举重、篮球、足球、骑马等。常见的运动有快走、打太极、骑自行车等。

6. 出院指导

（1）按照起搏器健康教育及心脏康复处方正确运动，合理膳食，保持心情愉悦。

（2）根据随访手册时间按时随访。术后 1 个月、3 个月、6 个月分别来院进行常规程控测试。以后可每年进行 1 次例行随访，在随访中可依患者的病情变化调整起搏器的相关参数；在临近电池耗竭前应每 1～3 个月就进行一次随访程控，以利于随时发现问题，及时住院更换起搏器。

（3）告知患者随访地点及流程。

（三）护理结局

患者起搏器植入后顺利出院，随访无伤口出血及感染，伤口愈合良好，肩关节功能恢复，起搏器程控未见异常。患者自护能力足以应对日常生活所需。

患者规律康复 3 个月后对患者进行评估，使用肩关节功能评价量表、生活质量评分、汉密尔顿焦虑/抑郁量表、6 分钟步行试验对患者进行评估。患者 6 分钟步行试验距离为 460m，心肺功能有所提高。肩关节功能恢复正常，不存在肩关节粘连及疼痛情况，起搏器伤口愈合良好，起搏器相关知识知晓全面，无抑郁及焦虑发生，睡眠充足。

五、总结与思考

心脏起搏器植入术后患者的康复包含多个维度，包括心理、生理、社会康复等维度，患者因疾病不同导致植入心脏起搏器类型不一样,患者后期的康复及护理侧重点也会有区别,这些需要医护人员具有更强的知识储备,来对患者进行循序渐进、个体化的康复护理。如何让患者早日回归社会,回归家庭,也值得探讨与关注。

(一)心脏起搏器延续性护理

1. 奥马哈系统在心脏起搏器植入术患者中的应用　奥马哈系统是一个标准化术语,描述了所有的健康和医疗保健问题。奥马哈系统是由三个有效且可靠的工具组成,即问题分类表、干预方案和成效的问题评级表。有研究者将奥哈马系统运用于心脏起搏器植入术患者,列出了心脏起搏器植入术患者在各领域问题分类中四大领域前三的问题,并补充了奥哈马系统未涉及的问题,包括并发症(囊袋出血/血肿、感染、起搏器综合征)、起搏器程控(电极连接处松脱、心房/心室电极脱位/微脱位、心房/心室阈值升高、心房/心室感知不良/过度感知)和其他问题(局部肌肉刺激)。

2. 个案管理在心脏起搏器植入术患者中的应用　个案管理包括评估、计划、实施、协调、监督、评价所选择的治疗和服务的合作程序。该程序通过与患者交流并协调可利用资源来满足个人的健康需求,从而促进高质量的、具有成本效益的医疗结局。个案管理模式在本案例应用中,患者在起搏器植入的不同阶段,需求是不一样的,个案管理师全程跟踪患者情况,基于围手术期长短的不同,给予患者针对性的护理,更好地体现以人为本的健康照护。

(二)心脏起搏器植入术患者心脏康复

心脏康复在国内主要集中在冠心病患者中,而心脏起搏器植入后的患者也是需要进行心脏康复的。诸多文献显示,心脏起搏器植入后的患者进行运动康复有助于患者生活质量的提高。心脏起搏器由于种类繁多,其功能也不一样。目前心脏起搏器植入术患者心脏康复危险预警机制不完善,心脏康复措施缺乏理论框架支撑,且缺少详细的干预措施依据;康复结局指标评价多样,ICD 的心脏康复指南不统一,同时缺乏国际共识。在心脏康复方面,还有诸多有待解决的问题。

(三)心脏起搏器植入术患者的心理问题

有研究对 ICD 患者的焦虑、抑郁进行了系统回顾,约 20% 的 ICD 患者有明显的心理困扰,是一般心脏疾病和慢性病患者的 2 倍,这表明患者的心理问题不容忽视。ICD 患者的消极情绪是心律失常的原因而不是结果,心理压力会增加休克和死亡的风险。有干预研究表明,心理教育干预能使患者的焦虑、抑郁、生活质量、身体状况及意外入院等情况有所改善。医务人员应该将心理康复和运动康复相结合,使患者身心同时得到发展,提高患者的生活质量。

(兰　兰　王素芬　何细飞)

第四节　经导管主动脉瓣置换术患者围手术期的康复护理案例分析

一、案例疾病概述

(一)概述

主动脉瓣狭窄(aortic stenosis,AS)是指主动脉瓣开口变窄,使左心室收缩期推血入主动脉时出现阻力增高的一种心脏瓣膜疾病,是最常见的成人先天性心脏病,严重主动脉瓣狭窄可导致心脏负荷增加、心功能不全。

经导管主动脉瓣置换术(transcatheter aortic valve replacement,TAVR)是一种治疗主动脉瓣狭窄的微创新技术。自 2002 年首例成功以来,TAVR 在国际上得到广泛应用,其安全性和有效性已被多项前瞻性随机对照研究所证实。因其无需开胸、心搏骤停和体外循环等优点,TAVR成为无法实施外科手术或手术高危的重度AS和(或)主动脉瓣关闭不全(aortic regurgitation,AR)患者的有效选择。TAVR通过腹主动脉或股动脉血管内逆行送入人工心脏瓣膜支架,覆盖原有病变的主动脉瓣膜,达到置换缺陷瓣膜的目的,避免了开胸手术的创伤。但TAVR后患者仍需进行标准化的术后监测和护理,促进患者术后恢复。采用快速康复理念,由医生、护士、康复师等组成专业团队,制定个体化的术后护理方案,重点监测病情变化,预防并发症,进行早期活动促进功能恢复,可有效减轻患者术后痛苦,促进患者早日康复。

(二)病因及病理生理

1. 病因

主动脉瓣狭窄主要由先天性畸形、老年性主动脉瓣钙化和炎症性病变(多为风湿性心脏病)3种原因导致,具有动脉粥样硬化的常见病因(如高血压、血脂异常、糖尿病等),体型肥胖或有吸烟习惯;肾功能衰竭患者患本病风险更高。

2. 病理生理

(1)轻度狭窄时,可无明显的血流动力学改变。

(2)当瓣口面积$< 1.0cm^2$时,左心室排血受阻,收缩压升高,左心室壁发生向心性肥厚。

(3)由于左心室排血受阻及排血量减少,引起心肌耗氧量增加及冠脉血流量减少,导致心绞痛及心功能不全。

(4)由于左心室功能不全,引起左心室排血受阻、左心室扩大及左心房内压力升高,导致肺动脉高压、肺间质水肿进而出现右心功能不全或衰竭。

(三)临床表现

1. 症状

(1)呼吸困难:劳力性呼吸困难为晚期肺淤血引起的常见首发症状,进而可发生阵发性夜间呼吸困难、端坐呼吸和急性肺水肿。

(2)心绞痛:重度主动脉瓣狭窄的患者,心绞痛是最早出现也是最常见的症状。

(3)晕厥:多发生于直立、运动中或运动后即刻,少数在休息时发生,由于脑缺血引起。

2. 体征

(1)心界:正常或轻度向左扩大,心尖区可触及收缩期抬举样波动。

(2)心音:主动脉瓣钙化僵硬,第二心音中主动脉瓣成分延迟或减弱,严重狭窄者可呈逆分裂。肥厚的左心房强有力收缩产生明显的第四心音。

(3)心脏杂音:典型杂音为粗糙而响亮的喷射性杂音,强度在3/6级以上,递增-递减型,向颈部传导,在胸骨右缘1~2肋间听诊最清楚常伴震颤。

二、案例报告

(一)一般资料

患者,男,74岁,已婚,身高175cm,体重65kg,大专文化程度,退休职工,无吸烟及饮酒史。

(二)病史

主诉:间断乏力伴心慌3个月余。

现病史:患者于2023年1月感染新冠后觉乏力疲劳伴心慌而就诊,行超声心动图检查显示主动脉瓣反流,为求进一步诊治以"重度主动脉瓣狭窄"收治。

既往史: 40 年前确诊风湿性心脏病,否认肝炎、结核病、疟疾病史,否认高血压、心脏病史,否认糖尿病、脑血管疾病、精神疾病史,否认手术史、外伤史、输血史,否认食物、药物过敏史,预防接种史不详。

家族史: 否认家族性遗传病史,否认家族性肿瘤史。

(三)入院诊断

1. 重度主动脉瓣狭窄。

2. 风湿性心脏病。

(四)诊疗过程

患者诊断为重度主动脉瓣狭窄,入院后积极完善相关检查,排除手术禁忌证后,于入院后第 8 天在全麻下行经导管主动脉瓣植入术,手术顺利。术后返回至普通病房,遵医嘱心电血压血氧饱和度监护,术后生命体征波动平稳,患者无不适主诉,并于术后第 1 天拔除保留导尿管,于术后第 3 天拔除颈内深静脉置管及临时起搏器。治疗上遵医嘱使用抗血小板聚集、降脂对症治疗,术后第 5 天病情平稳,予以办理出院。

三、评估分析

(一)一般评估

1. 生命体征　T 36.3℃,P 79 次/min,R 19 次/min,BP 138/75mmHg,SpO₂ 99%。

2. 面容　正常。

3. 体位　自主体位。

4. 体型　正常。

5. 氧疗情况　无吸氧。

6. 管道情况　无留置管道。

7. NRS 2002 评估　中度营养不良,近 3 个月体重较标准体重下降 10% 以上。

8. 其他需要的评估内容　皮肤正常、两便正常、睡眠正常、情绪稳定、听力正常、双眼远视。

(二)专科评估

1. 心功能评估

(1)CCS 心绞痛分级:Ⅱ级,日常体力活动轻度受限,在饭后、情绪激动、寒冷刺激受限明显;平地步行200m 以上或楼梯 1 层以上。

(2)美国纽约心脏病协会(NYHA)心功能分级(见附录 2-1):Ⅱ级。

2. 运动能力评估

(1)衰弱筛查量表包含疲乏、抵抗、步态异常、体重减轻、活动时间等 5 个维度,总分 ≥ 3 分定义为虚弱(见附录 1-8),衰弱筛查量表评估为 4 分,虚弱状态。

(2)Berg 平衡量表(见附录 1-9)评分 35 分,有一定的平衡能力,但较弱。

(3)四肢肌力 Lovett 分级(见附录 1-1):5 级,肌力正常。

3. 日常生活能力评估　Barthel 指数评分 75 分,生活部分自理。

4. 认知功能评估　简易精神状态检查量表(MMSE)(见附录 4-2)评分 28 分,认知功能正常。

5.服药依从性评估　Morisky用药依从性(MMAS-8)(见附录6-1)评分6分,依从性中等。

(三)心理社会评估

1.焦虑评估　广泛性焦虑量表(GAD-7)(见附录4-4)评分4分,没有焦虑症。

2.睡眠质量评估　匹兹堡睡眠质量指数量表(PSQI)(见附录4-1)评分8分,睡眠质量较差。

(四)辅助检查

1.心脏彩超　入院后第3天心脏彩超提示:主动脉瓣狭窄(重度)伴反流(轻中度);二尖瓣反流(中度);左心室饱满,左室壁偏厚,LVEF 40%。

2.双下肢动静脉彩超　入院后第3天双下肢动静脉彩超提示:双下肢动静脉未见明显异常。

3.冠状动脉CTA+胸腹主动脉CTA　入院后第5天冠状动脉CTA+胸腹主动脉CTA提示:两肺多发结节;右肺中叶少许慢性炎症;前降支近段管壁钙化斑块;胸腹主动脉散在钙化斑块;头颅CT平扫未见明显异常。

4.动态心电图　入院后第13天动态心电图提示:窦性心律,房性早搏(共160次,成对9次,房性心动过速2阵)。

5.血常规　入院后第13天血常规等未见明显异常。

四、康复护理问题与对策

(一)护理问题

1.活动耐受性降低　与患者心输出量减少、术后卧床有关。

2.自理缺陷　与患者病情重及医源性限制有关。

3.有成人跌倒的危险　与患者全麻术后身体虚弱有关。

4.睡眠型态紊乱　与经常觉醒有关。

5.有血栓形成的危险　与手术创伤及凝血功能增高有关。

6.营养失衡:低于机体需要量　与摄入不足、消耗过多有关。

(二)护理措施

TAVR术前全面评估并帮助患者做好手术准备,术中密切监测生命体征预防并发症,术后继续监测病情变化并指导患者出院后定期复查。在医生指导下开展早期活动锻炼,密切观察可能出现的异常并及时处理。做好饮食、排便护理,制定个性化护理方案,并给予患者出院指导,从而帮助TAVR患者尽快恢复手术创伤,改善心功能,提高生活质量。

1.术前准备

(1)全面评估患者的身体状况

1)评估入院后患者的病情、年龄、合并症、左心室功能、心输出量等,确认患者左心功能较好,无严重左心衰竭表现;评估患者的外周血管情况,确认其无严重的对侧下肢血管狭窄或闭塞性病变。

2)完成患者的术前相关检查,包括血常规、凝血功能检查、电解质检查、肝肾功能、空腹血糖、心电图、胸部X线、心脏CT血管造影等,为手术制定方案。

3)评估患者的长期用药史,患者术前存在抗凝药物使用的情况,遵医嘱在术前3天将患者原有的口服抗凝药改为低分子量肝素皮下注射,术前避免使用抗凝药物。

4)评估患者的呼吸功能情况,指导患者术前学习有效咳嗽的技巧,包括采取仰卧位、双手抱胸、深吸气后进行深部咳嗽等。指导患者进行呼吸肌训练,如膈式呼吸联合缩唇呼吸等。

(2)对患者进行TAVR健康宣教。宣教方式包括:采用围手术期宣教小讲堂、宣教视频、制作"心"形提示牌等多种方式,增加患者对手术过程、风险、术后注意事项等方面的知识。宣教内容包括:TAVR 的手术原理、具体流程、可能出现的风险及并发症、术后需要配合的护理措施等。

(3)术前营养支持:评估患者的营养状态,监测患者的体重指数、血清白蛋白等指标。根据评估结果给予个体化的饮食指导,具体包括增加高蛋白质、高维生素的食物摄入,采取多餐少量进食等。

根据评估结果确定患者术前存在营养不良风险,术前即开始支持治疗,具体措施包括:①确定每日能量需求。根据患者的年龄、性别、身高、体重等信息,计算出患者每日的能量需求量。然后根据患者的营养状态和手术情况进行调整。②优质蛋白质补充。TAVR 手术需要大量的蛋白质来修复血管并缓解炎症反应。通过食物或补充剂来摄取优质蛋白质,如乳制品、鸡蛋、豆类、瘦肉等。③补充维生素和矿物质。多种维生素和矿物质在术前和术后均十分重要。如维生素 C、维生素 D、铁、钙等,通过指导患者加强饮食或服用相应的营养补充剂来摄取。④个性化的饮食计划。根据患者的口味和偏好制定个性化的一周饮食餐单,使其更易于实施,例如:高能量、高蛋白、充足维生素和矿物质的饮食;可以分多次进食,防止厌食。⑤关注患者饮食状况。关注患者的饮食状况,包括食欲和口感变化。术前患者曾出现食欲减退、体重下降等情况,与营养师和医生沟通后进行了必要的饮食调整。⑥术前进行禁食禁饮处理。根据患者情况制定禁食时间,即术前 6～8h 停止任何食物摄入,2～4h 停止摄入清流质饮料,保证空腹状态。同时保证水、电解质平衡,防止脱水。

(4)预防并发症

1)预防感染:注意患者术前的皮肤准备,要求洗澡、备皮。合理使用抗生素,抗生素在手术切皮前30min 开始使用,选择敏感的抗生素。

2)预防下肢深静脉血栓形成:术前应用低分子量肝素,教会患者踝泵运动。

(5)开展心理护理干预:与患者积极沟通,采取支持性倾听,让患者表达内心的恐惧、焦虑等负面情绪,给予积极回应,帮助患者减轻负面情绪,树立战胜疾病的信心。进行认知行为教育,纠正患者对手术风险的认识偏差,传递积极的应对信息。

2. 术中监护

(1)选择经腹股沟超声引导下进行腰硬联合麻醉,避免插管对呼吸道的刺激,减少咳嗽反射。

(2)全程严密监测患者的生命体征,包括心率、心律、血压、血氧饱和度。同时进行持续心电监护,观察患者在麻醉全过程中的心率、心律变化情况,发现问题及时处理。

(3)术中保证患者获得充分的镇静、镇痛效果,防止术中因疼痛、情绪波动引起的各种不良反应。但要注意观察药物的使用剂量及药效,避免过度镇静导致低血压、低呼吸等。

(4)手术过程中高度注意,防止气体栓塞并发症。严密观察输液泵或微量泵等装置报警情况,出现异常及时处理。

(5)TAVR 瓣膜植入完成后,进行根部造影观察瓣膜开放情况,评估瓣膜功能。发现问题时进行后扩张来优化瓣膜置入效果。

(6)关注引流管的引流情况,观察引流液量及性质。

(7)手术结束后开始进行患者的积极复温,防止因术中低温导致的各种问题。但温度上升平稳缓慢进行,避免出现超常复温引起的并发症。

3. 术后护理

(1)病情观察

1)安全返回病房后继续密切监测患者的生命体征,包括心率、心律、血压、血氧饱和度,全面评估患者的血流动力学情况,发现问题及时处理。术后 24h 进行动态心电图监测,观察心率、心律、ST 段、T 波改变情况,评估是否存在心律失常,为出院筛查提供依据。

2)观察出入量情况,保持水电解质平衡,防止因脱水出现低血容量状态。适当限制输入量,根据患者的尿量调整输液速度。

3)密切监测患者的肢体活动情况,出现异常运动障碍要考虑是否存在脑血管意外,进行神经系统检查,排除脑卒中可能。观察患者肢体的皮肤颜色、肢端温度变化。

4)心功能监测:进行持续心电监护,观察心率、心律、心电图 ST 段是否存在异常变化。监测中心静脉压,反映心功能及血容量情况。观察患者的精神状态变化,焦虑、恐惧也会影响心率的变化。记录每日尿量变化,评估心功能及肾功能储备。

(2)治疗护理

1)鼓励患者术后至少在 24~48h 进行面罩或鼻导管吸氧,保证血氧饱和度 ≥ 95%。同时观察患者的呼吸情况,如呼吸方式,是否有呼吸困难等。

2)要求患者术后卧床休息,严格控制术后 6h 内不进食、4h 禁饮,避免引起呛咳呕吐。重点观察患者的饮食耐受度,患者出现呛嗽时延长禁食时间。

3)定期评估患者的疼痛情况,及时给予镇痛药物,采取多模式联合镇痛方式。避免因疼痛引起患者焦虑、情绪波动,导致呼吸急促,影响血流动力学。

4)指导患者进行有效咳嗽,促进呼吸道分泌物排出,必要时进行吸痰,预防肺部感染的发生。

(3)心理睡眠管理

1)评估患者的心理状况,进行支持性心理护理,帮助患者减轻负面情绪,使之保持稳定状态。避免焦虑、抑郁导致内分泌紊乱,影响手术恢复。

2)评估患者的睡眠状态:本案例中患者为中度睡眠障碍,注意创造有利于入睡条件的反射机制,如睡前半小时洗热水澡,泡脚,白天避免睡眠时间过长。

(4)制定药物处方:使用 WHO 启动的患者可参与的"用药安全 5 个时刻"管理工具,提高患者用药依从性,即分别从认识药物时刻、检查药物时刻、使用药物时刻、加用药物时刻、停用药物时刻进行相关宣教。出院后,应用互联网 APP 等信息化延续服药,将"用药安全 5 个时刻"管理延续到家庭管理。推送用药相关知识,自动提醒患者及家属检查药物、按时用药及记录用药,根据用药打卡情况在出院 2 周、3 个月进行电话随访,再次给予患者针对性强化教育。根据医生的建议,按时服用预防血栓形成的药物,以减少血栓风险。

(5)早期活动锻炼:评估患者的生命体征平稳后,在医生指导下开始进行肢体功能的锻炼,具体包括如下。

1)早期活动:在术后条件允许的情况下尽早开始进行肢体活动。最初,需要辅助工具(如助行器),逐渐进行站立、行走等活动,这有助于预防并发症(例如深静脉血栓形成),促进康复。

2)物理治疗:接受物理治疗师的指导,进行肌肉强化和伸展运动,这有助于恢复肌力和灵活性,并提升肢体功能。

3)康复训练:参与专门设计的康复训练计划,包括有氧运动、平衡训练和肌肉锻炼。这些训练有助于增加耐力和提高肢体力量,促进康复进程。注意控制活动的时间及强度,一般开始时控制在最大心率的 30% 以下。活动后评估患者的耐受情况,胸闷、气短时停止并休息。

(6)并发症的预防及处理

1)出血观察:①比较患者的输液量与引流量,明显引流量过多提示可能存在血管破裂出血;②观察患者的皮肤黏膜颜色,查体时触诊震颤,监测血流动力学指标,如出现低血压、震颤、面色苍白等考虑可能存在不同程度的出血;③观察患者的心率变化,心动过速也可能是出血导致的心衰补偿机制;④行心脏彩超,检查心包积液量,评估是否存在血胸。若患者存在胸壁较厚、受肺部疾病干扰或心包积液量较少等特殊情况下,可通过经食管超声心动图进一步确认。

2)心律失常的预防:①观察动态心电图,判断患者是否出现异常心律,若有,判断异常心律的类型及危险程度;②分析并纠正引起心律失常的可逆性原因;③给予相应的抗心律失常药物,或短期使用心脏起搏器维持心率;④出现威胁生命的室颤、心搏骤停时要立即进行心肺复苏。

3)该患者术后出现低血压,原因分析包括:①心源性休克,因为心功能衰竭所致,应进行利尿降低心脏前负荷,同时强化心功能支持治疗;②低血容量性休克,应进行扩容来提高有效血容量;③感染性休克,出现严重感染,应积极进行抗感染治疗,维持组织灌注。

4)防治感染:①使用敏感抗生素,预防手术切口及深部感染的发生;②严格进行无菌操作,减少病原菌接触。③预防导尿管相关性感染,注意无菌操作技术;④加强呼吸道管理,采取雾化吸入、有效排痰等措施。

4. 饮食护理及腹胀的处理

(1)术后恢复饮食要循序渐进,防止因进食不当引起消化不良。开始为流质饮食,少量多次,观察患者的饮食耐受情况。患者情况良好后,给予半流食或软食,注意不要一次饮食过多或过快,然后逐步过渡到普食。

(2)术前存在中度营养不良,体重较标准体重下降10%以上,故应加强营养指导,要鼓励患者多吃高蛋白质、高维生素的食物,有助于创伤修复和机体恢复。具体的个性化营养处方包括:

1)每日能量摄入:根据患者的身高、年龄、性别和活动水平等因素,计算患者的每日能量需求量。考虑到中度营养不良,可能需要增加能量摄入。通常建议增加总能量摄入量10%~20%,但具体的增加比例应根据患者的情况而定。

2)摄入优质蛋白质:确保患者摄取足够的蛋白质以促进伤口愈合和肌肉恢复。建议每日蛋白质摄入量为1.2~1.5g/kg。可以选择富含优质蛋白质的食物,如鸡蛋、乳制品、瘦肉、鱼类、豆类和坚果。

3)补充维生素和矿物质:补充维生素和矿物质有助于促进康复和提高免疫功能。尤其需要关注维生素C、维生素D、钙、铁和锌的摄入。可以通过均衡饮食和补充剂的方式来确保足够的营养摄入。

4)增加碳水化合物摄入:适当增加碳水化合物的摄入,以提供足够的能量支持和日常活动恢复。选择健康的碳水化合物来源,如全谷类食物、蔬菜和水果。

5)饮食多样化:鼓励患者摄取丰富多样的食物,以获取各种营养素。合理搭配主食、蔬菜、水果,确保全面的营养摄入。

6)分餐进食:将三餐分为多个小餐,并在两餐之间添加小食。有助于增加能量和营养的摄入,减轻患者厌食的问题。

7)跟踪和监测:密切跟踪患者的体重变化、营养状况和术后恢复情况。定期进行营养评估,并根据患者的需求进行必要的调整。

(3)腹胀的处理:术后胃肠蠕动减慢,出现消化不良时可暂时使用胃肠减压术或灌肠进行解除,以促进排气排便。适当帮助患者采取膝胸位或侧卧位,利用体位促进肠道气体的排出。按摩师可对患者进行腹部顺时针方向的推拿按摩,有助于增强肠蠕动功能。

5. 促进患者早期康复活动

(1)活动强度要经医生评估后制定,循序渐进增加活动的时间及负荷量。避免活动过猛导致运动不良反应。早期活动可先从被动练习开始,如被动关节活动,推拿按摩等。患者情况好转后,可开始主动活动,时间和强度要循序增加,如床上运动、下床行走等。

（2）每次活动前后应监测患者的生命体征，包括心率、血压、血氧饱和度等，控制在正常范围内。患者早期活动时，帮助采取半卧位，有助于减轻因直立性低血压出现的不适。活动过程中给予患者持续低流量吸氧，预防可能出现的氧合不良。活动后给予患者足够的休息时间，并评价患者的活动耐受程度。如果出现心慌、气短、乏力等不适，应立即终止活动。进行正念认知治疗与放松训练，引导患者专注当下。

（3）个性化运动处方：根据 CCS 分级为Ⅱ级心绞痛和 NYHA 心功能为Ⅱ级，术后应考虑适度的有氧运动，如散步、轻度跑步或游泳等。运动强度和时长应根据个体情况和医生建议进行调整。根据衰弱筛查量表评估为虚弱状态，MRC 肌力评估为四肢肌力 5 级，Berg 平衡量表评估为有一定的平衡能力但较弱。术后应进行适度的康复训练，包括力量训练、平衡训练和柔韧性训练，以提高肌力和平衡能力。

6. 预防患者跌倒事件的发生

（1）评估患者的跌倒高危因素，如视力问题、认知障碍、药物性低血压等，并针对性采取预防措施。

（2）存在视力或认知障碍的患者，给予 24h 的专人陪护照顾。

（3）告知患者起身下床活动需循序渐进，需要护士在场协助，不能独自下地活动。

（4）床边放置醒目标识，提示跌倒高危，保证床边走道畅通无阻碍。

（5）提醒患者拔除导尿管后由陪护协助如厕。

（6）对存在药物性低血压的患者，起立变换体位时要采取缓慢的方式。

（7）对医护人员进行跌倒风险评估及预防措施的培训，提高警惕性。

7. 出院指导及随访

（1）出院后应定期复诊，进行心肺功能检查，评估瓣膜功能。

（2）口服抗凝药物如华法林时定期监测 INR，控制在 2～3 的理想范围。

（3）提倡健康生活方式，饮食低脂低盐，戒烟限酒，适量活动。

（4）避免进行剧烈运动，进行节奏轻缓的有氧运动锻炼。

（5）加强日常防护，如穿适当衣物保暖，减少感染机会等。

（6）定期监测心率、血压，如出现明显不正常，应及时就诊。

（7）严格依照医生的医嘱服药，不要自行停药或更改剂量。

（8）每次复诊应带上各项检查结果，以便医生评估病情进展。

（9）如果发现异常，如胸痛、心悸、头晕等，及时到医院就诊检查。

（三）护理结局

1. 入院第 8 天　患者因重度主动脉瓣狭窄入院，医生会诊后决定行 TAVR 手术治疗。患者在全麻下顺利完成 TAVR 手术，未出现明显术中并发症。术后返回普通病房继续治疗，进行持续心电、血压和血氧饱和度监测，生命体征平稳。

2. 入院第 9 天　拔除保留导尿管，观察无异常。

3. 入院第 13 天　拔除颈内深静脉置管及关闭临时起搏器，心率和心律正常。

4. 入院第 13～15 天　遵医嘱给予抗血小板聚集、降脂等药物治疗。

5. 入院第 16 天　检查结果正常，病情平稳。遵医嘱为患者办理出院手续。

6. 出院后 1 个月　首次门诊复查提示人工瓣膜功能良好，瓣膜反流不明显，患者身体状态继续恢复中。

五、总结与思考

TAVR 患者术前常患有多系统疾病，常见的有肺部疾病、贫血、心房颤动、慢性心功能不全及脑卒中等情况,部分患者还需长期服用抗凝药物。在这些患者参与不同阶段运动康复训练过程中,临床医师、康复医师、康复治疗师应动态观察患者的重要生命体征和临床表现,同时依据患者的运动耐受力、相关疾病的临床治疗及康复指南来制定和调整运动康复方案。开展此案例的康复实践,团队参与及全程动态评估非常重要,同时要求掌握 FITT 原则及心脏康复五大处方(药物处方、运动处方、营养处方、心理处方及戒烟限酒处方)在患者围手术期康复护理中的运用。根据病情,为患者制定针对性、个体化的康复计划,强化康复意识,坚持康复运动,改善不良生活习惯,维持良好的心态,提高患者生活质量。TAVR 患者围手术期及术后的运动康复、提高患者的手术耐受力、与降低病死率和提高生活质量密切相关。建立从医院到家庭的连续性运动康复干预新模式,是提高 TAVR 患者术后康复疗效的重要措施。心脏康复从业人员综合技术的提高,TAVR 康复多学科团队的建设,有助于提高手术疗效和患者满意度。随着物联网技术和智能可穿戴设备的发展,对 TAVR 患者术后可进行远程医疗和在线运动康复指导,提高患者居家运动康复的依从性和主动性,将极大推动 TAVR 患者术后从围手术期到居家康复的全程管理。

(曹教育　童丽娇　周晓娟)

第五节　冠状动脉旁路移植术患者围手术期的康复护理案例分析

一、案例疾病概述

(一)概述

冠状动脉粥样硬化性心脏病(coronary atherosclerotic heart disease,CAHD)是指冠状动脉粥样硬化使血管腔狭窄或阻塞,导致心肌缺血、缺氧、坏死而引起的心脏病,它和冠状动脉功能性改变即冠状动脉痉挛统称为冠状动脉性心脏病(coronary artery heart disease, CHD),简称冠心病,亦称缺血性心脏病(ischemic heart disease)。

冠状动脉旁路移植术(coronary artery bypass grafting, CABG)又称冠状动脉搭桥术,从患者自身取下一段正常血管,通常为大隐静脉及乳内动脉,一端与升主动脉相连,另一端与冠状动脉狭窄部位的远侧相连。通过血管旁路移植绕过狭窄的冠状动脉,为缺血心肌重建血运通道,以改善心肌供血、供氧,缓解和消除心绞痛等症状,提高患者生存质量。

(二)手术适应证

1. 药物治疗不能缓解的心绞痛,且冠状动脉造影显示冠状动脉两支或两支以上的狭窄病变大于70%。

2. 冠状动脉左主干狭窄和前降支狭窄者。

3. 出现心肌梗死并发症,如心室壁瘤、心室间隔穿孔和二尖瓣乳头肌断裂或功能失调。

4. 介入治疗术后狭窄复发者。

二、案例报告

(一)一般资料

患者,男,67 岁,已婚,身高 170cm,体重 75kg,初中文化程度,退休职工,有吸烟史约 35 年,每日吸烟约 20 支,少量饮酒。

（二）病史

主诉: 发作性胸闷、心悸 3 个月,加重 1 个月。

现病史: 患者 3 个月前开始出现发作性胸痛(性质为闷痛钝痛)、心悸等症状,多于活动或情绪波动时出现,持续数秒至数分钟,休息后可缓解。1 个月前患者自觉症状加重、发作频率增加而就诊,诊断为冠心病,对症治疗有效,后行冠状动脉造影检查,提示冠状动脉左主干病变,前降支最狭窄处狭窄程度 85%～90%,回旋支近段管状狭窄约 40%,远段管状狭窄约 70%。建议搭桥手术治疗。为求进一步治疗而转诊,门诊以"冠心病"为诊断收治入院。病程中患者无咳嗽、咯血,无呼吸困难,无黑蒙、晕厥,无腹胀、浮肿,自觉活动耐受性降低,饮食未受明显影响,睡眠稍差,二便正常,体重无明显变化。

既往史: 患者平素健康程度良好,无传染病史,无药物或食物过敏史,无输血史,无家族传染及遗传性病史。既往有右侧胫腓骨骨折 40 年,吸烟史 35 年,高血压病史 10 年,血压最高 170/100mmHg,规律服用"苯磺酸氨氯地平片"1 片 / 日降压,糖尿病史 10 年,血糖控制效果不佳。

（三）入院诊断

1. 冠状动脉粥样硬化性心脏病。

2. 糖尿病。

3. 心功能Ⅱ级。

4. 2 级高血压。

（四）诊疗过程

1. 入院 入院当天,入院后完善相关检查、检验;扩冠、抗凝、改善心肌供血、调整心肺功能;利尿、补充离子;给予呼吸功能训练指导;生活方式干预,健康教育,心理疏导,睡眠管理。

2. 手术 入院第 6 天全麻体外循环下行主动脉-冠状动脉旁路移植术和左胸廓内动脉-冠状动脉旁路移植术,手术 3h 45min,体外循环辅助 100min,停跳 60min,呼吸机辅助呼吸 3h。

3. ICU 术毕 20:30 入 ICU,病情平稳,给予拔除气管插管,给予无创呼吸机辅助通气。术后 1 天给予康复护理措施。

4. 返回病房 术后第 2 天 10:00 转出,继续给予吸氧、监护、扩冠、间断无创辅助通气治疗等,给予呼吸训练指导、疼痛管理、营养支持、心理疏导、运动康复等,患者可逐渐离床自行活动。

5. 出院 术后第 7 天出院。

三、评估分析

（入院当日）

（一）一般评估

1. **生命体征** 入院时 T 36.4℃,P 60 次 /min,R 21 次 /min,BP 143/85mmHg,SpO_2 97%。

2. **面容** 患者神清语明,表情轻度痛苦面容,未见鼻翼扇动,面色红润、口唇深红、甲床白。

3. **吸氧方式** 入室后端坐位,有轻度呼吸困难,立即给予鼻导管吸氧,氧流量 3L/min。

4. **其他** 患者全身皮肤完整无破损、无红疹等,胸廓对称,双侧呼吸运动对称一致,听诊双肺呼吸音粗,患者二便通畅,偶有入睡困难,四肢感觉及运动正常、双下肢大隐静脉无曲张、无水肿,营养状态好,40 年前右侧胫腓骨骨折。左前臂建立静脉通路。

（二）专科评估

1. 心、肺功能评估

（1）握力评估：右手握力为 25kg、左手握力为 26kg，偏低。

（2）NYHA 心功能分级（见附录 2-1）：心功能 Ⅱ 级。

（3）6 分钟步行试验（见附录 1-2）：300m，中度的心肺功能不全。

（4）Borg 呼吸困难评分量表（见附录 2-2）：4 分，稍微严重。

（5）肺功能检测：阻塞性肺通气功能障碍，小气道功能障碍。

2. 日常生活能力评估　Barthel 指数 60 分；Lovett 分级（见附录 1-1）5 级。

3. 尼古丁依赖程度评估　尼古丁依赖评估量表（见附录 6-2）6 分，高度依赖。

4. 跌倒 / 坠床评估　Morse 跌倒风险评估量表 25 分，跌倒中危。

5. 压力性损伤　Braden 量表评分 0 分，低风险。

6. 深静脉血栓风险评估　Caprini 评估量表（见附录 5-2）2 分，中危。

7. 疼痛评估　视觉模拟（VAS）评估量表，3 分，轻微疼痛。

8. 营养程度评估　NRS 2002（见附录 3-1），正常。

（三）心理社会评估

1. 焦虑　SAS 评分（见附录 4-6）56 分，轻微焦虑。

2. 抑郁　抑郁症筛查量表评分（见附录 4-10）4 分，没有抑郁。

3. 睡眠质量　匹兹堡睡眠质量指数评分（见附录 4-1）12 分，睡眠质量一般。

（四）辅助检查

1. 实验室检查　患者低密度脂蛋白胆固醇 3.45mmol/L，总胆固醇 6.6mmol/L，甘油三酯 2.22mmol/L，血气分析 PaO_2 90mmHg，BNP 327ng/L。

2. 心电图　窦性心律，陈旧性下壁心肌梗死。

3. 心脏彩超　左心房轻大，主动脉弹性减低，主动脉瓣轻度反流，LVEF 50%。

4. 双下肢动静脉彩超　双下肢动脉内中膜增厚伴斑块形成，血流未见异常；双下肢静脉未见明显血栓形成。

5. 颈部血管彩超　双侧锁骨下动脉内中膜不均匀增厚伴斑块形成，双侧锁骨下动脉血流未见明显异常。

6. 腹部彩超　肝内轻-中度脂肪沉积、慢性胆囊炎、胆囊多发结石、脾脏胰腺未见明显异常；右肾囊肿、左肾未见明显异常；双侧输尿管未见扩张，前列腺增大。

7. 肺功能测定　阻塞性肺通气功能障碍、小气道功能障碍。

8. 胸部CT　双肺间质性改变，双肺斑索，双侧胸膜局限性增厚。

（五）危险因素

1. 患者既往吸烟 20 支 /d，吸烟 35 年，住院期间戒烟。

2. 患者体重指数 26kg/m²，属于超重。

3. 入院血压高，170/100mmHg。

4. 入院血糖水平异常，空腹血糖 6.54mmol/L，糖化血红蛋白 5.8%。

5. 入院血脂异常，总胆固醇 3.01mmol/L，甘油三酯 1.61mmol/L，低密度脂蛋白胆固醇 1.75mmol/L，高密度脂蛋白胆固醇 6.60mmol/L。

6. 压力及心理相关问题：表现或行动上经常生气易怒。

7. 住院前不进行体育运动。

（术后第 1 天）

（一）一般评估

1. **生命体征** 患者意识清醒；R 20 次 /min，HR 108 次 /min，BP 153/95mmHg，SpO$_2$ 94%，IPAP 15cmH$_2$O，EPAP 5cmH$_2$O，FiO$_2$ 50%。

2. **呼吸方式** 无创呼吸机辅助呼吸。

3. **管道情况** 留置尿管护理，术后 12h 尿量约 1 800mL，CVC 静脉输液，鼻肠管给予营养支持。

4. **检验指标评估** EF60%，pH 7.53，PaCO$_2$ 37mmHg，PaO$_2$ 77mmHg，BE 7.7mmol/L，Lac 3.5mmol/L，血糖 6.7mmol/L，肌钙蛋白 0.5ng/mL，血红蛋白 10.9g/L。

5. **伤口** 胸部伤口处给予胸带保护，腿部伤口加压包扎，心包及纵隔引流共引出血性液体约 500mL。

6. **其他评估** 听诊未闻及心脏杂音，双肺呼吸音粗，末梢暖。

7. **用药评估** 抗生素使用头孢克肟 2.0g+5% 葡萄糖 150mL，BID 静脉输液；使用尼可地尔 48mg+50mL 生理盐水以 5mL/h 泵入以扩冠、改善心肌；平喘药以二羟丙茶碱 500mg+5% 葡萄糖 150mL QD 静脉输液；扩血管为硝酸异山梨酯注射液 10mL+5% 葡萄糖 250mL 缓慢静脉滴注；止痛药采用盐酸罂粟碱 1 支 + 生理盐水 50mL 以 2mL/h 泵入；抗凝药为低分子量肝素钠 0.4mL，BID，IH；雾化吸入为复方异丙托溴铵溶液，BID 雾化吸入。

（二）专科评估

1. **心肺功能评估**

（1）NYHA 心功能分级（见附录 2-1）：心功能 Ⅱ 级。

（2）Borg 呼吸困难评分量表（见附录 2-2）：3 分，中等，有些但不是非常困难，继续进行尚可行。

（3）握力评估：右手握力 13kg、左手握力 12kg，较术前降低。

2. **日常生活能力评估** Barthel 指数 20 分（极重度依赖）；肌力评估 4 级。

3. **跌倒 / 坠床评估** Morse 跌倒风险评估量表，跌倒中风险。

4. **压力性损伤** Braden 量表，14 分，中风险。

5. **深静脉血栓风险评估** Caprini 评估量表（见附录 5-2）16 分，极高风险。

6. **疼痛评估** VAS 评估量表，6 分，中度。

7. **营养程度评估** NRS 2002（见附录 3-1），2 分，需要增强营养。

（三）心理社会评估

1. **焦虑** SAS 评分（见附录 4-6）70 分，中度焦虑。

2. **抑郁** 抑郁症筛查量表评分（见附录 4-10）4 分，没有抑郁。

3. **睡眠质量** 匹兹堡睡眠质量指数量表（见附录 4-1）12 分，睡眠质量一般。

（术后第 2 天）

（一）一般评估

术后第 2 天转回病房，患者意识清，存在轻微的术后认知障碍，间断无创呼吸机辅助呼吸，CVC 输液，心包及纵隔引流管已拔出，胸部伤口给予胸带保护，腿部伤口已减压包扎，尿管已拔出能够自主排尿，鼻肠管已拔出可以经口进食，双肺下叶呼吸音粗，末梢暖，各项生命体征平稳（表 3-7），各项辅助检查检验（表 3-8）。

表 3-7　各项生命体征

时间	呼吸方式	模式	IPAP	EPAP	FiO$_2$	R	HR	BP	SpO$_2$
术后 1d	无创呼吸机辅助	SIMV	15cmH$_2$O	5cmH$_2$O	50%	20 次 /min	108 次 /min	153/95mmHg	94%
术后 2d	间断使用呼吸机	自主通气	5cmH$_2$O	0	40%	18 次 /min	78 次 /min	135/85mmHg	96%

表 3-8　各项检查及检验

时间	EF	pH	PaCO$_2$	PaO$_2$	BE	Lac	血糖	肌钙蛋白	血红蛋白
术后 1d	60%	7.53	37mmHg	77mmHg	7.7mmol/L	3.5mmol/L	6.7mmol/L	0.5μg/L	10.9g/L
术后 2d	62%	7.53	21mmHg	88mmHg	2.3mmol/L	1.8mmol/L	6.1mmol/L	0.0 304μg/L	11.9g/L

(二)专科评估

1. 心肺功能评估

(1)NYHA 心功能分级(见附录 2-1):心功能 Ⅱ 级。

(2)Borg 呼吸困难评分量表(见附录 2-2):3 分,中等,有些但不是非常困难,继续进行尚可行。

(3)握力评估:右手握力 19.5kg、左手握力 17.6kg。

2. 日常生活能力评估　Barthel 指数 40 分,重度依赖;肌力评估 4 级。

3. 跌倒 / 坠床风险评估　Morse 跌倒风险评估量表,跌倒中风险。

4. 压力性损伤　Braden 量表,20 分,低风险。

5. 深静脉血栓风险评估　Caprini 评估量表(见附录 5-2):6 分,极高风险。

6. 疼痛评估　VAS 评估量表:3 分,轻度。

7. 营养程度评估　NRS2002 量表(见附录 3-1),有营养不良风险。

(三)心理社会评估

1. 焦虑　SAS 评分(见附录 4-6)60 分,轻微焦虑。

2. 抑郁　抑郁症筛查量表(见附录 4-10)4 分,没有抑郁。

3. 睡眠质量　匹兹堡睡眠质量指数量表(见附录 4-1)16 分,睡眠质量差。

四、康复护理问题与对策

(术前预康复)

(一)护理问题

1. **知识缺乏**:对疾病的相关知识和治疗计划认知不足。

2. **焦虑**　与不确定疾病的转归有关。

3. **疼痛**　与活动或过劳后会心前区不适有关。

4. **营养失衡**:高于机体的需要量　与患者超重有关。

5. **心输出量减少**　与冠心病导致冠脉供血不足有关。

(二)护理措施

1. **知识缺乏**　使用各种方法提供健康宣教信息,讲述内容通俗易懂。

(1)向患者详细介绍医院、病区、辅助检查科室等环境,主管医护人员情况。

(2)详细讲解疾病的相关知识,术前进行健康宣教,让患者了解所患疾病的病因、临床表现、如何治疗。

(3)介绍手术治疗的目的、经过、如何进行术后配合,播放宣教视频等。

(4)鼓励患者提出问题,并给予耐心解释。

(5)用药指导:严格遵医嘱用药,不可随意增减;使用扩张血管药物,营养心肌药物,注意用药后的反应;随身备好硝酸甘油,以备不时之需;如有不适(心悸、呼吸困难、疼痛)出现立即就地休息,吸氧,舌下含服硝酸甘油片并立即报告医生。

2. 焦虑

(1)理解同情患者的感受,耐心倾听患者的述说,使患者信任医护人员。

(2)对患者提出的问题要给予明确、有效和主动的信息,建立良好的治疗性联系。

(3)为患者创造清净、无刺激的环境。

(4)保持情绪良好,心态稳定,向患者含蓄说明焦虑对身心健康和人际关系可能产生的不良影响。

(5)帮助并指导患者及家属应用松弛疗法、按摩等,放松紧张情绪。

3. 疼痛

(1)给予患者适度的关怀,鼓励患者述说疼痛的感觉。

(2)给予患者提供安静舒适的休息环境,通过与家人交谈、深呼吸、听音乐、放松按摩等方法分散患者对疼痛的注意力,以减轻疼痛。必要时遵医嘱适当应用镇痛药。

(3)合理休息,集中处置和治疗,在进行各种检查、治疗、护理时应该动作轻柔,尽量减少疼痛的刺激。

(4)尽可能满足患者对舒适的需要,做好患者基础护理、清洁护理,必要的生活护理,减轻负担,缓解疼痛。

4. 营养失衡:高于机体需要量

(1)与患者及家属共同探讨患者可能会导致肥胖的原因。

(2)讲解基本饮食知识,使患者认识到长期摄入量高于消耗量会导致体重增加,对健康有很大危害。

(3)医生、营养师共同制定患者在住院期间的饮食计划及减肥措施,术前应多食用低盐低脂肪高蛋白、富含纤维素、维生素的食物,预防便秘。

(4)鼓励患者改善进食行为的技巧如:限定地点、餐前喝水,使用容量小的餐具,充分咀嚼,慢慢吞咽等。

(5)鼓励患者实施减轻体重的行动计划。

5. 心输出量减少

(1)尽可能减少或排除增加心脏负荷的原因及诱发因素。

(2)监测血压、脉搏、脉压、心率、尿量、出入量。

(3)严密观察患者心率、体温、血压、脉压差、心电图变化。

(4)观察患者末梢循环情况、肢体体温、血氧饱和度。

(5)吸氧,限制活动,减少耗氧量。

(6)适当限制液体入量。

(7)必要时准备急救设备和急救药品。

(ICU 术后第 1 天)

(一)护理问题

1. 气体交换受损 与体外循环术后肺损伤有关。

2. **疼痛**　与心脏手术伤口不舒适有关。

3. **潜在并发症**：心肌再梗死、出血、心律失常、应激性反应、非计划拔管等。

4. **自理缺陷**　与手术引起自理能力和运动能力受损有关。

5. **焦虑**　与担心疾病预后情况有关。

6. **有皮肤完整性受损的危险**　与患者术后长期卧床有关。

（二）护理措施

1. 气体交换受损

（1）保持病房空气新鲜，定时通风，2 次 /d，15～30min/ 次，注意保暖。

（2）保持室内温度 20～22℃，湿度 50%～70%。

（3）给予舒适的体位，调整体位，提高体适能，注意体位的引流。

（4）保证患者的氧供，根据血气分析，调整呼吸机参数。

（5）保持呼吸道通畅，积极排痰。

（6）给予患者床上被动训练，增加呼吸肌肌力，增加肺活量。

2. 疼痛

（1）评估疼痛的性质、部位、持续的时间。

（2）向患者解释引起疼痛的原因，指导患者避免疼痛的诱发因素。

（3）密切观察有无心律失常，患者的面色、心率、呼吸、血压等变化，并记录。

（4）指导患者采用放松技术，如深呼吸、全身肌肉放松、按摩等。

（5）处置操作集中进行，动作轻柔，减少刺激。

（6）遵医嘱给镇痛药物。

3. 潜在并发症

（1）严密监测生命体征变化，注意心率、血氧饱和度、呼吸等变化。

（2）准备急救设备和药品：各种抗心律失常药物、除颤仪等。

（3）监测电解质和血气分析、肌钙蛋白等各种检验指标。

（4）监测引流的性质、颜色、量，注意伤口有无渗出等变化。

（5）观察患者意识，精神等变化。

（6）观察出入量平衡。

（7）观察肢体活动情况，末梢温度、色泽、湿度。

（8）观察患者有无腹胀、腹痛等变化。

（9）有非计划拔管的风险：①掌握评估时机，患者体位发生改变时、床头高度发生改变时、搬运转入患者时都要进行评估，根据患者意识，管道固定情况，患者难受程度及不同部位对患者的影响进行评估。②有效固定导管，选择合适的胶布，正确的固定流程，使用明确的标识，每班检查并及时更换。

4. 自理缺陷

（1）急性期卧床期间协助患者洗漱进食、大小便及个人卫生等生活护理。

（2）将患者经常使用的物品放在易拿取的地方。

（3）将呼叫器放在患者手边，听到呼叫立即给予答复。

（4）指导患者家属制定并实施切实可行的康复计划，协助患者进行力所能及的自理活动。

（5）做好患者的心理护理，增强患者战胜疾病的信心。

（6）康复具体措施见表 3-9。

表 3-9　康复具体措施

康复时间	运动类型	运动强度	运动频次	运动时间	活动场所
术后脱机 4h	体位调整 30°→60°→90°	轻微	1 次	每个体位 3~5min	
	体位调整 30°→60°→90°；呼吸肌	轻微	1~2 次	10~20min	
	训练				ICU（心电监护下）
术后 1d	深呼吸→缩唇呼吸→深呼吸→吹气；				
	雾化吸入、叩背、震颤、有效咳痰；上下				
	肢肌肉训练,被动训练				

5. 焦虑

(1)减轻患者佩戴无创呼吸机的紧张情绪,鼓励患者正确配合呼吸机呼吸模式。

(2)患者在监护室远离家人心理支持,必要时给予相应干预,积极引导。

(3)转移患者注意力:听音乐、按照计划进行呼吸功能训练、上下肢康复训练,不断加强预后信心。

6. 皮肤完整性受损

(1)每日评估患者皮肤情况。

(2)根据患者病情变化维持体内充足的体液摄入。

(3)至少 2h 翻身拍背一次,制定翻身表。

(4)避免局部长期受压,调整体位时避免拖拉拽等动作,防止皮肤擦伤。

(5)避免局部刺激,保持床单平整,清洁,无渣屑,必要时使用气垫床,保护贴。

（术后第 2 天返回病房到出院）

（一）护理问题

1. 活动耐受性降低　术后无足够能量完成日常活动。

2. 睡眠型态紊乱　与焦虑、术后恢复压力大有关。

3. 潜在并发症:深静脉血栓形成。

（二）护理措施

1. 潜在并发症:深静脉血栓形成

(1)取血管的下肢抬高 30°,注意患肢皮肤温度、颜色、血管充盈度,足背动脉搏是否良好。

(2)注意保持术区敷料完整,避免感染。

(3)关注四肢肌力变化、患者意识、语言功能、颜面。

(4)深静脉置管护理注意管路是否通畅。

(5)进行踝泵、拳泵功能锻炼。

2. 睡眠型态紊乱

(1)为患者提供安静舒适的睡眠环境。

(2)必要时遵医嘱使用止疼药,减轻术区疼痛对患者睡眠的影响。

(3)白天尽量减少睡眠时长,在白天进行康复训练,作息规律。

(4)必要时遵医嘱使用安眠药。

(5)给予鼓励,减轻患者术后康复期间的压力。

3. 活动耐受性降低

(1)评估患者目前的活动程度和休息方式。

（2）合理制定活动康复计划,循序渐进,以自我感觉不疲劳为宜。

（3）监测患者对活动的反应并教会患者自我监测的技术:静息状态下的心率、血压、血氧饱和度为参照,活动中的自我感觉,如有疲劳不适立即停止,活动后 3min 的恢复情况。

（4）记录每天活动的情况和生命体征变化。

（5）康复护理:根据患者的生活习惯与平时运动习惯,根据患者循环情况、术后刀口的恢复情况、心肌酶、肌钙蛋白等化验结果、自理能力的评估结果以及患者前期运动所积累的经验,在必要的生命体征监测下保证康复训练安全、科学有效地进行（表 3-10）。运动康复由上下肢的被动活动逐渐过渡到主动离床活动;呼吸训练通过深呼吸训练、主动呼吸循环技术、呼吸训练器的使用、膈肌起搏电刺激等技术扩充肺容量,减少小气道塌陷,恢复膈肌的肌力和耐力,能够更有效地咳嗽咳痰。

表 3-10　康复护理计划

康复时间	运动类型	运动强度	运动频次	运动时间
术后 4 日	离床活动	步行 10～20m	1～2 次	5～10min
术后 5 日	离床活动	步行 20～40m	2～3 次	10～20min
术后 6 日	离床活动	步行 50～100m	3 次	20～30min
术后 7 日	离床活动	步行 100～200m 或爬楼一层	3 次以上	30min

（6）健康教育:五大处方。

1）运动处方:自主完成日常生活自理。①运动类型:步行或爬楼;②运动强度:150～300m 或爬楼 2 层;③运动频率:每天 3 次;④运动时间:每次 30min,循序渐进,逐渐增加;⑤监测生命体征:监测心率不超过 98 次 /min,血压不超过 150/100mmHg,氧饱和度不低于 92%;⑥复查:4～6 周门诊复查,做 6 分钟步行试验和运动心肺试验,再次制定运动处方。

2）营养处方:①术后胃肠功能恢复后可选用无蔗糖低脂肪普通饮食。低脂就是要严格限制食物中脂肪的摄入量,如忌吃肥肉,不吃油煎、炸食品,炒菜少用油炒,多采用清蒸、水煮、烩、炖、凉拌等方法;②摄入充足优质蛋白质,有鱼、虾、禽肉类、牛肉、羊肉、猪肉、蛋、奶等优质蛋白还有豆类及其制品,如豆腐、豆浆,应鼓励进食含钾丰富的食物及饮料,如紫菜、冬菇、海带、土豆、豆类、香蕉、鲜橙汁等,同时也注意镁和钙的补充;③对于需要服用抗凝药物的患者应注意维生素 K 与抗凝药的拮抗作用,保持每天维生素 K 摄入量稳定。维生素 K 含量等丰富的食物有绿色蔬菜、动物肝脏、鱼类、肉类、乳和乳制品、豆类等,菠菜、胡萝卜、番茄、白菜、菜花、蛋等应限制使用。

此外,根据患者个人情况制定膳食处方。患者身高 170cm,体重 75kg,标准体重为 170-105=65kg,则每日推荐总热量 =65kg×（84～105）kJ/kg=5 460～6 825kJ。按三餐总热量分配早餐、午餐、晚餐比例为 30%、40%、30%,三餐总热量为每日早晚 1 638～2 047.5kJ,中午 2 184～2 730kJ;根据碳水化合物（占总热量的 50%～60%）、蛋白质（占总热量的 15%～20%）和脂肪（占总热量的 25%～35%）的比例,每日碳水化合物 82～121g,蛋白质 49～81g,脂肪 36～63g。

3）药物处方:Morisky 服药依从性评估（见附录 6-1）得分 6 分,中等,有时会忘记吃药,制定出院后药物清单（表 3-11）。同时进行药物健康宣教:①为保证冠状动脉血管和移植桥血管通畅,预防不良心血管事件,应根据国际的指南规范进行药物治疗;②为防止血栓的形成,常用药物为阿司匹林和硫酸氢氯吡格雷,一般阿司匹林需要终身服用,硫酸氢氯吡格雷术后需要服用 1 年,在服用药物期间指导患者注意刷牙时齿龈出血、皮下淤血等现象,如有及时就诊;③降血脂药物阿托伐他汀钙片对肝脏有损害,一般 3～6 个月需要复查肝功、血脂,医生根据结果进行调整;④控制血压、控制血糖的药物坚持服用;建议使用分时段药盒,标注好早中晚和睡前的,提前按剂量分好,可以设置闹铃,提示服药。

表 3-11　出院后药物清单

药物名称	药物颜色	药物作用	剂量和数量	服用时间
法莫替丁	白色	护胃	20mg 或 40mg/ 片	早、晚餐后各 1 片或睡前 2 片
首荟通便胶囊	黄色	通便	0.7g/ 片	三餐后
阿司匹林肠溶片	白色	抗小板聚集	100mg/ 片	早餐前
硫酸氢氯吡格雷片	白色	抗小板聚集	75mg/ 片	早餐后
阿托伐他汀钙片	白色	降血脂	10mg/ 片	睡前
单硝酸异山梨酯缓释片	白色	扩冠	40mg/ 片	清晨
苯磺酸氨氯地平片	白色	降血压	5mg/ 片	早餐前

4)心理处方:保持健康的生活方式,创造平静的、可预见的环境和时间表。①遵循健康的饮食;②练习放松技巧;③按照常规的锻炼计划;④限制咖啡因和乙醇的摄入;⑤获得足够的光线和新鲜空气;⑥获得高质量睡眠;⑦按照处方服用药物,关注药物的副作用;⑧用积极的自我暗示;⑨使用积极的沟通技巧;⑩从事有益的社会关系。

5)烟草中度依赖,戒烟处方:①讲解烟草对自己和家人的危害性,以意志力坚持戒烟;②戒烟可能是困难的,要与保健医生合作,建立治疗计划;③必要时使用药物替代治疗,药物有长效和短效替代的,长效有尼古丁贴剂,短效有含片、口香糖、吸入剂和鼻腔喷雾剂,可单独使用,也可联合使用;④注意减轻戒断症状,坚持戒烟;⑤出院指导,严格戒烟,每天要以中等强度进行 30min 或更长时间步行,并且每周至少运动 1h;将腹部脂肪厚度控制在 2~4cm,体重指数降到 25 以下;适当饮酒(每天 1~2 标准杯);健康饮食,吃富含优质蛋白、纤维素食物和新鲜蔬菜、水果,豆类、坚果、乳制品、全谷物和鱼类等;坚持服药控制血压、血糖、血脂;保持良好健康的心态,健康的生活方式,积极乐观的态度;保证良好睡眠质量;教会患者自我监测心率、心律、血压、血氧饱和度和呼吸等健康管理;记录每天的运动量、生命体征,用药情况等随访时汇报给医生。

(7)随访:术后 2 周、1 个月、2 个月、3 个月、6 个月、1 年门诊复查,带好复查手册和记录运动和生命体征的记录单,药物检查单,各项检查检验报告等。

(三)护理结局

经过多学科团队的合作,患者出院前,神清语明,情绪平稳,肌力恢复 5 级,可走廊内行走,慢速上楼梯 1~2 层;ADL 评分 85 分,生活基本自理;营养状态良好,可进食软食,能自主地咳嗽咳痰,切口愈合良好,无疼痛发生;共计住院 14d,顺利出院。

五、总结与反思

冠心病是最常见的心血管疾病之一,其发生率呈逐年上升趋势,对公众生命健康及生活质量造成严重威胁。研究显示,冠状动脉旁路移植术(亦称冠脉搭桥术,CABG)是为心肌再血管化最有效的方法之一,可有效缓解心绞痛、心肌缺血症状并改善心功能状态。但术后受到手术应激、心肌损伤、体外循环转流和取血管肢体完整性破坏等会对患者的肺功能造成影响,主要表现有胸腔容积下降、气体交换期间受累、肺部分泌物残留等;也会对患者治疗后的运动能力造成影响,从而影响患者后期的恢复,所以手术后对患者进行有效的康复训练是不可缺少。

心肺康复主要包括运动、呼吸及心理等方面的康复指导。心肺康复通过呼吸康复治疗、呼吸肌训练、腹肌训练、运动疗法、心理干预可以协助患者改变呼吸模式、控制冠心病危险因素、稳定患者心态、提高患者疾病认知度和依从性。本病例给予患者正确规范的健康宣教,经过呼吸功能锻炼改善患者肺部功能状态,改善气体交换,有效的腹式呼吸,使膈肌疲劳得以恢复,呼吸时提高动态肺顺应性,增加肺活量;再者呼吸肌功能锻炼通过改善呼吸肌功能而改善患者的缺氧情况,降低代偿性红细胞增多及血红蛋白增高,降低全血黏度及红细胞压积,改善心脑及全身各组织器官的血液循环,调节患者的内环境,患者未发生肺部炎症及肺不张,乳酸恢复正常周期短,为术后康复创造有利条件。

行冠脉搭桥手术的患者会游离胸廓内动脉、桡动脉,自体大隐静脉等,取血处皮肤完整性受损会影响患者机体和心理健康,下肢还会有深静脉血栓的高发。研究发现,早期脱机、早期鼓励进食、早期下床活动增加肢体血液循环,预防静脉血栓发生,减少因术后卧床引起的肺部感染、泌尿系统感染等。缓解腰背肌肉紧张及疼痛带来的不适感,促进胃肠蠕动预防便秘,加速新陈代谢,食欲增加,快速康复。

(马翀奕　赵筱萌　李红梅)

第六节　心脏瓣膜置换术后患者围手术期的康复护理案例分析

一、案例疾病概述

(一)概述

二尖瓣关闭不全(mitral insufficiency)是指二尖瓣的瓣膜受损害、瓣膜结构和功能异常导致的瓣口关闭不全,造成左心室血液部分反流至左心房。

三尖瓣关闭不全(tricuspid insufficiency)是指右心室和右心房之间连接的瓣膜不能正常关闭,右心室收缩时血液反流回到右心房,常继发于右心室扩大、三尖瓣环扩张的疾病,单纯器质性三尖瓣病变少见。

心脏瓣膜病是导致机体机能、生活质量和寿命丧失的主要原因,且其流行病学在世界范围内差异很大,心脏瓣膜置换手术属于心脏瓣膜病患者延长生存时间的主要治疗方式。近年来随着手术器械的创新和技术的进步,微创手术、全胸腔镜手术可避免开胸,有效减少术后并发症和不良反应的发生,但对瓣膜出现严重钙化或有其他合并症的患者临床手术选择仍推荐开胸置换。对于施行开胸瓣膜置换术的患者,推行快速康复外科理念,利用医生、护士、康复师组成快速康复单元,共同协作,可降低患者术后并发症,促进患者的早期术后康复。

(二)病因及病理生理

1. **病因**　主要由于风湿性炎症累计二尖瓣所致;感染性心内膜炎可造成二尖瓣叶赘生物或穿孔;其他原因所致的腱索断裂、乳头肌功能不全或二尖瓣脱垂等均可造成二尖瓣关闭不全。三尖瓣关闭不全通常由肺动脉高压或三尖瓣环扩张引起,分为功能性和器质性两大类。前者多继发于各种心脏和肺血管疾病,如显著二尖瓣病变及慢性肺源性心脏病;后者由瓣膜本身病变引起,如风湿性心脏瓣膜病、先天性畸形或感染性心内膜炎等。这些情况最终导致右心室扩大和瓣膜功能障碍。

2. **病理生理**　左心室收缩时因二尖瓣关闭不全部分血液反流入左心房,致使左心房因血量增多而压力升高,逐渐产出代偿性扩大或肥厚。左心室舒张时,左心房过多的血流入左心室,使之负荷加重,左心室也逐渐扩大和肥厚,进而形成肺静脉淤血,肺循环压力升高引起右心功能不全。左心功能长期负荷过重,最终导致左心衰竭。

(三)临床表现

病变较轻,心功能代偿良好者,可长期没有明显的症状。一旦出现有临床症状,则病情进展迅速。

1. 症状

(1)心悸:活动后因心排血量增高及心尖冲动增强引起的轻度心悸。

(2)呼吸困难:中、重度二尖瓣关闭不全者,当左心功能失代偿,患者活动后可出现乏力、胸痛、呼吸困难等症状。

2. 体征

(1)心尖部收缩期杂音是二尖瓣关闭不全最主要体征,心尖可闻及较粗糙全收缩期吹风样杂音,向左腋下及左肩胛部传导,肺动脉瓣第二音亢进,第一心音减弱或消失。

(2)心尖搏动增强,向左下移位,心尖区抬举样搏动及全收缩期震颤,并发肺水肿或右心衰竭时,出现肝大和腹水。

二、案例报告

(一)一般资料

患者,男,70岁,已婚,身高178cm,体重75kg,小学文化程度,工人,吸烟20余年,20支/d,无饮酒史,日常饮食作息规律。

(二)病史

主诉:胸闷气喘伴双下肢水肿3个月余。

现病史:3个月前开始出现胸闷气喘不适,活动后加重,伴双下肢水肿,症状逐渐加重,门诊拟心脏瓣膜病、高血压病收治入院。

既往史:高血压病史20年,长期口服硝苯地平、卡托普利,血压控制尚可。

家族史:否认家族遗传病史,否认家族性肿瘤病史。

(三)入院诊断

1. 二尖瓣及三尖瓣关闭不全。

2. 肺动脉高压。

3. 慢性心力衰竭。

4. 2级高血压。

(四)诊疗过程

患者经门诊慢病门诊入院,入院后给予鼻导管吸氧,强心利尿、抑制心肌重构等治疗,完善术前检查,手术指征明确后在全麻下行"二尖瓣置换术+三尖瓣成形术+临时起搏器植入术"。术中置入颈内中心静脉导管,心包、纵隔引流管,尿管,术后给予呼吸机辅助通气。术后第2天患者生命体征平稳,予拔除气管插管,继续予头孢米诺钠抗感染、盐酸多巴胺、米力农强心,呋塞米、螺内酯利尿,磷酸肌酸钠营养心肌等治疗,住院期间无院内感染及并发症的发生,总住院天数15d,病情平稳予以办理出院。

三、评估分析

(一)一般评估

1. **生命体征** T 36.6℃,P 63 次/min,R 18 次/min,BP 138/87mmHg,SpO_2 96%,体格检查正常。

2. **面容** 神志清,精神尚可,无呼吸窘迫、鼻翼扇动、皮肤、甲床和口唇颜色正常。

3. **体位** 自主体位。

4. **体型** 体重指数:$23.7kg/m^2$,体型正常,双下肢凹陷性水肿。

5. **氧疗情况** 鼻导管吸氧 2~3L/min,30min/次,2 次/d。

6. **心肺听诊** 二尖瓣听诊区可闻及收缩期 3/6 喷射样杂音,双肺听诊双肺呼吸音粗。

7. **营养状况评估** 皮肤黏膜红润、光泽、弹性好,皮下脂肪丰满有弹性、肩胛部及腹部肌肉丰满,NRS 2002 量表(见附录 3-1)入院当天 1 分、手术当天 4 分、出院当天 4 分。

(二)专科评估

1. **心肺功能评估**

(1)美国纽约心脏病协会(NYHA)心功能分级(见附录 2-1):Ⅱ级。

(2)6 分钟步行试验(见附录 1-2):步行长度 400m,运动能力轻度减退。

2. **液体潴留情况** 入院时水肿分级为 1 级 2 度。

3. **日常生活能力评估** 入院时 Barthel 指数评分为 95 分,手术当天 0 分,术后第 7 天 40 分,出院当天 65 分。

4. **压力性损伤风险评估** 入院时 Braden 评分 23 分,手术当天 13 分,术后第 7 天 19 分,出院当天 19 分。

5. **深静脉血栓风险因素评估** 入院时 Caprini 血栓风险评估表(见附录 5-2)评分 2 分,手术当天 10 分,术后第 7 天 8 分,出院当天 7 分。

6. **疼痛评估** 视觉模拟评分法(VAS)评估患者全麻清醒后疼痛评分 7 分,给予充分镇痛后复评评分 3 分,术后返回病房后疼痛评分在 2~4 分之间,为轻微疼痛。

7. **尼古丁依赖程度评估** 采用尼古丁依赖评估量表(FTND)(见附录 6-2),得分 5 分,表示中度依赖。

8. **用药依从性评估** 采用 Morisky 用药依从性问卷(MMAS-8)(见附录 6-1),总分为 3.75 分,依从性差。

(三)心理社会评估

1. **认知功能评估** 采用老年简易认知评估工具 Mini-cog 鉴别是否存在认知损害,患者认知功能正常。

2. **焦虑、抑郁评估** 采用医院焦虑抑郁量表(hospital anxiety and depression scale,HADS)评估,患者焦虑评分 12 分、抑郁评分 9 分,中度焦虑、轻度抑郁(0~7 分为正常,8~10 分为表示轻度抑郁/焦虑,11~14 分表示中度抑郁/焦虑,总分 15~21 分表示严重抑郁/焦虑)。

3. **睡眠质量评估** 采用睡眠状况自评量表(SRSS)(见附录 4-5)评估,患者中度睡眠障碍。

4. **衰弱筛查** 采用衰弱筛查量表(Frail scale)评估(见附录 1-8),评分 2 分,患者为衰弱前。

(四)辅助检查

1. **心电图** 窦性心律 ST-T 段改变。

2. **心脏彩超** 术前心脏彩超提示:右心房增大,三尖瓣反流(重度),右心功能减退,左心房增大,二尖瓣反流(中重度),心包积液(少量),EF 为 71%。术后心脏彩超提示:二尖瓣置换术+三尖瓣成形术后(人工瓣功能尚可)左心房增大,心包积液(少量),EF 为 67%。

3. **实验室检查** 血常规示:白细胞计数 $10.98 \times 10^9/L$、中性粒细胞百分比 19.5%、红细胞计数 $2.93 \times 10^{12}/L$、

血红蛋白 93g/L;血生化示:血清白蛋白 32.9g/L,B 型利钠肽原(NT-ProBNP)592pg/mL。术后第 1 天:白蛋白 32.9g/L、红细胞计数 3.18×10¹²/L、血红蛋白 92g/L、B 型利钠肽原(NT-ProBNP)7 713pg/mL。术后第 7 天:白蛋白 39.2g/L、红细胞计数 3.25×10¹²/L、血红蛋白 97g/L、B 型利钠肽原(NT-ProBNP)1 047pg/mL。

四、康复护理问题与对策

(一)护理问题

1. **活动耐受性降低**　与心功能减退,心排血量减少有关。
2. **呼吸型态无效**　与手术、麻醉、人工辅助呼吸、体外循环和术后伤口疼痛有关。
3. **气道清除无效**　与患者痰液黏稠,术后伤口疼痛有关。
4. **疼痛**　与手术组织损失及留置管道有关。
5. **有便秘的危险**　与术后长期卧床,进食少,运动量减少有关。
6. **焦虑**　与担心手术及术后预后有关。
7. **营养失衡:低于机体需要量**　与术后机体消耗增加有关。
8. **潜在并发症:**低心排血量综合征、心律失常、急性心脏压塞、感染。

(二)护理措施

1. 治疗护理

(1)鼻导管吸氧 2~3L/min,30min/ 次,2 次 /d,从而提高血氧含量,改善组织缺氧状态,降低肺动脉压,改善心肺功能。

(2)改善患者心功能,遵医嘱应用强心、利尿、补钾及血管扩张药物,减少患者活动量,避免剧烈活动,以免增加心脏负担。

(3)监测电解质,对于血钾低于 3.5mmol/L 的患者及时遵医嘱予药物补钾治疗。

(4)教会患者自我监测尿量的方法,告知患者记录 24h 尿量的重要性,提高患者监测尿量的准确性及依从性。

2. 病情观察

(1)循环系统监护

1)持续心电监护,注意观察心率和心律的变化。

2)严密观察心电图变化,及早发现并处理室性期前收缩、心房颤动、室上性心动过速。

3)掌握患者目标血压,根据中心静脉压、动脉压、尿量及时调整血管活性药物剂量和输液速度。

(2)呼吸系统的监测

1)根据患者血气分析结果,调节呼吸机参数,维持酸碱平衡。

2)辅助通气期间应给予充分镇静:患者若有烦躁不安,应使用约束带保护,并观察约束带处皮肤、末梢血运循环情况,必要时遵医嘱给予盐酸右美托咪啶或芬太尼静脉微泵维持,保持患者安静,防止缺氧,减轻心脏负荷,改善心肺功能。

3)加强气管护理,预防呼吸机相关性肺炎:口腔护理 3 次 /d,及时清除呼吸道和声门下分泌物,掌握吸痰指征和膨肺吸痰,严格无菌操作,吸痰前后给予 100% 纯氧 3min,断开呼吸机,利用简易呼吸气囊挤压球囊进行人工气道内通气,每分通气量 750mL 左右,屏气 2s,10~12 次 /min,共挤压 3 次,挤压完毕迅速将吸痰管插入患者气道内进行吸痰一次,每次吸痰时间不超过 15s,监测血氧饱和度,如有异常立即停止吸氧操作。

4)呼吸机治疗期间,患者床头抬高 30°,避免管道冷凝水逆流发生呼吸道感染,妥善固定气管插管并注明插入深度,班班交接,防止管道滑脱。

5)患者神志清楚、肌力恢复、病情稳定、血气分析结果满意,可脱机拔管,拔管前做好解释工作,适当调节呼吸机参数,注意拔管前后患者的意识、循环及血气的变化,确保平稳过渡。

6)雾化吸入是一种以呼吸道和肺为靶器官的直接给药方法,具有起效快、局部药物浓度高、用药量少、应用方便及全身不良反应少等优点,已作为呼吸系统相关疾病重要的治疗手段。该患者吸烟指数(吸烟指数 = 吸烟年数 × 每天吸烟支数)≥ 300,遵医嘱予术前 2～3d 应用布地奈德联合异丙托溴铵雾化吸入治疗。

(3)监测肾功能

1)术后每 h 记录出入量,保持出入平衡,观察尿液颜色、尿比重、尿量。

2)补液量出为入,根据中心静脉压、血压情况,调整液体的量及输液速度。

3)维持中心静脉压在 5～12cmH_2O,尿量维持在 1mL/(kg·h)以上。

4)术后 1～2d 保持负氮平衡,以间接降低肺动脉压力,减轻左心室前负荷。

5)术后血压维持适宜的动脉压水平,确保肾脏血流灌注。

6)术后早期严密监测电解质:①使血钾维持在 4.0～5.0mmol/L。严重低钾可引起恶性心律失常,最常见的心律失常为心房颤动;高血钾易造成心搏骤停。②成人补钾量不宜超过 20mmol/h。高浓度补钾时,一定要选择深静脉用微量泵匀速泵入。高浓度补钾公式:需补充的量 10%KCl(mL)=(期望值-实测值)× 体重(kg)×0.4。③补钾期间应监测尿量,每小时尿量 > 30mL [尿量 > 1mL/(kg·h)],若尿量不足可结合中心静脉压(CVP)判断血容量,如为血容量不足应及时扩容使尿量恢复。④每 1～2h 监测一次动脉血气,了解血钾浓度和继续失钾量,根据血钾提高的程度来调整补钾速度,大于 5.0mmol/L 时需停止补钾。⑤及时纠正酸碱紊乱,低血钾伴有碱中毒时,纠正碱中毒有利于纠正低血钾。低血钾伴有酸中毒时,应先补钾后纠正酸中毒,以免酸中毒纠正后血钾更低,补钾的同时也应补镁。⑥血钾接近正常以后补钾以口服为主、静脉为辅。

(4)引流管观察与护理

1)妥善固定引流管,保持管道固定:引流瓶挂于床边,留有足够的长度,勿扭曲、折叠、压迫管道。

2)保持引流管通畅,术后 4～6h 内每 15～30min 挤捏一次,防止血凝块堵塞,保持通畅。

3)观察并记录引流管情况,观察引流液的颜色、性状、量:一般引流量< 100mL/h;如引流量> 200mL/h且持续 3h,色泽鲜红,或有较多血细胞凝集块时,应通知医师,给予止血药或输入血小板、凝血因子等;必要时需再次手术止血。

4)拔管:心包、纵隔引流的量 24h 小于 50mL,胸部 X 线检查提示复张良好,可以拔除心包、纵隔引流管。

3. 专科护理

(1)疼痛管理:心脏瓣膜置换术后由于手术部位组织切开、管道刺激,会导致患者疼痛;不良的负面情绪会加重疼痛的程度;疼痛会影响患者的恢复过程,严重的疼痛会限制患者的呼吸、干扰循环系统。因此做好患者的疼痛管理可以加速康复,提高患者满意度。疼痛管理方式有。

1)根据疼痛评估量表准确评估者的疼痛。

2)患者胸壁切开范围大,加上进行呼吸功能锻炼时疼痛会加重,应用胸带固定胸部,咳嗽时取双手交叉抱卧位减轻疼痛。

3)间断静脉输注镇痛药物,一般选择人工合成的阿片类镇痛药如喷他佐辛、地佐辛等,3 次 /d,密切观察药物的作用及副作用如呼吸抑制、疼痛耐受、胃肠道反应等。

4)恰当地运用心理护理的方法,包括:①音乐疗法。以播放音乐的方式,刺激患者大脑边缘系统活动兴奋,加强患者的情感体验,从而消除患者心理障碍和放松心情的一种非侵入方法。②鼓励参加活动。采取一定措施(愉快地交谈、看电视)将患者的注意力从一种事物转变到另一种事物,是一种有效应对疼痛的策略,可以减少患者疼痛体验及焦虑,利于术后恢复。

(2)临时起搏器的护理:心脏外科手术创伤大,需长时间体外循环,对心肌有严重损伤,患者于术后极易出现心律失常、心功能不全等并发症。正确及时地使用临时起搏器能够使心动过缓、心律紊乱与二~三度房室传导阻滞患者稳定度过围手术期。

1)心电监护:注意生命体征的变化并观察记录起搏器各项参数,做好交接班。本案例起搏器设置参数为起搏频率80次/min,起搏阈值电压5V,心室感知灵敏度2mV。观察患者心率,如有异常,出现起搏器感知不良、无电信号或信号不稳定等情况时应立即检查并通知医生,对其进行针对性处理。

2)妥善固定:临时起搏器外露电极应用10cm×12cm的3M透明敷料固定穿刺处,透明敷料以外电极用3M弹力胶带采取高举平台固定,每两天更换一次外露电极的固定位置;每班记录电极外露长度,既防止电极脱位又保护皮肤免受压伤;控制面板应固定在输液架上或固定在床尾,以防滑脱而牵拉导致脱位;每天应检查接头连接处,确保安全起搏。

3)备好备用电池:注意临时起搏器的低电压报警,及时更换。

4)影响起搏器起搏的因素:电磁场会对起搏器造成影响,应避免使用无线电通信器、电剃刀等,以免电磁波干扰引起起搏失灵。起搏阈值受细胞内外钠、钾比值的影响,监测电解质变化,维持内环境稳定,以免血钾过低引起室颤,血钾过高引起心搏骤停。

(3)腹胀、便秘的护理:由于术后心脏及胃肠道功能未完全恢复,长期卧床导致胃肠蠕动减慢,患者术后因疼痛、呼吸浅快、加之呻吟、抽泣,吞气量增加,低钾等原因,易出现腹胀与便秘。处理方式有:

1)改良开塞露通便法:50mL注射器抽取开塞露2支,连接一次性硅胶吸痰管,润滑后插入肛门15~20cm,保留5min后拔出吸痰管。

2)腹部推拿:用右手掌心按压于患者腹部,进行顺时针或逆时针方向连续旋转按摩,推拿面积覆盖全腹部(避开手术刀口),以透热为度。每日2次,每次10min。

3)电针/针灸治疗:取双侧内关穴、足三里穴、上巨虚穴,针刺得气后电针仪连接同侧足三里、上巨虚穴,使用频率为15Hz的连续波,强度以患者耐受为限,1次/d,30min/次。

4. 心理护理 良好的护患关系是心理护理成功的重要保证。整个护理过程中应用倾听、保证、支持心理治疗三原则,获得患者信任。

(1)通过交流了解患者存在的心理问题,主要是担心手术风险、手术费用及术后家庭照护问题,针对原因进行个体化宣教。

(2)嘱咐患者卧床休息,保持精神愉快,避免情绪激动。术前2~3d采用视频、宣传册、展板及口头讲解等多种方式相结合,向患者及家属介绍监护室环境、护理人员,了解监护室的仪器设备,做好用物及自身的准备工作,消除或减轻患者的不良情绪和心理负担,增强患者战胜疾病的信心与勇气。

(3)评估患者的睡眠状态:本案例中患者为中度睡眠障碍,应注意创造有利于入睡条件的反射机制,如睡前半小时洗热水澡,泡脚,白天避免睡眠时间过长,必要时应用助睡眠药物辅助睡眠。

告知患者家属要善于理解和支持患者,学会倾听,及时排解患者的后顾之忧。

5. 康复护理 心脏瓣膜疾病由于长期血流动力学改变,影响患者心肺耐力,术前即对患者造成活动影响,围手术期康复训练对患者预防术后并发症、改善心肺耐力、提高生活质量水平非常重要。随着加速术后康复(enhanced recovery after surgery,EARS)理念在全球推广,围手术期康复训练作为其中的重要环节,越来越得到临床重视。根据各国 EARS 指南,对高危患者术前即进行预防性康复训练,有助于加速患者术后康复进程,改善预后结局。

(1)术前准备

1)肺康复:呼吸机康复是肺康复的基础,具体措施包括呼吸功能训练,通过指导患者有效咳嗽,利用人工阻力呼吸器、缩唇呼吸、腹式呼吸改善术前肺容量。①指导有效咳嗽:一个有效咳嗽分为 4 个阶段。

第 1 阶段需要吸入足够的空气为有力咳嗽提供必要的气体,吸气量至少要达到患者肺活量 FEV_1(第 1 秒用力呼气量)的 60%。

第 2 阶段涉及关闭声门(声带)和准备腹部、肋间的肌肉。

第 3 阶段是这些肌肉的主动收缩。

第 4 阶段即最后阶段是声门打开和用力呼出空气。

方法:双手交叉抱胸,缓慢深吸气末屏气 3s,然后张口,使用腹肌用力做爆破性咳嗽 2～3 声,重复以上动作,连续做 2～3 次,休息或正常呼吸几分钟后重新开始。②人工阻力呼吸训练:先选择一个大小、厚度、弹性都比较适中的气球,先深吸一口气,然后稍微屏住呼吸,对着气球口,缓慢地把气体吹入气球,一直到吹不动为止。完成一次练习的时间控制在 3～4s,强调缓慢吹气。每天重复练习 3～4 次,每次 5min。③腹式呼吸训练:选择合适的姿势。站立位时,上半身竖直,双肩放松,两脚分开与髋部同宽,体重均匀分在双脚上;坐姿时,上半身直立,双腿弯曲自然下垂,小腿与地面垂直,双手放在大腿上;仰卧位时,需平躺在床上,上臂自然伸直。闭嘴从鼻腔吸气,深吸气后屏住呼吸 3～10s,使腹部隆起,然后张口缓慢呼气。一次呼吸的循环时间为 15s 左右,不要吸气过多,4～5 次/d,10min/次,8～10 次/min,呼吸尽量深而慢。

2)肢体运动功能锻炼:①对肩颈、胸椎段进行肢体训练,增大胸廓活动度。②对下肢大肌群进行活动,增加下肢肌肉力量。方法是:膝盖下蹲慢慢弯曲,同时深吸气,直到大腿与地面平行,背部直立,让患者慢慢站立同时呼气,以上步骤重复 4 次,每组 5 次,每次 3s。这项运动可调动 70% 以上身体肌肉,增强心肺功能。

(2)术后住院期间心肺康复

1)术后肺康复:术后正常的呼吸模式被打破,出现较浅的、单一的潮气量通气而不是临时自主的深呼吸,可在 1h 内引起肺泡塌陷,除非在几小时内解决,否则肺不张会增加肺泡再度膨胀时的阻力。继发于肺换气不足的肺不张患者中常会出现呼吸急促和心动过速的现象,因此从术后脱机后,应鼓励患者进行呼吸训练,一直坚持至出院。①重建呼吸模式训练:膈式呼吸联合缩唇呼吸。患者取仰卧位,采用鼻吸嘴呼法,通过口令有规律地引导患者控制吸呼比,逐渐由 1:1 过渡到 1:2 或 1:3,20min/次,2 次/d。②呼吸肌训练:在患者吸气时,帮助患者上抬膈肌;在患者呼气时,轻度按压腹部进行呼气辅助,保证最大程度地吸入和呼出气量,20min/次,2 次/d。③咳嗽训练:通常采用保护性咳嗽及主动循环呼吸技术(active cycle of breathing techniques,ACBT)。保护性咳嗽:患者可按指导取坐位及半坐卧位,双手交叉抱位让胸廓固定以保护伤口,先用鼻子深吸气后再呼气的时候咳嗽,这样可减轻术后咳嗽疼痛及有效保护术口。ACBT:该技术常在气管插管拔除后开始使用,呼吸控制、胸廓扩张呼吸和用力呼气这 3 个部分组成了一次完整的主动循环呼吸技术,为避免引起气道痉挛,每 1 次用力呼气后都需进行 1 次呼吸控制。④对于有痰液潴留、肺不张的患者,可结合体位管理和胸廓震颤辅助咳嗽与呼吸训练。⑤训练过程中,注意倾听患者主诉,根据运动疲劳度自我评定量表及时评价患者疲劳程度,有效的运动训练强度需将运动疲劳控制在 11～12 分。

2)术后肢体功能锻炼:术后立即根据患者 ICU 活动量表(IMS)评估患者的功能状态,尽早进行早期康复锻炼,针对未脱离呼吸机的患者开展被动运动、主动运动,待患者脱机24h后,开展床旁协助运动、离床主动运动。①评估锻炼开始指标:心率60～120次/min;收缩压90～180mmHg,平均动脉压60～100mmHg;血流动力学稳定;呼吸频率12～30次/min;静息未吸氧状态下血氧饱和度≥88%;机械通气吸入氧浓度≤60%,PaO_2≥70mmHg,呼气末正压≤10cmH$_2$O;手术部位无明显出血或血肿,无下肢深静脉血栓形成,无各种管道置管位置及使用异常。在锻炼过程中,若患者各指标与上述不符,或有烦躁不安、感到费力、胸痛、眩晕、出汗、疲乏及严重呼吸困难等症状,则终止锻炼。②根据患者IMS评分为患者制定当日锻炼目标,随着患者评分及耐受程度的变化,每一阶段的目标随之改变,并根据目标制定个体化锻炼计划。患者在完成前一阶段目标后方可进入下一阶段锻炼。术后第1天,患者活动能力评分0分,此阶段应行被动运动,保持患者关节活动度,10～20次/min,2次/d。术后第2～3天,该患者已脱机,活动能力评分1～2分,可将床头抬高45°,坐卧位锻炼2次/d,每次30min,进行肘、腕关节的屈曲、伸展,膝、踝关节的屈曲、外展,每侧肢体各关节重复10次。术后第3～4天,患者活动能力评分4～6分,在患者的耐受范围内,按步骤增加至低-中强度的有氧运动,可选择坐站训练、床旁踏车训练、独立步行训练,逐渐增加运动时间,从5min进阶至10～20min,运动频率2次/d、每周训练3～7d。在运动过程中,密切监测患者的体征和心电图等。控制患者的Borg自觉疲劳程度量表(见附录1-5)在11～13级,控制最大心率不超过静息心率加20次/min。③肩关节训练:从术后第1天开始,每天2次,在未引起不适的情况下,进行适当的肩关节活动,直至患者出院。患者可进行提肩、肩绕环、头部环绕动作等。短期内暂停使用手摇机及划船机进行康复训练,保护伤口。④所有康复锻炼均需要密切观察患者的生命体征。该患者为胸骨正中切口,应避免扩胸、胸廓扭转等动作,造成伤口对位不齐、愈合缓慢、骨不连现象,关注患者国际化标准比值及凝血酶原时间,防止因活动过量产生DIC;对于进行床旁站立及步行锻炼时,需设置1名责任护士床旁协助固定管道;床旁备用监护仪,活动前后30min内,分别记录患者的生命体征;制定科室管道滑脱应急预案、病情变化应急预案。当患者出现以下其中一项:心率>130次/min或<40次/min,休息时心率下降>20%,心脏节律不规整,收缩压>180mmHg、平均动脉压>110mmHg或<65mmHg,呼吸频率<5次/min或>40次/min,呼吸肌参数为氧浓度>60%,立即停止活动。

3)饮食指导:①心脏瓣膜置换术后患者均有不同程度的营养不良、低蛋白血症、维生素缺乏,因此术前需指导患者进食高蛋白、高维生素、易于消化的食物,拔除气管插管6h后无呛咳、呕吐即可进食。②患者心功能未恢复正常时,应适量控制液体的入量,量出为入,以免加重心脏负担,一日液体入量标准:体重(kg)×(10～20)mL。该患者每日饮入液体量可控制在750～1 500mL之间。③使用利尿剂期间适量增加盐分摄入,但每日不超过6g,避免低钠、低钾血症,进食含钾丰富的食物,香蕉、柑橘、菠菜、苋菜、红薯等。④通过膳食调查,计算和评估患者每日摄入的能量、蛋白质、总脂肪、饱和脂肪、碳水化合物、钠盐等营养素的摄入水平,制定膳食处方。A.计算标准体重:标准体重(kg)=身高(cm)-105=178-105=73kg,患者实际体重为75kg,在标准范围内,体型正常。B.计算每天能量摄入量:按每日需要84～105kJ/kg能量计算,该患者每日摄入量为6 132～7 665kJ。计算每日所需的食物交换份,确定食物份数,其中主食类11份,蔬果类2份,肉蛋类3份,鱼肉4份,乳类2份,油脂2份。根据食物交换份表将患者每日各类食物(生重)确定:主食类275g、蔬菜500g、水果200g、鸡蛋165g、虾肉100g、鲫鱼160g、脱脂奶粉50g、油脂20g、牛肉35g。C.膳食处方:根据三餐分配比例确定每餐各类食物交换份数,将早、中、晚餐各占30%、40%、30%。

4)戒烟处方制定:进行烟草危害相关知识宣教,使患者充分意识到烟草如何由内而外地危害身体的健康;鼓励并引导患者家属参与监督和指导患者远离烟草,帮助患者养成良好健康的生活习惯,戒烟期间多吃蔬菜水果。及时识别并处理戒断症状,戒断症状包括出现吸烟渴求、焦虑、抑郁、不安、头痛、唾液腺分泌增加、注意力不集中、睡眠障碍等。当患者烟瘾来临时,可指导患者做深呼吸活动,咀嚼无糖分的口香糖来代替吸烟。

5)药物处方制定:根据用药依从性评估患者服药依从性较差,护理人员要充分了解患者依从性差的原因,根据原因提出解决方案。本案例中患者年龄大,文化程度不高,服药种类较多,容易忘记或漏服药物,针对以上原因,提出具体解决方案。

6. 健康教育　心脏康复,教育先行。一个真正拥有心脏康复理念的患者,其康复的主动性、投入程度是惊人的。教育形式应根据患者及家属的文化程度及认知水平,通过印刷的宣传资料、视频、讲座等方式展开,使用示范、而不是单纯的说教,在实践中施教,即边康复边施教,或边运动边施教。

7. 出院指导

(1)注意休息,劳逸结合,避免过重体力劳动。术后 3 个月以休养为主。活动要量力而行,循序渐进,以不引起心慌、气短为度。术后一年内避免体力劳动、剧烈运动和外伤。

(2)注意保暖,尽量避免到人多、灰尘大的地方,注意室内空气调节,避免上呼吸道感染。

(3)加强营养,少量多餐,多进食高蛋白、高热量、高维生素、易消化饮食,禁烟酒。保持大便通畅,必要时给予缓泻剂。

(4)用药指导

1)服用利尿剂期间,准确记录 24h 尿量,鼓励患者食用含钾丰富的食物,如橘子、菠菜、香蕉、苋菜等,避免出现低钾血症;如出现有四肢无力、腹胀、心律失常等表现应及时联系医师采取有效措施,若出现双下肢水肿、胸闷等应及时联系医师调整利尿剂用量。

2)心脏瓣膜置换术后需要终身服用华法林,告知患者固定同一时间服用,不可漏服,忘记服药之后 4h 内当时补上,超过 4h 请勿补服,第 2 天继续正常用药,如果连续两天漏服,需按医生建议的剂量重新开始服药处理。服用华法林必须要注意监测 INR 值,二尖瓣置换(MVR)INR 1.8～2.3,三尖瓣置换(TVR) INR 2.5～3。INR 连续测得结果在目标范围之外再开始调剂量;调整剂量时,一般情况下每次增减剂量 1/4 片,调整剂量后注意加强监测;INR > 3 时应停用华法林,门诊就诊。富含维生素 K 的食物包括菠菜、花菜、甘蓝、胡萝卜、蛋黄、猪肝、绿茶等,均可使华法林抗凝作用下降,大蒜、葡萄柚、芒果可增强其抗凝效果,日常生活中不要突然增大或减少一天内这类食物的摄入量。

3)门诊复查时间:服用华法林期间定期抽血,调整药物用量。出院后首次复查时间 1 周,比较稳定可间隔 1 个月检查一次,半年后改为每 2～3 个月 1 次;2 年后 3 个月一次。用药期间出现口鼻、牙龈出血、四肢青紫、黑便、头昏、晕厥、偏瘫等,立即就近医院检查。

(三)护理结局

在医护患与康复师的积极配合下,该患者于术后第 1 天由心脏外科监护室搬回普通病房;第 3 天心电图示:窦性心律,关闭临时起搏器;术后第 7 天顺利拔除心包、纵隔引流管,复查心脏彩超示人工瓣膜功能良好,未发生并发症;顺利出院。

五、总结与思考

行胸骨正中切开心脏瓣膜手术需建立体外循环,手术时间长、创伤大,胸廓的完整性遭到破坏,术后苏醒时间长,需长时间使用机械通气,这一过程除了术后早期出血、心律失常、胃肠道和呼吸功能不全、低心排血量综合征外,康复期还存在感染、营养不良、切口愈合不良等并发症,影响到患者的术后康复。且由于人口老龄化,心脏术前合并基础病较多,如高血压、高血糖等基础性疾病或免疫性疾病,给术后康复带来挑战。如何为患者做好围手术期康复,制定个体化康复计划,是临床医务人员亟须学习的内容。

1. **科学评估** 心肺康复是一种多学科和综合干预的治疗方法,是在全面评估、治疗、教育和心理支持的基础上,为患者提供特定的个体化的康复方案,评估贯穿整个治疗流程。本案例中通过各种量表对患者进行评估,科学全面了解患者,从而制定符合患者的康复计划。

2. **团队协助** 加速术后康复理念已经成为一种全球性的外科质量改进倡议,涉及医师、麻醉师、护士、康复师,同时离不开患者及家属的配合,打破很多传统的护理常规,随着科技的进步和医学发展,需要我们不断更新所学的医学知识、了解医学前沿,在以后的护理上更需要多学科的合作,为患者提供精准护理服务。

心脏外科的 EARS 尚处于起步阶段,国内关于心脏外科 EARS 的研究和实践较少,EARS 要求从术前管理策略、术中管理、术后快速康复三方面进行相关指导。本案例中患者的心肺康复措施主要以临床经验为主。心脏瓣膜置换术患者围手术期康复任重而道远,需要临床护士的加倍努力来实现系统、科学、有效的护理措施。

(曹教育　张雅丽　曹苗苗)

第七节　主动脉夹层动脉瘤患者围手术期的康复护理案例分析

一、案例疾病概述

(一)概述

主动脉夹层(aortic dissection,AD)是主动脉夹层动脉瘤的简称,是由于血液通过主动脉管壁内膜破口进入动脉壁中层形成夹层血肿,并延伸剥离而引起的严重心血管急症。主动脉夹层发病凶险、院前死亡率高、术后再发概率高,严重威胁人类健康和生命,其危害程度远远超过脑梗死、心肌梗死和恶性肿瘤。

目前临床研究和基础研究中比较熟悉的主动脉夹层分型有两种,分别是 1965 年提出的 Debakey 分型和 1970 年提出的 Stanford 分型。Debakey 分型根据破口位置及病变累及范围分为 3 型。Ⅰ型:原发破口位于升主动脉或主动脉部,夹层累及升主动脉、主动脉弓、胸主动脉、腹主动脉大部或全部。少数可累及髂动脉。Ⅱ型:原发破口位于升主动脉,夹层累及升主动脉。少数可累及部分主动脉弓。Ⅲ型:原发破口位于左锁骨下动脉开口远端,其中病变范围仅累及膈肌以上胸主动脉者又细分为Ⅲa 型,累及腹主动脉者为Ⅲb 型。Stanford 分型简化了解剖分类标准,只依据第一破口的起始部位来分类:Stanford A 型夹层起始于升主动脉,相当于 Debakey Ⅰ 型和 Ⅱ 型夹层;Stanford B 型夹层起始于左锁骨下及其降主动脉,相当于 Debakey Ⅲ 型。A 型夹层病情危急需急诊外科手术,手术包括 Bentall 手术、孙氏手术以及 David 手术等。B 型夹层可采取介入治疗植入支架(带膜支架主动脉腔内修复术)。

(二)病因及病理生理

1. **病因** 诸多因素可导致主动脉夹层,包括高血压、遗传因素、先天性因素、主动脉中层退行性变、动脉硬化、主动脉炎症、损伤、妊娠等。其中高血压、遗传因素、主动脉中层退行性变为常见致病因素。

2. **病理生理** 主动脉夹层患者的血液通过内膜撕裂口进入主动脉壁内,导致血管壁分层,形成由内膜片分隔的真假"双腔"主动脉,是急性主动脉夹层最典型的病理特点。血流顺行或逆行冲击以及主动脉壁内层和中层间沿长轴不同程度地裂开,血液进入形成假腔,假腔顺行或逆行蔓延可累及升弓部、主动脉全段,引起主动脉破裂、重要脏器供血障碍,夹层累及主动脉瓣结构与冠状动脉开口可致主动脉瓣脱垂关闭不全和缺血性心肌损伤。临床研究发现急性主动脉夹层伴有白细胞、炎症介质、C 反应蛋白等炎症因子,可引起全身炎症反应,甚至导致多器官功能障碍综合征。主动脉夹层破裂可造成急性心脏压塞,胸腹腔积血,纵隔和腹膜后血肿。

(三)临床表现

急性主动脉夹层最常见的症状是胸痛,以突然发作的胸部和/或背部撕裂样疼痛最为典型,其次是背痛和腹痛,剧烈疼痛者往往出现休克。病变起始于升主动脉时,疼痛通常位于胸前,并可辐射到颈、背或腹部。当血流在高压下向中层剥离时,刀割样疼痛能自胸部传至腹部。夹层内膜剥离或管腔内较高血压作用时,可造成主动脉瓣关闭不全,出现急性左侧心力衰竭;压迫头臂分支、冠状动脉及肾动脉和肋间动脉的开口则可造成脑缺氧、心绞痛或心肌梗死、无尿、下肢瘫痪。由心脏压塞或主动脉破裂引起的低血压所致的晕厥,也是主动脉夹层的重要初始症状,且与院内死亡风险增加相关。此外,因低血压、脑灌注不足等引起的神经系统症状也不少见,约1/2是短暂性的。值得注意的是,神经系统症状会掩盖潜在的夹层症状而造成漏诊。

二、案例报告

(一)一般资料

患者,男,76岁,已婚,身高168cm,体重65kg,小学文化程度,退休工人,无吸烟史,偶饮酒。

(二)病史

主诉:突发胸痛,加重6h余。

现病史:患者突发胸痛加重6h,当地医院胸、腹主动脉CTA提示主动脉夹层Stanford A型,紧急转诊,平车推入。

既往史:患者平素健康状况良好,否认高血压、心脏病史,但入院时血压186/100mmHg,未常规治疗。否认糖尿病、脑血管疾病、精神疾病史,否认手术史、外伤史,无食物、药物过敏史。

家族史:有高血压病家族史,否认其他慢性病家族史。

(三)入院诊断

1. 主动脉夹层Stanford A型。

2. 3级高血压。

(四)诊疗过程

患者夜间急诊入院,一般情况差,病情危重,为加强监护治疗直接入住心外ICU,同时积极完善术前相关准备。入院第2天急诊行升主动脉部分切除伴人工血管置换术＋全主动脉弓人工血管置换并支架象鼻手术。术后第1天双下肢肌力为0级,行"脑脊液置换术",术后第5天拔除气管插管,术后神志清楚,偶有谵妄。术后第9天返回普通病房,神志清楚,高流量加温加湿鼻塞吸氧,心电监护示房颤心律,带心包及纵隔引流管各一根,大便失禁,予肛袋应用,保留导尿畅,双下肢水肿。术后第18天开始持续高热,查新型冠状病毒核酸检测阳性,予对症治疗。术后第30天患者一般情况可,医嘱予出院,左下肢肌力3级,带尿管,指导患者出院后继续进行Ⅱ期康复。

三、评估分析

(一)一般评估

1. 术前评估　T 36.5℃,P 80次/min,R 25次/min,BP 186/100mmHg,SpO$_2$ 96%。患者神志清楚,查体合作,呼吸稍促,双肺呼吸音粗,急性面容,表情痛苦,自主体位,体型适中(BMI 23.03kg/m^2),心前区无隆起,心尖搏动正常,心浊音界正常。患者食欲尚可,二便正常。

2. 术后第1天　T 36.5℃,P 98次/min,R 12次/min,BP 122/65mmHg,中心静脉压8mmHg,SpO₂ 100%。神志清楚,指令动作可,双侧瞳孔等大等圆,约3mm,对光反射灵敏,双肺呼吸音粗。双上肢活动可,左下肢肌力Ⅱ级,右下肢肌力Ⅰ级。术后第2天双下肢肌力0级。

3. 转入病房　T 36.5℃,P 112次/min,R 22次/min,BP 113/72mmHg,SpO₂100%。神志清楚,精神软,查体合作,计算力减弱,双侧瞳孔等大等圆,约3mm,对光反射灵敏,双肺呼吸音粗,双肺可闻及湿啰音,心音正常,各瓣膜听诊区未闻及病理性杂音,腹部凹陷,腹肌紧张。双下肢水肿,带入心包及纵隔引流管各一根,留置尿管,引出尿色清。患者食欲稍差,咳痰无力。

(二)专科评估(转入病房)

1. **心功能评定**　NYHA心功能分级(见附录2-1)Ⅳ级,体力活动严重受限。

2. **呼吸功能评估**　改良英国医学研究委员会呼吸困难量表(见附录2-5)评估4级,最大呼气流量(PEF)250L/s,胸腹联合式呼吸模式,辅助呼吸肌参与,胸廓左右对称,胸廓活动度下降,呼吸频率稍促,双肺呼吸音粗。

3. **护理风险评估**　Morse跌倒风险评估量表,55分,高度危险;Autar深静脉血栓形成风险评估(见附录5-3),15分,高风险;Braden量表评分,16分,低度危险;导管脱落风险评分(见附录5-4),12分,重度危险。

4. **运动能力评估**

(1)握力评估:左手握力13.8kg,右手握力17.5kg,提示握力存在功能性障碍。

(2)肌力评定:双上肢肌力Ⅴ级,右下肢肌力Ⅳ级,左下肢肌力Ⅰ级。

(3)四肢关节活动度:左髋关节、膝关节、踝关节活动度轻度受损。

(4)柔韧性评估:座椅前伸试验–15cm,提示柔韧性存在功能性障碍。

(5)活动等级评估:患者卧床状态;直腿抬高右腿2min,左腿0min;国际体力活动问卷(IPAQ)(表3-5)每周活动量0METs×min/周,评定等级为低级。

5. **自理能力评估**　Barthel指数评分15分,不能自理。

6. **疼痛评估**　数字评定量表(NRS)评分3分,轻度疼痛。

7. **营养评估**　微型营养评定(MNA)(见附录3-3)12.5分,营养不良;有高盐、高油不良饮食习惯。

8. **用药依从性评估**　Morisky用药依从性问卷(MMAS-8)(见附录6-1)评分8分,依从性好。

9. **运动危险分层**　冠心病患者运动危险分层(附录2-10)评分为高危。

(三)心理社会评估

匹兹堡睡眠质量指数量表(PSQI)(见附录4-1)评分8分,轻度睡眠障碍。GAD-7评分11分(见附录4-4),可能有中度焦虑症;抑郁症筛查量表评分4分(见附录4-10),没有抑郁症。性格特征评估为独立外向型,好胜心强。

家庭成员包括妻子、2个儿子、2个女儿,联系密切、关系和睦,日常生活陪护人为妻子。

(四)辅助检查

1. **实验室检查**　脑钠肽(BNP)125.3pg/mL、国际标准化比值(PT-INR)1.02、血红蛋白99g/L、白蛋白26.4g/L、谷丙转氨酶276U/L、谷草转氨酶210U/L、C反应蛋白247.93mg/L。

2. **主动脉CT血管成像**　主动脉夹层Stanford A型。

3. **心脏彩超**　室间隔增厚;主动脉夹层动脉瘤(Stanford A型);主动脉瓣钙化;左心室顺应性下降;射血分数(EF)62%,左心室内径(LVD)5.17cm。

4. 头部磁共振平扫 双侧脑室旁及右侧基底节区急性-亚急性期脑梗死;多发脑白质高信号;脑退行性变。

四、康复护理问题与对策

(一)护理问题

1. 呼吸型态无效 与术中刺激引起痰液增多、术后卧床、切口疼痛、呼吸运动受限和使用镇静剂有关。

2. 活动耐受性降低 与长期卧床、术后肌力下降有关。

3. 营养失衡:低于机体需要量 与术中消耗、术后摄入减少有关。

4. 焦虑 与缺乏疾病相关知识、担心疾病预后有关。

5. 潜在并发症:心律失常、低心排血量综合征、脑梗死。

(二)护理措施

1. 术前急救护理 患者入院后紧急送往心外ICU,嘱患者绝对卧床,给予心电监护,氧气吸入,备齐抢救药品、物品及抢救器材。迅速建立静脉通路,遵医嘱予控制血压、心率,止痛对症处理。密切观察血压、心率的变化,每15~30min监测1次,根据血压、心率调节微量泵剂量,使收缩压控制在100~120mmHg,心率控制在60~80次/min。加强心理疏导,保持情绪稳定。保持大便通畅,避免用力排便,必要时用缓泻剂,避免剧烈咳嗽。积极完善术前相关准备,等待急诊手术。

2. 术后专科护理

(1)血流动力学监测:患者术后继续入住心外ICU,持续心电监护,严密监测患者生命体征的变化。主动脉夹层手术范围广,吻合口多,心肌阻断和体外循环时间长,可能导致术后心律失常、心肌缺血、低心排血量综合征甚至心搏骤停等。术后需要多参数生理监测及血流动力学监测,发现异常及时汇报,及时处理。

(2)呼吸系统监护:患者术后予呼吸机辅助呼吸,生命体征平稳,血气分析正常应及早拔除气管插管,以免带管不适引起患者躁动不安,从而导致血压升高及心率增快。拔管后间断雾化吸入,予肺康复指导,帮助患者有效咳嗽咳痰。

(3)预防神经系统并发症:严密观察中枢神经系统症状,观察瞳孔及对光反射,患者清醒后观察肢体活动状况和运动能力,对语言及口头命令的反应做出评估,早期发现和处理脑卒中等神经系统并发症非常重要。采用良肢位摆放、上下肢主动被动活动、Bobath疗法(神经生理疗法)等康复护理措施改善下肢肌力。

(4)引流观察:妥善固定各种管道,保持管道的通畅,间断挤压引流管,术后随时观察引流液的性状及流量。若引流量持续2h超过4mL/(kg·h)或有较多血凝块,伴血压下降、脉搏增快、躁动、出冷汗等低血容量表现,考虑有活动性出血,及时报告医师,并积极准备再次开胸探查止血。

(5)预防感染:术后常规进行预防性静脉抗感染治疗,严密监测体温,若体温在术后3d仍有升高,则需要查找原因,包括手术部位是否感染、肺部是否感染等。患者术后第18天持续高热4d,查新冠核酸阳性,予对症治疗,体温恢复正常。

(6)维持水电解质平衡:术后维持内环境的稳定是患者平稳康复的重要条件。术后准确记录24h出入量,每小时记录尿量及其颜色和性质。多尿可引起血容量不足,需及时通知医生给予补充红细胞和血浆;尿少时应首先检查尿管是否通畅,或及时监测肾功能,不能盲目使用利尿药物。病程中接危急值K^+2.92mmol/L,立即通知医生,遵医嘱予口服联合静脉补钾,密切监测患者电解质水平。

3. 康复护理 康复护理内容包括:体位管理、呼吸功能训练、气道廓清、有效咳嗽、上下肢主动被动训练技术等;指导患者定时排便,肛提肌训练;辅助予间歇性导尿;结合生活自理能力训练指导。

（1）重症康复护理（8d）：重症康复护理是指患者重症监护期的康复护理，从术后第 1 天至返回病房期间，为期 8d。此阶段患者病情尚未稳定，以卧床休息为主，根据病情适当抬高床头，拔除气管插管后帮助患者卧位呼吸训练，3 次 /d，5～10min/ 次。根据患者术后监护情况帮助患者被动床上活动，患肢被动训练，肢体抬高（15～30min），2～3 次 /d；被动关节活动（膝、肘关节屈伸，踝关节运动），2 次 /d，2 组 / 次，5～10 个 / 组，间隔休息 2～3min。协助患者床上进餐、梳洗、半坐位（15～30min）。

（2）病房康复护理：患者病情相对稳定后，由心外 ICU 返回病房，给予专业系统的康复评估，制定个体化康复方案。运动方案是整个康复方案中的重点，主要分为卧位、坐位、站位 3 个阶段，为患者实施循序渐进的康复训练。

1）第一阶段：卧位（4d）。①热身：抬高床头 30°，30min/ 次，2 次 /d；床上关节松动（膝关节、肘关节屈伸），5min/ 次，2 次 /d。②呼吸训练：缩唇呼吸，10 个 / 组，3 组 / 次，2 次 /d；半卧位 500g 沙袋加压腹式呼吸，5 个 / 组，2 组 / 次，1 次 /d；有效咳嗽，2 个 / 组，2 组 / 次，1 次 /d。③主 / 被动运动：进行床上翻身、主动被动关节运动（包括膝、肘关节屈伸、踝泵运动、直腿抬高训练），10 个 / 组，组间休息 2～3min，2 组 / 次，2 次 /d，单次训练时长 10min。④整理：关节被动、主动拉伸，每个动作 15s，2～3 个拉伸动作。⑤护理评价：患者能完成缩唇呼吸、加压腹式呼吸，有效咳嗽较欠缺，无胸闷、胸痛；Borg 呼吸困难评分量表 3 分，中度的呼吸困难或疲劳。

2）第二阶段：坐位（6d）。热身：抬高床头 45°，45min/ 次，2 次 /d；床上关节松动（膝关节、肘关节屈伸），5min/ 次，2 次 /d。①呼吸训练：床边坐椅缩唇呼吸，15 个 / 组，3 组 / 次，3 次 /d；卧位 1kg 沙袋加压腹式呼吸，10 个 / 组，2 组 / 次，2 次 /d；有效咳嗽，2～3 个 / 组，2 组 / 次，3 次 /d。②主 / 被动运动：A. 协助床上坐起，从 30s 逐渐到独立坐稳 2min，3 次 /d，循序渐进逐步过渡到床旁坐起，15～30min/ 次，2 次 /d；B. 坐位上肢训练，握拳、屈肘、伸肘、平举等，20 个 / 组，2 组 / 次，2 次 /d，单次训练时长 5～10min；C. 坐位下肢训练，床旁踢腿，20 个 / 组，2 组 / 次，2 次 /d，单次训练时长 5～10min；D. 鼓励患者逐步自主床上坐位进餐，梳洗。③整理：关节被动、主动拉伸，每个动作 15s，2～3 个拉伸动作。④护理评价：患者能完成缩唇呼吸，加压腹式呼吸及有效咳嗽，无胸闷、胸痛；Borg 呼吸困难评分量表 3 分，中度的呼吸困难或疲劳；左下肢肌力 2 级，右下肢肌力 4 级。

3）第三阶段：站位（12d）。①热身：床上关节松动（膝关节、肘关节屈伸），5min/ 次，2 次 /d。②呼吸训练：自主床旁椅坐位呼吸训练，20 个 / 组，3 组 / 次，3 次 /d。卧位 2kg 沙袋加压腹式呼吸，15 个 / 组，3 组 / 次，3 次 /d。有效咳嗽，3 个 / 组，3 组 / 次，3 次 /d。③主 / 被动运动：A. 辅助下完成床边站立；B. 逐渐增加床边站立时间，独立站立从 30s 增加到 1min，再到 2min。C. 床边踏步 10 个 / 次，2 次 /d。D. 辅助下绕床步行 10m/ 次，2 次 /d。④整理：关节被动、主动拉伸，每个动作 15s，2～3 个拉伸动作。⑤护理评价：医嘱停高流量加温加湿鼻塞吸氧，无呼吸困难发生，血氧饱和度维持在 95% 以上；左下肢肌力 3 级，右下肢肌力 5 级。

4. 疼痛护理

（1）做好患者疼痛评估，对于不能耐受的疼痛，遵医嘱应用止痛药，并安慰患者保持情绪稳定，密切监测生命体征。

（2）讲解疾病的特点，告知半年内均有可能有拉伸感觉或慢性疼痛，让患者有思想准备。

（3）指导患者床上翻身、坐起、体位转移三部曲的方法，避免牵拉伤口。

（4）指导患者咳嗽用枕头保护手术切口，3 个月内禁做上肢抗阻训练和扩胸运动。

（5）对患者进行疼痛的评估及教育，保证与患者疼痛控制知识需求相适应。

（6）尊重患者对疼痛的反应，通过听音乐、深呼吸等方法分散、转移疼痛注意力。

5. 营养指导

（1）患者卧床时间久，手术消耗大，术后摄入不足，存在营养失调。营养指导原则：尊重患者饮食文化，控制食物总量，强调科学性搭配，合理的餐次分配。总能量摄入与身体活动要平衡，BMI 保持在 $18.5\sim24.0kg/m^2$。

（2）根据每日所需总热量为患者制定个性化营养处方。①计算标准体重（kg）：身高（cm）-105。患者身高 168cm，标准体重 =168-105=63kg。计算每天能量摄入量：按每天 $84\sim105kJ/kg$ 计算每日总能量，$63kg\times（84\sim105）kJ/kg=5\ 292\sim6\ 615kJ$，即能量摄入最少不少于 5 292kJ/d。②膳食处方：主食（粮谷类）$175\sim225g$（生重），其中粗杂粮 50g 左右；蔬菜 500g/d（叶菜和瓜类为主）；水果 200g/d（低含糖量水果为宜）；50g/d 瘦肉（鸡鸭类为主，减少畜肉类）；鱼虾 50g/d（海鱼为佳）；蛋类每 $3\sim4$ 个 / 周；牛奶 250mL/d；豆类及其制品 $25\sim30g/d$，相当于豆腐 $100\sim150g$，或豆腐干 $50\sim60g$，或豆浆 $500\sim600g$；烹调用植物油 $20\sim25g/d$；食盐 6g/d。③指导家属根据制定的营养方案准备食物：根据饮食评估情况对患者及其家庭成员进行饮食宣教，改变长期高盐、高油饮食习惯，指导行为改变。

（3）经口摄入不足时，遵医嘱予肠内营养乳剂（TPF），以及肠外营养制剂氨基酸、脂肪乳、极化液等补充营养，间断补钾维持电解质平衡，用药期间注意观察不良反应。

6. 心理护理

（1）向患者讲解疾病的相关知识，增加患者对疾病的认知；每日固定时间与患者进行访谈沟通 $15\sim30min$，耐心专业解答患者及家属的疑问，增强患者自信心以提高患者依从性。

（2）及时解决患者焦虑源头，如患者大便失禁的管理，定时排便制度；排便体位（坐位或左侧卧）；腹式深呼吸和提肛运动，进行腹肌训练；顺时针方向按摩腹部；饮食管理，进食高纤维素食物，如糙米、蔬菜、水果等；必要时开塞露纳肛。

（3）指导患者使用缓慢深呼吸，全身肌肉放松，听音乐等放松技术，观察患者焦虑症状是否减轻或缓解。

（4）强化患者及家属主动参与康复的意识，调动家庭及社会支持力量。

7. 健康教育
讲解主动脉夹层相关病因、危害、并发症、治疗等，告知心脏康复的必要性，给予健康生活方式的建议及疾病危险因素管理和教育。包括对患者伴侣和亲属进行告知和教育，及时进行效果评价并反馈。

8. 出院指导

（1）日常生活指导：预防感冒和感染发生，生活规律，保证充足的睡眠。主动脉夹层术后可正常生活和工作，避免重体力和高强度工作，胸骨愈合一般需要 3 个月，要避免举重物，扩胸，抱小孩等牵拉胸骨的动作。教会患者及家属监测血压、心率的方法，每天至少监测两次血压、心率变化，并控制在适当的范围（收缩压 $100\sim120mmHg$，心率 $60\sim80$ 次 /min），一旦发现血压异常升高或者身体感觉异常，要及时就医。

（2）呼吸训练：肺功能的恢复还要一些时间，术后 2 周内可能还会有咳嗽咳痰的现象，在 1 个月内每天进行 $15\sim30min$ 腹式缩唇呼吸，15 个 / 组，3 组 / 次，3 次 /d。

（3）运动指导：进行规律的轻中度有氧运动，有利于降低患者的静息血压和改善心血管健康，帮助主动脉夹层患者康复。患者因下肢行动不便，无法进行 6 分钟步行试验，因此依据患者在院期间康复情况给予制定居家运动处方。上下肢肢体主 / 被动活动，坐位踏车，家人协助下步行；按目标运动强度范围内累计运动 30min；$3\sim5$ 次 / 周；运动时目标心率范围为静息心率加 $10\sim20$ 次 /min，即 $90\sim100$ 次 /min；Borg 自觉疲劳程度量表评级保持在 $11\sim13$ 级（有点用力）。

注意事项：运动前热身运动 5min，注意运动中和运动后水分的补充。运动中注意监测心率和血压，运动后整理运动 5min。当出现运动、活动后基础心率增加大于 20 次 /min 或者心律失常，基础血压增加大于 20mmHg 或收缩压不升反降,下降大于 10mmHg 或突发胸背部疼痛时暂停训练及时就医。

(4)药物与饮食:指导患者正确口服用药,协助患者改变不良生活习惯,劳逸结合。遵医嘱长期坚持服药,不能随意增减药物或剂量。同时根据营养处方进食,饮食尽量清淡少盐,少食多餐,进食营养丰富易消化食物,适量水果蔬菜,保持大便通畅。

(5)心理疏导:保持心情舒畅,避免情绪激动,应针对不同的具体情况和心理问题产生的原因给予患者积极的心理疏导,对有明显焦虑、抑郁症状的患者,根据患者的具体情况遵医嘱进行药物等治疗。

(6)随访:出院后 1 个月复查,行心肺运动试验,根据试验结果制定规范化的运动处方;定期(3～6 个月)门诊随访,特殊情况应及时就诊。

(7)进入Ⅱ期心脏康复:出院后坚持 36 次Ⅱ期心脏康复。

(三)护理结局

在Ⅰ期康复结束后对患者进行专科评估的对比(表 3-12、表 3-13),通过对比发现患者的各项量表评价、运动能力、呼吸功能、心功能都明显改善甚至恢复正常。各项异常生化检查亦趋于正常,康复效果显著。

表 3-12　康复评估量表评价

评估项目	康复前		康复后	
	评分	评估结果	评分	评估结果
日常生活能力评定(Barthel 指数)	15	不能自理	55	部分自理
压力性损伤(Braden)	16	低危	20	无
Morse 跌倒风险评估量表	55	高危	45	中危
Caprini 评估量表评分	15	高危	12	中危
导管脱落风险评分	12	高危	0	无
微型营养评定(MNA)	12.5	营养不良	20.5	潜在营养不良
数字评定(NRS)量表	3	轻度疼痛	0	无
匹兹堡睡眠质量指数量表(PSQI)	8	睡眠质量还行	6	睡眠质量改善
广泛性焦虑量表(GAD-7)	11	中度	4	无
抑郁症筛查量表(PHQ-9)	4	无	2	无
Morisky 用药依从性问卷(MMAS-8)	8	依从性好	8	依从性好

表 3-13　专科康复效果评价

评估能力	评估项目	康复前	康复后
运动能力	体位	卧床	直立行走
	握力(kg,左/右)	13.8/17.5	24/28
	下肢肌力(级,左/右)	0/0	3/5
	直腿抬高(min,左/右)	2/0	3/45s
	座椅前伸试验(cm)	−15	−7
	关节活动	左下肢关节主动活动受损	左下肢关节主动活动改善

续表

评估能力	评估项目	康复前	康复后
呼吸功能	胸廓活动度	下降	正常
	胸廓对称性	左＝右	左＝右
	辅助呼吸肌	参与	不参与
	呼吸频率	快	正常
	改良英国医学研究委员会呼吸困难量表	4级	2级
	PEF（L/s）	250	490
	呼吸音	稍粗	清
心功能	NYHA心功能分级	Ⅳ级	Ⅲ级

五、总结与思考

(一)严格掌握康复护理要点

主动脉夹层是目前死亡率最高的心血管疾病之一,该病起病急、进展快、病死率高,这对护理工作提出了很高的要求。因此护理人员应对本病的临床表现、病理生理改变及其并发症有充分认识,准确判断病情变化,熟练掌握急救和康复护理程序,及时实施安全有效的康复护理措施。本案例术前做好心理护理,有效控制血压,降低心率,减轻患者疼痛,让患者度过急性不稳定期是护理的重点;术后密切观察患者的病情变化,早期活动能有效提高患者心肺功能,减少术后并发症的发生,提高患者的生存质量。在患者康复过程中反复评估,严格把控运动终止指征,保证安全是关键。康复的同时注意对患者心理护理,通过心理护理,让患者从被动接受到主动完成心脏康复。改变患者不良的生活方式是后期康复的重点和难点,除了加强对患者及家属的健康宣教,出院后还要继续对患者进行追踪管理,了解患者左下肢功能恢复情况,建议患者尽快进入Ⅱ期康复程序。

(二)全面系统的康复评估

为了从心脏康复的不同方面指导患者、满足患者个体化需求以及使患者获益最大化,在心脏康复计划开始前需要对患者进行身体和精神的全面评估,从而进行风险预测以及提出康复护理问题。依据评估结果为患者制定相应的康复措施,为患者提供安全的环境以及最低风险的康复护理。在患者康复过程中反复评估,密切观察患者心率、血压、血氧饱和度和患者主观疲劳程度。本案例患者分别在入院当天、术后第1天和由心外ICU返回病房当天均进行了系统的康复评估。值得注意的是主动脉夹层患者由于疾病本身原因术前需绝对卧床,禁止进行体适能的评估以及预康复措施,防止增加主动脉夹层破裂的风险。最后,出院前再次进行评估来检验是否达到了康复护理目标,并给患者制定详细的出院康复指导单,确保患者能够长期有效地进行心脏康复。

(三)神经系统康复护理

主动脉夹层手术常需要在深低温停循环下进行,手术操作复杂,术后神经系统并发症发生率高。该患者术后发生急性-亚急性期脑梗死,表现为双下肢肌力受损,严重影响术后康复、降低生活质量,并导致住院时间延长,预后变差。临床研究表明,对患者实施早期的康复训练治疗,可以最大限度地促进脑功能的恢复,明显改善患肢的功能障碍,康复训练还能有效预防肌肉萎缩和关节挛缩的发生。该患者术后每日进行肌力评估,并依据肌力评估结果,为患者实施康复护理措施:如早期的良肢位摆放,上下肢主动被动活动、Bobath 疗法、姿势控制训练、日常生活能力的训练等。由卧位到站位循序渐进,促进肢体功能恢复。

(四)心肺康复护理模式

主动脉夹层患者的康复治疗应在有关心脏专科、专科重症监护室和康复医学科专家指导下,由医师、康复治疗师和护士等协调进行。此外,还要对陪护和家属进行有关的健康教育,让患者和家属主动参与到康复中来。目前,主动脉夹层患者的康复治疗在我国的普及率较低,患者依从性差,缺乏统一的康复模式。因此"1122 特色心肺康复护理模式"应运而生。1 个同质化:医院成立心肺康复专业小组,实施同质化管理;1 个标准化:制定心肺康复标准化流程,细化单病种护理康复路径;2 个主导:开展以心肺康复专科护士 / 呼吸治疗师为主导的 MDT 心肺康复护理模式;2 个一体化:①多学科、多方位联合实施"医-护-技-家庭一体化"康复模式,②打造互联网+"医院-社区-家庭一体化"康复诊疗模式。为患者实施科学化、个体化、系统化的心肺康复护理,减轻患者的生理和心理影响,减少猝死危险,控制心脏症状,降低再次发生心脏事件的风险;改善患者的肢体功能,提高生活质量,持久、有效地改善患者的预后。

(韩江英　魏　雪　王晓灿)

第八节　心脏移植患者围手术期的康复护理案例分析

一、案例疾病概述

(一)概述

心脏移植是治疗终末期心脏疾病的有效治疗手段,不仅可以提高患者的生存率,而且有益于患者追求更高的生活质量。心脏移植分为原位心脏移植和异位心脏移植。原位心脏移植是将受体病变心脏切除后再在原位植入供体的心脏。异位心脏移植也称并列心脏移植,是将供体心脏移植于受体的右侧胸腔内,不切除病变的心脏,术后供、受体的心脏共同承担循环功能。

自 1967 年心脏外科医生克里斯蒂安·尼斯林·巴纳德进行第 1 例人体心脏移植手术以来,迄今为止,世界各地已经进行了许多成人心脏移植手术,挽救了众多生命和家庭。1978 年 4 月上海瑞金医院张世泽等人在我国首次开展心脏移植手术,患者存活 109d 后,死于急性排斥反应。1980 年环孢素 A 作为免疫抑制药应用于临床后,心脏移植的远期存活率显著提高,推动了心脏移植在全球范围内的快速发展。

国内心脏移植手术日益成熟,术后患者生存率逐年增高。2018 年国际心肺移植协会(International Society for Heart and Lung Transplantation,ISHLT)报道的心脏移植受术后 1 年生存率超过 85%,中位生存时间超过 12 年,且在心脏移植手术操作、围手术期管理和免疫抑制剂应用等方面均取得了巨大进步。

(二)心脏移植相关知识

1. 心脏移植的适应证　心脏移植适用于各种因素导致的心功能衰竭,包括原发性心肌病、缺血性心肌病、心脏瓣膜病导致的充血性心力衰竭、外科手术无法纠治的复杂先天性心脏病、心脏移植术后等。

(1)绝对适应证:①血流动力学恶化;②难以治疗的心源性休克;③依赖静脉活性药物维持器官灌注;④心肌严重缺血导致持续发生的活动受限,且冠状动脉旁路移植术和经皮冠状动脉介入术无法解决;⑤反复发作的恶性心律失常,所有治疗方法均难以终止或避免复发。

(2)相对适应证:①活动严重受限,peak VO$_2$ 11~14mL/(kg·min)或 ≤ 55% 预计值;②不稳定型心绞痛反复发作,不适合给予其他干预治疗;③反复发作非服药依从性不好所致的体液平衡紊乱或肾功能不全。

2. 心脏移植的禁忌证

(1)绝对禁忌证:①存在系统性疾病,预计生存期小于2年,包括活动性/近期发现实体器官/血液系统的恶性肿瘤(白血病,前列腺特异性抗原持续增高的低度恶性前列腺肿瘤)。②累及多系统的活动性红斑狼疮、结节病或淀粉样变性。③不可逆的肾脏或肝脏功能不全且无法进行联合移植。④不可逆的肺动脉高压,肺动脉收缩压>60mmHg;平均跨肺动脉压力梯度>15mmHg;肺血管阻力>6Wood单位。

(2)相对禁忌证:①年龄>72岁;②任何活动性感染(心室辅助装置导致的器械相关性感染除外);③严重外周血管/中枢血管疾病;④严重肺功能不全,FEV_1<正常值的40%;⑤严重糖尿病伴有终末气管损伤(糖尿病肾病、糖尿病神经病变、视网膜病变);⑥活动性消化溃疡;⑦心脏病伴有细菌、病毒等各种感染性疾病;⑧100d内有肝素诱导的血小板减少史。

3. 心脏移植术后常见并发症　心脏移植术后并发症主要有术后出血、低心排血量综合征、急性右心衰竭、心律失常、消化道并发症、中枢神经系统并发症、急性肾功能衰竭和术后感染。所有并发症均可严重影响心脏移植受者术后的生存质量。

二、案例报告

(一)一般资料

患者,男,38岁,汉族,已婚,身高170cm,体重62kg,初中文化程度,自由职业。

(二)病史

主诉:患者主诉间断胸闷7年,加重1周,伴有呼吸困难,无尿,双下肢轻度水肿。

现病史:患者诉7年前受凉后开始出现胸闷伴呼吸困难,至当地医院就诊,完善相关检查诊断为"扩张型心肌病",予利尿、改善心肌重构等治疗后好转。患者因再次受凉后病情加重、出现胸闷不适、呼吸困难、头晕、无尿。

既往史:患者既往身体一般,有高血压病史4年,最高达150/110mmHg,规律服用降压药。有肾功能不全史,现服用金水宝片护肾治疗。

个人史:生于原籍,久居本地,否认疫区、疫水接触史。否认毒物、放射性物质接触史。否认烟酒嗜好。

(三)入院诊断

1. 扩张型心肌病。

2. 心力衰竭　心功能Ⅳ级。

3. 窦性心动过速、左前分支传导阻滞。

4. 高血压。

5. 心包积液。

6. 肾功能不全。

7. 后天性肾囊肿。

(四)诊疗过程

患者以"扩张型心肌病"收入心脏大血管外科,予强心、利尿、护肾等对症治疗。术前组织开展多学科团队讨论,在全麻体外循环下行"心脏移植术",手术完毕返回心脏大血管外科监护室,予呼吸机辅助呼吸、V-A ECMO 辅助循环治疗;在"吗替麦考酚酯"和"巴利昔单抗"的基础上联合他克莫司进行抗排异治疗;予注射用哌拉西林钠他唑巴坦钠＋万古霉素＋替加环素抗感染等治疗。术后第 4 天患者循环稳定,心功能良好,予 V-A ECMO 撤机;术后第 5 天患者生命体征平稳,拔出气管插管后予无创呼吸机与经鼻高流量辅助通气。以多学科团队协作,从"术前预康复、术后早期康复、出院后延续护理"指导患者疾病全程、全周期的治疗与护理。出院当日晨起 BP 132/82mmHg,P 67 次 /min,住院天数 27d。

三、评估分析

(一)一般评估

1. **生命体征**　T 36.1℃,P 102 次 /min,R 20 次 /min,BP 108/76mmHg,SpO_2 97%。

2. **体格检查**　全身皮肤黏膜无黄染、苍白、发绀、出血点、溃疡、蜘蛛痣等。双眼睑无水肿、双下肢轻度水肿,见颈静脉怒张。胸廓对称无畸形,听诊双肺底湿啰音,心前区无隆起,心尖搏动弥散;心尖搏动在第 6 肋间左锁骨中线外 1.0cm 处,有抬举感;心界向左下扩大,心律齐;未见异常血管征,心尖部有时可闻及收缩期杂音。

3. **其他评估**　患者的 Barthel 指数、BMI、Braden 量表、静脉血栓栓塞症(venous thromboembolism,VTE)(见附录 5-2)、Morisky 用药依从性(见附录 6-1)、匹兹堡睡眠质量指数量表(见附录 4-1)的评估结果,详见表 3-14。

表 3-14　其他评估

评估项目	术前		术后第 5 天		出院前 1 天	
	评分	评估结果	评分	评估结果	评分	评估结果
Barthel 指数	60	中度依赖	15	重度依赖	60	中度依赖
BMI	21.45	水肿	—	—	20.28	—
Braden 量表	14	中危	9	极高危	18	轻危
VTE 评分	3	中危	7	高危	4	中危
Morisky 用药依从性量表	6	良好	—	—	—	—
匹兹堡睡眠质量指数量表	14	睡眠质量差	16	睡眠质量很差	8	睡眠质量一般

(二)专科评估

1. NYHA 心功能分级(见附录 2-1)、肌力分级、改良英国医学研究委员会呼吸困难量表、握力评估(握力重量 / 体重 ×100%)、Borg 自觉疲劳程度量表(见附录 1-5)、营养风险筛查 2002(见附录 3-1)、标准吞咽功能评价量表(见附录 3-4)的评分分值及其评估结果,详见表 3-15。

表 3-15　专科评估

评估项目	术前		术后第 5 天		出院前一天	
	评分	评估结果	评分	评估结果	评分	评估结果
NYHA 心功能分级		Ⅳ级		Ⅳ级		Ⅲ级
肌力分级		4 级		3 级		5 级

续表

评估项目	术前		术后第5天		出院前一天	
	评分	评估结果	评分	评估结果	评分	评估结果
改良英国医学研究委员会呼吸困难量表	—	4级	—	4级	—	3级
握力评估	—	30%	—	10%	—	35%
Borg自觉疲劳程度量表	15	用力	17	很用力	11	比较轻
营养风险筛查2002	3	有营养不良风险	6	有营养不良风险	3	有营养不良风险
标准吞咽功能评价量表	—	—	9	禁止饮水4h		

2. 肺功能评定及6分钟步行试验结果,详见表3-16。

表3-16 肺功能及6分钟步行试验结果

时间	FEV_1/%	FVC/%	FEV_1/FVC/%	6MWT/m
术前	37	48	77	152
术后10d	66	70	94	
出院前	70	74	94	385

3. **专科其他评估** CVP 12cmH$_2$O;心输出量测定(CI)2.78min/(L·m^2);躁动-镇静评分(见附录4-7)0分,患者安静无烦躁;APACHE Ⅱ 0分,病情稳定;住院患者导管滑脱风险评估(见附录5-4)22分,高危;AGI 3级。

(三)辅助检查

1. **实验室检查** 术前:红细胞计数5.19×10^9/L,白细胞计数10.30×10^9/L,血小板计数228×10^{9}g/L,总蛋白60.40g/L,白蛋白38.90g/L,肌酐106.80μmol/L,INR 2.20,空腹血糖6.6mmol/L,肌酸激酶同工酶35.73ng/mL,肌钙蛋白0.13ng/mL,NT-proBNP 7.639.00ng/mL,FT3、FT4及促甲状腺激素检查结果正常,肿瘤标志物无明显异常。

术后:血红蛋白146g/L,白细胞计数14.66×10^9/L,中性粒细胞百分比(NE)88.7%,C反应蛋白183.45mg/L,血清总蛋白(TP)68g/L。

2. **免疫学检查** ABO血型鉴定为B型,Rh为阳性,群体反应性抗体试验为阳性,HLA组织配型(A、B、DR位点)结果无明显异常。

3. **影像学检查**

(1)术前检查结果:心电图结果提示窦性心动过速、左前分支阻滞、心室内传导阻滞、Q-T间期延长。心脏彩超提示左心房56mm,左心室舒张末径106mm,左心室收缩末径96mm,左心室射血分数19%,肺动脉内径27mm,右心房左右径50mm。心脏磁共振提示左心房四腔心最大截面积约46cm^2,右心房截面积约28cm^2;左心室舒张末期内径约82mm,右心室舒张末期内径约22mm。左心室心肌变薄,心肌各阶段增厚率减低,运动不协调,左心室收缩、舒张功能明显减退。二尖瓣、三尖瓣可见反流信号。左心室射血分数14%;EDV(射血末期容量)732.6mL;ESV(射血舒张末期容量)629.2mL。

（2）术后第4天撤离ECMO：心脏彩超检查二尖瓣、三尖瓣、主动脉瓣微量反流,左心室射血分数值45%。

（四）心理社会评估

GAD-7（见附录4-4）术前10分,中度焦虑;术后13分（中度焦虑）。抑郁症筛查量表（见附录4-10）术前5分,轻度抑郁;术后4分,无抑郁。

四、护理问题与对策

（一）护理问题

1. 术前护理问题

（1）气体交换受损　与心排血量减少、组织灌注不足有关。

（2）活动耐受性降低　与心排血量减少有关。

（3）体液容量过多　与右心衰竭、水钠潴留、低蛋白血症有关。

（4）潜在并发症：心律失常、心力衰竭、栓塞、猝死等。

2. 术后护理问题

（1）气道清除无效　与麻醉、手术有关。

（2）疼痛　与手术创伤有关。

（3）有失用综合征的危险　与运动耐力下降,长期卧床有关。

（4）营养失衡：低于机体需要量　与术后禁食、吞咽困难有关。

（5）潜在并发症：感染、术后出血、低心排血量综合征、急性右心衰竭、心律失常、急性肾功能衰竭、急性排斥反应、栓塞。

（二）护理措施

1. 治疗护理　遵医嘱给予患者强心、利尿、控制心室率、护肾等药物,观察用药后的效果及不良反应。术前予盐酸肾上腺素注射液2mg+0.9%氯化钠48mL以3mL/h静脉泵入,呋塞米注射液100mg+0.9%氯化钠40mL以2mL/h静脉泵入;口服非布司他片、肾衰宁片、金水宝片、琥珀酸美托洛尔缓释片等药物。严格监测患者的生命体征,记录患者出入量。告知患者各类药物作用以及不良反应。

2. 观察护理

（1）术前将患者心功能调整到最佳状态是心脏移植成功的前提。积极采取强心、利尿、扩血管、抗心律失常、抗凝血等措施纠正心力衰竭,改善重要器官的血流灌注,恢复氧合。

（2）记录患者24h出入量,每日清晨测量体重,观察患者有无水肿,及时利尿、复测电解质,注意有无电解质紊乱。

（3）术前常规进行皮肤、胃肠道准备,嘱患者每日早晚刷牙,睡前温水洗澡,术前一晚及手术当日用加热后的消毒湿巾擦拭全身,以防细菌在身体各部位定植。注意保暖,防止着凉感冒。

3. 专科护理

（1）加强生命体征观察及循环系统监护：患者入ICU后持续有创血压和心电监测,观察体温、呼吸、血氧饱和度、心律、心率、血压、中心静脉压、尿量、引流量等情况,经Swan-Ganz导管监测肺动脉压、心排血量等。

（2）支持心功能：由于供心缺血时间长,心肌缺血再灌注损伤、心脏顿抑及受体术前肺动脉高压,术后易发生低心排血量综合征和心律失常。遵医嘱使用盐酸多巴胺、盐酸多巴酚丁胺、米力农、前列地尔注射液等药物。

（3）呼吸系统监护：加强肺部及呼吸道的常规护理，加强口腔护理，防止肺部感染。

（4）感染的监测和预防感染：严格无菌技术操作原则，做好消毒隔离管理措施，定时监测体温，定期复查血常规、痰培养等相关指标。

（5）各种管道的护理：术后患者体内留置多种管道，包括气管插管、漂浮导管、心包纵隔引流管、尿管、胃管、桡动脉测压管、中心静脉输液管等，妥善固定，防止滑脱，引流管保持引流通畅，做好引流液颜色、性质和量的观察。

（6）术后每日唤醒策略：术后予注射用盐酸瑞芬太尼、咪达唑仑注射液持续静脉给药，合理镇静镇痛。遵医嘱每日定时逐渐减少镇静药物静脉给药的剂量，综合评估患者情况，定时中断镇静药物，使患者逐渐过渡到完全清醒，直至能回答几个简单的问题或完成一些简单的指令性动作，例如转动眼球、活动手指、伸舌头等；由于术后早期意识状况相对较差，无法达到完全清醒，主要以患者生命体征有明显变化，如出现血压升高、脉搏加快，或不自主运动增加时即达到唤醒目的。

（7）体位管理：由于患者心功能Ⅲ～Ⅳ级，以卧床为主。在评估患者生命体征的前提下，可进行体位适应性训练。根据患者适应情况，从床头抬高 30°、45°、60°、90° 床上坐位、床边坐位、床边站位、床边踏步、床边步行、室内步行逐步过渡。

4. 康复护理

（1）心理处方：心理处方以"人文关怀"的理念为核心，帮助患者术前建立战胜疾病信心，术后积极有效沟通、从多角度帮助其增强信念，鼓励家庭参与式照护，让患者保持最佳的心态接受心脏康复治疗。①康复理念的植入。详细向患者讲解心脏移植和心脏康复的相关知识及必要性。让患者了解疾病，促进健康生活方式的建立和养成，提高治疗依从性。②手术场景及过程的预知晓。术前采用健康教育手册、视频、口头介绍等形式重点介绍麻醉、手术及围手术期处理等诊疗事项，以缓解患者焦虑、恐惧情绪，以更好地配合治疗护理实施。③心理适应指导。该患者 SDS 评分 5 分，轻度抑郁，SAS 评分 10 分，中度焦虑，护士在护理的过程中注意态度温和，用暗示、启发、引导的语言消除患者的心理障碍，加强交流，注意倾听其感受，了解患者需求，在许可范围内给予满足，以增强其安全感及自信心。④腹式呼吸舒缓压力。指导患者练习腹式呼吸，连续呼吸 20 次以上，每分钟呼吸频率在 10～15 次。吸气时双手慢慢握拳，微屈手腕，最大吸气后稍屏息一段时间，再缓慢呼气，放松两手和全身肌肉，平时每天练习 1～2 次，每次 10～15min，帮助患者自我体会身心松弛的效果。⑤赋能患者提升患者自我管理能力。指导患者出院后进行自我管理需要遵循的原则，包括复查时间、免疫抑制剂目标血药浓度、生命体征自我监测方式及频次、生活方式、环境要求、需要立即就诊的情况。⑥引导患者建立与维持积极的情绪。患者在移植术后 1 年甚至几年均存在不同程度的焦虑、抑郁、恐惧等负性情绪，不仅影响其术后重返工作岗位，甚至直接导致生活质量的下降。医护人员全面了解患者的心理状态，积极引导患者表达不良感受，通过正念减压的方法及时解决其心理问题。通过半结构访谈方式联合患者家属共同挖掘患者积极心理体验的支持因素，帮助其维持积极的情绪。协助患者自我调适，改善应对策略。自我调适是指个体为实现目标而改变自己思想、感情和行为，是一种积极的应对策略，有助于提高主观能动性，维护其自尊心。在心脏移植患者围手术期间，协助患者在心理、行为上进行自我调适起到了促进作用，从而帮助患者适应了移植术后的日常生活。

（2）运动处方

1）术前运动处方：术前预康复训练有助于提高心肺功能储备，降低术后并发症发生率，促进患者术后康复。入院后即指导患者进行缩唇呼吸、腹式呼吸、气道廓清技术及使用呼吸功能训练器的方法，每天每项内容练习 2～3 次、每次 5～10min，以促进肺复张，改善氧合，建立有效的呼吸模式，从而改善呼吸困难、心悸、胸闷等症状。待患者病情稳定,可下床活动后,根据患者 6 分钟步行试验结果为其制定运动处方。F 运动频率:3～5 次 /d。I 运动强度:运动时目标心率范围为 100～120 次 /min。T 运动时间:按目标运动强度范围内运动 30min。T 运动类型:步行,打太极拳,慢跑。主观疲劳值:Borg 自觉疲劳程度量表当保持在 11～14 级(有点用力)。注意事项:运动前热身运动 5～10min,训练阶段以行走、踏车等有氧运动为主,举哑铃、练弹力带为辅,运动后放松整理 5～10min。运动中出现胸闷、胸痛、心慌、气促等症状则立即停止运动。

2)术后早期运动处方:

A. 运动时机:由于心脏移植患者术后并发症发生的风险较大,故在患者入住 ICU 24h 后,多学科团队对患者的病情、活动适宜性、术后重症专科及康复评估等方面全面讨论后,确定患者脱离急性危险期、病情稳定并排除禁忌证后,即开始早期康复运动。早期康复运动实施包括:

a. 体位管理:循序渐进,每 2 小时翻身;床头抬高:30°、45°、60°,对应的从间断保持平卧位、半坐位、坐位、独立坐位、床旁坐位、被动从床上转移至椅子、床旁站立位的逐步过渡。患者在 ECMO 辅助治疗期间,离床活动暂不开展,康复活动仅限于日常的床上体位管理及关节被动活动。

b. 肢体的被动运动:当患者肌力 < 3 级,给予关节的被动屈肘、抬臂、屈膝、抬腿、踝泵运动等床上或床旁的被动踏车训练。每个动作完成后,休息 1～2min,动作间的具体休息时长根据生命体征多久恢复至接近静息水平决定。

c. 肢体的主动运动:当患者于肌力 ≥ 3 级,开始主动关节活动训练,关节的被动 / 主动活动;上下肢的小剂量抗阻活动;可选择哑铃、握力球锻炼握力;床旁的主动踏车训练;辅助床旁步行;神经肌肉电刺激。

d. 呼吸功能锻炼:术后有效的呼吸道管理,以维持患者的肺功能处于最佳状态。动态评定患者呼吸功能,介入呼吸康复锻炼。机械通气阶段采用体位引流、胸部叩击和振动等方法帮助患者排出痰液,改善肺通气和血流的比例。进行膈肌抗阻训练,通过逐步增加膈肌的负荷,使患者呼吸肌的强度和耐力在无意识的状态下得到加强。若患者尚未撤机,可在医师的监护下调节呼吸机参数,给患者提供一个吸气负荷,以锻炼患者吸气肌功能。脱机后采用呼气正压仪、主动循环呼吸技术(包括呼吸控制、胸廓扩张运动和用力呼吸技术)、体位引流、高频胸壁振荡等气道廓清技术。

e. 吞咽功能锻炼:气管插管可能造成解剖结构损伤,导致拔管后吞咽困难(PED)。该患者术后给予气管插管呼吸机辅助呼吸治疗长达 5d,属于 PED 发生的高危因素。故在患者拔出气管插管后,立即给予吞咽功能评估,并开展吞咽功能训练。

B. 运动的强度及频率:活动强度用 6 分钟步行试验和 Borg 自觉疲劳程度量表进行评价。根据指南推荐心脏移植术后进行循序渐进强度的活动,参考如 3～4METs 或 Borg 自觉疲劳程度量表评级保持在 12～13 级(有点吃力),心率较静息时增加 10～20 次 /min,或最大心率 < 140 次 /min, > 40 次 /min;血氧饱和度 < 93%;出现胸闷、气短、心悸、心绞痛、眩晕、面色苍白等不适症状。发生以上情况之一时应终止康复。

C. 运动实施前准备:实施前保持患者气道通畅,各种导管安置妥当,监护设备、呼吸机、抢救车等处于备用状态,向患者讲解早期运动的目的、配合要点及注意事项,以取得患者积极配合。

D. 运动时间:午间护理结束后 14:00～16:00,每次 15～30min,以患者能够耐受为宜。

3)术后病房康复处方:心脏康复运动训练可以提高心脏移植受者的运动能力、心脏和血管内皮功能,提高患者的生活质量。运动训练必须根据患者目前的运动能力和术后的恢复速度进行个体化训练。肺康复方案详见表 3-17,运动康复方案详见表 3-18。

表 3-17　肺康复方案

运动阶段	运动类型	运动内容	运动时间	运动频次
1 周康复方案	腹式呼吸联合缩唇呼吸	患者取仰卧位,鼻吸嘴呼,通过口令引导患者控制吸呼比,逐渐由 1∶1 过渡到 1∶2、1∶3	20min/ 次	2 次 /d
	拍背排痰	通过拍背、叩击和震动帮助分泌物排出	2～5min/ 次	5 次 /d
2 周康复方案	OPEP	运用 OPEP 装置进行呼吸训练	2～10min/ 次	5 次 /d
	呼吸肌训练	90° 靠坐位,使用三球仪呼吸训练器进行训练	10min/ 次	—
	振动排痰	使用振动排痰仪器,振动频率为患者伤口无疼痛感为宜	10～15min/ 次	2 次 /d
	自主有效咳嗽训练	患者处于坐位或身体前倾位,双手交叉抱于胸前,对伤口进行保护,先行 5～6 次缓慢深吸气再屏气 3s,然后迅速打开声门,爆破性咳嗽 2～3 声将气体排出,也可发出"嘶 K"声来诱导咳嗽	30s/ 次	5 次 /d
3 周康复方案	呼吸操训练	在腹式呼吸和缩唇呼吸的基础上结合上肢和胸廓活动训练。每次吸气时配合上肢向上抬举,呼气时上肢缓慢放下	5min/ 次	2 次 /d

表 3-18　运动康复方案

时间	运动内容
1 周康复方案	床上主动活动加轻度阻力肢体关节活动(床上花生球、踏车、弹力带、哑铃 5～10min),10 个 / 组,3 组 / 次,2 次 /d
	床边坐起后两脚下垂摆动 10min,坐椅子 15～30min,坐位下手臂环绕活动 10 次 /d。
2 周康复方案	床边站立,原地踏步 2～5min
	可尝试自行缓慢步行到洗手间(洗澡除外),床旁练习太极拳 / 呼吸操 / 弹力带哑铃 5～10min,柔韧性运动(可耐受独自站立患者 5～10min)
	床边主动踏车:10 转 /min,3min/ 次,2 次 /d
	可尝试自行缓慢步行到洗手间(洗澡除外),床旁练习太极拳 / 呼吸操 / 弹力带哑铃 5～10min,柔韧性运动(可耐受独自站立患者 5～10min)
3 周康复方案	可在室内走廊缓慢步行 150m,3 次 /d
	床边坐位八段锦训练,伴随着音乐完成八段锦练习,5min/ 次,2 次 /d
	臀桥训练强化核心肌群,5 次 / 组,3 组 / 次,2 次 /d。

　　注意事项:①运动过程中遵循适量负荷、循序渐进、持之以恒的原则。②运动前评估患者的个体情况,根据患者的情况制定个体化的康复训练计划。③运动强度:靶心率法,静息心率加 20～30 次 /min;Borg 自觉疲劳程度量表:11～13 级,轻松-稍有疲劳感。④掌握运动终止的指征:胸痛、不能耐受的呼吸困难,下肢痉挛,步态不稳,全身出虚汗、面色苍白或灰白。⑤运动过程中要严密监测生命体征,保证康复运动的安全实施。

　　(3)营养处方

　　1)术前营养处方:患者术前 NRS 2002 评分为 3 分,有营养不良风险,术前根据个体化情况(最少提前 2～7d)给予营养支持,首选肠内营养(EN)或经口营养补充。依据该患者的评估情况和询问日常饮食习惯,个性化制定营养计划。计算标准体重:标准体重(kg)= 身高(cm)−105=167−105=62kg。患者实际体重为 62kg。计算每天能量摄入量:按每千克标准体重需要 84～105kJ 能量计算,该患者每日总能量 = 62kg×(84～105kJ/kg)=5 208～6 510kJ。考虑该患者的目前实际体重及饮食习惯,入院第 1 周应努力于 48～72h 内实现 80% 目标能量及蛋白质摄入量 1.2～1.5g/kg 才能保肠内临床效益,若患者可耐受,则建议在密切观察下 24～48h 内达到目标热量,同时应警惕喂养相关不良反应的发生。加强营养教育,教会患者及其家属宜用食物和不宜用食物,丰富饮食结构,严格限制水钠摄入。

2)术后早期营养处方:术后 1～5d,心脏移植术后该患者总蛋白 55g/L,白蛋白 38g/L。为了减轻心脏负担,供给的液体量不宜过多,每日可通过胃管持续滴注肠内营养混悬液,滴注速度从 20mL/h 逐渐递增到 60mL/h,同时使用输液管增温器,保持滴注温度在 38～42℃。不论胃肠道功能状态如何,建议 EN 期间常规抬高床头 30°～45°,最低不小于 15°,每日 2 次使用 0.05% 醋酸氯己定溶液漱口,降低呼吸机相关性肺炎的风险。同时可喂服双歧杆菌四联活菌片、乳果糖和枸橼酸莫沙必利。除肠内营养供应部分外,经静脉补充氨基酸、氨基酸脂肪乳葡萄糖注射液、人血白蛋白。

术后 5d,拔除气管插管,依据患者标准吞咽功能评估结果,可调整为半流食或软食。营养供给中,可逐渐减少静脉营养的使用,逐渐过渡到完全经口进食,心脏移植患者热能供给要适当,每天给予总热能 7 140kJ/kg,碳水化合物占 50%～55%,脂肪占 25% 左右,不宜给予过高的能量。蛋白质以优质蛋白质为主,脂肪要控制胆固醇摄入,增加不饱和脂肪酸摄取。有规律进食,少量开始,逐步增加。同时遵医嘱喂服双歧杆菌四联活菌片、乳果糖口服溶液和枸橼酸莫沙必利片。

3)术后病房营养处方:采取积极的营养支持治疗策略可以促进该类患者中长期康复。患者转到康复病房后应由经管医生、营养师和责任护士共同决策的模式对患者进行全面营养评估,制定个体化的营养管理方案。①能量及蛋白质的摄入:蛋白质-热量营养不良症和肌肉质量下降与移植后死亡率的增加有关,早期对蛋白质利用需求的增加应该伴随着足够的膳食摄入量,以限制蛋白质的负平衡。移植后期,为防止心血管疾病、糖尿病等并发症,应适当降低蛋白质、脂类、糖类的摄入量。②饮食安全:由于心脏移植患者术后长期服用免疫抑制药物,机体免疫功能受损,应关注其食品安全,防止腹泻等并发症发生。

4)心脏移植后糖尿病患者指导:移植后糖尿病(post-transplant diabetes mellitus PTDM)是心脏移植术后最常见的并发症之一。为患者制定糖尿病饮食卡,指导患者禁止食用蜜饯、西瓜、大米饭、各种甜糕点、小麦粉面条及含糖饮料等高升糖指数(GI)食物;提倡食用粗粮、谷物、麦片及豆类等低 GI 食物。

(4)药物处方:心脏移植术后需终身服用抗排异药物,如环孢霉素,泼尼松等,而多种药物服用易出现排斥反应和高血脂等并发症,进而威胁患者生命安全。故应要注重患者排斥反应和高血脂并发症的预防工作,给予心脏移植受者服药依从性评价、提供 24h 电话咨询服务、简化用药方案。要严格遵医嘱按时、定量服药,定期来院复查,依据复查结果严格遵医嘱用药,不可擅自停药或改变服药剂量,尤其是免疫抑制剂和改善移植心脏血管病变的他汀类药物。

5. 出院指导

(1)相关疾病知识指导:急性排斥反应是关系到心脏移植术后能否长期存活的关键因素之一。故教会患者及家属识别急性排斥反应的常见临床症状和体征,如乏力、周身不适、食欲不振、活动后心悸、气短、发热、体重不适当增加、心脏扩大、舒张早期奔马律、颈静脉怒张、心音低弱、心律失常、不明原因的低血压等,帮助患者早期识别药物不良反应及自觉不适症状。另外,药物不良反应还会引起面部皮肤粗糙、色素沉着、痤疮等,针对这一问题,重点强调患者皮肤护理的方法,避免挤压,防止感染的发生。

（2）自我疾病管理能力的培养

1）饮食和运动管理：指导患者日常生活中进食低盐、低脂、富含丰富维生素的饮食，且注意制订个体化饮食方案。患者在身体状况允许的情况下适当进行有氧运动，辅助心脏康复，提高运动耐受力。嘱患者外出时佩戴口罩，避免出入人群密集场所，预防感染。

2）并发症的监测与预防：心脏移植术后易并发高血压、高血脂、糖尿病等，指导患者及家属掌握血压和血糖的测量方法及正常范围值。每日定时、定点测量血压，按需测量空腹和餐后血糖，并定期复查了解血脂情况，适时调整饮食和运动方案。

6. 健康教育

（1）按照心脏康复五大处方，长期规律性正确服药，不得随意停用或减量，科学适度运动，合理膳食结构，保持心情愉悦、预防感染、保持大便通畅等。

（2）指导患者正确掌握居家测量血压、脉搏、血糖的方法，并定期到专业部门校准血糖仪、血压计。

（3）进行心脏康复过程中密切监测血压、心率的变化，保障安全，运动过程中如有劳累，应立即停止运动，症状不能缓解应及时就诊。

（4）指导识别急性或慢性排斥反应的早期症状，免疫抑制治疗的不良反应及药物相互作用，如出现恶心、呕吐、腹泻等胃肠道不良反应时应及时就医。

（5）复查：出院后 1 个月内每周返回医院复查一次，之后每个月返院复查，内容包括：体格检查、血药浓度、肝、肾功能等生化检验、十二通道床边心电图、心脏超声检查、药物调整，运动、心理、饮食评估及建议。

（6）随访：患者须终身随访，主要以门诊随访、"互联网＋线上远程随访"为主。每半个月信息化平台随访一次，3 个月后每个月 1 次，对患者基本情况和用药、饮食、运动进行深入了解并指导，加强患者居家自我管理依从性。

（三）护理结局

心脏移植仍是终末期心力衰竭的最后有效治疗方法，精准的围手术期管理对于优化相对复杂的患者群体的成功结局是必不可少的。虽然心脏移植患者的围手术期管理内容及注意事项与其他心脏手术患者护理常规相似，但仍然存在重要的移植相关特殊因素。对心脏移植患者而言，心脏移植初级目标是延续生命，最终目标是回归社会，提高生活质量和社会功能。然而，术后诸多并发症是影响疾病康复转归的重要因素。故早期、全程、规范化及个性化的围手术期康复管理对提升心脏移植患者术后疾病康复效果意义重大。

本案例结合患者的临床状况、个体情况和可能出现的并发症，对其进行阶段性精准评估，制定并实施了术前预康复、术后 ICU 早期康复、院内延伸至居家的全周期康复策略，准确落实"运动处方、营养处方、药物处方、心理支持、健康生活方式"五大处方护理内容。通过术前预康复锻炼，有效改善了患者的身体状况，为术前准备提供自身条件基础；强化术后 ICU 期间早期康复，全面评估患者的各项指标，开展循序渐进的康复策略，促进患者的整体护理结局；为患者提供"医院-家庭"联动的支持，以"互联网＋线上远程随访"的方式进行随访管理，提升了患者居家自我健康管理能力，有效提高了患者的生命质量。

五、总结与思考

（一）心脏移植多学科团队是有效推动康复管理实施的关键

心脏移植患者多为心脏疾病终末期，往往合并多种疾病及症状，这很大程度上导致其术后并发症多且获益较低，从而降低了心脏移植患者的生命质量甚至存活率。而针对心脏移植患者的特殊性，本案例组建了心脏移植多学科管理团队,纳入心脏外科医生、监护医生、麻醉医生、体外循环师、康复治疗师、心肺康复专科护士、专科护士、营养治疗师、心理治疗师等专科领域人员,定期组织召开多学科团队讨论会,确定患者的治疗护理方案,围手术期康复策略及延续护理计划等。明确术前、术后从监护室转入普通病房、出院前及出院后各个关键时间段的管理流程及要求。

(二)"以患者为中心"动态评估贯穿案例管理的始终

心脏移植患者病情变化较大,故康复治疗与护理策略的实施应以全面有效的动态评估结果为依据,从而保证康复实施的针对性与安全性。本案例通过全面评估患者围手术期的主观及客观指标,并根据指标结果判断其心脏康复护理风险,为心脏移植患者围手术期每个阶段的主要治疗及心脏康复护理临早期介入时机提供依据;为多学科团队就患者疾病特点及难点的判断与分析提供参考;也为该案例心脏康复护理建立评估和康复护理的标准流程提供了科学依据。在动态评估实施过程中,强调多学科核心团队成员共同参与,实时评估患者的各项指标结果,避免经验型判断,逐步转变为应用客观指标科学开展规范的康复治疗的诊疗思路。

(三)心脏移植患者早期全程康复的重要性

贯穿现代康复始终的理念是早期、全面、主动地康复。对于心脏移植重症患者来说,科学、适当的术前预康复训练可让其以最佳的身体状况接受手术,为患者适应术后的治疗及护理奠定了基础。心脏移植患者术后病情严重且进展迅速,包括血流动力学不稳定、睡眠方式改变、血栓和镇静镇痛药物的应用等在内的多种因素会限制重症患者的活动,因此必须在病情得到控制的情况下对患者进行早期康复。该案例是于生命体征稳定后开展循序渐进的早期康复,故该患者在实施术后早期康复后,相关的并发症得到及时控制,护理问题得到有效解决,生命质量得到全面提高。

(四)延续性护理在心脏移植患者中应用的必要性

心脏移植患者术后有发生急性或慢性排斥反应的可能;免疫抑制剂个体化治疗随着时间的延长,剂量可能需要相应调整;同时,移植患者需要终身服用激素和免疫抑制剂,身体抵抗力降低,患者容易出现感染、排斥反应、血糖增高等危险,患者及家人学会自我护理及处理突发情况显得尤为重要。心脏移植患者均存在不同程度的焦虑与抑郁情绪,患者出院后给予患者必要的心理指导,使患者更快地适应社会,恢复正常生活。本案例通过延续性护理服务为患者提供连续、完整的疾病康复指导和心理指导,将护理服务延伸到家庭,提高了患者的自我管理能力和治疗依从性,改善了患者的生存质量。但目前延续性护理还没有形成规范体系,多地医疗机构随访仍以电话、门诊为主,无法满足现代医疗需求。因此,如何使延续性护理模式更加制度化、规范化,为更多的心脏移植患者实施更加完善的多渠道的延续护理,将是今后护理的研究方向。

(孙兴兰 彭林敏 游明春)

第九节 肺癌患者围手术期的康复护理案例分析

一、案例疾病概述

(一)概述

肺癌(lung cancer)是起源于支气管黏膜上皮或肺泡上皮的恶性肿瘤,又称原发性支气管肺癌。肺肿瘤包括原发性和转移性肿瘤,原发性肿瘤中良性肿瘤少见,多见于感染性的肿块、肺结核球、错构瘤、炎性假瘤等;转移性肿瘤多数为恶性肿瘤,最常见的是肺癌。肺癌的治疗方法主要有外科手术治疗、放射治疗、化学药物治疗、靶向治疗、免疫治疗等。临床上常根据患者的机体状况、肿瘤的病理组织学类型、分子类型、侵及范围和发展趋势采取个体化多学科综合治疗,以最大限度延长生存时间,提高生存率,控制肿瘤进展和改善其生活质量。本案例总结一例肺癌患者围手术期的心肺康复护理实践。

肺癌的病因及发病机制是一个涉及多基因、多因素的复杂过程,目前尚未完全清晰,一般认为与下列因素有关。

1. **吸烟** 吸烟是肺癌最主要的危险因素,烟雾中的尼古丁、苯并芘、亚硝胺和少量放射性元素等均有致癌作用,尤其易致鳞状上皮细胞癌和未分化小细胞癌。吸烟量与肺癌之间存在着明显的量效关系,吸烟持续时间越长,吸烟总量越大,吸烟初始年龄越小,戒烟时间越短,吸烟深度越深,患肺癌的危险性就越大。

2. **二手烟或环境油烟吸入史** 亚洲人群中非吸烟女性的肺癌发生率显著高于欧美人群,推测可能与二手烟暴露和厨房等场所的环境油烟暴露有关。荟萃分析显示,二手烟暴露显著增加肺癌发生风险。炒炸等烹饪方式产生的厨房油烟可导致 DNA 损伤或癌变,是中国非吸烟女性罹患肺癌的重要危险因素之一。

3. **职业致癌因子暴露史** 长期接触氡、砷、铍、铬、镉及其化合物等高致癌物质者更易罹患肺癌。石棉暴露可显著增加肺癌的发病风险。另外,二氧化硅和煤烟也是明确的肺癌致癌物。

4. **空气污染** 空气污染一般分为室内小环境和室外大环境污染。室内被动吸烟、燃料燃烧和烹饪过程均能产生致癌物。室外大环境污染包括城市中汽车尾气、工业废气、沥青等,其中主要是苯并芘。

5. **遗传因素** 肺癌的发生是个体对环境危险因素易感性与环境致癌因素相互作用的结果。有证据表明肺癌的发生与 *P53*、*nm23-H1*、*EGFR*、*Ras* 等基因突变和表达改变有关。

6. **慢性肺部疾病史** 慢性阻塞性肺疾病、肺结核和肺纤维化等慢性肺部疾病患者肺癌发病率高于健康人群。支气管肺组织的慢性炎症及其在愈合过程中的鳞状上皮化生或增生可能发展成肺癌。

(二)临床表现

肺癌的临床表现与癌肿的部位、大小、是否压迫、侵及邻近器官以及有无转移等情况有密切关系。按照部位可分为原发肿瘤、肺外胸内扩散、胸外转移和胸外表现四类。

1. 原发肿瘤引起的症状和体征

(1)咳嗽咳痰:咳嗽是最常见的症状,典型的表现为阵发性刺激性干咳。当肿瘤引起支气管狭窄时,咳嗽加重,多为持续性,呈高调金属音性咳嗽或刺激性呛咳。肺泡细胞癌可咳大量黏液痰,继发感染时,痰量增多,呈黏液脓性征。

(2)血痰或咯血:多见于中央型肺癌,肿瘤向管腔内生长可有间断或持续性痰中带血。表面糜烂严重侵蚀大血管时,可引起大咯血。

(3)胸痛:常表现为胸部不规则的隐痛或钝痛。周围型肺癌侵犯壁层胸膜或胸壁,可引起尖锐而断续的胸膜性疼痛,若继续发展,则演变为恒定的钻痛。肩部或胸背部持续性疼痛提示肺叶内侧近纵隔部位有肿瘤外侵可能。

(4)气短或喘鸣:肿瘤向支气管内生长,或转移到肺门淋巴结导致肿大的淋巴结压迫主支气管或隆突或引起部分气道阻塞时,可出现呼吸困难、气短、喘息,偶尔表现为喘鸣,听诊时有局限或单侧哮鸣音。

(5)发热:其原因有两种,一为癌性发热,肿瘤组织坏死,被机体吸收所致。二为炎性发热,由于肿瘤引起的阻塞性肺炎所致。

(6)体重下降:消瘦为恶性肿瘤的常见症状之一。肿瘤发展到晚期,由于肿瘤毒素、消耗、合并感染、疼痛等原因,可导致食欲减退,表现为消瘦或恶病质。

（7）呼吸困难：原发肿瘤扩展引起肺泡面积减少、中央型肺癌阻塞或转移淋巴结压迫大气道、肺不张与阻塞性肺炎、肺内淋巴管播散、胸腔积液与心包积液、肺炎等。

2. 晚期肺癌压迫邻近器官、组织或发生远处转移时引起的症状和体征

（1）压迫或侵犯膈神经，引起同侧膈肌麻痹。

（2）纵隔侵犯或淋巴结长大累及同侧喉返神经所致声带麻痹。

（3）压迫上腔静脉引起面部、颈部、上肢和上胸部静脉怒张、皮下组织水肿、上肢静脉压升高。

（4）侵犯胸膜，可以引起胸腔积液，多为血性。

（5）癌肿侵入纵隔，压迫食管，可引起吞咽困难。

（6）侵犯食管，可引起支气管-食管瘘。

（7）上叶顶部肺癌，亦称 Pancoast 肿瘤或肺上沟瘤，可以侵入和压迫位于胸廓上口的器官或组织，如第一肋骨、锁骨上动脉和静脉臂丛神经、颈交感神经等，产生胸痛、颈静脉或上肢静脉怒张、水肿、臂痛和上肢运动障碍，同侧上眼睑下垂，瞳孔缩小，眼球内陷，面部无汗等颈交感神经综合征。

3. 肿瘤远处转移引起的症状　最常见的是中枢神经系统转移而出现的头痛、恶心、呕吐等症状。骨转移则通常出现较为剧烈而且不断进展的疼痛症状等。

4. 肺癌的肺外表现　肺癌患者还可以出现副瘤综合征。肺癌相关的副瘤综合征可见于 $10\% \sim 20\%$ 的肺癌患者，更常见于小细胞肺癌。临床上常见的是异位内分泌、骨关节代谢异常，部分可以有神经肌肉传导障碍等，如骨关节综合征（杵状指、关节痛、骨膜增生等）、库欣综合征、重症肌无力、男性乳腺增大、多发性肌肉神经痛等肺外症状。对于合并副瘤综合征、可手术切除的肺癌来说，症状复发对肿瘤复发有重要提示作用。

二、案例报告

（一）一般资料

患者刘某，男，75 岁，汉族，已婚已育，身高 170cm，体重 65kg，BMI 22.49kg/m²，大专文化程度，退休人员，既往吸烟史 40 年，20 支 /d，已戒烟 1 个月，无酗酒史，配偶健在，育 1 子 1 女。

（二）病史

主诉：发现肺结节 2 年半，较前增大半月余。

现病史：患者 3 个月前胸部 CT 复查发现左肺上叶上舌段，磨玻璃结节，大小约为 15mm×9mm，较前增大，近 3 个月体重较前下降 4kg，患者目前无咳嗽咳痰，无胸痛胸闷，无咯血，无喘息，现为求进一步诊治，门诊以"肺结节待查"收入院。

既往史：无特殊。

家族史：无。

（三）入院诊断

肺结节待查。

（四）诊疗过程

患者当前诊断明确，完善术前相关检查后，拟于 5d 后在全麻下行"胸腔镜下左上肺肿瘤切除术"，术后安全返回病房，予心电监护、吸氧、抗感染、止痛、雾化、平喘、祛痰等支持治疗。于术后 10d 康复出院。

三、评估分析

（一）一般评估

1. 神志与生命体征　神志清楚，T 36.3℃，P 75 次 /min，R 18 次 /min，BP 120/71mmHg，SpO_2 97%。

2. 体格检查　无呼吸窘迫，鼻翼扇动，皮肤、甲床和口唇发绀，自主体位。胸部体格检查，气管居中，胸廓正常，双侧语颤对称，无胸膜摩擦感，无皮下捻发感；叩诊双肺清音；双肺呼吸音尚可，未闻及明显干湿啰音；心律整齐，心音正常，无杂音。

3. 二便　小便 5～6 次 /d，夜尿 1 次，每次量约 300mL；大便每 1～2d/ 次，布鲁斯托大便分型 2～3 型。

（二）专科评估

1. 心肺功能评估

（1）心功能分级：（见附录 2-1）采用美国纽约心脏病协会（NYHA）心功能分级进行评估，该患者为Ⅰ级。

（2）肺通气功能测试：第 1 秒用力呼气量（forced expiratory volume in one second，FEV_1）和用力肺活量（forced vital capacity，FVC）是术前评估肺功能的主要指标。该患者 FEV_1/FVC 为 89%，FEV_1 为 84%，FVC 为 94%，为轻度阻塞性通气功能障碍。

（3）呼吸困难程度评估：采用 mMRC 问卷（见附录 2-5）进行评估，结果为 1 级（在着急的时候或走缓坡的时候会感到呼吸困难）。

2. 运动能力评估　6 分钟步行试验运动总距离 415m，运动中最低血氧 95%，最大心律 142 次 /min，无吸氧；Borg 呼吸困难评分 2 分，Borg 自觉疲劳程度量表 12 级；恢复期第一次血压 132/83mmHg，没有出现运动试验终止指征；结果提示轻度心肺耐力下降。

3. 营养风险筛查与评估　患者入院后行营养风险筛查、营养状况评估。营养风险筛查采用营养风险筛查 2002（nutrition risk screening 2002，NRS 2002）量表（见附录 3-1），评分为 3 分，该患者存在营养不良风险，进一步需采用患者参与的主观全面评定（PG-SGA）量表进行营养状况评估，评估为 6 分，诊断为中度营养不良。

4. 外科手术患者 VTE 风险评分　采用血栓风险评估表（Caprini 评分表）（见附录 5-2）进行评估，该患者评分为 3 分，中度危险。

（三）心理社会评估

采用匹兹堡睡眠质量指数（Pittsburgh sleep quality index，PSQI）（见附录 4-1）对患者的睡眠进行评估，PSQI 评分为 8 分，患者睡眠质量一般。焦虑评估采用焦虑自评量表（self-rating anxiety scale，SAS）（见附录 4-6）对患者的焦虑进行评估，SAS 评分为 55 分，有轻度焦虑情绪。抑郁评估（见附录 4-11）采用抑郁自评量表（self-rating depression scale，SDS）对患者的抑郁进行评估，SDS 评分为 48 分，无抑郁情绪。

（四）辅助检查

1. 实验室检查　白细胞计数 7.81×10^9/L，血小板计数 159×10^9/L，pH 7.39，PaO_2 86mmHg，$PaCO_2$ 46mmHg，BE 18mmol/L，HCO_3^- 37.8mmol/L。

2. 影像学检查　胸部 CT：左肺上叶上舌段磨玻璃结节较前增大以及双下肺少许炎性间质性病变。

四、康复护理问题及对策

（一）护理问题

1. 气体交换受损　与肺组织病变、手术、肺膨胀不全、肺换气功能降低等因素有关。

2. **焦虑** 与担心手术、疼痛、疾病的预后有关。

3. **疼痛** 与术后切口及留置导管有关。

4. **潜在并发症**：营养失调、睡眠障碍、活动耐受性降低等。

（二）护理措施

1. 治疗护理

（1）给氧：由于肺通气量和弥散面积减少、麻醉不良反应、伤口疼痛及肺膨胀不全等，肺脏切除术后患者会存在不同程度的缺氧。常规给予鼻导管吸氧2～4L/min，根据血气分析结果调整给氧浓度。

（2）氧气雾化：呼吸道分泌物黏稠者，可用灭菌用水、祛痰剂、支气管扩张剂等药物行氧气雾化或超声雾化，以达到稀释痰液、解痉、抗感染的目的。

（3）吸痰护理：对咳痰无力、呼吸道分泌物滞留者给予吸痰护理。保留气管插管者，随时吸净呼吸道分泌物；全肺切除术后，因其支气管残端缝合处在隆突下方，吸痰管插入长度不宜超过气管的1/2；支气管袖式切除术后，支气管上皮纤毛功能暂时丧失以及气管或支气管吻合口反应性充血、水肿易造成呼吸道分泌物潴留，如患者不能自行咳出痰液，尽早行支气管纤维镜下吸痰。

2. 观察护理

术后一般心电监护24～48h，病情需要时延长监护时间。定时观察呼吸并呼唤患者，防止因麻醉副作用引起呼吸暂停和CO_2潴留。注意观察有无呼吸窘迫，若有异常，立即通知医师。术后24～36h内，患者血压常有波动，应严密观察肢端温度，甲床、口唇及皮肤色泽，周围静脉充盈情况等。若血压持续下降，应考虑是否存在心功能不全、出血、疼痛、组织缺氧或循环血量不足等情况。观察呼吸频率、幅度、节律及血氧饱和度情况，听诊双肺呼吸音，观察有无气促、发绀等缺氧征象，若有异常及时通知医师。术后带气管插管返回病房者，严密观察气管插管的位置和深度，防止其滑出或移向一侧支气管，造成通气量不足。

3. 专科护理

（1）气体交换受损护理

1）体位管理：患者未清醒前取平卧位，头偏向一侧，以免呕吐物、分泌物吸入而致窒息或并发吸入性肺炎。清醒且血压稳定者，可改为半坐卧位，以利于呼吸和引流。避免采用头低足高仰卧位，以防横膈肌上抬而妨碍通气。特殊情况：①肺段切除术或楔形切除术者，尽量选择健侧卧位，以促进患侧肺组织扩张。②一侧肺叶切除者，如呼吸功能尚可，可取健侧卧位，以利于手术侧残余肺组织的膨胀与扩张；如呼吸功能较差，则取半卧位，避免健侧肺受压而限制肺的通气功能。③全肺切除术者，避免过度侧卧，可取1/4患侧卧位，以预防纵隔移位和压迫健侧肺而致呼吸循环功能障碍。④咯血或支气管瘘者，取患侧卧位。

2）深呼吸及咳嗽：患者清醒后立即鼓励并协助其做深呼吸和咳嗽，每1～2h 1次。咳嗽前先给患者由下向上、由外向内叩背或体外振动，使肺叶、肺段处的分泌物松动并移至支气管。而后嘱患者作3～5次深呼吸，深吸气后屏气3～5s，再用力咳嗽将痰咳出。患者咳嗽时，可固定胸部伤口，以减轻震动引起的疼痛。

（2）疼痛护理：术后有效镇痛措施可促进患者早期膈肌运动、咳嗽排痰，以此减少对肺功能的损害、减少肺部合并感染的发生。术后正确评估患者疼痛情况，遵照疼痛药师及主管医生的医嘱合理使用镇痛药物，并联合中医镇痛方法联合镇痛（如中药封包、灸法等）。干预原则为多模式镇痛，并在药物的用量上个体化。此外，尽早去除不必要的胸腔引流可减轻患者疼痛。

（3）活动耐受性降低护理

1）评估活动耐力：评估患者肺功能状态，判断活动受限程度。了解患者过去和现在的活动型态，确定既往活动的类型、强度、持续时间和耐受力,判断患者恢复以往活动型态的潜力。

2)制定活动目标和计划:与患者及家属一起确定活动量和持续时间,循序渐进增加活动量。可遵循卧床休息→床边活动→病室内活动→病室外活动→上下楼梯的活动步骤。根据患者身体状况和活动时的反应,确定活动的强度、持续时间和频度。当患者活动耐力有所增加时适当给予鼓励,增强患者信心。

3)监测活动过程中反应:若患者活动中出现明显呼吸困难、头晕眼花、面色苍白、极度疲乏时,应停止活动,就地休息。若休息后症状仍不缓解应报告医生,协助处理。

(4)睡眠障碍护理:营造舒适的睡眠环境,指导患者进行想象,促使其精神放松,并加以按摩等手法放松患者的肌肉;限制患者入睡时间点、睡眠长度及苏醒时间点,形成生物钟;指导患者睡前依照深吸气、长呼气的呼吸节律进行呼吸,5 次 1 个周期。

4. 康复护理

(1)术前康复护理

1)呼吸道准备:解除气道痉挛、支气管痉挛是围手术期的麻醉期常见并发症之一。麻醉用药及气管插管等相关操作可能诱发支气管痉挛,其死亡率高达 70%。术前使用支气管扩张剂(如异丙托溴铵溶液或复方异丙托溴铵溶液)可显著降低肺阻力,改善肺顺应性,减少支气管痉挛的发生。本案例患者为老年患者,术前常规使用速效支气管扩张剂,可有利于提高基础肺功能,显著改善患者血氧饱和度,并进一步提高术前准备质量。

2)肺康复训练:围手术期短期肺康复训练有助于改善术前合并高危因素患者的心肺功能,并降低术后肺部相关并发症,加速患者康复。

A. 运动训练:有氧运动训练可通过提高肺活量、改善肺内气体交换效率、提高心输出量、改善肌肉氧摄取能力。户外步行、游泳、上下楼梯、爬山、做呼吸操、气功均是有效的锻炼方法。同时有计划地进行患侧上肢功能训练,按照手指—腕关节—肘关节—肩关节的顺序,分别做屈、伸、内翻、外翻动作 10 遍,2 次 /d。下肢功能锻炼动作与频次同上肢功能训练。

B. 呼吸功能训练:

a. 缩唇呼吸:缩唇呼吸的技巧是通过缩唇形成的微弱阻力来延长呼气时间,增加气道压力,延缓气道塌陷。患者闭嘴经鼻吸气,然后通过缩唇(吹口哨样)缓慢呼气,同时收缩腹部。吸气与呼气时间比为1:2 或 1:3,缩唇的程度与呼气流量以能使距口唇 15~20cm 处、与口唇等高水平的蜡烛火焰随气流倾角又不至于熄灭为宜。

b. 膈式或腹式呼吸:患者可取立位、平卧位或半卧位,两手分别放于前胸部和上腹部。用鼻缓慢吸气时,膈肌最大程度下降,腹肌松弛,腹部凸出,手感到腹部向上抬起,呼气时缓慢经口呼出。

c. 膈肌体外反搏呼吸法:使用体外膈肌反搏机或者是低频通电装置,刺激电极位于胸锁乳突肌外侧锁骨上 2~3cm 处(膈神经部位),先用短时间低强度的刺激,当确定刺激部位时,可用脉冲波进行刺激。每日 1~2 次,每次 30~60min。

d. 加强正确咳嗽咳痰的指导:鼓励患者深呼吸和主动轻声两三下咳嗽,以利于排出气管深部的痰液和胸腔内积气、积液,使肺复张。

C. 康复的频率和持续时间:患者进行 3~5 次 / 周的运动训练,每次持续 20~60min;为增强肌肉的力量,需每周进行 2~3 次,每次 2~3 组,每组重复 8~12 次的抗阻训练;运动训练至少应持续 8~12 周,且肺康复的周期越长,运动耐力改善越明显。呼吸肌训练需每周至少 4~5 次,每次训练 30min 或者每节15min,共两节的训练。安全指征:强度强调个体化,以引起肌肉疲劳,通常为最大肌力的 60%~70%。

（2）术后康复护理

1）体位护理：麻醉清醒后可逐渐抬高床头，使头与躯干抬高 30°～45°，逐渐端坐位。手术当晚，患者生命体征平稳，固定好胸腔闭式引流管，可帮助患者床上翻身、抬臀、活动四肢，按摩手术侧上肢并摩擦背部肌肉，以恢复肌张力。

2）早期活动：持续卧床会导致包括身体功能失调、肌肉质量下降、肺部并发症增加（肺不张和肺炎）和静脉血栓栓塞等的风险增加。针对术后的患者，需要对患者的麻醉效果、控制术后呕吐、疼痛情况有基本了解，根据具体情况鼓励患者在术后 6h 开始进行床上肢体功能锻炼活动。在仰卧位协助患者开展主动范围的活动练习，早期肢体训练方式按照以下方式进行：按照床上被动关节活动→床上主动关节活动→床边主动关节活动→协助离床活动的顺序循序渐进开展。如生命体征平稳，术后当天，协助、督促患者用术侧手梳头、端水杯、拿勺；术侧手越过头顶，触摸对侧耳朵，每日 3～4 次，防止发生肌肉粘连、强直。术后第 1 天，鼓励患者下床活动 4～6 次，每次约 10min，术后第 2 天开始逐渐增加下床活动时间，可搀扶患者在室内行走 3～5min，每隔 4h 一次。

3）运动训练：①上下楼训练，训练过程中，保持缓慢的上楼速度，若上 5～10 个台阶后有劳累感，或脉搏数增加 20 次/min 以上，休息后继续按当前或减少台阶数后再进行训练。②抗阻训练，患者依次完成 5 个动作的抗阻训练，包括坐位扩胸、坐位前推、坐位上举、屈膝、伸膝，每个动作重复 6～8 次，每次至少持续 3s，循环 4 次。③耐力训练，包括上肢训练和下肢训练，上肢训练以无支撑手臂训练为主，下肢训练以步行训练为主。在指脉氧仪监测下，患者以主观舒适状况进行训练，每次 10min，每天 2～3 次，出现胸闷、气促等情况时，放慢速度、适当休息。④中医运动训练。包括八段锦、太极拳等，患者根据自身情况，循序渐进，从每天 5min 开始，每周递增，直至达到第 6 周每天持续 30min 训练。

4）呼吸功能训练：①激励式肺量计，首先取出激励式肺量计，连接软管和接口，连接咬嘴于软管的另一端，垂直摆放激励式肺量计。指导患者含住咬嘴且保证密闭不漏气，再进行深慢吸气，吸气达到容量目标值后（浮球随患者吸气后上升到一定容量刻度），在最大吸气位屏气 2～3s，使浮球在最大吸气位，并使浮球尽可能长时间地保持在目标值刻度位置。含住咬嘴吸气结束，松开咬嘴呼气。重复以上步骤进行呼吸训练，10～15min 为 1 次，每日训练 2～3 次。②缓慢呼吸法，指导患者思想集中，肩背放松。取舒适体位（坐位或卧位）。先呼后吸，呼时经口，吸时经鼻，细呼深吸。一手放于胸骨底部感觉横膈活动，另一置于上胸部感觉胸部和呼吸肌的活动，通过嘴慢慢呼气，上腹部向内回缩，通过鼻缓慢地吸气，上腹部逐渐向外扩张，放松呼吸，重复。每次练习次数不宜过多，每天练习 3～4 次，休息片刻再练习，呼吸频率控制在 10 次/min 左右。③呼吸操，指导患者先进行颈部运动，分别在吸气时抬头，吸气时左转，右转；再过渡到扩胸运动、侧屈运动、蹲起运动，最后进行放松。每次做操的时间不宜过长，做操时配合一呼一吸，每次训练 10～20min，避免疲劳。

5）辅助排痰技术：①咳嗽训练，根据患者耐受性取站位、坐位、半卧位，如果可能，咳嗽时尽量取前倾坐位，放松全身肌肉，嘱患者把手置于胸廓及上腹部，鼓励患者深吸气时扩张此区域。吸气至最大肺容量时屏气 2～3s，然后突然向内收缩腹肌，打开声门进行咳嗽动作。一次深吸气进行一次咳嗽，咳嗽时注意用手保护引流管口，防止压力过大引起疼痛、皮下气肿。每次进行 5×3 组，每组间歇 3～5min，嘱患者每隔 3h 做一次，尤其是长时间平卧后。②叩击，操作者手指并拢，掌心空虚成杯状，掌指关节屈曲 120°，利用腕关节的力量在患者呼气时相应肺段的胸壁部位进行有节奏的叩击，每个部位 2～5min，叩击顺序从下至上，由外向内，从背部第 10 肋间隙、胸部第 6 肋间隙开始。③主动循环呼吸技术，患者坐位，依次进行呼吸控制 5 次、胸廓扩张运动 5 次和用力呼气技术 5 次，3 个阶段的动作要领如下：A. 呼吸控制阶段患者以正常的频率和深度进行呼吸，吸气时鼓腹，呼气时收腹；B. 胸廓扩张运动阶段患者经鼻慢慢鼓腹深吸气后,再缓慢彻底呼气;C. 用力呼气阶段,用力吸气后,嘴呈"O"形张开,在保持喉咙张开的同时,通过收缩腹部肌肉用力快速哈气,也可以采取缩唇快速呼气。

（3）心理护理

1）术前心理支持:通过多种途径给患者及家属提供心理与社会支持,鼓励其积极参与治疗和护理计划的制订,让患者了解疾病知识及治疗措施,介绍治疗成功的病例,以增强患者的治疗信心,使患者克服恐惧、绝望心理,保持积极的情绪,对抗疾病。另外,术前告知患者术后胸腔引流管、输氧管、输液管以及手术切口疼痛等都会给患者带来不适或痛苦,使其有心理准备。

2）术后心理支持:帮助患者认识、接受、正确对待疾病,时刻关注患者的心理动态,为患者制定循序渐进的个体化康复计划,指导患者进行呼吸、运动等功能锻炼。

（4）营养护理

1）术前:经评估该患者术前存在中度营养不良风险,术前访谈了解患者饮食情况,参照美国恶性肿瘤患者营养支持疗程和中国抗癌协会《恶性肿瘤患者的营养治疗专家共识》要求,患者每天能量及蛋白质摄入量需达到目标值的 70%,能量总需求为 $84\sim105kJ/(kg\cdot d)$,蛋白质需求为 $1.5\sim2.0g/(kg\cdot d)$。此外还应补充优质蛋白,多选新鲜蔬果。控制淀粉、糖的摄入,能够改善气道功能、有利于肺泡组织的修复;每餐不宜过饱,饱食可令胃容积增加,膈肌上抬,肺的舒张受限,呼吸负担加重。

2）术后:进食高热量、高蛋白质、高维生素、易消化的食物,多吃新鲜水果、蔬菜,少食辛辣刺激性及脂肪含量高的食物。供给优质足量的蛋白质及钙,多食鱼、蛋、瘦肉、牛奶、豆制品等,每日蛋白质以 $1.5\sim2.0g/kg$、脂肪 $40\sim60g$ 为宜,并应注意糖、脂肪、蛋白质三大营养物质的合理搭配,每日三餐不宜过饱,以高营养的清淡饮食为主。

5. 健康教育

（1）饮食管理:饮食尽量清淡少盐,首选优质、低脂的蛋白质食物,尽量少吃或不吃加工食品;增加日常蔬菜、水果和奶制品摄入,尤其是绿叶菜、各种水果以及根茎蔬菜、低脂乳制品、豆类和坚果类,以增加钾、钙、镁摄入;多饮水,保证每日饮水量 1 500mL 以上。养成良好的饮食习惯和生活方式,戒烟酒,忌辛辣、烧烤、烟熏等食物。

（2）日常生活管理:日常生活需规律,保证充足的睡眠。坚持锻炼身体,但避免剧烈活动。根据身体状况调整工作的时间、量和强度,避免劳累。注意保暖,避免感冒。

（3）治疗相关管理:遵照医嘱按时、按量服药,了解治疗方案及其不良反应。密切观察躯体症状,如有不适要尽快向医护人员反馈。定期体检,按时复查复诊。

（4）要正确面对疾病,接受疾病事实,克服悲观情绪。自我调节心理状态,积极参加社交活动。处理好自己和家人、朋友的关系。出院回家后加强自我管理行为,加强遵医行为。配合医护人员的随访工作,遇到问题及时求助医护人员,从而提高患者管理疾病的能力。

6. 出院指导

（1）运动训练方案见表 3-19。

表 3-19　出院运动康复方案

运动强度	运动方式	运动时间	运动频率
10 个 / 组	缩唇呼吸;改良式腹式呼吸	10min/ 次	3 次 /d
1 000m	快走	15min/ 次	3 次 /d
3 组 / 次,10 个 / 组	颈肩腰髋膝踝屈伸、外展;内敛 / 耸肩	10min/ 次	3 次 /d

（2）继续参考食谱，加强营养的补充。

（3）预防感染：定期到医院进行复查，观察病情发展，及时调整治疗方案。术后尤其要注意预防呼吸道感染，日常注意以下几点：①咳嗽或者是打喷嚏时要用手帕或者是纸巾进行遮掩，避免飞沫传播；②咳嗽时要注意不要太用力，避免牵扯伤口；③平时注意戴口罩，可以有效预防流感和肺炎等呼吸道感染的发生。

（三）护理结局

经过康复干预，患者出院时各项评估评分如下。

1. 一般评估方面　NRS 2002 评分为 1 分；SAS 评分与 SDS 评分分别为 38 分和 47 分，无焦虑与抑郁情绪；PSQI 评分为 3 分，睡眠质量良好。

2. 专科评估方面　6 分钟步行试验为 378m，Barthel 评分为 75 分，Borg 自觉疲劳程度量表评分为 13 级，主观疲劳程度中度。

患者能够掌握有效咳嗽和呼吸训练的方法，并每日坚持有氧运动及抗阻运动，保持良好睡眠及营养；住院期间未发生肺部感染及其他并发症。

五、总结与思考

（一）科学评估

评估是肺康复的重要环节，也是首要环节，只有通过科学准确地评估才能够为肺康复的开展提供基础，使肺康复得到有效地执行。对于患者全面整体的评估是量身定制干预措施的基础，正如康复领域"无评估不治疗"的原则，针对不同疾病、不同发病阶段、不同个体特征开展的评估项目应是肺康复差异化的研究内容。通过评估可以找出患者的危险因素及护理问题，制定相应的康复措施，从而建立完整、全面、正确的肺康复实践方案，提高生活质量。本个案采用各种评估量表综合评估患者，科学全面了解患者，制定肺部肿块切除患者围手术期的康复方案。

（二）做好康复管理，提升健康意识

肺康复是一项全面的干预措施，是对患者进行全面的评估，开展包括但不限于运动、呼吸训练、教育、营养和行为改变的治疗旨在改善慢性呼吸道疾病患者的身心状况，促进其长期坚持健康行为。大量证据表明，围手术期肺康复与术后肺部并发症发生率降低相关，并提高了患者的生活质量。本案例通过制定个性化且适宜的呼吸训练及运动训练计划，提高心肺耐受性，改善携氧量。并采用多种健康教育的方式，科学指导促进健康行为，包括戒烟、注意营养和锻炼等。教育患者了解疾病性质和治疗意义，可以提高其健康意识和自我管理能力。

（三）肺康复意义重大

根据美国胸科学会和欧洲呼吸学会提出的定义，肺康复是指在全面整体评估患者身心状况后所进行的综合性干预措施，这些措施包括但又不仅仅局限于运动训练、教育和行为改变，其目的是改善慢性呼吸系统疾病患者的生理和心理状况，并促使其长期依从于促进其健康的行为。术前肺康复训练作为加速康复的重要部分，可改善术后症状，减少并发症，提高患者生活质量，缩短住院时间，减少医疗资源支出及患者的负担，目前受到越来越多学者的关注。

（四）团队协作

围手术期的肺康复护理需要医生、护士、康复治疗师、营养师等多维度评估患者健康状态，构建个体化肺康复管理策略，同时鼓励患者参与自身康复过程，实现医护康患共同决策，协同合作，整合资源，帮助患者维持最佳的功能性健康。此种模式近年来被广泛用于肺康复的临床实践中，体现了以人民健康为中

心的理念,发挥了医护康患四者联动/共同促进肺康复的作用,为肺康复提供科学、合理、规范的临床实践依据。

（韩永红　王媛媛　付阿丹）

第十节　肺移植患者围手术期的康复护理案例分析

一、案例疾病概述

（一）概述

肺移植是用手术方法将同种异体的健康肺植入体内以取代丧失功能的病肺,是挽救终末期或迅速恶化的肺部疾病患者生命最有效的治疗方法。肺移植的手术方式大致包括四种:单肺移植、双肺移植、心肺联合移植和活体肺叶移植。手术方式的选择受许多因素影响,包括受体的疾病、年龄、病情严重程度、移植中心的经验、供体的稀缺性等。因肺移植是活体移植,其手术的成功取决于血管吻合、器官保存和排斥反应;术后成功的肺移植则依赖于对患者的密切监测以及对各种并发症的早期诊断和康复治疗。

（二）临床表现

1. **并发症原因**　肺移植术后移植肺可出现多种并发症,主要包括由移植肺缺血-再灌注损伤(ischemia-reperfusion injury,IRI)等所致的原发性移植肺失功(primary lung graft dysfunction,PLGD)、急性与慢性排斥反应,以及移植术后应用免疫抑制剂所致机体免疫力下降后出现的机会性感染或淋巴组织异常增生等,确诊依据主要为移植肺活组织检查(活检)。无论是单肺移植、双肺移植还是心肺联合移植,均具有基本相似的病理学改变。IRI 的机制为缺血、缺氧因素所致弥漫性肺泡上皮细胞和肺泡间隔毛细血管内皮细胞等损伤,导致肺移植术后即刻发生血氧屏障的氧交换功能障碍,迅速发生 PGD。随着损伤程度的不同,IRI 组织病理学改变从移植肺局部的小灶状病灶至弥漫性肺泡损伤,在临床上可造成肺移植术后急性呼吸窘迫综合征(acute respiratory distress syndrome,ARDS),其本质为肺泡毛细血管经历较长时间缺血、缺氧等损伤所致的移植肺水肿,类似于肺透明膜病(hyaline membrane disease)。移植肺急性抗体介导的排斥反应的基本特征以急性 T 细胞介导的排斥反应(T cell-mediated rejection,TCMR)为主,急性抗体介导性的免疫损伤不仅可以表现为持续的、反复发生的 TCMR 和淋巴细胞性支气管炎,而且也可以隐匿进展并首先表现为以闭塞性细支气管炎(bronchiolitis obliterans,BO)为特征的慢性排斥反应。

2. **并发症类型**　肺移植术后并发症可分为外科并发症和内科并发症,其中外科并发症包括胸腔内出血、气道吻合口并发症、血管吻合口狭窄、气胸、膈神经损伤和单肺移植后自体肺并发症等;内科并发症包括感染、原发性移植物功能不全(primary graft dysfunction,PGD)、心血管并发症、药物相关并发症、胃肠道并发症和移植后淋巴细胞增殖性疾病(post-transplant lymphoproliferative disorder,PTLD)等。

（1）感染是肺移植术后早期最主要的并发症,也是围手术期死亡最为主要的原因。由于长期免疫抑制剂的应用,且移植肺是开放性器官,肺移植术后移植肺感染是威胁受者长期存活和导致术后死亡的主要原因。造成移植肺感染的病原体包括各种常见的致病菌以及在正常情况下少见的条件致病菌,细菌感染是围手术期最为主要的致病因素,常见的致病菌还有念珠菌、霉菌、单纯疱疹病毒和巨细胞病毒。

（2）急性排斥反应的临床表现不具备特异性,主要症状包括低热、气短、咳嗽、低氧、白细胞增多、肺功能下降等。影像学表现:肺门周围有浸润影、肺间质水肿、胸腔渗出都是早期急性排斥反应的表现,但是也不具备特异性。

（3）慢性排斥反应是肺移植术后影响患者长期生存最为主要的因素。慢性排斥反应在病理学上主要分为慢性血管排斥反应和慢性气道排斥反应,慢性血管排斥反应是慢性排斥反应相对较少的表现形式,表现为肺血管的硬化。慢性气道排斥反应是相对常见的一种情况,表现为闭塞性细支气管炎(bronchiolitis obliterans,BO)。BO 的临床表现为反复咳嗽、咳痰、活动后呼吸困难,进一步进展出现严重的小气道受阻症状,合并反复肺部感染、血氧水平逐步降低,肺功能检测呈明显的渐进性阻塞性呼吸功能不全。

(4)胃肠道并发症可发生于肺移植术后任何时期,主要包括胃食管反流、肠梗阻、胃轻瘫等。

二、案例报告

(一)一般资料

患者,男,71 岁,身高 178cm,体重 76kg,BMI 23.9kg/m²,初中文化程度,退休职工,吸烟 40 余年,20 支 /d,偶饮酒,家庭支持良好,无宗教信仰,无过敏史。

(二)病史

主诉:近 3 天稍活动后气促,休息后不能缓解。

现病史:气促进行性加重 3 天入院。

既往史:10 年前确诊糖尿病,患者自诉 2 个月余前出现发热,新冠病毒抗原阳性,出现气促并进行性加重,稍活动即可出现气促,在当地治疗,好转后出院。出院 5d 后再发气促住院,胸部 CT 提示双肺间质性改变,予抗纤维化、抗炎、平喘治疗好转后出院,出院后家庭长期使用呼吸机支持 12h 以上。

家庭支持:已婚已育,育有一子两女,父母、配偶、子女体健。

(三)入院诊断

1. 重症肺炎。

2. 病毒感染后肺纤维化。

3. 糖尿病。

(四)诊疗过程

患者再发气促就诊,胸部 CT 提示双肺间质性病灶较前增多,予抗感染、抗纤维化、抗炎、平喘、无创通气等治疗后气喘缓解不明显,请器官移植科会诊,建议肺移植,完善相关检查后纳入等候名单。

入院予对症支持治疗及护理,1 个月后在气管插管全麻下行"同种异体右肺移植 +ECMO 置管 + 撤离术",术后带气管插管、脉搏指示连续心输出量(PICCO)管及右侧胸腔引流管转入 ICU,术后 2 周后拔除气管插管,过渡观察 2d 后由 ICU 转入移植科病房,2 周后于移植科病房康复出院。

三、评估分析

(一)一般评估

1. **神志及生命体征**　神志清醒,T 36.5℃,P 79 次 /min,R 26 次 /min,BP 126/68mmHg,SpO₂ 静息时末梢血氧饱和度 99%,鼻导管低流量吸氧 2L/min。

2. **体格检查**　胸腹式呼吸,贫血,半坐卧位,被动体位,食欲:胃纳差。

3. **管路评估**　右颈中心静脉置管,胃管。

4. 二便　小便 5～6 次 /d,24h 总尿量 840mL;大便 1～2 次 /d,布鲁斯托大便分型 5 型;皮肤完好,伤口敷料干洁。

(二)专科评估

1. 心肺功能评估

(1)心电图正常;心脏彩超:心内结构未见明显异常,左室收缩功能未见异常,EF 72%。

(2)呼吸功能评估:①肺功能检测:PEF 峰流速 344L/min,FVC2.17L,FEV_1 为 2.17L,PEF% 为 69%;②胸部检查:听诊双肺呼吸音弱,双下肺可闻及较多湿啰音,左肺闻 velcro 啰音;③咳嗽咳痰情况:主动咳嗽力量(见附录 2-4)2 级(闻及较弱咳嗽),可自主咳出黄痰,约 20mL/d,痰液黏稠度(见附录 2-7)为Ⅱ度(稀米糊状样痰);④呼吸困难评估:改良英国医学研究委员会呼吸困难量表(modified medical research council dyspnea scale,mMRC)(见附录 2-5)评分为 3 分(步行 100m 或几分钟后就要停下来休息);静息状态下 Brog 呼吸困难评分(见附录 2-2)为 0.5 级;咳嗽或床上改变体位后 Brog 呼吸困难评分为 3 级。

2. 运动能力评估

(1)握力评估:左手握力 18.5kg,右手握力 15.7kg。

(2)肌力评估:Lovett 分级(见附录 1-1)双上肢肌力 3 级,双下肢肌力 1 级,肌耐力下降,关节活动度正常。

(3)平衡测试:徒手平衡功能(见附录 1-7)为Ⅲ级(在辅助下保持坐位平衡)。

3. 日常生活能力评估
采用 Barthel 指数量表评定患者的日常生活活动能力。Barthel 指数包括 10 项不同的功能活动,分值 0～100 分,不同的得分可以反映患者不同程度的功能残疾,分数越高自理能力越强。该患者术前 Barthel 总分为 20 分(重度依赖)。

4. 营养评估
身高 178cm,体重 76kg,BMI 23.9kg/m²。营养风险筛查 2002(nutritional risk screening 2002,NRS 2002)(见附录 3-1)评估结果为:3 个月内体质量丢失 5% 得 1 分;肺移植手术需要量明显增加得 3 分,年龄大于 70 岁得 1 分,总评分为 5 分,存在营养不良风险;白蛋白 31.1g/L,血红蛋白 75g/L。

5. 其他需要评估的内容

(1)跌倒 / 坠床风险评分:Morse 跌倒风险评估量表 50 分(高风险)。

(2)压力性损伤:Braden 量表 12 分(高风险)。

(3)外科手术患者 VTE 风险评分(见附录 5-2):5 分(极高危)。

(4)数字评定量表(numerical rating scale,NRS)评分 1 分,活动咳嗽时 NRS 评分 4 分。

(三)心理社会评估

1. 焦虑自评量表(self-rating anxiety scale, SAS)(见附录 4-6)
患者 SAS 评分为 52 分,有轻度焦虑情绪(容易感觉衰弱和疲乏 4 分)。

2. 抑郁自评量表(self-rating depression scale,SDS)(见附录 4-11)
患者 SDS 评分为 48 分,无抑郁情绪。

3. 睡眠情况评估
睡眠时间 6～8h/d,匹兹堡睡眠质量指数(pittsburgh sleep quality index, PSQI)(见附录 4-1)为 14 分,睡眠质量一般。

4. 社会关系及支持
籍贯湖北,长期居住东莞,省外医保,儿女很关心,家庭支持好,家庭经济良好,积极配合治疗。

(四)辅助检查

1. 实验室检查
超敏 C 反应蛋白 7.75mg/L,中性粒细胞百分比 9.8×10^9/L,降钙素原 1.07ng/mL,血红蛋白 75g/L,白蛋白 31.1g/L,血乳酸 3.8mmol/L,尿素氮 20.8mmol/L,肌酐 204.3μmol/L,血气分析 pH 7.40,

PaO_2 148mmHg,$PaCO_2$ 43mmHg,动态血糖监测血糖波动 7.4～12.3mmol/L。

2. 影像学检查 术后气管插管拔管前于 ICU 复查胸部 CT,右肺移植术改变,右肺大部分膨胀,两下肺部分实变不张,右侧为主;左肺间质性炎症合并间质纤维化,左下肺新增散在渗出;复查支气管镜,右中叶及右下叶基底段可见中到中量黄白色黏痰,予吸出左主支气管可见中量黄白色黏痰。

四、康复护理问题及策略

(一)康复护理问题

1. 气体交换受损 与肺部炎症有关。

2. 活动耐受性降低 与肌力下降、虚弱有关。

3. 焦虑 与手术相关知识缺乏、术后疼痛有关。

4. 潜在并发症:感染、跌倒/坠床、压力性损伤、深静脉血栓形成。

(二)护理措施

1. 治疗护理

(1)用药护理:按医嘱使用抗生素等药物控制感染,减少痰液的生成;遵医嘱使用化痰药及雾化治疗,利于痰液排出;遵医嘱予依诺肝素钠注射液 0.2mL 皮下注射,每日 1 次。

(2)配合治疗:正确使用排痰阀;雾化后予物理振动(避开手术切口)30～35Hz,持续时间 10～20min,每日 2 次,增加痰液流动性。

(3)给氧:鼻导管 2L/min,低流量吸氧。

2. 观察护理

(1)监测患者生命体征,包括心电监护,观察心率、心律、血压、SpO_2 及静息和运动咳嗽时疼痛评分。

(2)观察有无突发胸闷、胸痛、呼吸困难或咯血等肺栓塞表现。

3. 专科护理

(1)气体交换受损

1)卧床休息时俯卧位通气为主,其次侧卧,达到时长 12h/d;呼吸训练和肢体功能训练时指导患者体位管理,从半坐卧位逐渐过渡到坐位,再到站立位。

2)指导患者咳嗽咳痰时正确姿势按压手术切口,减轻疼痛刺激,提高患者依从性;使用低中频电疗以及手法按摩,松解关节肌肉,缓解痉挛减轻疼痛。震动后鼓励患者有效咳嗽咳痰;告知患者咳嗽咳痰的重要性,提高患者主观能动性;每日听诊,评估患者痰液情况,观察收集痰液性质及痰液量,记录 24h 痰液量。

3)限制性液体摄入,根据患者体重行目标导向型液体管理策略;少量分次饮水,每次约 50mL,1 天饮水量 800mL 左右;控制房间湿度 40%～60%,保证气道湿化。

(2)焦虑情绪

1)患者术后恢复时间长,生活质量较差,分享肺移植手术成功案例,给患者康复的信心;给予家属赋能,鼓励家人陪伴,积极参与康复训练。

2)实施陪护制度,以家庭为中心,增加患者与家属的相处时间,提高家庭支持,同时也提高患者康复依从性。

3)减轻患者疼痛,提高患者舒适度。

4)集中治疗护理康复,减少中断休息时间。

5)制定运动时间,服药安排,日常作息等表格,让患者熟悉移植后的康复作息习惯。

6）鼓励并指导患者记录对比每日的锻炼数据,给患者康复的信心,积极配合治疗和护理。

4. 康复护理

（1）呼吸训练:①主动循环呼吸训练,包括呼吸控制(前倾坐姿或半卧位,进行腹式呼吸)、胸廓扩张运动(前倾坐姿或半卧位,将手放在胸廓两侧,引导吸气时尽量扩张胸廓,用力深吸气,然后屏气2~3s,再缓慢呼气)、用力呼气3个部分。以"放松和呼吸控制+3~5次胸廓扩张运动+放松和呼吸控制+重复3~5次胸廓扩张运动+重复放松和呼吸控制+1~2次用力呼气+重复放松和呼吸控制"为1个周期,2次/d,3组/次;其间若要咳嗽,可直接做爆破性咳嗽。②深呼吸+腹式呼吸+缩唇呼吸组合训练,指导患者呼吸模式训练,控制性深呼吸,提高患者咳嗽咳痰能力。取半坐卧位,双膝半屈,放松腹肌;双手掌分别放于上腹部和胸部,置于胸部的手掌保持不动,抑制胸廓运动,置于腹部的手掌随呼吸运动上下起伏移动;首先经鼻缓慢深吸气,放在腹部的手掌随着吸气缓缓抬起,屏气3s;再将口唇缩成吹口哨状缓慢呼气,尽量延长呼气时间。吸气和呼气时间比以1:2或1:3为佳,呼吸频率为6~8次/min,10~20min/组,2组/d。③呼吸训练器锻炼:取坐位,平直上身;含住咬嘴吸气/呼气,以深长、均匀的吸气/呼气流速使浮子保持升起状态,尽可能保持长时间,训练10~15min后,以正常呼吸休息,2次/d。根据患者恢复情况,逐渐增加训练次数和持续时间。

（2）循序渐进原则进行肢体分阶段训练,训练计划和实施如下（表3-20）。

表3-20 移植科病房2周内康复方案

运动阶段	运动项目	运动频次	运动时间
第一阶段（0~1天）	上肢:双上肢进行伸展运动、握力训练(训练前臂伸肌群、屈肌群)、拉力训练(训练胸大肌和肱二头肌);下肢:被动下肢关节活动;靠背坐位训练	2次/d	20min/次
第二阶段（第2~4天）	坐位平衡训练;床边被动踏车训练;床上弹力带抗阻锻炼	2次/d	3~20min/次
第三阶段（第5~10天）	静态站位平衡训练	—	3~20min
第四阶段（第11~14天）	动态站位平衡训练	—	>20min

5. 健康教育

（1）告知患者和家属卧床的危害,鼓励患者进行肢体功能训练,尽早下床活动;指导家属帮助患者温水沐足每日20min左右,按摩双下肢。指导家属制作患者爱吃的饭菜,以鱼肉蛋奶等高蛋白易消化食物为主,增加患者食欲。

（2）发放肺移植术后训练计划表,演示、同伴教育、现场指导等多模式进行健康教育。

6. 出院指导

（1）居家自我监测和防护:发放术后管理手册,日常监测肺功能、体重、血压、心率、血氧饱和度、体温;告知患者要及时向自己的肺移植个案管理师反馈病情自我监测情况;外出时需戴好口罩,注意个人防护,避免接触流感人群,注意个人防护。

（2）制定用药处方:患者用药种类较多,将出院服用药物种类、频次制作成册,服用完后做好标记每日精准用药,避免错服漏服。

（3）制定出院运动处方(表3-21),运动过程中严密检测,血氧饱和度>95%,目标心率124~136次/min,自感不适时停止。

表 3-21 出院康复运动方案

运动项目	运动类型	运动频次	运动时间
上下肢训练	上肢 0.5kg 哑铃抗阻,下肢 30 磅弹力带抗阻	隔天 1 次	10～15 次 / 组,2～3 组 / 次
有氧训练	步行,速度 2～3km/h	—	20～30min/d
牵伸训练	耸肩、扩胸	1～2 次 /d	10 个 / 组,2～3 组 / 次

(4)戒烟限酒。

(5)出院健康教育处方:

1)出院前家居环境准备:床上用品清洗干净、置太阳下晒 4～6h,有条件可换新被褥。家居用品用清水抹干净,也可用消毒喷剂喷拭或消毒液抹。居室早晚开窗通风。

2)日常生活注意事项:①衣,注意天气变化,及时添减衣服,避免受凉或捂出汗。②食,进餐时注意分开餐具,熟食,避免生冷、辛辣食物,多进食高蛋白食物(如鸡蛋、瘦肉、鱼肉、牛奶、豆浆等),注意均衡饮食,多吃蔬菜、水果,戒烟酒及浓茶。忌人参、蜂王浆及灵芝、菇类、菌类,禁食葡萄、橘子、橙子、葡萄、柚子等水果(因可提高普乐可复的血药浓度),也可根据专业营养师指导进行饮食。③住,注意家居环境的卫生清洁,避免接触感冒人员,必要时戴口罩。④行,避免去人多的地方,如戏院、酒楼、市场等。在人群集中的公共场所和医院应佩戴口罩,禁止探视传染性疾病患者。注意保持大便通畅,勿用力排便。⑤养成良好生活作息规律:劳逸结合,保证睡眠,适当运动,增强体质,避免劳累,保持充沛体力。起床动作要慢、轻柔,注意卫生间防滑,防止跌倒。养成良好的生活习惯,注意饭前便后洗手:可用消毒凝胶消毒手。可饲养宠物,不能饲养鸟,不能处理清理宠物的工作。

3)自我监测感染与排斥症状、药物副作用:①感染症状,发热、咳嗽、黄痰、气促等。②排斥表现,胸部紧缩感、胸闷、多痰、气促、无力、类感冒症状、烦躁等。③药物副作用,眼蒙、手颤、行路不稳、肝肾区痛、头痛、胃肠反应(恶心、呕吐、胃纳差)、高血压、高血糖、皮疹等。

(6)规范随访:术后 3 个月内每周复查,3 个月后每月复查 1 次,术后半年、1 年各全面复查 1 次,第 2 年开始每 2～3 个月复查 1 次。

(三)护理结局

1.右下肺实变不张基本改善,左肺不张较前改善。

2. 咳嗽咳痰情况　主动咳嗽力量 4 级(闻及较强咳嗽),可自主咳出白痰,约 5mL/d,痰液黏稠度为 Ⅱ 度(稀米糊状样痰)。听诊双肺呼吸音增粗,无干湿啰音;支气管显微镜下气道分泌物明显减少。

3. 运动能力提高　上肢肌力 5 级,下肢肌力 4 级,可助行器辅助下行走,活动后无气促。

4.Barthel 指数 65 分,生活基本自理。

5.焦虑情绪消退,SAS 评分 41 分,无焦虑。

6.无坠床、跌倒、压力性损伤和 VTE 等不良事件发生。

五、总结与思考

肺移植是治疗终末期肺疾病唯一有效的方法。肺移植手术难度大,术后并发症多,因此围手术期管理尤为重要。在个体化、全面评估的基础上,建立围手术期康复全程管理方案,包括术前预康复训练和适应性训练、术后早期活动、呼吸训练、气道廓清、出院后的延续护理等。术前预康复训练和适应性训练可以促进手术的顺利进行,减少 ICU 住院停留时间,降低肺康复过程中不良事件发生率;术后的康复训练对于促进患者移植肺功能的早期恢复、减少术后并发症、提高患者术后生存时间和生活质量都具有重要的临床意义。

本案例以一例新冠病毒感染后肺纤维化行肺移植患者为例,以康复目标为导向,根据患者的病情制订每日康复锻炼计划,促进患者气道廓清、肌力水平与生活自理能力快速康复;控制术后感染、VTE 等并发症发生,降低移植术后肺不张发生率;缩短住院时间,促进患者快速康复。

对于肺移植患者如何做好有效的长期随访与跟进,提高疾病的自我监测与风险防范能力,以便及时采取有效的预防和治疗措施,提高肺移植患者的长期生存时间是移植术后续工作的重中之重,有待进一步研究探讨。

(阮 亮 曾秋璇 董 敏)

第一节　高位脊髓损伤并发肺部感染患者的康复护理案例分析

一、案例疾病概述

(一)概述

脊髓损伤(spinal cord injury,SCI)是指由于各种原因导致的椎管内神经结构(包括脊髓、神经根和马尾神经)的损害,并出现损伤水平及以下的感觉、运动、反射及大小便等功能障碍。外伤性、医源性或血管源性等原因皆可导致脊髓损伤,呈现出高发生率、高致残率、高耗费、青壮年患者居多的特点。根据损伤部位可将脊髓损伤分为颈段脊髓损伤、胸腰段脊髓损伤等,其中颈段、上胸段的脊髓损伤称为高位脊髓损伤。由于呼吸肌麻痹、肺及胸廓弹性变化,高位脊髓损伤后患者常伴有呼吸功能减退,咳嗽能力以及气道廓清能力下降,极易出现肺部感染、低氧血症、呼吸衰竭等并发症,甚至导致患者死亡。气管切开和机械辅助通气是高位脊髓损伤患者的重要救治措施,据报道高位脊髓损伤后气管切开率为21%~77%,其中肺部感染发生率>90%,是高位脊髓损伤患者主要死亡原因之一。因此做好高位脊髓损伤患者呼吸系统管理对降低病死率,提高患者生存质量有着极为重要的意义。

《中国脊髓损伤者生活质量及疾病负担调研报告2023版》显示,根据既往研究数据,中国现存脊髓损伤患者374万,每年新增脊髓损伤患者约9万人。中国脊髓损伤患者数量激增,已经成为越来越严重的社会和医疗问题。9月5日是"国际脊髓损伤日",呼吁全社会提升对脊髓损伤人群的关注,为广大脊髓损伤患者提供全方位、全周期的综合保障。

脊髓损伤的原因过去以战伤、煤矿事故为多,近年来交通事故、工农业劳动、自然灾害等导致脊髓损伤患者数量急剧增加。

表 4-1　不同脊髓损伤节段对呼吸系统的影响

损伤节段	对呼吸系统的影响
$C_1 \sim C_2$	$C_1 \sim C_2$ 完全性脊髓损伤,几乎全部呼吸肌瘫痪,胸腹式呼吸消失;不能自主呼吸。
$C_3 \sim C_5$	$C_3 \sim C_5$ 完全性脊髓损伤,膈肌、胸锁乳突肌、斜方肌功能部分保留,肋间肌及腹肌瘫痪,胸式、腹式呼吸均减弱,不能自主咳痰。
$C_6 \sim C_8$	$C_6 \sim C_8$ 完全性脊髓损伤,膈肌、斜方肌、胸锁乳突肌功能基本正常,肋间肌及腹肌瘫痪,腹式呼吸存在,胸式呼吸减弱,咳痰能力弱,但肺活量基本满足日常需求。
$T_1 \sim T_{12}$	$T_1 \sim T_{12}$ 完全性脊髓损伤,肋间外肌、肋间内肌残存部分功能,腹式呼吸基本正常,胸式呼吸、咳痰能力明显改善。

续表

损伤节段	对呼吸系统的影响
L_1 及以下	L_1 及以下完全性脊髓损伤,肋间内外肌群及腹肌群部分瘫痪,对平静呼吸影响不大,但影响呼吸的储备功能。

(二)临床表现

1. 运动障碍 主要为截瘫和四肢瘫。脊髓损伤早期出现脊髓休克现象,表现为肌张力低,腱反射消失,无病理征,一般持续 2~4 周,恢复期肌张力逐渐增高,腱反射亢进,出现病理征。

2. 感觉障碍

(1)疼痛:以神经根性疼痛最常见也最重要,疼痛可放射至肢体远端,疼痛程度多剧烈,常在夜间加重,导致患者痛醒或不能入睡。

(2)感觉异常:可呈麻木、蚁走感、凉感等,胸髓病变可出现束带感。

(3)感觉丧失:触觉丧失发现较早,患者常感觉麻木。

(4)感觉分离:常见浅感觉分离,部分表现为痛觉、温度觉障碍,其他深感觉正常。

3. 膀胱和直肠功能障碍

(1)膀胱功能障碍:脊髓损伤早期,膀胱无充盈感,呈无张力性神经源性膀胱,当膀胱过度充盈时出现尿失禁;若膀胱逼尿肌无收缩或不能放松尿道外括约肌,从而产生排尿困难,造成膀胱内压增加和残余尿量增多,出现尿潴留。

(2)直肠功能障碍:主要表现为顽固性便秘、大便失禁。

4. 呼吸系统障碍 脊髓损伤患者长期卧床肺循环不畅,支气管及气道内的分泌物不易排出,加之患者对病菌的抵抗力降低,易发生上呼吸道感染。尤其是高位脊髓损伤的患者,由于呼吸功能和咳嗽功能降低,极易发生肺炎、肺不张,甚至会因痰多无法咳出发生窒息。

5. 其他 如体温调节功能障碍、心动过缓、水肿、自主神经反射异常、直立性低血压、性功能障碍、关节挛缩、压力性损伤、心理障碍等。

二、案例报告

(一)一般资料

患者,男,23 岁,澳籍华侨,未婚,身高 180cm,体重 75kg,本科在读,否认吸烟、饮酒史。

(二)病史

主诉:高处坠落致四肢瘫痪伴大小便障碍,呼吸困难 3 个月余。

现病史:3 个月前不慎从 6m 高处坠落,致双上肢疼痛伴活动受限,双下肢运动、感觉消失,当时无昏迷,无恶心、呕吐,完善颈、胸、腰相关检查,以"多发伤,截瘫,颈椎骨折,胸椎骨折,脊髓损伤,左肩胛骨骨折,骨盆骨折,肾包膜下出血,肺挫伤"收入骨科,术后转入 ICU 治疗,病情稳定后转入康复科继续治疗。

既往史:抑郁症 7 年。

家族史:父母健在,家族中无相关疾病记载,无传染病及遗传病等病史。

（三）入院诊断

1. 颈部脊髓损伤［C_3 美国脊髓损伤协会（American Spinal Injury Association，ASIA）分级 A 级］。

2. 重症肺炎（鲍曼不动杆菌感染）伴气管切开状态。

3. 神经源性膀胱。

4. 神经源性直肠。

5. 运动障碍。

（四）诊疗过程

1. **骨科**　患者曾经以"高处坠落致四肢瘫痪伴大小便障碍 1d"入住骨科，入院第 2 天在全麻下行"颈椎后路 $C_3 \sim T_2$ 椎板切除减压钉棒内固定术"，术后生命体征不稳定、血氧饱和度明显下降，考虑肺挫伤，术后第 1 天病情危重转入重症医学科救治。

2. **重症医学科**　住院第 2 天（术后第 1 天）入住，诊断：肺挫伤继发肺部细菌感染，予以经鼻气管插管、高流量吸氧等氧疗、抗感染、抗炎等支持治疗，感染症状减轻转回骨科。

3. **骨科**　住院第 15 天行二次手术，后经评估行右尺骨鹰嘴骨折切开复位内固定术，术后肺部感染再次加重，痰液增多伴高热不退等，出现氧合下降、窦性停搏病情危重再次转入重症医学科救治。

4. **重症医学科**　住院第 23 天再次转入，即刻行气管切开呼吸机辅助通气，联合抗生素抗感染治疗，纤维支气管镜廓清气道、肺泡灌洗、营养支持等治疗，住院第 54 天确诊新型冠状病毒感染重型，同步对症救治，病情平稳后转入康复医学科。

5. **康复医学科**　住院 90d 后转入，在科室医护治一体化康复模式下，以心肺康复为早期核心支持，同步给予运动、吞咽、营养、心理等综合康复方案，目前患者心肺功能显著改善，未继发并发症，已进入疾病恢复期全面持续康复中，患者及家属对康复效果非常满意。

三、评估分析

（一）一般评估

1. **生命体征**　T 38.5℃，P 67 次/min，R 19 次/min，BP 106/81mmHg，SpO_2 95%。

2. **面容及皮肤**　皮肤、甲床和口唇红润，无呼吸窘迫、无鼻翼扇动及三凹征，无皮疹及出血点，无黄染、发绀及水肿。

3. **体位**　被动体位，可半卧位靠坐 15°～20°。

4. **体型**　正常。

5. **吸氧**　经气管切开处低流量吸氧 1～2L/min，状态良好。

6. **管路**　颈正中心第 3～4 软骨环处气管切开，固定良好，松紧适宜；右上肢贵要静脉中线导管，置入 29cm，外露 2cm，臂围 25cm，固定良好通畅。

7. **营养状况评估**　鼻饲饮食，留置胃管，固定良好，保持通畅，饮食清淡、规律，无特殊忌口，BMI 23.1kg/m²（正常）。

8. **心理**　情绪低落，消极悲观，兴趣减退，不愿与人主动沟通交流。

9. **二便**　大小便无便意，留置尿管，无漏尿，尿液浑浊，予开塞露辅助排便，1 次/d。

10. 睡眠　睡眠规律,每晚睡眠时长 7～9h,夜间易醒,睡眠不深。

(二)专科评估

1. 心肺功能评估

(1)呼吸状态:气管切开状态,气囊充气状态,气囊压力 30cmH$_2$O,气管切开处持续低流量吸氧 1～2L/min,气管套管固定带松紧度合适;呼吸运动方式为胸腹式呼吸;呼吸频率及节律正常。

(2)胸廓形态及活动度:胸廓形态正常,胸廓活动度 0.5cm。

(3)肺部听诊及叩诊:双肺呼吸音粗,听诊可闻及散在湿啰音,双肺叩诊呈清音。

(4)主动咳嗽力量分级:0 级,为无指令咳嗽(见附录 2-4)。

(5)痰液评估:痰液颜色为黄白色黏痰,痰液黏稠度分级为Ⅱ度,提示中度黏稠(附录 2-7);痰液量分级 3 级,提示吸痰时间< 12s(两个呼吸周期)(附录 2-6)。

(6)最大发声时间:0s。

(7)Borg 自觉疲劳程度量表:16 级,表现为用力(见附录 1-5)。

(8)Borg 呼吸困难评分量表:3 分,表现为中度呼吸困难或疲劳(见附录 2-2)。

2. 运动功能评估

(1)肌力:双上肢肌力 2 级,提示关节在减重力状态下全范围运动;双下肢肌力 0 级,提示没有肌肉收缩;双手抓握不能、双足下垂(见附录 1-1)。

(2)肌张力:双上肢肌张力 1 级,提示被动活动肢体反应减弱;双下肢肌张力 0 级,提示被动活动肢体无反应;双下肢肌肉轻度萎缩(见附录 1-3)。

(3)运动平面:双侧伸腕、伸肘肌 3 级,屈指、指外展 2 级。

(4)感觉平面:C$_6$～T$_3$ 感觉减退,T$_4$ 以下感觉消失。

(5)损伤程度评定:ASIA 残损分级 A 级。

(6)平衡功能评定:不能静态维持自身坐位平衡 10s 以上,提示被动体位(见附录 1-7)。

3. 营养及吞咽功能评估

(1)营养风险筛查 2002(NRS2002)评分:1 分,提示低危风险(见附录 3-1)。

(2)上臂三角肌皮褶厚度 32mm,腹围 86cm。

(3)反复唾液试验:2 次、30s、喉上抬幅度< 2cm。

(4)染料测试试验:染料试验(−),经气管切开处未吸出染料。

4. 膀胱功能评估

(1)下尿路症状:排尿困难,留置尿管,固定良好,黄色尿液,有白色絮状物。

(2)膀胱感觉:膀胱充盈期、排尿期均无感觉、无尿意。

5. 肠道功能评估

(1)排便情况:无便意,给予开塞露辅助排便,1 次/d,成形软便,每次量约 300g。

(2)腹部检查:腹软,触诊未触及条索状肿物,听诊无肠胀气及肠鸣音改变。

(3)肛门直肠检查。

1)视诊:肛门及肛周皮肤正常,无外痔、肛裂等。

2)指检:无粪便堵塞,直肠感觉消失,肛门括约肌不能自主收缩。

6. 日常生活能力评估　Barthel 指数评分 0 分,为重度依赖,全部需要他人照护。

7. 疼痛评估　气管切开处伤口轻度疼痛,颈部活动或咳嗽动作发生时,呈短暂性刺痛,数字评定量表(NRS)评分 4 分,为中度疼痛。

8. 其他评估

（1）患者误吸风险评分：14 分，为误吸中度风险（见附录 3-6）。

（2）住院患者导管脱落风险评估：10 分，容易发生导管脱落（见附录 5-4）。

（3）深静脉血栓风险评估（Padua 评分表）：6 分，为高危（见附录 5-1）。

（三）心理社会评估

1. 心理评估

（1）广泛性焦虑量表（GAD-7）：13 分，为中度焦虑（见附录 4-4）。

（2）抑郁自评量表（SDS）：64 分，为中度抑郁（见附录 4-11）。

（3）睡眠状况自评量表（SRSS）：18 分，提示睡眠质量尚可（见附录 4-5）。

2. 社会评估　家庭关系和谐、经济支持充足、家属配合度高。

（四）辅助检查

1. 影像学检查

（1）胸部 CT：双肺挫裂伤，双侧胸腔、右侧叶间裂积液、双肺下叶炎性渗出。

（2）膈肌 B 超：膈肌厚度为 0.9mm、膈肌移动度为 0.7cm。

（3）四肢血管 B 超：双下肢肌间静脉血栓形成。

（4）心脏超声检查：左心室整体收缩功能正常。

（5）泌尿系统 B 超：左肾结石、左侧肾盂分离、右肾囊肿、前列腺稍大、膀胱壁毛糙。

2. 专科检查

（1）肺功能检测：用力肺活量（FVC）为 1.237L，第 1 秒用力呼气量（FEV$_1$）0.818L，最大呼气压（MEP）31cmH$_2$O，最大吸气压（MIP）20cmH$_2$O，提示混合性通气功能障碍。

（2）尿动力检查：排尿期逼尿肌自主收缩无力，逼尿肌过度活动伴反射性尿失禁，膀胱残余尿量 212mL。

3. 实验室检查

（1）血常规：红细胞计数 3.78×10^{12}/L，血红蛋白 120g/L，白细胞计数 10.04×10^9/L，中性粒细胞计数 7.38×10^9/L，超敏 C 反应蛋白 5.19mg/L。

（2）肝肾功能及电解质：总白蛋白 62.9g/L，白蛋白 35.3g/L，肌酐 35μmol/L，尿酸 191μmol/L，钙 2.56mmol/L。

（3）凝血六项：凝血酶原时间 14.3s，D-二聚体 2.07mg/L。

（4）痰培养：鲍曼不动杆菌（+）。

（5）新型冠状病毒核酸检测：阳性。

（6）尿常规：白细胞计数 294/μL，细菌计数 505/μL。

四、康复护理问题与对策

（一）护理问题

1. 气道清除无效　与咳痰无力、痰液多且黏稠有关。

2. 呼吸型态无效　与肺部感染、胸腔积液有关。

3. 活动耐受性降低　与呼吸困难致缺氧和能量消耗增加有关。

4. 吞咽障碍　与气管切开致吞咽功能受损有关。

5. 运动功能障碍　与疾病致四肢瘫有关。

6. 有自残/自杀的风险　与严重抑郁所致的自我评价低、无价值感有关。

7. 潜在并发症：有误吸/窒息的风险。

(二)护理措施

1. 治疗护理

(1)用药护理：遵医嘱使用抗生素、祛痰、营养神经、补钙等药物治疗，用药期间注意观察药物疗效及不良反应。

(2)输液管理：严格执行中线导管标准输液流程，观察右上肢贵要静脉中线导管固定良好，输液通畅，穿刺点周围皮肤完好，无压红，置入29cm，外露2cm，每周定时维护及测量臂围，防止脱管的发生。

(3)发热护理：遵医嘱给予温水擦浴、冰袋、冰毯等物理降温，以逐渐降温为宜，防止虚脱。患者大汗时，及时协助擦拭和更换衣服，避免受凉。

(4)氧疗护理：给予经气管切开处/经鼻持续低流量吸氧1～2L/min，维持血氧饱和度95%以上，改善缺氧状况。

(5)生活护理：协助患者完成翻身、进食、洗漱、穿衣、排泄等日常生活护理。选择氯己定漱口液给予冲吸式口腔护理2次/d，改善口腔健康状况。

(6)感染治疗：遵医嘱抗感染治疗，采取接触隔离防护措施，标准预防、医务人员手卫生、单间接触隔离等，有效控制多重耐药菌感染、新型冠状病毒感染。

(7)环境与休息：为患者提供安静、舒适的治疗环境，保持室内空气清新、洁净，注意通风。维持适宜的室内温度（18～20℃）和湿度（50%～60%），以充分发挥呼吸道的自然防御功能。

2. 观察护理

(1)病情观察：密切监测生命体征，心电监护及血氧饱和度监测，观察患者面色，有无大汗、呼吸抑制、血氧饱和度下降、脉搏加快、血压下降等不良反应，发现异常及时汇报处理。

(2)气道观察：给予气管切开常规护理，每日定时维护气管切开，观察切开处伤口情况，4～6h监测气囊压力，维持25～30cm H_2O，预防气管切开套管脱落及阻塞，保持气道的通畅性，防止漏气及误吸。

(3)痰液观察：密切观察咳嗽、咳痰情况，不能有效咳出痰液时及时吸痰，避免气管内壁因痰液黏附造成堵塞，详细记录痰液的颜色、性质、气味和量等。

(4)管路护理：每日观察气管切开套管、中线导管、鼻胃管、尿管等管路情况，管路固定良好、通畅，防止脱管的发生。

3. 专科护理

(1)气道及排痰管理：保持呼吸道通畅，及时清理呼吸道分泌物，减轻呼吸困难症状。

1)气道湿化护理：根据指南推荐采用0.45%氯化钠溶液持续气道湿化，依据痰液黏稠度和自身水化程度，调节滴速1～3mL/h泵入。遵医嘱给予药物雾化，改变患者气道黏液的黏稠度，有利于患者排出痰液。保证患者每天摄入饮水量2 000mL以上，充分湿化，有效避免气道痰痂形成。

2)排痰护理：第一步，评估患者有无痰液，是否需要雾化吸入；第二步，指导患者每日饮水量达2 000mL以上；第三步，给予机械辅助排痰、叩拍或震颤等治疗，松动痰液；第四步，体位引流，促进呼吸道分泌物排出；第五步，依据自主咳嗽评级，有自主咳嗽能力，给予辅助咳嗽，即用双手在膈肌下施加压力，可代替腹肌的功能，协助完成咳嗽动作。单人辅助法，即两手张开放在患者的胸前下部和上腹部，在患者咳嗽时，借助躯体力量均匀有力地向内上挤压胸廓，压力要酌情，以痰排出为度，3～4次/d。该方法对颈脊髓损伤患者十分重要，可有效排出呼吸道分泌物，预防和治疗肺部感染；无自主咳嗽能力，采用改良式按需吸痰法，将吸痰管插至气管切开套管长度后再延长1～2cm，不碰触隆突，吸出深部痰液。

3)主动循环呼吸技术（ACBT）：最主要的气道廓清技术之一，进行呼吸控制、胸廓扩张运动和用力呼气技术,有效帮助患者清除痰液。

4)注意事项:①指导患者正确有效排痰的方法。②经常变化体位有利于痰液咳出。③对于腹部肌肉无力,不能有效咳嗽的患者,在深吸气准备咳嗽时医护人员可将手从患者剑突下从下向上向里用力推,帮助患者快速吸气,刺激咳嗽。

(2)呼吸训练管理

1)呼吸训练:指导患者缩唇呼吸、腹式呼吸、吹气法、缓慢呼吸训练 3～4 次/d,5～15min/ 次,训练以不疲劳为宜,观察患者,出现 SpO_2 下降、脉搏加快等症状时立即停止。

2)俯卧位通气:指导患者面部朝下,俯卧在床上,暴露出头部、颈部、背部、臀部以及下肢的后侧,使患者在俯卧位的状态下进行呼吸,每日大于 6～8h。

3)呼吸肌训练:改善呼吸肌肌力和耐力,缓解呼吸困难。给予:①呼吸训练器,2～3 次/d,20～30min/ 次,根据患者耐受情况逐渐增加吸气阻力。②横膈肌阻力训练:患者取仰卧位,腹部放置沙袋做挺腹练习。开始时 1kg,以后可逐步增至 2kg,每次练习 5～10min。③胸廓放松练习:胸廓松动术 2～3 次/d,5～10min/ 次,维持和改善胸廓的活动度,降低呼吸肌耗氧量,提高通气效率。

4)呼吸训练应多团队合作,以"心肺康复专科护士"为主导,实施专科治疗,鼓励患者以歌唱或朗诵的方式在病室内进行呼吸训练。

(3)体位与运动管理

1)体位摆放:正确的体位摆放不仅有利于损伤部位的愈合,而且有利于预防压力性损伤、关节挛缩及痉挛的发生,包括仰卧位和侧卧位。

2)体位变换:根据病情每 2h 变换一次,翻身过程中维持脊柱的稳定性,由 2～3 人轴线翻身,避免因脊柱的扭曲而造成二次损害。

3)坐位训练:包括静态平衡训练和动态平衡训练。训练中逐步从睁眼状态过渡到闭眼状态,包括①床上坐位适应性训练:静态平衡训练 3 次/d,20～30min/ 次;患者取长坐位,在前方放一姿势镜,患者和护士可随时调整坐位的姿势;②递进原则:由平卧位→半坐位→端坐位→独立坐位→床边坐位,逐步过渡到床边活动。

4)床椅转移训练:指导患者及照护者床椅转移训练 2 次/d,5～10min/ 次;轮椅坐位训练 3 次/d,20～30min/ 次。

5)电动起立病床训练:遵循角度递增原则,20°→30°→40°→50°→60→70°→80°→90°,站立训练前做肢体运动,2 次/d,30min/ 次,预防直立性低血压的发生。

6)肢体运动训练:指导患者进行上肢辅助运动训练、下肢被动运动训练,从近到远端肢体的关节活动时间应在 10min 以上,每个关节都要进行数次全范围的活动,2 次/d,20～30min/ 次。

4. 心理护理 综合评估患者的精神心理及睡眠状态,了解患者及家属对疾病的担忧,给予有针对性的治疗措施。

(1)指导家属予患者 24h 温馨陪伴,给予亲情支持,满足患者日常生活需求。

(2)医务人员微笑服务,向他们讲解疾病的知识,说明不良情绪和心理对疾病的不利,鼓励患者树立战胜疾病的信心,配合医护人员做好治疗。

(3)加强病区危险物品管理,增加夜间巡回,防范患者自伤。

(4)音乐疗法:播放患者平时喜欢听的音乐。

(5)病友鼓励:鼓励患者与病友多交谈,病友给予患者鼓励,增强患者战胜疾病的信心。

(6)严重时请精神心理科 MDT 支持,口服抗抑郁药物治疗。

5. 康复护理

（1）营养及吞咽护理

1）给予吞咽 / 发声康复训练：①口唇舌器官训练：鼓腮、伸舌、抿唇等，10 个 / 组。②发声训练：发"a""i""u"等，2 次 /d，10min/ 次。

2）正确选择营养途径：选择最佳进食方式及合适质地的食物，早期鼻胃管营养，逐步过渡到经口进食，给予合适的进食速度。

3）制定营养方案并严格执行个案化饮食卡，指导照护者掌握安全进食六要素，给予患者直接经口摄食训练，3 次 /d，10min/ 次。

4）计算全天需要总热量：患者身高为 180cm，体重为 75kg，计算 BMI 为 $23.1kg/m^2$，属正常，患者为轻体力劳动强度，根据该患者的喜好及饮食原则，结合成人每日热能供给量表，该患者每天能量摄入量评估如下：按每天 84～105kJ/kg 计算每天总能量 75kg ×（84～105）kJ/kg=6 300～7 875kJ，每天能量摄入最多不超过 7 875kJ。

每日营养素供给量及分配：总热能 7 770kJ。

蛋白质 77.0g，占总热能 16.7%。

脂肪 51.4g，占总热能 25.0%。

碳水化合物 269.9g，占总热能 58.3%。

5）防误吸风险管理：指导照护者学会观察和识别误吸的症状，预防误吸风险。

（2）膀胱及肠道护理

1）脊髓损伤后早期采用留置导尿的方法，使导尿管处于持续开放状态，防止膀胱过度充盈，保证每日饮水量在 2 000mL 以上，预防泌尿系统感染。

2）病情稳定，感染控制后，系统化精准评估膀胱功能状态，尽早拔除尿管，实行间歇导尿法，制定饮水排尿计划、清洁间歇导尿 6 次 /d，监测残余尿量 160～220mL，膀胱行为训练 3～4 次 /d，减少漏尿频次。

3）指导患者进食易消化、粗纤维等食物，按摩腹部 2 次 /d，5～10min/ 次，促进肠道蠕动，每日早餐后进行排便训练，养成每日定时排便的习惯。

（3）日常生活活动能力训练：给予进食、梳洗、更衣等训练。对患者整体情况进行观察及评估，如有不适及时与医生联系，调整或暂停训练。

1）进食：需要借助辅助工具来完成进餐动作，训练用的餐具如碗、盘应特殊制作。

2）梳洗：在刷牙、梳头时用万能袖带套在手上使用等。

3）更衣：选择宽松棉质开衫衣服，便于穿脱，避免选择套头衫及紧身衣物。

（4）中医康复护理：给予针灸补肾通阳，中药补阳还五汤等传统特色治疗，配合艾灸、穴位贴敷及推拿按摩疗法，调节人体机能，诱发人体潜能，达到"正气存内，邪不可干"的境界。

（5）并发症的预防及护理

1）呼吸系统感染：保持呼吸道通畅，及时清除呼吸道分泌物，是预防肺部感染的关键措施；各项操作严格遵从无菌操作原则，加强气道湿化，按需及时吸痰，保持呼吸道通畅；按医嘱应用抗生素，加强翻身拍背及气道管理。

2）泌尿系统感染：评估泌尿系统功能的障碍，确定正确的阶段性膀胱管理模式并进行恰当的防治至关重要。及时对患者行尿动力学检查，尽早拔除尿管，行清洁间歇导尿。间歇导尿期间，根据患者个体情况动态调整饮水排尿计划及导尿时间和次数；定期行尿常规及尿培养检查。若出现泌尿系统感染症状，指导患者多饮水，保持会阴部清洁，必要时按医嘱应用抗生素等抗感染治疗。

3）直立性低血压：患者早期站立训练时，因交感神经反应丧失，静脉扩张，血压不能随体位及时调整，造成直立性低血压。行电动起立床训练，倾斜的角度每日逐渐增加，从20°逐渐抬高至90°，循序渐进。指导患者改变体位时动作不宜过快，摄入充足的钠和水分，保证血容量；避免久坐久站，即使在训练时也应每隔1~2h活动一下，密切监测血压；少食多餐，进食不宜过饱，餐后避免立即活动；积极进行肢体康复训练，物理治疗直立性低血压，患者在改变体位前进行肢体运动训练10min可缓解直立性低血压。注意观察患者有无低血压症状，如头晕、面色苍白、虚脱等，一旦发生，立即予患者平卧位，抬高双下肢。如患者坐在轮椅上，立即将轮椅向后倾斜，以减轻症状，并通知医生处理。

4）自主神经反射异常：在 T_6 或其以上节段损伤较为常见。最常见的诱发原因是下尿路受刺激，如尿潴留、感染、尿道扩张、结石和睾丸扭转等。临床表现为面部潮红、损伤平面以上皮肤出汗、血压升高（比平常收缩压升高20mmHg以上）、心动过缓或过速。一旦发现使患者立即坐直位或抬高床头，减少搬动，使静脉回流减少，并保持病房安静；及时检查膀胱是否过度充盈，大便是否有潴留，注意衣着、鞋袜、矫形器有无压迫或不适，积极去除诱因；遵医嘱吸氧，密切监测血压变化情况并及时上报处理。向患者及家属讲解发生自主神经反射异常的原因，消除患者紧张情绪。

6. 健康教育

（1）心肺功能锻炼：指导患者掌握有效咳痰、腹式呼吸、缩唇呼吸、胸廓运动及呼吸肌训练等训练方法，增强呼吸功能，提高肺循环效率，预防感冒，增强抵抗力和免疫力。

（2）运动训练指导：教会患者及照护者肢体主被动活动、肌力训练、站立训练、转移训练、体位转换及平衡能力训练方法，训练时长及频次应量力而行。

（3）饮食指导：增加日常蔬菜和水果摄入，尤其是绿叶菜、根茎蔬菜和各种水果，注意饮食调节，保证维生素、纤维素、钙及各种营养物质的合理摄入。

（4）心理与睡眠：讲解保持规律睡眠的重要性，睡前放松，教会患者睡前放松的方法，日常生活中播放自己喜欢听的音乐。

（5）家庭环境改造指导

1）房间及走廊宽敞，使轮椅有足够的空间，方便转移及日常活动。安装扶手，利于患者后期佩戴支具及使用助行器辅助行走训练。选择带有床挡的多功能床，并应备有大小不同的软垫，满足患者康复需求，床头、走廊、卫生间、淋浴间均应安装呼叫器。

2）地面表面材料应平整、防滑、有弹性不易松动，保证患者训练及轮椅使时的安全。

3）卫生间无台阶、门宽大、应安装滑道并侧拉，坐便两侧有扶手；水龙头应安装长柄，建造患者使用方便的洗澡设施，淋浴应有软管喷头，方便患者使用。

7. 出院指导

（1）学会自我护理：教会患者和家属在住院期间完成"替代护理"到"自我护理"的过渡，告知患者日常生活自我管理的重要性，鼓励患者最大程度实现生活自理，加强安全教育，预防意外事件的发生。

（2）呼吸管理：给予指导性意见，将呼吸训练延伸至家庭护理，预防呼吸道并发症，掌握有效排痰的方法及必要性。

（3）制定居家康复计划，教会家属掌握基本的康复训练知识和技能，防止患者二次残疾。

（4）预防并发症：预防感染、关节僵硬和肌肉萎缩等并发症的发生。同时，护士指导患者家属记录居家健康记录卡如何使用。

（5）注意事项：对于靠轮椅生活的患者，回家后要按无障碍设施的原则对住房进行必要的改造。如改变床椅高度、去除门槛等。

（6）定期随访:根据随访内容,出院后1个月、3个月、6个月、12个月进行随访,了解患者康复护理效果及存在的问题,及时给予干预措施。

（三）护理结局

1. 患者气管切开拔管成功,自主呼吸能力提升,肺功能改善。患者在康复医学科住院期间气管切开拔管成功,自主呼吸能力提升,肺功能改善。在康复医学科住院2周后患者肺部感染控制,开始进行间断封堵气管切开套管,逐步延长堵管时间,第3周拔出气管切开套管,第4周拔除胃管,经口进食。

2. 患者8周后恢复胸腹式呼吸模式,伤口愈合良好,遵医嘱停止吸氧,血氧饱和度维持在95%以上,咳嗽效能评级3级,可自主咳出白色泡沫样稀薄痰液,痰液较前明显较少,24h痰液小于10mL。肺部听诊双肺部呼吸音清,最大发声时间13s。肺功能检查主要指标显著改善,用力肺活量（FVC）由入院时的1.237L提升至2.881L、第1秒用力呼气量（FEV_1）由入院时0.818L提升至1.765L、最大呼气压（MEP）由入院时的31cmH_2O提升至88cmH_2O、最大吸气压（MIP）由入院时的20cmH_2O提升至76cmH_2O。

3. 经口进食安全有效,营养及吞咽功能等各项指标显著改善,腹围由入院时的86cm增加至88cm,白蛋白由入院时的35.3g/L提升至39.9g/L,血红蛋白由入院时120g/L提升至129g/L,洼田饮水试验由5级提升至1级,各项高危风险均降低,且未发生相关风险并发症。

4. 患者双上肢肌力3级,可坐高靠背轮椅外出病室活动,已进入疾病恢复期全面持续康复,家属及患者对康复效果非常满意。

五、总结与思考

针对本案例患者的康复护理经验总结,康复护理要点包括:气管切开术后呼吸道管理、呼吸功能训练、体位管理、心理护理、营养管理、治疗护理等。心肺康复护理在康复中发挥着重要作用,掌握心肺康复护理策略将有助于降低高位脊髓损伤死亡率、致残率,改善脊髓损伤患者生活质量。

高位脊髓损伤后可导致患者呼吸肌完全或不完全瘫痪,使得呼吸功能减退,咳嗽能力以及气道廓清能力下降,甚至出现呼吸衰竭、低氧血症及继发肺部感染等并发症,从而导致患者生活和生存质量降低。高位脊髓损伤患者早期全程全面实施心肺康复、关注心理、发挥中医传统特色,能提升康复效果、影响整体康复结局。实施基于循证的肺康复护理措施具有科学性和临床适用性,需要特别重视气道、呼吸、体位、营养及心理等康复专科护理,提高气管插管拔管率,有效治疗和控制肺部感染,改善肺功能,提高机体免疫力。因此,需要重视高位脊髓损伤患者的心肺康复。

近年来心肺康复对高位脊髓损伤患者的重要性不言而喻,心肺康复的重要性及有效性逐渐被临床医务人员及患者接受。重视慢性病残疾,聚焦心肺康复,为患者提供全周期健康服务是实施健康中国战略的重要举措。

（胡晓红　刘　静　胡佳惠）

第二节　脑卒中气管切开患者的康复护理案例分析

一、案例疾病概述

（一）概述

脑卒中（stroke）又称脑血管意外,是指急性起病,症状持续时间至少24h,由脑局部血液循环障碍所致的神经功能缺损综合征。根据脑卒中的病理机制和过程分为两类:出血性脑卒中（脑实质内出血、蛛网膜下腔出血)和缺血性脑卒中(脑血栓形成、脑栓塞,统称脑梗死)。

脑卒中在导致人类死亡的全球疾病谱数据上排名第二,是我国成年人致死、致残疾病的第一位,平均发病年龄为65周岁,脑卒中后引起偏瘫、平衡障碍、肌肉无力、感觉障碍等诸多问题,80%的患者遗留有不同程度的功能障碍,呼吸功能同样也会受到显著影响,导致呼吸肌无力、胸廓扩张受限等,其中5%～10%的患者出现呼吸功能障碍,需行气管切开术,以达到保持呼吸道通畅的目的,防止延髓麻痹的出现,避免呼吸抑制。脑卒中后行气管切开的比例与年龄、疾病严重程度呈正相关。据统计,15%～35%的重症脑卒中患者需要行气管切开术,气管切开术作为重症脑卒中患者的急救手段,能有效提高脑卒中重症患者的生存率,但长期置管也带来了许多并发症,如气道塌陷、气管食管瘘、声带病变、肉芽组织增生、呼吸道感染等,严重影响患者的呼吸功能、吞咽功能及言语功能等,其中肺部感染并发症是导致卒中患者死亡最常见的原因之一。

脑卒中的病因主要包括血管壁病变、血液流变学及血液成分异常、心脏病、血流动力学等因素。脑卒中患者肺功能下降的原因主要有:

1. 脑卒中后中枢神经功能损伤,使得机体的神经-内分泌-免疫系统调节功能失去平衡,导致抵抗力下降。

2. 脑卒中患者由于长期卧床或年龄较大等多种因素造成呼吸功能的储备能力降低,以及呼吸系统的机械屏障作用减弱,同时由于呼吸道对分泌物的清除能力下降,都在不同程度上降低了肺通气和肺换气功能。

(二)临床表现

1. **意识障碍** 出现意识状态及神经功能缺损等改变。

2. **运动功能障碍** 由锥体系受损引起,是最常见、最严重的功能障碍,表现为一侧肢体不同程度的瘫痪或无力,即偏瘫。

3. **感觉障碍** 出现痛温觉、触觉、运动觉、位置觉、实体觉和图形觉减退或丧失。

4. **呼吸功能障碍** 出现呼吸功能下降、呼吸肌减弱、咳嗽效率降低、胸廓运动异常等。

5. **吞咽障碍** 表现进食困难、饮水呛咳等,易发生吸入性肺炎。

6. **言语障碍** 包括失语症和构音障碍两个方面。

7. **其他** 日常生活活动能力障碍、心理障碍、误用综合征、失用症等。

二、案例报告

(一)一般资料

患者,男,70岁,汉族,已婚,身高175cm,体重56kg,高中文化程度,退休人员,自诉无吸烟、饮酒史。

(二)病史

主诉:左侧肢体无力伴反应迟钝、饮水呛咳2个月余。

现病史:2个月前无明显诱因出现头晕、恶心、呕吐及左侧肢体无力、口角歪斜,并逐渐加重,当时无意识丧失、无言语不能、饮水呛咳,完善头颅CT,以"脑出血"收入神经外科,术后进行抗感染治疗,病情稳定后转入康复科继续治疗。

既往史:高血压1年余、15年前脑梗死无后遗症、胆囊切除术后30年。

　　家族史：父母已故，死因不详，家族中无相关疾病记载，无传染病及遗传病等病史。

（三）入院诊断

1．脑血管病恢复期（脑出血）。

2．肺部感染。

3．气管切开状态。

4．3级高血压（很高危）。

（四）诊疗过程

1．**神经外科**　患者以"左侧肢体无力伴反应迟钝1d"入院，入院后给予脱水降颅内压、营养神经等对症治疗，1周后患者突发意识不清，复查头颅CT示"右侧基底节区出血，量约120mL"，立即行开颅血肿清除术，术后气管切开状态，肺部感染，痰液量多黏稠伴吞咽障碍，给予抗感染、化痰、改善循环等治疗，2个月后病情稳定后转入康复医学科继续进一步康复。

2．**康复医学科**　给予康复治疗，在科室医护治一体化康复治疗模式下，以心肺康复为早期核心支持，同步给予运动、吞咽、营养等综合康复方案，目前患者心肺功能显著改善，未继发并发症，已进入疾病恢复期全面持续康复中，家属及患者对康复效果非常满意。

三、评估分析

（一）一般评估

1．**生命体征**　T 36.2℃，P 86次/min，R 22次/min，BP 137/71mmHg，SpO_2 98%。

2．**意识及面容**　清醒、慢性病面容，无呼吸窘迫、无鼻翼扇动及三凹征，皮肤完整、皮肤、甲床和口唇红润。

3．**体位**　被动体位，可半卧位靠坐30°～40°。

4．**体型**　正常。

5．**吸氧**　经气管切开处低流量吸氧1～2L/min。

6．**管路**　颈正中线第3～4软骨环处气管切开，气囊充气状态，气囊压力为$30cmH_2O$，气管套管松紧度合适。右上肢贵要静脉置入经外周静脉穿刺的中心静脉导管（peripherally inserted central venous catheter, PICC），置入28cm，外露2cm，固定良好，输液通畅。

7．**营养状况**　留置胃管状态，鼻饲饮食，食欲一般，饮食规律，无特殊忌口，低盐低脂高蛋白清淡饮食。

8．**二便情况**　二便失禁。

9．**睡眠情况**　夜休规律，每晚睡眠时长6～7h，夜间易醒。

（二）专科评估

1．肺功能评估

（1）呼吸状态：气管切开状态，气囊充气状态，气囊压力$30cmH_2O$，气管切开处持续低流量吸氧1～2L/min，气管套管固定带松紧度合适。

（2）呼吸运动方式：腹式呼吸，呼吸频率及节律正常。

（3）胸廓形态及活动度：胸廓形态正常；胸廓活动度1.5cm。

（4）肺部听诊及叩诊：双肺呼吸音粗，左肺底可闻及散在湿啰音。

（5）主动咳嗽力量分级：根据患者咳嗽情况进行评级，结果1级，为气管内可闻及气流声但无咳嗽声音(见附录2-4)。

(6)痰液评估:痰液性状为黄白色黏痰,根据痰液黏稠度分级:Ⅱ度,提示中度黏稠(附录2-7);痰液量大于100mL/d,提示吸痰管内充满痰液(见附录2-6)。

(7)Borg呼吸困难评分量表:3分,为中度的呼吸困难或疲劳(见附录2-2)。

(8)Borg自觉疲劳程度量表评分:16级,为非常吃力(见附录1-5)。

2.运动功能评估

(1)肌力:左上肢肌力1级,表现为肌肉有收缩,但无关节运动;左下肢肌力2级,表现为关节在减重力状态下全范围运动;右侧肢体肌力5级,表现为关节抗充分阻力全范围运动;足下垂(见附录1-1)。

(2)肌张力:左上肢肌张力1$^+$级,左下肢肌张力1$^+$级,表现左侧肢体在被动活动前1/2ROM中有轻微的"卡住"的感觉,后1/2ROM中有轻微的阻力(见附录1-4)。

(3)感觉平面:四肢痛温觉检查不配合。

(4)平衡功能:坐位平衡1级,能静态维持自身坐位平衡10s以上(见附录1-7)。

3.吞咽功能评估

(1)颈部活动:主动关节活动度范围均有减小,被动活动基本正常。

(2)口颜面功能:鼓腮较差,唇部闭合不全,伸舌、舔上唇、唇角功能欠佳;下颌张口幅度3cm,口腔清洁度较差。

(3)标准吞咽风险筛查及功能评估:反复唾液试验结果异常,1次/30s、喉上抬幅度<2cm;喉功能正常发音不能,自主咳嗽、自主清嗓能力减弱,吞咽启动困难,咽反射减弱,呕吐反射正常;染料试验(+),经气管切开处吸出染料;颈部听诊吞咽音呼吸音均改变,提示患者存在吞咽障碍(见附录3-4)。

(4)摄食途径:经鼻留置胃管鼻饲饮食。

4.日常生活能力评估

Barthel指数评分为5分,为重度依赖,全部需要他人照护。

5.营养评估

根据NRS2002评分,从疾病严重程度、营养受损状况以及年龄三方面进行评估,结果为6分,高危险;BMI 18.3kg/m^2(消瘦),白蛋白24.9g/L、血红蛋白124g/L、总蛋白32.1g/L,上臂三角肌皮褶厚度21mm,腹围80cm,提示患者存在营养风险(见附录3-1)。

6.疼痛评估

颈部活动或咳嗽动作发生时,气管切开伤口处呈短暂性刺痛,视觉模拟评分(VAS评分)3分,轻度疼痛。

7.其他评估

(1)患者误吸风险评分:15分,提示患者误吸中度危险(见附录3-6)。

(2)住院患者导管脱落风险评分:14分,提示患者随时会发生导管脱落的风险(见附录5-4)。

(3)深静脉血栓风险评估(Padua评分表):4分,存在高危风险(见附录5-1)。

(三)心理社会评估

1.心理评估

(1)广泛性焦虑量表(GAD-7):结果为7分,患者存在轻度焦虑(见附录4-4)。

(2)抑郁自评量表(SDS):结果为54分,为轻度抑郁(见附录4-11)。

(3)睡眠状况自评量表(SRSS):结果为20分,提示睡眠质量尚可(见附录4-5)。

2.社会评估

家庭关系和谐、经济支持充足、家属配合度高。

(四)辅助检查

1.影像学检查

(1)胸部CT:双肺间质性改变,双侧胸膜增厚。

（2）头颅 CT：右侧基底节出血，量约 120mL。

（3）四肢血管 B 超：左小腿肌间静脉血栓形成。

2. 实验室检查

（1）痰培养：鲍曼不动杆菌（+）。

（2）血气分析：pH 7.45，PaO$_2$ 60mmHg，PaCO$_2$81mmHg。

3. 专科检查　肺功能检测：屏气试验 6s，最大呼气流速 150L/min。最大呼气压（MEP）23cmH$_2$O，用力肺活量（FVC）1.238L，第 1 秒用力呼气量（FEV$_1$）0.820L，评估结果为混合性通气功能障碍。

四、康复护理问题与对策

（一）护理问题

1. 气道清除无效　与呼吸道分泌物过多、痰液黏稠、咳嗽无力有关。

2. 气体交换功能受损　与肺部感染、呼吸模式异常有关。

3. 活动耐受性降低　与呼吸困难致缺氧和能量消耗增加关。

4. 吞咽受损　与气管切开有关。

5. 躯体移动障碍　与疾病导致偏瘫有关。

6. 有吸入的危险　与吞咽障碍、长期卧床等有关。

（二）护理措施

1. 治疗护理

（1）用药护理：遵医嘱给予抗凝、营养神经、化痰、改善循环、调节肠道菌群、保护胃黏膜促消化、抗感染等治疗，并向照护者耐心解释各类药物的作用、不良反应及使用注意事项，关注相关检验结果，配合医生及时调整用药治疗方案。

（2）氧疗护理：遵医嘱经气管切开处持续性低流量吸氧 1～2L/min，维持血氧饱和度 95% 以上，观察氧疗效果。

（3）生活护理：协助完成翻身、进食、洗漱、穿衣、排泄等日常生活护理。

2. 观察护理

（1）病情观察：持续 24h 心电监护及血氧饱和度监测，全程严密监测并记录生命体征及意识、瞳孔变化、用药效果及不良反应。重点关注患者血氧饱和度及呼吸的变化，有无呼吸困难、气促等症状，协助医生进行病情处理。

（2）气道观察：按气管切开患者常规护理，定期评估人工气道，严密观察气道的通畅程度，呼吸、咳痰、痰液情况，避免气管内壁因痰液黏附造成堵塞。

（3）进食后观察：观察患者进食后情况，有无胃肠道反应，例如腹泻、腹胀、胃潴留、恶心等情况。

（4）口腔卫生：每班观察口腔情况，有无痰液痰痂滞留，预防误吸发生，选择氯己定漱口液或生理盐水，使用负压吸引，牙刷清洁口腔卫生 2 次 /d，改善患者口腔健康状况，促进患者舒适。

（5）管路观察：定时评估全身管路情况，严格交接班，关注管路固定情况及通畅性，预防相关并发症。

（6）感染控制：严格按照多重耐药菌感染常规护理。进行标准预防，采取接触保护性隔离防护措施。

（7）环境管理：保持病房安静、清洁，空气清新，室温维持在 25～26℃，湿度 60%～70%，每日坚持通风 4～6 次 /d，30min/ 次。

（8）高危风险护理：按护理级别加强病房巡视，严格实施高危风险措施，预防误吸、导管脱管、静脉血栓等并发症的发生。

(9)心理观察:关注患者情绪变化,提高对抑郁、焦虑状态的认识,及时发现患者心理问题,给予针对性心理治疗。

3. 专科护理

(1)气道管理

1)气道湿化:根据患者病情遵医嘱选择给予 0.45% 氯化钠湿化气道,保证患者痰液稀薄,能自行咳出或顺利吸出、人工气道内无痰痂、听诊气道内无干鸣音或者大量痰鸣音、呼吸道通畅。

2)气囊管理:气囊压力应维持在 25~30cmH₂O,每隔 6~8h 测量气囊压力,并清除气囊管内积液,当患者自主呼吸较弱、气道压较低时或体位改变后、吸痰后,应重新测量气囊压力水平。为预防吸入性肺炎的发生,定期进行声门下吸引清除气囊上分泌物,尤其在气囊放气前。

3)气道分泌物管理:按需进行气道内吸痰,吸痰压力控制在 80~120mmHg,特别黏稠的分泌物可适当增加负压至 150mmHg,吸痰前后给予吸氧 30s,进行氧储备,预防血氧饱和度下降。

4)气管切口的护理:每日行气管切开处伤口清洁消毒并更换纱布,保持敷料清洁,每日观察伤口及周围皮肤情况,有无感染或湿疹,定期更换气管套管。

(2)气道廓清技术

1)手法叩拍:指导患者正确吸入雾化药物的方法,雾化后进行自下而上,自外而内叩拍,频率 120~180 次 /min,震颤松动痰液,并借助机械辅助排痰仪进行排痰治疗,2 次 /d,20~30min/ 次。

2)体位引流:引流宜在饭前 1h 或饭后 2h 进行,避免引起呕吐。引流 1~3 次 /d,10~15min/ 次。一般安排在早晨起床时、晚餐前及睡前。

3)徒手辅助有效咳嗽训练:通过训练有助于气道远端分泌物咳出,从而有利于改善肺通气,维持呼吸道通畅,减少反复感染,提升患者肺功能。根据患者耐受程度 2~3 次 /d,10~15min/ 次。

4)主动循环呼吸技术:采用呼吸控制、用力呼气技术,减少肺组织的塌陷、增加患者的肺通气量从而松动患者分泌物并促进分泌物排出。

(3)呼吸功能训练

1)俯卧位通气:根据患者耐受程度增加频次及时间:从 30min 开始至大于 12h。

2)呼吸训练:缩唇呼吸、腹式呼吸、缓慢呼吸、呼吸控制训练,2~3 次 /d,15~20min/ 次。

3)吸气阻力训练:手握式阻力训练器训练,2~3 次 /d,20~35min/ 次,逐步增加阻力,增强呼吸肌耐力。横膈肌阻力训练:患者取仰卧位,腹部放置沙袋作挺腹练习。开始时 1kg,以后可逐步增至 2kg,每次练习 5~10min,逐步增加训练次数。

4)气管切开堵管训练:当患者熟练掌握缩唇呼吸以及正确地咳嗽后,可以尝试进行气管切开堵管练习,为拔除气管切开插管做最后的准备。开始先封闭气管切开口的 1/4,逐步过渡到 1/2,直至完全堵管,堵管时间由 5min 逐渐过渡到 24h。在堵管的过程中,密切观察患者血氧饱和度的变化、口唇是否发绀,必要时进行血气分析检查。患者主诉憋气时,应解除堵管,防止患者憋气时间过长,导致缺氧,造成二次伤害。在堵管过程中可加强体位引流,避免肺部感染加重。当患者堵管 24~48h,活动及睡眠时呼吸平稳、血氧饱和度正常、血气结果无异常时即可拔管。

5)体外膈肌起搏器的应用:通过功能性电刺激,使膈肌有规律地收缩,促进肺泡 CO₂ 排出,降低 CO₂ 潴留,增强膈肌肌力和耐力,逐步恢复患者的膈肌功能,辅助排痰,减少肺部并发症的风险,从而改善肺功能。

6)超短波治疗:通过电效应使局部产生温热作用,用来改善局部的循环,促进炎症吸收,控制局部感染,减少肺部炎症,从而缓解肺部炎症和纤维化,2 次 /d,20min/ 次。

(4)肢体运动训练:预防关节肌肉挛缩,提升肌肉活动耐力。

1)上肢被动运动训练:进行肩关节屈曲、伸展、外展、内收、内旋、外旋等训练;肘关节可进行伸展、屈曲、前臂旋前、旋后等训练;腕关节可进行背伸曲掌和手指的伸展、屈曲动作,2 次 /d,20～30min/ 次。

2)下肢被动运动训练:进行髋关节屈曲、伸展、外展、内收、外旋、内旋等训练;膝关节可进行屈曲、伸展和踝关节的背屈、旋转等动作,2 次 /d,20～30min/ 次,活动顺序从大关节到小关节循序渐进,缓慢进行,切忌粗暴。

3)被动翻身训练、被动踝泵训练:2 次 /d,15～30min/ 次。

4)偏瘫肢体综合训练:1 次 /d,40min/ 次。

5)平衡功能训练:指导患者床上坐位平衡,训练期间保护患者肢体,预防坠床发生。

(5)体位管理:改善呼吸模式,减少重力对膈肌运动影响,增加通气及动脉血氧分压。

1)抗痉挛体位摆放:指导患者及家属掌握患侧、健侧卧位、抗痉挛体位摆放,每 1～2h 更换体位一次。以患侧卧位为主,改善呼吸模式,减少重力对膈肌运动的影响,增加通气及动脉血氧分压。

2)床上体位适应性训练:训练体位以身体重心由低到高为原则,从 30° 开始,逐渐增加角度,最终达到 90° 坐位。3 次 /d,30min/ 次。通过有效训练利于膈肌的运动,更好地刺激交感神经系统、缓解继发于卧床而产生的血容量和血压调节机制障碍。改善患者的呼吸,减轻肺部感染,肌肉萎缩和关节僵硬等多种并发症,维持脊柱、骨盆及下肢的负荷,达到患者站姿训练的目的。

3)电动起立病床训练:见第四章第一节。

4)床上主被动翻身训练:指导患者正确的偏瘫主动转移方法,2～3 次 /d,15～30min/ 次,提高患者的床上生活自理能力,训练躯干旋转,缓解痉挛,改善患侧肢体的运动功能,防治并发症。

5)床椅辅助转移训练:轮椅与床呈 30°～45°,站于患者患侧或正面保护患肢,转移时以足为轴心缓慢旋转,动作协调,不可拖拉,注意患者安全,2～3 次 /d,15～30 次 /min。

4. 心理护理 关注患者情绪变化,主动陪伴患者,交流谈心疏导其心理,在康复过程中耐心、细致讲解,提高对抑郁、焦虑状态的认识,及时发现患者的心理问题,劝导患者以积极的态度和行为面对自身的情况,利用其他患者的事例来鼓励患者。解除依赖心理,在康复过程中鼓励患者主动积极地去自理,调动积极性和自我实现的潜力。必要时进行心理治疗,以消除患者顾虑,稳定情绪,增强战胜疾病的信心。

5. 康复护理

(1)吞咽功能训练

1)口腔运动训练:唇、舌、软腭等口腔器官的被动-辅助运动、喉部上抬训练、咽部训练、强化声带闭合运动控制等,包括咀嚼训练、下颌运动、抿唇、鼓腮、卷舌、伸舌、示齿等主被动训练,3 次 /d,30min/ 次。

2)口腔感觉刺激:主要包括口腔温度觉刺激技术、口腔反射刺激技术、深层咽肌神经刺激技术等。

3)发声训练:佩戴说话瓣膜下发 "a" "i" "u" 等,2 次 /d,10min/ 次。

4)吞咽电刺激治疗:主要刺激舌骨上肌群,2 次 /d,20min/ 次。

5)说话瓣膜配戴:先清除口腔及气道分泌物,将气囊放气,配戴前封住气管套管口 1min,观察呼吸、脉搏、血氧饱和度等生命体征和患者主观反应;配戴过程中,密切监测并记录 1min、5min、15min、30min 时的心率、血氧饱和度等生命体征,并记录最长耐受时间,注意首次配戴时间不超过 30min,之后可逐渐延长配戴时间至全天(除睡觉外);配戴结束后,用注射器重新将气囊处于充盈状态。如患者配戴时出现口唇发绀、呼吸和心率加快、血氧饱和度小于 94% 等任一情况,停止配戴。

6)间歇性经鼻管饲:拔除胃管,经口至胃内间歇性管饲,5 次 /d,注食物量 300mL/ 次。

（2）日常生活活动训练

1）穿衣指导：指导患者先穿患侧再穿健侧，脱衣时先脱健侧再脱患侧。

2）修饰训练：指导患者健侧手完成洗脸、梳头、刷牙、拧毛巾等。

3）进食训练：训练左手使用勺子或患侧手佩戴万能袖带，健手辅助患手完成进食。

4）日常生活活动指导：指导患者穿袜子、鞋子、床椅转移，促进 ADL 的提升，早日回归家庭。

（3）并发症的预防及护理

1）呼吸系统感染：加强翻身拍背保持呼吸道通畅，及时清除呼吸道分泌物，按需及时吸痰，必要时按医嘱抗感染治疗。

2）深静脉血栓形成：鼓励患者尽早活动、抬高下肢；尽量避免下肢尤其是瘫痪侧静脉输液。其次加强肢体活动，鼓励患者在床上行足踝运动，可联合气压治疗以促进下肢血液循环。保持大便通畅，减少用力排便。注意观察双下肢的感觉、颜色，如有无疼痛、肿胀等。

3）癫痫：过度劳累可能导致身体免疫力下降，增加脑出血后癫痫的风险。因此，保证患者充足的休息和睡眠时间，避免过度劳累。同时指导其饮食清淡，多摄入富含维生素、矿物质和蛋白质的食物，如新鲜蔬菜、水果、全谷类、豆类、鱼类等。同时，应避免摄入过多的盐分和油脂。严格遵医嘱使用药物，并注意观察不良反应。注意调节患者情绪，给予充分的心理帮助和支持。

6. 健康教育

（1）讲解疾病相关知识，了解功能障碍的原因，引导患者和照护者主动参与训练，配合完成康复治疗与护理。

（2）饮食营养合理，以保证充足的营养和适宜的体重。每日推荐摄入谷薯类，蔬菜、水果类，肉、禽、鱼、乳、蛋类，豆类，油脂类共五大类食品。做到主食粗细搭配。

（3）遵医嘱服药，做到不漏服、少服、多服，知晓药物的作用及不良反应。

（4）指导正确的训练方法，让患者及家属掌握。

（5）在社区康复机构继续进行言语、肢体功能锻炼，提高生活自理能力。

（6）根据目前认知状态，争取早日回归工作，回归社会。

7. 出院指导

（1）疾病知识和康复指导：养成规律的生活习惯，戒烟戒酒。可根据病情居家坚持锻炼，以促使瘫痪的肢体恢复功能。通过训练坐、站、行，活动自身各个肢体的关节，防止挛缩导致的畸形，通过阅读训练言语能力，进行日常生活的技能训练，比如让患者自行完成穿衣、吃饭及洗漱等，不断提高患者自理能力。康复训练应循序渐进，坚持锻炼，具体的康复方案及时咨询康复医生。

（2）避免诱发因素：避免排便用力过猛，便秘时可服缓泻药，避免过度疲劳和精神刺激，切忌暴饮暴食，天气骤变注意防寒保暖。

（3）用药护理

1）为提高该患者的用药依从性对其实施一对一健康教育，讲解药物的作用和不良反应，使其充分认识到高血压对脑卒中的潜在危害。

2）遵医嘱服药，规律服用降压药，勿擅自停药。

3）定时监测血压，根据患者血压情况，遵医嘱调整降压药的剂量，向家属讲解出院带药的用法。

（4）合理饮食：改变不良饮食习惯，多吃新鲜蔬菜、水果、谷类、鱼类和豆类，进食高蛋白、低盐、低脂、低热量的清淡饮食，一般每日食盐不超过 2g，每日烹调用油 20～30g 为宜。

（5）进食指导：选择有吸盘的餐具，边缘厚钝的长柄勺，食物性状以糊状或软食为主，鼓励患者自主进食。进食应从健侧舌根部进食,进食一口量为5～10mL。进食环境安静舒适,进食过程中勿催促患者,进食后可进行口腔清洁,减少食物残留,预防误吸发生。教会患者家属识别窒息的发生,指导家属学习海姆立克急救法手法。

（6）居家护理指导:避免跌倒等意外事件的发生,24h留照护者,与家属商量对居家环境进行改造,如厕所加装扶手,沙发不宜过软过低,以方便患者站起。

（7）血栓的识别与预防:出现下肢不明原因的水肿时要及时就医。

（8）定期随诊,指导康复治疗。

（三）护理结局

经住院治疗1个月患者精神状态佳、抑郁状态改善,广泛性焦虑量表（GAD-7）评分为3分,抑郁自评量表（SDS）为46分,言语欠清晰,胸部CT示两侧炎症较前好转,肺部听诊呼吸音清,未闻及湿啰音。患者整体心肺功能及运动能力水平提升,胸廓活动度增至2.2cm,咳痰能力增强,咳嗽效能4级、痰液量1级、痰液性状为黏液状,未吸氧情况下可维持血氧饱和度96%～100%,心功能分级Ⅰ级,成功拔除气管套管。洼田饮水试验2级,可经口进糊状餐食无误吸,坐位平衡2级,站立平衡1级,日常生活能力中度依赖。

出院1个月后随访,患者病情稳定,体重轻度增加,未发生肺部感染、尿路感染、无深静脉血栓发生。可自主缓慢进食,坐轮椅外出进行社区活动,顺利回归家庭。

五、总结与思考

本病例是一例重症脑卒中合并气管切开伴吞咽受损的患者。气管切开合并吞咽受损引起患者咽喉部分泌物清除能力下降、呼吸模式异常,营养状况差等问题,通过医护治三位一体管理策略,针对患者现存问题,实施精准评估及分阶段个体化的康复方案进行管理。

通过"心肺康复专科护士"为主导开展心肺康复护理技术,有效减少患者口咽及肺部分泌物、促进分泌物引流及排出,从而提升心肺功能及机体耐力。入院初期肺部感染控制后主要康复目标为提升呼吸功能,住院中期当患者具备一定咳嗽咳痰能力及呼吸模式纠正后,完善相关影像学检查及肺功能评估等,给予渐进式心肺康复训练,在心肺康复和吞咽功能康复的基础上,同时使用说话瓣膜可有效改善呼吸、吞咽和言语功能,为顺利拔管提供安全保障。住院末期拔除气管切开套管,继续配合心肺、运动功能康复,提高患者机体水平,促进心肺功能康复,提升患者日常生活自理能力,提高患者生活质量。

总之,脑卒中患者多因长期留置气管切开套管、胃管等原因造成病情反复或加重,影响预后,降低生存质量。此类患者通过早期康复介入、医护治一体化的协作、精准化的评估、针对患者每个阶段的问题制定个体化康复治疗方案,促进尽早拔管,可有效改善呼吸功能、吞咽功能及言语功能等,缩短住院时间,减少医疗费用,减轻家庭和社会负担,是重症脑卒中患者有效的康复治疗方案。

（胡晓红　韩　梅　王　雪）

第三节　吉兰-巴雷综合征患者的康复护理案例分析

一、案例疾病概述

（一）概述

吉兰-巴雷综合征（Guillain-Barré syndrome,GBS）,是一种由体液免疫和细胞免疫共同介导的周围神经自身免疫性疾病。以周围神经和神经根的脱髓鞘、小血管炎细胞浸润为特征,是目前世界上最常见和最严重的急性四肢瘫痪性神经病,发展中国家发病率较高,给患者和社会带来严重的经济负担。GBS包括多种亚型:急性炎性脱髓鞘性多发神经根神经病(acute inflammatory demyelinating polyneuropathy,AIDP)、急性运动轴索性神经病、急性运动感觉轴索性神经病、米勒-费希尔综合征(Miller-Fisher syndrome)、急性泛自主神经病和急性感觉神经病等,其中急性炎性脱髓鞘性多发神经根神经病和急性运动轴索性神经病是GBS中最常见的类型。

GBS是一种罕见病,全球发病率各异。据流行病学调查,在北美和欧洲,GBS年发病率为(0.81~1.91)/10万,日本为0.44/10万,我国为(0.4~2.5)/10万。GBS在任何年龄、季节均可发病,男性患病的风险高于女性,儿童年发病率为(0.34~1.34)/10万,低于成人,发病率随着年龄增加而增高。我国以儿童和青壮年好发,春夏之交和夏秋之交高发,以轴索型比例较高。

GBS病因尚未充分阐明,有研究数据显示疾病的发生可能与某些病原体感染后诱发免疫反应有关,也有可能与手术史或疫苗接种史有关。据报道,约70%的GBS患者发病前8周内有前驱感染史,通常见于病前1~2周,其中空肠弯曲菌(Campylobacter jejuni,CJ)感染约占30%,被认为是GBS的重要前驱感染病原。此外,巨细胞病毒、EB病毒、肺炎支原体、乙型肝炎病毒感染也是诱发GBS的危险因素。

(二)临床表现

1. **急性炎性脱髓鞘性多发神经根神经病** 弛缓性肢体肌肉无力是AIDP的核心症状。多数患者肌无力从下肢向上肢发展,数日内逐渐加重,少数患者病初呈非对称性;肌张力正常或降低,腱反射减低或消失,而且经常在肌力仍保留较好的情况下,腱反射已明显减低或消失,无病理反射。部分患者有不同程度的脑神经运动功能障碍,以面部或延髓部肌肉无力常见,且可能作为首发症状就诊;少数有张口困难,伸舌不充分和力弱以及眼外肌麻痹。严重者出现颈肌和呼吸肌无力,导致呼吸困难。部分患者有四肢远端感觉障碍,下肢疼痛或酸痛,神经干压痛和牵拉痛。部分患者有自主神经功能障碍。少数患者可出现复发。

2. **急性运动轴索性神经病** 对称性肢体无力,部分患者有脑神经运动功能受损,重症者可出现呼吸肌无力。腱反射减低或消失,与肌力减退程度较一致。无明显感觉异常,无或仅有轻微自主神经功能障碍。

3. **急性运动感觉轴索性神经病** 对称性肢体无力,多数伴有脑神经受累,重症者可有呼吸肌无力,呼吸衰竭。患者同时有感觉障碍,部分甚至出现感觉性共济失调。常有自主神经功能障碍。

4. **米勒-费希尔综合征** 前驱症状可有腹泻和呼吸道感染等,以空肠弯曲菌感染常见。急性起病,病情在数天至数周内达到高峰。多以复视起病,也可以肌痛、四肢麻木、眩晕和共济失调起病。相继出现对称或不对称性眼外肌麻痹,部分患者有眼睑下垂,少数出现瞳孔散大,但瞳孔对光反应多数正常。可有躯干或肢体共济失调,腱反射减低或消失,肌力正常或轻度减退,部分有延髓部肌肉和面部肌肉无力。

5. **急性泛自主神经病** 前驱事件:患者多有上呼吸道感染或消化道症状。急性发病,快速进展,多在1~2周内达高峰,少数呈亚急性发病。视物模糊、畏光、瞳孔散大、对光反应减弱或消失,头晕,直立性低血压,恶心呕吐、腹泻、腹胀,重者肠麻痹、便秘、尿潴留、阳痿,热不耐受,出汗少,眼干和口干等。肌力一般正常,部分患者有远端感觉减退和腱反射消失。

6. **急性感觉神经病** 急性起病,在数天至数周内达到高峰。广泛对称性的四肢疼痛和麻木,感觉性共济失调,四肢和躯干深浅感觉障碍。绝大多数患者腱反射减低或消失。自主神经受累轻,肌力正常或有轻度无力。病程有自限性。

7. **其他少见类型** 通常可称之为GBS变异型,其中临床表现为局灶性受累者,如咽-颈-臂型、截瘫型、多发脑神经型;部分患者可开始表现为米勒-费希尔综合征,后进展出现四肢感觉运动障碍或明显自主神经受累;部分 GBS 患者可伴有锥体束征等中枢神经系统损害的表现。对于这一部分临床表现不典型的患者,更应注意鉴别诊断。

二、案例报告

(一)一般资料

患者,男,72 岁,已婚,大专文化程度,退休人员,身高 178cm,体重 58kg,否认烟酒史。

(二)病史

主诉:进行性肢体麻木无力 10d,呼吸困难 6d。

现病史:患者无明显诱因出现手指、脚趾尖麻木,四肢无力伴吞咽困难、饮水呛咳,诊断为吉兰-巴雷综合征。给予丙种球蛋白冲击治疗、控制血压、控制血糖、调脂稳斑、营养神经、促进排痰、保肝、抗感染、抗凝、补液等对症治疗。目前患者病情重,神志清楚,言语不能,气管切开状态,留置胃管、尿管。

既往史:高血压病 40 年,血压最高达 160/110mmHg,目前口服"富马酸比索洛尔片 5mg,1 次 /d",血压控制不详;2 型糖尿病 20 年,平素规律口服"阿卡波糖片 50mg,3 次 /d",血糖控制不详,目前给予睡前皮下注射德谷胰岛素 16U;2023 年诊断为冠状动脉粥样硬化性心脏病,简称冠心病(家人诉冠状动脉狭窄 70%),后规律口服"阿司匹林肠溶片 100mg,1 次 /d,硫酸氢氯吡格雷片 75mg,1 次 /d,阿托伐他汀钙片 20mg,1 次 / 晚",否认脑血管病史,否认肝炎、结核病、疟疾病史,预防接种史不详,无手术史,无输血史。

家族史:无。

(三)入院诊断

1. 吉兰-巴雷综合征。

2. 高血压。

3. 2 型糖尿病。

4. 冠状动脉粥样硬化性心脏病。

(四)诊疗过程

发病第 1 天患者无明显诱因出现手指、脚趾尖麻木,不伴肢体无力、吞咽困难、饮水呛咳、呼吸费力等。发病第 2 天自觉麻木症状加重,蔓延至双手、双脚,进而出现四肢无力伴吞咽困难、饮水呛咳,就诊于当地某院,行肌电图检查示"四肢运动、感觉传导未引出肯定波形,四肢 F 波未引出",诊断为吉兰-巴雷综合征。发病第 3 天给予丙种球蛋白治疗,自觉上述症状进行性加重。发病第 4 天出现呼吸困难,四肢尚可抬离床面。发病第 5 天四肢无力表现为双手只能做握手动作、双脚可见自主活动,但无法抬离床面。发病第 7 天四肢无力表现为完全不能动,并出现双眼球固定。发病第 8 天行气管切开术,使用呼吸机辅助呼吸,为进一步治疗转入上级医院神经内科重症监护室,完善腰椎穿刺、肌电图、下肢静脉超声、胸部 CT 等相关实验室检查,诊断为"吉兰-巴雷综合征、双下肢深静脉血栓形成、肝功能异常、肺部感染"。给予床旁纤维支气管镜检查,经气管切开导管有创呼吸机辅助呼吸、丙种球蛋白冲击治疗、控制血压、控制血糖、调脂稳斑、营养神经、促进排痰、保肝、抗感染、抗凝、补液等对症治疗。发病第 9 天撤离呼吸机后可自主呼吸。

三、评估分析

(一)一般评估

1. 生命体征　T 36℃,P 105 次/min,R 20 次/min,BP 140/79mmHg,SpO_2 98%。

2. 面容　无呼吸窘迫、无鼻翼扇动、无皮肤、甲床和口唇发绀。患者咳嗽无力,需要借助吸痰技术将痰液清除,痰液为白色黏液性痰。

3. 体位　患者四肢功能障碍,采取被动卧位,家属协助翻身,以半坐卧位为主。

4. 吸氧　经气管切开处持续吸氧 2~3L/min。

5. 管道　患者留置中心静脉导管,置入深度为 14cm,外露 6cm,穿刺部位无红肿无渗出,管路通畅;患者气管切开套管为塑料套管,气管套管固定系带松紧适宜,能容纳一根手指,固定良好,气管造口处皮肤清洁,无红肿;留置胃管,置入长度为 60cm,胃管管路通畅且妥善固定;患者留置尿管,置入长度为 17cm,管路通畅且妥善固定,导管脱落风险评分 11 分(见附录 5-4)。

6. 营养状况评估　采用 NRS2002 评分表(见附录 3-1)进行营养风险筛查,评分为 3 分,存在营养风险障碍。

7. 其他　患者皮肤无破损,Waterlow 压力性损伤评分 18 分(高度危险),需重点关注皮肤状况;患者排便功能正常;睡眠较好。

(二)专科评估

1. 心肺功能评估

(1)采用美国纽约心脏病协会(NYHA)心功能分级(见附录 2-1)对患者心功能进行评估,心功能为Ⅱ级。

(2)肺部听诊:双侧呼吸音减弱,双肺呼吸音粗,可闻及明显湿啰音。

(3)呼吸运动方式:腹式呼吸。

(4)痰液评估:痰液黏稠度分级(见附录 2-7)为Ⅱ度,痰液量(见附录 2-6)为 2 级。

(5)测量胸廓活动度:双手置于第 5 肋间水平,男性大概正对乳头下,女性在乳房下缘,深呼气和深吸气间的胸围差,该患者深呼气和深吸气间的胸围差为 1.5cm。

(6)最大吸气压(MIP):该患者 MIP 为 85.3cmH_2O。

(7)膈肌超声检查:进行床边超声检查,该患者膈肌厚度为 1.79mm,平静呼吸时,膈肌左右侧膈肌移动度(diaphragm excursion,DE)分别为 1.49cm 及 1.58cm,深呼吸时分别为 3.89cm 及 3.73cm。

2. 运动能力评估

(1)肌张力评估:采用改良 Ashworth 痉挛量表(见附录 1-4)评估,双侧肢体肌张力 0 级。双侧肢体深浅感觉减退。双上肢、双下肢手套袜套样感觉异常。双侧肢体腱反射(+),双侧巴宾斯基征(-)。

(2)肌力评估:采用 Lovett 分级表评估(见附录 1-1),左侧上肢近端肌力 3 级,远端肌力 2 级,右侧上肢近端肌力 3 级,远端肌力 2 级,手不能伸握拳;左侧下肢肌力 2 级,右侧下肢肌力 2 级。

(3)平衡评估:采用三级平衡能力评定量表(见附录 1-7),坐位平衡 0 级,站位平衡 0 级。

(4)疲劳评估:采用 Borg 自觉疲劳程度量表(见附录 1-5),嘱患者根据运动时的自身感觉(心跳、呼吸、排汗、肌肉疲劳等)来估计运动时的强度,其数值范围是由 6~20 级,该患者为 13 级。

3. 日常生活能力评估　采用 Barthel 指数评定量表,患者日常生活能力评估得分 15 分,生活无法自理,重度依赖。

4. 其他评估

(1)采用格拉斯哥昏迷量表对患者进行意识评估,为 15 分,意识清楚。言语不能,查体合作。听力、理解能力、记忆力、计算力尚可,定向力欠佳。

(2)舌的各向运动基本充分,抗阻充分,喉上抬幅度约 2cm,双侧咽反射减弱,反复唾液吞咽试验、洼田饮水试验因留置胃管未评定。

(3)其他高危险因素评估:Morse 跌倒风险评估量表评分 11 分(危险)。

(三)心理社会评估

患者情绪波动较大,气管切开很大程度影响了言语功能,在很大程度上患者需要借助表情或者肢体进行沟通,但是照顾者对患者所表达的主观意愿可能出现理解偏差,患者往往表现急躁,以及患者、家属对疾病的不确定感,家属护理知识的匮乏,诸多因素导致家庭支持度较低,患者有明显焦虑情绪。

(四)辅助检查

1. 实验室检查

(1)血气分析:pH 7.39,PaO_2 60.5mmHg,$PaCO_2$ 45.6mmHg,SpO_2 82.3%。

(2)血细胞分析:淋巴细胞百分比 14.3%,淋巴细胞绝对值 1×10^9/L,红细胞计数 3.71×10^{12}/L,血红蛋白 116g/L,血细胞比容 35.5%,白蛋白 33.2g/L。

2. 其他检查

(1)肌电图:四肢运动、感觉传导未引出肯定波形,四肢 F 波未引出。

(2)四肢血管彩色多普勒超声:双小腿深静脉管径扩张,双下肢深静脉红细胞聚集,右侧胫前静脉血栓形成,左侧小腿肌间静脉血栓形成。

(3)非宫颈细胞检测:(右下叶内基底部黏膜)送检少许黏膜组织被覆呼吸道上皮伴鳞化,间质水肿,伴较多炎细胞浸润及炎性渗出,考虑炎性病变。

(4)胸部 CT 平扫 + 冠状面重建:考虑双肺炎性病变,双肺下叶显著,较前范围略减小,右肺中叶不张,双肺轻度肺气肿,左冠状动脉钙化。

四、康复护理问题与对策

(一)护理问题

1. **气道清除无效**　与患者肺部感染、气道廓清能力不足、咳嗽无力、痰液黏稠有关。

2. **躯体移动障碍**　与患者肢体瘫痪有关。

3. **自理能力缺陷**　与患者肢体瘫痪有关。

4. **吞咽、言语功能障碍**　与患者双侧咽反射减弱、气管切开有关。

5. **有皮肤完整性受损的危险**　与长期卧床皮肤受压、活动受限有关。

6. **营养失调:低于机体需要量**　与摄入不足有关。

7. **潜在并发症:**泌尿系感染、废用综合征、肺栓塞。

8. **焦虑**　与四肢瘫痪,缺少社会支持及担心疾病预后有关。

9. **知识缺乏:**缺乏疾病治疗、护理、康复和预防复发的相关知识。

(二)护理措施

1. 治疗护理

(1)将患者安置于安静、清洁、空气新鲜的病室,室温保持在 18~22℃,湿度保持在 60% 左右,保持床单清洁干燥,定时对病室进行紫外线消毒。

(2)患者病情危重,遵医嘱给予持续心电、血氧饱和度监测。

(3)患者肺部感染且无自主排痰能力,痰多质黏,听诊双肺可闻及明显痰鸣音,遵医嘱给予吸氧 2L/min,

根据痰细菌培养及药敏试验选择抗生素静脉输注,遵医嘱给予雾化吸入治疗,必要时给予吸痰护理,并持续气道湿化,指导并协助家属进行正确有效的翻身拍背,给予体位引流,借助重力作用将痰液引流,此外还可借助排痰仪促进痰液排出,必要时给予电动床垫,避免长期卧床致压力性损伤发生及肺部感染加重。

(4)给予肠内泵入肠内营养乳剂 1 000mL/d,速度维持在 50～70mL/h,并记录 24h 出入量,保证足够的摄入量及维持出入量平衡。

(5)患者留置气管切开管路、胃管、尿管,妥善固定各管路,防止管路滑脱,并进行动态评估,尽可能及早拔管。并做好口腔护理,气管切开护理,尿道口护理,促进患者舒适,减少继发感染的发生概率。

(6)患者下肢深静脉血栓形成,嘱患者双下肢制动,禁止按压、揉捏及热敷双下肢,遵医嘱给予抗凝治疗,并告知家属及患者,遵医嘱服用药物,勿随意增减药量。

2. 观察护理

(1)密切观察并记录患者血压、心率、血氧饱和度等生命体征,嘱其在康复训练过程中注意训练强度,避免因过度劳累诱发冠心病致心绞痛、急性心肌梗死,恶性心律失常发生。

(2)密切观察患者呼吸形态,判断有无呼吸困难,气道阻塞等,观察气管切开伤口周围皮肤是否清洁,有无痰液污染,有无红肿,记录痰液的量、色、性状,并协助医生判断堵管指征。间断封堵患者气管套管后密切注意有无气短、呼吸困难出现,规律监测血氧饱和度。

(3)密切观察患者下肢肢体疼痛,肿胀情况,并时刻警惕肺栓塞的发生。此外患者使用抗凝药物,在进行任何操作时,动作轻柔,应密切观察患者有无皮肤黏膜出血、消化道出血、脑出血等体腔脏器出血。

(4)患者留置胃管,密切观察患者胃液的量、色、性状,观察胃残余量,留置尿管,观察尿液的量、色、性状。

(5)患者既往有高血压病史、糖尿病病史,血压值偏高且波动较大,遵医嘱给予动态血压监测,嘱其糖尿病饮食,继续观察监测血压、血糖变化。

3. 专科护理

(1)安置患者以舒适体位,保持肢体的功能位,对患者进行生理范围内的被动关节活动,以防止关节畸形、僵直,在此过程中遵循无痛原则,注意强度适中、循序渐进、持之以恒,保证安全。根据患者肢体恢复的情况动态调整训练方案,逐步过渡主动肢体活动功能训练。

(2)患者生活不能自理,重度依赖,鼓励患者进行生活自理活动,指导患者穿脱衣、进食、洗漱等,指导并协助患者进行变换体位,床-轮椅转移等技能,使其发挥自身最大的能力去完成,由替代护理到自我护理过渡。需要注意的是在给患者进行体位转移、翻身等操作时,避免拖拉拽以防患者组织损伤。

4. 心理护理 患者入院后,责任护士主动服务在其身旁,建立良好的沟通,消除患者的陌生不适感,为患者及家属答疑解惑,提供 GBS 的动态信息及介绍疾病相关知识。减少患者对疾病的不确定感从而缓解焦虑情绪。同时做好家属的健康宣教工作,提升其对疾病的认识水平,帮助患者获得更多的理解与支持,进一步减轻患者心理负担。

5. 康复护理

(1)心肺康复护理

1)抬高床头,更换舒适体位:从半卧位→坐位→床边坐位→床边站立,可改善呼吸困难,以减少机体耗氧量,减慢心率和缓解呼吸困难,促进心肺功能的恢复。

2)有效咳嗽:①进行深吸气,以达到必要的吸气容量;②吸气后要有短暂的闭气,以使气体在肺内得到最大的分布;③关闭声门,进一步增加气道中的压力;④增加胸膜腔内压,这是在呼气时产生高速气流的重要措施;⑤声门开放,当肺泡内压力明显增高时,突然将声门打开,即可形成由肺内冲出的高速气流,一次吸气可连续咳嗽 3 声,停止咳嗽,缩唇将余气呼出。

3)主动循环呼吸技术(ACBT):ACBT 由呼吸控制、胸廓扩张运动、用力呼气技术三个关键部分反复循环组成。用鼻深吸气用嘴缓慢呼气,吸气时腹部隆起,呼气时腹部内陷,控制吸气与呼气时间比为 1:2 或 1:3。尽量让自己放松,尝试让自己呼吸变慢,操作时把手放在腹部,感受腹部隆起、内陷的变化,做 6~8 次呼吸控制后进入第二步骤。用鼻子做一个长而缓慢的吸气,吸气末屏气 3s,然后做叹气样的呼气,此步骤重复 3~5 次后进入第三步骤。第三步骤具体方法分两小步,第一小步:正常吸气,然后用力地做快速长时间的哈气,这个动作可能会引起咳嗽动作。第二小步:先深吸气,然后做一个用力地短暂哈气,每次循环做 1~2 次的哈气即可,如果哈气时能听到咽部痰的声音时,再做咳嗽动作,以促进排痰。

4)应用高频胸壁振荡仪:①模拟正常生理咳嗽的原理,将患者所穿专用充气背心用导气软管连接到高速脉冲泵上,并快速地充气和放气,使患者胸壁发生有规律的舒张运动,患者气道和肺部发生自主的震颤气流和定向力,促使呼吸道黏液及各个肺叶深部代谢物松弛,液化、脱落,并在定向力的作用下将已液化脱落的代谢物按照选择的方向(如细支气管→支气管→气管)排出体外;②需要注意在进行机械排痰前 1h 停止鼻饲,宜在餐前 1~2h 或餐后 2h 进行治疗,治疗前进行 20min 的雾化治疗,治疗后 5~10min 协助患者拍背咳痰;③振幅一般在 15~30Hz,每次排痰时间为 10~15min;④在进行排痰操作时密切观察患者的生命体征,及时对治疗参数进行调整,切忌皮肤摩擦导致破损等。

5)应用体外膈肌起搏器:①位置,双侧胸锁乳突肌外缘,中下 1/3 交界处以及双侧锁骨中线第二肋间;②脉冲频率,15Hz,刺激强度根据患者耐受度调整,时间为 30min。

6)吸气肌阻力训练(IMT):①患者取坐位,身体稍向前倾,训练开始前休息 5min,调整至呼吸平稳;②首先启动测试程序,在阈值阻力 3cmH$_2$O 测定患者的最大吸气压(MIP),1 周内每次训练时阻力设定为本次测定 MIP 的 30%,1 周结束时再次进行测定 MIP,以确定下周训练时阻力值;③启动训练程序,进行吸气肌训练,同时记录相关数据,每 30 个动作为 1 组,每次 2 组,每周训练 6 次。

7)膈式呼吸 + 缩唇呼气训练:①体位,卧位、半卧位或前倾依靠体位;②将手置于前肋骨下方的腹直肌上;③患者用鼻缓慢地深吸气,同时腹部隆起,吸气至不能再吸时稍屏息 2~3s;④缩唇缓慢呼气,同时腹部回收,缓缓吹气达 4~6 秒(吸气、呼气时间比 1:2),同时双手逐渐向腹部加压,促进横隔上移。也可将两手置于肋弓,在呼气时加压以缩小胸廓,促进气体排出。重复上述动作 3~5 次为一组,休息片刻后再练,每 d 至少练习 5~6 组,使呼吸频率逐渐减少。

8)呼吸训练器:三个圆柱体内的球分别代表相对应的流速通过,配有呼气训练阀门和吸气训练阀门,分别控制着呼气和吸气的阻力,同时配有呼吸训练器管道和咬嘴。将连接管与外壳的接口、咬嘴连接,垂直摆放,保持正常呼吸,含住咬嘴吸气,以深长均匀吸气流使浮球保持升起状态并尽量长时间地保持;放开咬嘴缓慢呼气;不断地重复上述步骤,进行吸气训练 10~15min 后,以正常呼吸休息。

9)制定个性化的运动方案:根据患者的运动能力和健康状况,遵循循序渐进的原则。医护技共同协作,制定患者的专属运动方案:包括有氧运动、阻抗运动等。训练初期可进行肢体被动运动训练,2 次 /d,20~30min/ 次,活动顺序从大关节到小关节循序渐进。患者运动强度适应后,无明显疲劳或呼吸不适,可进行主动活动,2 次 /d,15~30min/ 次。

(2)吞咽康复护理

1)体位管理:患者坐位平衡 0 级,不能坐起,体位至少取躯干 30° 仰卧位,头部前屈。

2)饮食选择:为该患者制定个体化的饮水计划,保证每日入量至少为 2 000mL,强调糊状食物是初次进食的首选。

3）间歇性经口至食管管饲法（intermittent oroesophageal tube feeding,IOE）：对患者及家属进行 IOE 置管注意事项、方法进行指导，注意注食的速度不宜过快。

4）吞咽训练：指导并协助患者进行吞咽训练、摄食训练以及口腔操的练习，提高口腔及口颜面肌肉的肌力及协调性，增加舌的灵活性，逐步过渡到经口进食。

5）预防误吸风险，指导家属学会观察和识别。

（3）膀胱康复护理：根据膀胱容量、饮水量及生活习惯制定饮水计划及清洁间歇导尿时间和次数。指导患者及家属认真落实饮水计划，并在每次间歇导尿前热敷、按摩下腹部，使用反射、腹压排尿，同时，督促患者、家属记录排尿日记。为该患者制定饮水计划为 2 000mL，该患者拔除尿管后，无自排，为其制定 6 次 /d 导尿计划，随着膀胱功能的好转，患者有自排，但是残余尿仍＞ 100mL，继续给予间歇导尿，调整次数为 3 次 /d，到出院为止，患者残余尿量＜ 50mL，患者停止导尿。

6. 健康教育 患者入院后，对患者进行接诊人员介绍、环境介绍、订餐工作介绍、医护技工作程序等介绍，使患者尽快适应医院环境，积极配合治疗。此外护士将健康宣教贯穿在护理工作的全过程中。具体包括：

（1）病室环境管理：勤通风，保持安静、整洁的环境，减少探视，以利于患者休养。

（2）疾病相关知识：疾病治疗、用药、康复、预后等知识讲解。着重向患者说明 GBS 常累及呼吸肌，从而影响患者的心肺功能，引起患者对于心肺功能训练的重视，并强调心肺训练是长期的过程，提高其训练过程的配合度。

（3）营养与饮食指导：嘱患者进食种类应营养丰富，进食清淡、高蛋白、丰富维生素、富含纤维素的食物，注意低盐、低脂、低糖饮食，保证足够的水分摄入。中国高血压指南等建议：高血压和心脑血管疾病患者每天食盐摄入量应控制在 4～6g。

（4）用药指导：指导患者按时按量服用降压药及降糖药物，用药期间如有不适及时联系医生，切勿随意停药。

（5）康复指导：嘱患者坚持康复训练，从被动到主动运动，要循序渐进，劳逸结合，避免疲劳，训练中勿屏气。

（6）安全指导：在进食过程中，保持安静环境，嘱患者专心进食，防止误吸的发生；卧床时正确使用床挡，避免患者坠床；床轮椅转移时，避免跌倒；禁用热水袋，避免烫伤等。

（7）心理指导：多鼓励患者，指导其保持乐观、平和的心态，正确对待自己的病情。

7. 出院指导

（1）出院宣教：出院后的饮食、休息、活动及日常生活注意事项。严格遵医嘱，按时服药。出院后要继续坚持行心肺功能训练，其对于建立正确的呼吸模式，锻炼呼吸肌的力量，帮助胸廓扩张，提高呼吸能力，增强免疫力，提高运动能力作用显著。但在做训练之前需关注血氧饱和度、心率、血压等指标。训练中患者如出现心悸、胸闷、气短加重、大汗、疼痛等应停止运动，立即休息，以不引起次日明显疲劳或呼吸不适为宜。此外，在训练过程中应有家属陪伴，注意安全。

（2）随访指导：患者出院后，采用门诊随访和电话、微信随访。对该患者每个月随访 1 次，相对稳定后，延长为每 3 个月随访 1 次。并建立患者随访档案，根据随访结果对患者进行再评估，倡导患者的家庭自我管理。

（三）护理结局

患者通过综合康复护理管理，出院时，整体呼吸功能有所改善，肺部听诊仅闻及少量湿啰音，最大吸气压升高，膈肌功能明显好转；日间在堵管情况下可行康复训练，在出院时患者拔除气管切开套管，SpO_2

在 95% 以上；患者可经口正常饮食，洼田饮水试验 1 级；经过膀胱管理及综合护理，患者拔除尿管后可自主排尿且残余尿量为 50mL；肢体活动能力、ADL 自理能力也显著提高，改善了患者生存质量，患者及家属满意。

五、总结与思考

吉兰-巴雷综合征作为一种自身免疫系统疾病，进展快，病情重。呼吸衰竭是 GBS 最严重的并发症，需要进行气管插管和机械通气辅助呼吸治疗，而拔管困难是机械通气治疗时常见的并发症之一。长期带管生存严重影响患者生活质量，耗费大量的医疗资源，增加家庭和社会经济负担。

因此，对于该疾病的治疗，不仅是控制稳定病情，防止或延缓并发症的发生，还应在疾病稳定期进一步对患者进行综合康复训练，尤其是对于心肺功能的康复训练，帮助其重建功能，促进其尽早回归家庭和社会。

在该个案护理中，患者康复效果显著，这提示只有尽早对患者进行精准的健康评估、计划、实施照护，实施个性化心肺康复运动训练，才能有效改善患者呼吸模式，强化腹式呼吸，重建胸腹联合呼吸模式；提高气道廓清能力，从而能进一步改善患者的肺部功能。此外，借助多学科团队力量，综合实施全面康复训练，使患者获益最大化。

护理工作是一个连续性的工作，在不同阶段分主次解决问题，同时患者及家属参与到我们的护理干预中，均可以起到事半功倍的效果。

（吕慧颐　杜　婧　李利荣）

第四节　缺血缺氧性脑病患者的康复护理案例分析

一、案例疾病概述

（一）概述

缺血缺氧性脑病（hypoxic-ischaemic encephalopathy，HIE）是各种原因引起的脑组织缺血缺氧导致的脑部病变，以神经精神异常为特征。在成人缺血缺氧性脑病报道中，该病多见于呼吸心搏骤停、休克、一氧化碳中毒、癫痫持续状态、重症肌无力等。

据统计，全球呼吸心搏骤停的发生率为（20～140）/10 万，其中，68% 的院外心搏骤停患者以及 23% 的院内呼吸心搏骤停患者均死于缺血缺氧性脑病，存活的呼吸心搏骤停患者中约 57.5% 可出现缺血缺氧性脑病，且这些患者中 20%～50% 遗留有神经功能后遗症，表现为严重的神经功能障碍甚至植物状态，常需要住院接受长期康复治疗或请专人护理，给家庭和社会带来沉重的经济负担。

成人缺血缺氧性脑病的病理改变可分为三个阶段，第一阶段为原发性能量衰竭，是细胞损伤的原发阶段，在此阶段，脑血流和氧气的减少，导致细胞毒性水肿和细胞死亡；第二阶段为窒息复苏期间能量恢复阶段，窒息复苏后，脑氧合和灌注恢复，细胞内磷酸肌酸和 ATP 迅速地部分或完全恢复，细胞毒性水肿也在 30～60min 后暂时消退。第三阶段为迟发性细胞损伤阶段，以细胞能量代谢的第 2 次衰竭、惊厥、细胞毒性水肿、兴奋毒性物质堆积和最终神经元的死亡为标志。

（二）临床表现

缺血缺氧性脑病主要临床表现为昏迷、惊厥、肌阵挛、认知障碍、四肢肌张力低下、持续性植物状态与脑死亡以及根据大脑损伤层面不同出现不同的临床表现。

1. **昏迷**　昏迷是脑损伤较为常见的症状。昏迷是一种无意识状态,在这种状态下患者中枢神经系统(脑)的觉醒区域受到严重抑制,对内、外部刺激均无反应。昏迷较轻的患者经吸氧治疗,可迅速清醒而痊愈。部分患者意识可逐渐恢复,但记忆力、定向力、理解力、计算力等较差。

2. **抽搐**　可为局限性或全身性抽搐发作。抽搐持续时间越长,说明脑部损伤越重,重者表现为四肢强直、颜面部持续抽搐。抽搐时心率加快,血压上升,呼吸急促。

3. **四肢肌张力下降性瘫痪**　部分患者虽然自主心律恢复,血压恢复正常,但脑部损伤层面较低,患者出现四肢肌张力下降性瘫痪,刺激无肢体活动,病理征引不出。出现四肢肌张力下降性瘫痪,一般恢复意识可能性极小。

4. **大脑损伤层面不同出现不同的临床表现**　损伤垂体可表现中枢性尿崩症;损伤中脑可以表现为瞳孔对光反射、压眶反射、角膜反射迟钝或消失;损伤延髓表现为中枢性呼吸衰竭、神经源性休克等。

5. **植物状态**　部分缺血缺氧性脑病患者经过治疗,度过急性期,生命体征逐渐趋向平稳,各脏器功能改善,脑干、小脑功能恢复,但大脑皮质损害严重仍处于抑制状态,此种患者可睁眼,有吞咽,咳嗽,呕吐动作,生理反射(压眶、睫毛、角膜、瞳孔对光反射)存在。四肢肌张力高,腱反射亢进或活跃,可引出病理征,但是不能与外界交流。脑电图示慢波增多,称为植物状态,又称去皮质状态、醒状昏迷或瞪眼昏迷。

6. **脑死亡**　表现深昏迷,无任何自主活动,自主呼吸停止,依赖呼吸机维持呼吸,经无呼吸检查证实所有脑干反射消失,脑电图呈平直线或等电位,经颅多普勒超声检查颈总动脉正相血流消失,阿托品试验阴性。

7. **其他症状**　根据神经系统损害的位置不同,瞳孔大小、形状、位置、对称、对光反射不同。缺血缺氧性脑病,颅内压增高,眼底双侧视盘水肿、充血、渗血,早期可见视网膜静脉怒张、静脉搏动消失,乳头边缘模糊、消失;强握反射出现提示对侧大脑半球额叶后部损害;吸吮反射提示大脑弥漫性病变;强直性颈反射:将头缓慢转向左侧或右侧时,表现下颌指向侧肢体紧张性伸展,对侧肢体屈曲,提示中脑深部或间脑病损。

二、案例报告

(一)一般资料
患者,男,46岁,工人,已婚,身高171cm,体重60kg,初中文化程度。吸烟史20年,每日20~40支,饮酒史20年,平均每周3~4次,每次250g白酒。

(二)病史
主诉:烦躁伴言语不清、右侧肢体活动不利1个月余。

现病史:患者在工地干活时,突然出现意识丧失,小便失禁,伴口唇发绀,脉搏消失,当时无明显抽搐,拨打"120"急救即刻心肺复苏、气管插管及电除颤,急诊入院,完善相关实验室检查,诊断为缺血缺氧性脑病、继发性癫痫,给予气管切开、呼吸机辅助呼吸,促醒,营养脑神经等对症治疗。

既往史:冠状动脉粥样硬化性心脏病10年,高脂血症病史6年。否认脑血管疾病史、高血压、肝炎、结核、疟疾病史,预防接种史不详,无手术史。

家族史:无。

(三)入院诊断
1. 缺血缺氧性脑病。

2. 心肺复苏术后。

3. 继发性癫痫。

（四）诊疗过程

患者入院后持续呼吸机辅助呼吸,促醒,营养脑神经等对症治疗。次日,患者无明显诱因出现四肢抽搐,双眼向右侧凝视。持续约数秒至数分钟,每小时发作6~7次,给予苯巴比妥及丙戊酸钠抗癫痫治疗后症状好转。发病第2天痰培养结果显示多重耐药菌感染,继续给予抗感染治疗。发病第7天患者可以睁眼但无意识,右侧肢体无活动,左侧可见自主活动。发病第9天撤离呼吸机后可自主呼吸,患者意识恢复后精神症状明显,表现为言语混乱,反复自言自语,内容不能辨认,烦躁明显,有攻击行为,给予奥氮平、阿普唑仑控制效果不佳。目前患者病情严重,神志清楚,言语不利,气管切开状态,持续吸氧2~3L/min,右侧上下肢可在床面移动,留置胃管、尿管。

三、评估分析

（一）一般评估

1. 生命体征　T 36.1℃,P 98 次/min,R 19 次/min,BP 133/77mmHg,SpO$_2$ 98%。

2. 面容　无呼吸窘迫、无鼻翼扇动、无皮肤、甲床和口唇发绀。

3. 体位　右侧肢体功能障碍,采取被动卧位。

4. 吸氧　经气管切开处持续吸氧2~3L/min。

5. 管道　患者留置中心静脉导管,留置时间为入院第1天,置入深度为15cm,外露5cm,穿刺部位无红肿无渗出,管路通畅;患者气管切开套管为金属套管,气管套管固定系带松紧适宜,能容纳一根手指,固定良好,气管造口处皮肤清洁,无红肿;患者留置胃管、尿管,管路均通畅且妥善固定,导管脱落风险评分11分,容易发生导管脱落(见附录5-4)。

6. 营养状况评估　采用NRS 2002评分表(见附录3-1)进行营养风险筛查,评分为3分,存在营养风险障碍。

7. 其他　患者皮肤无破损,Waterlow住院患者压力性损伤评分15分(高度危险);患者排便功能异常,大便失禁;睡眠较好,无入睡困难、睡眠倒置等问题。

（二）专科评估

1. 心肺功能评估

(1)采用美国纽约心脏病协会心功能分级(NYHA)量表对患者心功能进行评估,本患者心功能为Ⅲ级(见附录2-1)。

(2)肺部听诊:双侧呼吸音减弱,双肺呼吸音粗,可闻及明显湿啰音。

(3)呼吸运动方式:腹式呼吸。

(4)痰液评估:痰液黏稠度分级:Ⅱ度(见附录2-7),痰液量:2级(见附录2-6)。

(5)测量胸廓活动度:双手置于第5肋间水平,男性大概正对乳头下,深呼气和深吸气间的胸围差,该患者深呼气和深吸气间的胸围差为1.3cm。

(6)最大吸气压(MIP):测定3次取均值,该患者MIP为89.9cmH$_2$O。

(7)膈肌超声检查:采用床边超声设备,测得该患者膈肌厚度为1.8mm,平静呼吸时,膈肌左右侧膈肌移动度(diaphragm excursion,DE)值分别为1.51cm及1.61cm,深呼吸时分别为3.98cm及3.76cm。

2. 运动能力评估

(1)肌张力:采用改良 Ashworth 痉挛量表(见附录 1-4),右侧上下肢肌张力均为 0 级。右侧肢体深浅感觉减退。右侧肢体腱反射(+),右侧巴宾斯基征(-)。

(2)肌力:采用 Lovett 分级表评估(见附录 1-1),右侧上肢肌力为 3 级;右侧下肢肌力为 2 级。

(3)疲劳评估:采用 Borg 自觉疲劳程度量表(见附录 1-5),嘱患者根据运动时的自身感觉(心跳、呼吸、排汗、肌肉疲劳等)来估计运动时的强度,其数值范围是由 6~20 级,该患者为 12 级。

(4)平衡评估:坐位平衡 0 级,站位平衡 0 级(见附录 1-7)。

3. 日常生活能力评估
采用改良 Barthel 指数评定量表,患者日常生活能力评估得分 0 分,生活无法自理,重度依赖。

4. 其他评估

(1)采用格拉斯哥昏迷评分(GCS)量表对患者进行意识评估,为 15 分,意识清楚。言语不能,查体偶尔合作。听力、理解能力、记忆力、计算力差,定向力欠佳。

(2)舌的各向运动基本充分,抗阻充分,喉上抬幅度不足两横指,双侧咽反射减弱,反复唾液吞咽试验、洼田饮水试验因留置胃管未评定。

(3)静脉血栓栓塞症评估(见附录 5-1):该患者入院后 Padua 评分为 4 分,属于静脉血栓栓塞症高危。

(三)心理社会评估

患者精神症状明显,言语混乱且有攻击行为,情绪波动大,烦躁明显,与家属关系紧张,不能积极应对并寻求帮助,家属护理知识匮乏,家庭支持度较低。

(四)辅助检查

1. 实验室检查

(1)血气分析:pH 7.41,PaO_2 62.5mmHg,$PaCO_2$ 44.1mmHg,SpO_2 83.4%。

(2)血细胞分析:淋巴细胞百分比 17.1%,淋巴细胞绝对值 15×10^9/L,红细胞计数 3.42×10^{12}/L,血红蛋白 110g/L,血细胞比容 36.5%,白蛋白 34.6g/L。

(3)细菌培养:痰培养出现铜绿假单胞菌,提示多重耐药菌感染。

2. 其他检查

(1)头颅 CT:可见弥漫性脑水肿改变。

(2)胸部 CT 平扫 + 冠状面重建:考虑双肺炎性病变,以双肺叶为主,双肺轻度肺气肿。

(3)床旁脑电图:脑电活动明显弥漫性减慢,各导联大量中低波幅,1.5~2.5cps,不规则慢波及慢活动,并可散在及阵发出现的低-中波幅,未见癫痫样放电。

(4)超声心动图:左室壁运动异常。

(5)头颅 CT:双侧尾状核、豆状核对称性异常信号,符合缺血缺氧性脑病改变,腔隙性脑梗死。

四、康复护理问题与对策

(一)护理问题

1. **气道清除无效** 与患者气管切开、呼吸模式异常、肺部感染、痰液量多且黏稠、咳嗽反射弱、气道廓清能力不足、全身性肌力与耐力差有关。

2. **躯体移动障碍** 与患者右侧肢体功能障碍有关。

3. **自理能力缺陷** 与患者右侧肢体功能障碍有关。

4. **吞咽、言语功能障碍** 与患者双侧咽反射减弱、气管切开有关。

5. **有皮肤完整性受损的危险** 与大便失禁,长期卧床皮肤受压、活动受限有关。

6. **潜在并发症**:泌尿系统感染、废用综合征。

7. **知识缺乏**:缺乏疾病治疗、护理、康复和预防复发的相关知识。

(二)护理措施

1. 治疗护理

(1)药物治疗:患者肺部感染严重,遵医嘱给予抗生素静脉输注,吸氧,遵医嘱给予雾化吸入治疗,必要时给予吸痰护理,并持续气道湿化,指导并协助家属进行正确有效的翻身拍背。在此过程中,随时注意管路,防止因体位变化造成管路滑脱。

(2)营养干预:借助 MDT 多中心会诊,以营养科为主体,制定个体化营养处方。为患者选择高蛋白、高热量、低渣的肠内营养,并注意温度的调节,减轻患者大便失禁的发生。在间歇经口至食管管饲期间,尝试让患者摄入糊状和黏稠状食物,而稀质的食物需添加增稠剂转变为稠状,以免患者误吸,记录24h出入量,保证足够的摄入量及维持出入量平衡。

2. 观察护理

(1)病情观察:患者有恶性心律失常的病史,需要对患者的血压、心率、血氧饱和度等生命体征进行严密地观察和记录,提醒患者在康复训练的过程中要注意训练的强度,以免因为过度劳累而导致再次出现恶性心律失常。

(2)密切观察患者呼吸形态,判断有无呼吸困难,气道阻塞等,观察气管切开伤口周围皮肤是否清洁,有无痰液污染,有无红肿,记录痰液的量、颜色、性状,并协助医生判断堵管指征。间断封堵患者气管套管后密切注意有无气短、呼吸困难出现,规律监测血氧饱和度。

(3)皮肤管理:患者右侧肢体功能障碍,协助患者按需更换体位,适应不同角度的翻身训练,并注意骨隆突处皮肤有无破损,注意观察患者肛周皮肤,防止肛周皮肤破溃。

(4)管路管理:患者留置气管切开套管、胃管、尿管等管路,应妥善固定并防止管路滑脱。每日做好口腔护理、气管切开护理、尿道口护理,促进患者舒适,减少继发感染的概率。同时,密切观察患者胃液的量、颜色、性状,观察胃残余量,留置尿管,观察尿液的量、颜色、性状。

3. 专科护理

(1)体位管理:抬高床头 30°～45°,增高呼吸气流流速,促进痰液清除,改善氧合和患者的血流动力学状态,对患者右侧肢体活动功能障碍进行早期康复介入,摆放舒适体位,维持肢体的功能位,对患者进行小于正常活动度 10° 的松动训练,如前屈、后伸、内收、外展、内旋、外旋等活动,8～10 次 / 组,2 次 /d,以防止关节畸形、僵直。同时,指导患者及家属分别在平卧位、健侧卧位、患侧卧位下对于右侧肢体的体位管理,指导患者及家属偏瘫操的学习,在此过程中遵循无痛原则,注意强度适中、循序渐进、确保安全。依据患者肢体恢复的情况动态调整训练方案,逐步过渡主动肢体活动功能训练。

(2)生活能力指导:患者日常生活能力重度依赖,在改善认知功能的基础上,鼓励患者进行生活自理活动,指导患者穿脱衣、进食、洗漱等,指导并协助患者进行变换体位,床-轮椅转移等技能。需要注意的是在给患者进行体位转移、翻身等操作时,避免拖、拉、拽以防患者组织损伤。

4. 心理护理
对于患者存在认知障碍且有攻击行为,每日密切观察患者的眼神、表情、情绪等,发现患者不良情绪时,及时开导和安慰,平时多与患者沟通,询问其对日常琐事的意见;若患者无法理解或出现暴力现象,不可强行争辩说服,及时停止,保护双方安全。此外,加强对家属的宣教,提升其对疾病的认识水平,帮助患者获得更多的理解与支持。

5. 康复护理

（1）心肺康复护理

1）呼吸肌训练：见第四章第三节。

2）运动训练：训练初期可进行肢体被动运动训练，2次/d，20～30min/次。活动顺序从大关节到小关节循序渐进。患者运动强度适应后，无明显疲劳或呼吸不适，可进行主动活动，2次/d，15～30min/次。

（2）体位适应性训练：协助患者床上转移，床边端坐，从卧位转为坐位逐渐床椅转移，床旁行走、床旁站立、床旁踏步等，直至进行适应行走训练，以此促进肺复张，改善呼吸困难，促进心肺功能的恢复。

（3）吞咽康复护理

1）体位管理：半坐卧位，头部前屈，偏瘫侧上肢以软枕垫起。

2）饮食种类、量：为该患者制定个体化的饮水计划，保证每日入量为2 500mL，强调在饮食方面选择多种类食物的摄入，鼓励进食高蛋白、高能量、高维生素易消化食物，少食多餐，保证营养的摄取，指导患者及家属初次进食首选糊状食物。

3）间歇性经口至食管管饲法（IOE）：对患者及家属进行IOE置管注意事项、方法进行指导，注意注食的速度不宜过快。

4）吞咽训练：根据患者的吞咽能力，按照循序渐进的原则，指导并协助患者进行吞咽训练、摄食训练指导，例如空吞咽、交替吞咽、点头式吞咽、侧方吞咽等，指导口腔操的练习，提高口腔及面部肌肉的肌力及协调性，增加舌的灵活性，逐步过渡到经口进食。

5）培训家属海姆立克急救法，以确保患者进食安全。

（4）膀胱康复护理：见第四章第三节。

（5）认知康复护理：针对患者认知功能障碍，对患者进行记忆训练、智力训练、逻辑思维训练、感官多重刺激体验、视觉空间辨识能力训练、想象力训练、音乐疗法训练、定向障碍的训练。

6. 健康教育 患者入院后，对患者进行接诊人员介绍、环境介绍、订餐工作介绍、医护技工作程序等介绍，使患者尽快适应医院环境，积极配合治疗。此外护士将健康宣教贯穿在护理工作的全过程中。具体包括：

（1）病室环境管理：保持安静、整洁、安全的环境，减少探视，以利于患者休养。

（2）缺血缺氧性脑病相关知识：讲解疾病治疗、用药、康复、预后等知识。

（3）营养与饮食指导：嘱患者进食种类应营养丰富，进食清淡、高蛋白、富含维生素和纤维素的食物，如牛肉，鸡蛋，豆制品，新鲜蔬菜、水果等；保证足够的水分摄入。

（4）用药指导：告知患者服用药物的方法、不良反应，不可随意增减剂量或停用。

（5）康复指导：指导患者积极、主动参与康复训练，遵循自我康复的信念。强调心肺训练对于缺血缺氧性脑病康复的重要性，对心肺康复的训练方法及训练时间进行安排及叮嘱。

（6）安全指导：在进食过程中，保持安静环境，嘱患者专心进食，防止误吸的发生；卧床时正确使用床挡，避免患者坠床；床轮椅转移时，避免患者跌倒；禁用热水袋，避免烫伤等。

（7）心理指导：指导患者避免不良情绪刺激，积极寻求家人及社会支持。

7. 出院指导

（1）出院宣教：出院后的饮食、休息、活动及日常生活注意事项。严格遵医嘱按时服药。再次说明康复是一个漫长的过程，使家属充分理解并给予患者足够的耐心与支持，并随时关注患者情绪变化，及时给予疏导。嘱患者出院后继续行康复训练，心肺功能训练也必须持之以恒，但在做训练之前需关注血氧饱和度、心率、血压等指标。训练中患者如出现心悸、胸闷、气短加重、大汗、疼痛等应停止运动，立即休息，以不引起次日明显疲劳或呼吸不适为宜。在训练过程中需家属陪伴,注意安全,告知门诊复查的时间、地点及注意事项。

（2）随访指导：患者出院后,采用门诊随访、电话和微信随访对该患者每个月随访1次,相对稳定后,延长为每3个月随访1次。建立患者随访档案,根据随访结果对患者进行再评估,倡导患者的家庭自我管理。

（三）护理结局

患者通过综合康复护理管理,出院时,整体呼吸功能有所改善,肺部听诊仅闻及少量湿啰音,最大吸气压升高,膈肌厚度、运动幅度明显改善,虽然在患者出院时未能拔除气管切开套管,但日间在堵管情况下可行康复训练且SpO_2维持在95%以上;患者可经口正常饮食,洼田饮水试验1级;经过膀胱管理及综合护理,患者拔除了尿管,尽管至出院残余尿量仍>100mL,但是家属已熟练掌握间歇导尿的操作步骤,可以完成患者的居家间歇导尿任务。此外患者肢体活动能力、ADL自理能力、认知水平也大大提高,患者生存质量得到了进一步改善,患者及家属满意此次治疗结局。

五、总结与思考

成人缺氧缺血性脑病是临床各学科及危重症医学在救治过程中经常遇到的一个难以解决的问题。近年来,由于医学救治体系的完善、医学科学技术的进步及医师临床水平的提高,院内外发生心脏、呼吸骤停的患者其心肺复苏抢救成功率逐步提高,HIE的发生率也随之增高;成人HIE患者临床预后好的可逐渐清醒,不遗留或仅遗留某些极其轻微后遗症,严重患者多残留不同程度的智能障碍和神经功能破坏,甚至瘫痪,长期处于去大脑皮质状态或去大脑强直,造成永久性神经性功能缺陷,甚至死亡,为患者家庭及社会带来沉重的负担。因此,在临床中,不仅要对缺血缺氧性脑病患者进行及时、有效的治疗,还需加强康复护理的实施,以此减轻患者缺血缺氧状态,改善患者预后。在该个案护理中,患者康复效果较好,这不仅得益于全面的医疗护理举措,还受益于综合的康复技术支持,尤以心肺康复技术为著。团队通过早期心肺康复介入,有效改善患者的心肺功能,提高患者体能水平,缩短住院时间,减轻家庭和社会负担。患者认知功能的训练贯穿了康复全过程,患者认知能力的提高大大增加了康复治疗的依从性及配合度。此外,恰当的心理支持,有效缓解了患者不良情绪,让患者保持乐观、积极的心态,进一步提高患者依从性,取得理想的临床疗效,使其能够早日回归家庭与社会。

（吕慧颐　杜　婧　孔令娇）

第五节　脑外伤并发呼吸肌无力患者的康复护理案例分析

一、案例疾病概述

（一）概述

颅脑包括颅和脑两部分,颅包括头皮、颅骨;脑是泛指颅腔内容物,含脑组织、脑血管和脑脊液。颅脑外伤（traumatic brain injury,TBI）又称颅脑损伤,是指头部受到钝力或锐器等致伤性外力作用后出现机械性改变,导致暂时性或永久性的神经功能损害,如思维混乱、记忆缺失、意识障碍、癫痫发作、局部感觉或运动神经功能的缺损。

TBI按照损伤发生的时间和类型可分为原发性和继发性损伤。暴力直接作用于脑组织可产生原发性损伤,如脑震荡、脑挫裂伤、脑干损伤和弥漫性轴索损伤;还可在原发性损伤的基础上产生继发性脑损伤,如脑水肿、颅内血肿、脑移位和脑疝等,其症状和体征是在伤后逐步出现或加重。按照颅腔内容物是否与外界相通分闭合性伤损伤和开放性伤损伤。闭合性损伤是指脑组织与外界不相通,其中头皮、颅骨和硬脑膜至少有一项保持完整;如果颅腔与外界沟通,头皮、颅骨和硬脑膜三者均有破损,即为开放性损伤。按照伤情程度 TBI 又分轻、中、重和特重四种类型。轻型 TBI 常可出现头痛、头昏、焦虑、注意力难以集中、抑郁等脑外伤后综合征(post-traumatic syndrome);重型 TBI 恢复后常遗留有偏瘫、失语、记忆缺失、感知及认知功能障碍等合并症和后遗症;部分特重型 TBI 呈持续性植物状态,甚至死亡。头颅部位尤其是脑组织的创伤是人类生命健康的重要危害。

TBI 是创伤中仅次于四肢伤的常见损伤,其致残率和死亡率均居各种创伤首位,是青年人意外伤害的主要死因。随着交通和城市建设加速,TBI 的发生率也呈现日益上升趋势;但医疗水平的提高,使脑损伤患者的存活率也有所升高。随着社会现代化进程的加速,机动车辆剧增、施工建筑规模不断扩大等,交通事故、工伤事故、高处坠落已成为发生 TBI 的主要原因。失足跌倒、各种钝器对头部的打击、自然伤害等也是产生 TBI 的常见原因。TBI 的发生与发展,主要取决于导致伤害的因素和损伤的性质两个基本条件。不同类型的 TBI 发病机制不一定相同,但均表现为脑组织和脑血管的直接和间接病理生理改变,如神经纤维断裂、神经细胞功能丧失及缺血、神经通路传导障碍、颅内血肿、颅内压增高等。TBI 常累及大脑皮质,是引起认知功能障碍的重要原因,可出现意识改变、记忆力障碍等症状。

(二)临床表现

TBI 患者可因损伤部位和伤情轻重不同而出现多种程度不同的神经功能障碍和精神异常,轻者如头痛、眩晕、失眠、烦躁、记忆力减退,重者如意识障碍、智能障碍、感觉障碍、言语障碍和精神心理异常。

1. 意识障碍 意识障碍是 TBI 患者伤后最常见的临床症状,表现为嗜睡、谵妄、昏迷等。意识障碍的程度和时间决定脑损伤的严重程度,伤后立即出现的意识障碍通常称为原发性意识障碍。如患者伤后存在一段时间的清醒期,或原发性意识障碍后意识一度好转,病情再度恶化,意识障碍又加重,称为继发性意识障碍。

2. 头痛和呕吐 头痛和呕吐常因头皮或颅骨损伤、颅内出血、颅内压升高等引起。早期头痛,以局限性为主,若扩散至整个头部或双额、颈、颈枕部、双眼眶等多处且呈进行性加重,伴有眼球肿胀、畏光,应警惕颅内血肿的发生。频繁的呕吐,进行性加重的剧烈头痛,为颅内压增高的早期表现。

3. 瞳孔改变 不同的部位的 TBI 瞳孔表现不一。颅底骨折导致的动眼神经原发性损伤,患者神志清楚,伤后立即出现一侧瞳孔散大,对光反应消失。脑干的局灶性损伤,表现为一侧瞳孔缩小,对光反应灵敏,伴有同侧面部潮红无汗,眼裂变小等霍纳综合征。脑干大面积受损则表现为双侧瞳孔缩小,光反应消失,伴有双侧锥体束征和中枢性高热等生命体征紊乱症状,提示病情危重。如伤后一侧瞳孔逐渐散大,对光反应迟钝或消失,伴头痛、呕吐加重,意识障碍进行性加深,可能发生颅内血肿和小脑幕切迹疝;若双侧瞳孔散大,对光反应消失,则属于脑疝晚期。

4. 视力损害 创伤累及视神经、视交叉、视束、视放射或视皮质时,可发生视力及视野的损害,可表现为一侧偏盲、双颞侧偏盲等。

5. 神经系统局灶症状及体征

(1)额叶综合征:主要表现为随意运动、言语及精神活动方面的障碍。

(2)颞叶综合征:颞上回后部受损出现感觉性失语,颞中回、下回受损可出现命名性失语。

(3)顶叶综合征:中央沟后躯体感觉中枢受损可出现对侧躯体麻木、感觉减退。

6. 脑疝 常见的有小脑幕切迹疝和枕骨大孔疝。

7. 全身性改变 生命体征的改变,如水、电解质代谢紊乱等。

二、案例报告

(一)一般资料

患者,男,壮族,79岁,已婚,身高165cm,体重50kg,高中文化程度,退休人员。吸烟5年,每日约20支,饮酒50余年,每日约250mL,现已戒烟戒酒。

(二)病史

主诉: 车祸伤致全身多处骨折,意识障碍1h。

现病史: 家属代诉患者1h前因车祸外伤导致全身多处骨折、意识丧失被急救车送入院。急诊行X线和CT检查示闭合性颅脑损伤、硬膜下血肿、蛛网膜下腔出血、多发性骨折、皮肤挫伤(全身多处)。当日下午,患者因血氧饱和度及血压下降等,初步诊断为"颅脑损伤、全身多发伤",收入急诊重症监护室。入院后予患者初步骨折固定、脱水降颅内压、呼吸机辅助呼吸、补液、抗感染等处理,患者一般情况改善。于入院第14天,送手术室全麻下行"左半髋关节置换术",术后予定期换药、抗感染、控制血压及血糖等对症支持治疗,因患者认知功能差、吞咽困难、咳痰无力、四肢肌力下降,为进一步康复转入康复医学科。

转入时患者神志清楚,双侧瞳孔等大等圆,直径约3.0mm,对光反射左侧灵敏,右侧迟钝;带入气管切开导管、鼻肠管、尿管等均通畅且固定在位。患者咳痰无力,从气管切开导管囊上吸出大量黄色黏稠分泌物;鼻肠管内泵入营养液,胃内无残留;尿管引流出黄色尿液,大便失禁。家属诉患者入睡困难、睡眠倒错,较发病前明显消瘦。

既往史: 家属诉患者3年前曾诊断帕金森病、高血压和2型糖尿病。遵医嘱规律服用"盐酸普拉克索片"后慌张步态恢复正常;规律口服降糖及降压药(具体均不详),自述血糖及血压控制良好。无输血及药物过敏史,无食物过敏史。否认家族病史及遗传病史。

(三)入院诊断

1. 闭合性颅脑损伤中型。
2. 重症肺炎。
3. 多发性骨折。
4. 2型糖尿病。
5. 腔隙性脑梗死。
6. 帕金森病。

(四)诊疗过程

急诊入院后给予患者重症监护,早期予患肢制动、消肿止痛、镇静、胸腔闭式引流等对症处理。入院当日患者SpO_2突然降至82%,神志模糊,呼吸急促,烦躁不安,喉部闻及大量痰鸣音,立即给予吸痰,行紧急经口气管插管,并转入EICU予呼吸机机械通气(1周后经口气管导管更换为气管切开)、抗感染、20%甘露醇降颅内压、纤维支气管镜检查及肺泡灌洗、控制血糖、止痛等支持治疗。入院2周后,患者一般情况改善,送手术室全麻下行"左半髋关节置换术",3d后患者脱离呼吸机辅助呼吸,予气管导管内文丘里给氧,氧浓度为30%。转入康复科后继续予抗感染、化痰、纠正电解质紊乱、补充营养等综合对症治疗,予加强运动疗法、呼吸训练、物理因子、针灸、点穴等综合康复治疗,出院时患者精神状态可,睡眠欠佳,已拔除气管切开套管、鼻肠管、尿管,大小便自解,病情较前明显改善,住院时间为29d。

三、评估分析

(一)一般评估

1. **生命体征** T 36.6℃,P 105 次 /min,R 25 次 /min,BP 149/91mmHg,SpO_2 95%。

2. **体格检查** 慢性病面容,被动体位,体型消瘦。

3. **吸氧** 文丘里气管切开套管内持续给氧,氧浓度为 30%。

4. **管道** 留置气管切开套管,套管内吸出中等量黄白色黏液痰;留置鼻肠管进食营养液;尿管通畅,引出淡黄色尿液;留置静脉留置针。

5. **营养状况** NRS 2002 评分(见附录 3-1)4 分,提示有营养不良的风险。

6. **其他评估** 疼痛评分(NRS)3～10 分;压力性损伤风险(Braden 量表)13 分,提示中危风险;静脉血栓风险评估(Caprini)9 分(见附录 5-2),提示血栓发生风险为极高危。

(二)专科评估

1. 心肺功能评估

(1)触诊:胸廓活动度 2cm;呕吐反射减弱,咽反射、咳嗽反射缺失。

(2)视诊:体型消瘦,腹式呼吸,呼吸稍快,屏气时间 0.5s,痰液为黄绿色Ⅲ度(见附录 2-7)黏痰。

(3)听诊:双肺可闻及少量湿啰音,左下肺呼吸音稍弱。

(4)叩诊:双肺叩诊呈清音。

(5)呼吸困难严重程度分级:采用 mMRC 问卷评估(见附录 2-5),该患者呼吸困难程度为 3 级。

(6)肺功能评估:采用肺功能分级表(表 4-2),该患者 FEV_1 占预计值百分比 62%,肺功能分级为 2 级。

表 4-2 肺功能分级

分级	气流受限程度	FEV_1 占预计值百分比 /%
GOLD 1 级	轻度	≥ 80
GOLD 2 级	中度	50%～79
GOLD 3 级	重度	30%～49
GOLD 4 级	极重度	< 30

2. 吞咽功能评估

(1)改良洼田饮水试验(见附录 3-5):由于已知患者饮水呛咳,为了保证患者安全,未进行。

(2)反复唾液吞咽试验(RSST):观察患者在 30s 内引发随意性吞咽的过程。步骤:患者端坐位或放松体位,检查者食指置于患者甲状软骨上缘,嘱患者做吞咽动作,当喉头上抬越过食指后复位即判断完成一次吞咽。嘱患者尽可能快地反复吞咽,并记录完成吞咽次数。注意:当患者因口干难以完成吞咽时,可在其舌上滴注少许水,以利吞咽。评定标准:老年人 30s 内完成次数 ≥ 3 次,成人 ≥ 5 次。该患者 30s 内完成次数 1 次,无吞咽启动。

(3)染色试验:适用于气管切开的患者,检查患者是否存在误吸。步骤:给气管切开患者进食一定量的染色混合食物,吞咽后观察或用吸痰器,或在气管套中抽出痰液,观察是否有染色食物。评定标准:若发现患者从气管切开中咳出或吸出痰液有染色食物证明患者发生误吸。该患者染色试验结果:从气管吸出大量绿染食物,说明存在严重误吸风险。

3.运动能力评估

（1）肌力评估：采用 Lovett 分级表评估（见附录 1-1），患者右侧肢体肌力 3^+ 级，左侧肢体肌力 2～3 级。

（2）改良 Ashworth 痉挛分级（见附录 1-4）：为 0 级，提示四肢肌张力正常。

（3）平衡评估：采用三级平衡能力评定量表（见附录 1-7），坐位静态无法维持 10s，提示患者有严重的平衡功能障碍。

4.高级神经反射评估

（1）深浅反射：正常。

（2）病理反射：巴宾斯基征、脑膜刺激征等病理征均阴性。

5.ADL 评估　采用 Barthel 指数量表，评分 10 分，提示生活自理能力重度依赖。

6.格拉斯哥昏迷评分（Glasgow coma score，GCS）　睁眼：4 分，言语回答：2 分，对运动反应：6 分，评分：12 分，提示颅脑中度损伤。

（三）心理社会评估

1.**焦虑评估**　采用汉密尔顿焦虑量表（HAMA）（见附录 4-8）对患者的焦虑进行评估，评分 23 分，提示患者有明显焦虑。

2.**抑郁评估**　采用汉密尔顿抑郁量表（HAMD-24）（见附录 4-9）对患者的抑郁进行评分，评分 7 分，提示患者无抑郁。

3.**睡眠质量评估**　采用匹兹堡睡眠质量指数表（见附录 4-1）对患者的睡眠情况进行评估，评分 17 分，提示患者有睡眠障碍。

4.**家庭及社会支持系统**　家庭成员关系融洽，照顾者知识缺乏；农村医疗保险，自费比例偏高，家庭经济条件一般，支付医疗费用有一定困难。

（四）辅助检查

1.**实验室检查**　主要体现异常指标。

（1）血常规：白细胞计数 13.41×10^9/L；中性粒绝对值 9.33×10^9/L。

（2）肝功能：白蛋白 31.4g/L。

（3）其他：血清钠 131.9mmol/L，D-二聚体定量 1.033mg/mL。

（4）细菌培养：多次痰培养出铜绿假单胞菌，药敏结果提示左氧氟沙星敏感。

2.**其他检查**

（1）常规心电图检查（十二导联）：窦性心律、房性期前收缩。

（2）超声：双下肢静脉未见血栓。

（3）CT：双肺炎症；两侧第 1～9 肋骨多发骨折；T_{10} 椎体骨折；枕骨骨折，左侧髋关节骨折；两侧额叶脑挫裂伤后部分软化灶形成；两侧额颞部硬膜下积液；两侧基底节区、放射冠腔隙性脑梗死；轻度脑萎缩；两侧胸膜腔积液；心包积液。

四、康复护理问题与对策

（一）护理问题

1.**气道清除无效**　与呼吸肌无力有关。

2.**吞咽功能障碍**　与脑卒中后吞咽相关肌肉受损有关。

3.**活动耐受性降低**　与 TBI 及长期卧床有关。

4.**潜在并发症**：误吸、窒息、营养不良、深静脉血栓形成等。

5. **焦虑** 与疾病知识缺乏、担心预后有关。

(二)护理措施

1. 治疗护理

（1）用药护理：遵医嘱及时、准确地给予患者抗感染、降血糖、控制血压、改善循环、补充电解质、改善睡眠、抗帕金森等药物治疗，及时观察药物的疗效、可能产生的不良反应及病情变化；定期留取标本复查血生化指标、尿常规、痰标本等，必要时配合行影像学复查。

（2）手术治疗护理：患者因车祸导致多处骨折，考虑髋关节对患者的影响，骨科评估患者生命体征及手术适应证后，在全麻下给患者行"左半髋关节置换术"，团队给予术前访视，并做好围手术期护理，术后做好病情观察及抢救准备，康复团队及时介入床边早期康复。

（3）机械通气护理：患者骨折致胸部疼痛、呼吸受限，呼吸机参数气道高压频繁报警，予镇静、镇痛处理，根据患者呼吸情况调整呼吸机参数，降低患者对呼吸机的抵抗。病情稳定后每日唤醒，逐步减少镇静、镇痛药物，并间断脱机，患者顺利脱离呼吸机。

2. 观察护理

（1）病情观察：密切关注患者意识、瞳孔、呼吸、血压及血氧饱和度的变化。及时观察患者有无发绀、烦躁不安、嗜睡等缺氧症状。观察患者有无呛咳、发热、进食后血氧饱和度下降超过 3% 等误吸症状及体征。观察患者有无呼吸困难、胸痛、咳嗽、咯血等肺栓塞表现。观察患者病情、活动能力及步态，评估患者有无跌倒坠床风险，防止跌倒。

（2）体位管理：患者为中型颅脑损伤，同时合并脑卒中偏瘫。给予患者保持头稍高位，利于颅内静脉血回流。术后血流动力学稳定，尽早给予患者起立床直立，可以有效增加肺容积，最大程度地减少呼吸困难。若患者病情允许，除休息外，一直抬高床头 30°～45° 以减少误吸的发生。抗痉挛体位的摆放，可防止或对抗其痉挛姿势的出现，保护肩关节及早期诱发分离运动，利于患者恢复正常的运动模式。

（3）气道管理：由于患者长期卧床，合并肋骨骨折、呼吸肌无力，导致气道廓清障碍，又长期处于气管切开状态，并发肺部感染及左下肺不张，予以合理的气道管理。每 4 小时检查气管导管气囊压力，保持 $25～30cmH_2O$；选择 $100～130mmHg$ 低负压执行声门下间歇吸引，以预防误吸和呼吸机相关性肺炎（VAP）的发生；减少镇静药物的使用，每日唤醒管理，逐步调整呼吸机模式，使患者尽早脱离呼吸机；遵嘱予加温加湿器配合文丘里装置给氧使用，能满足湿化要求，达到改善患者缺氧同时湿化气道的目的。

（4）预防交叉感染：患者多次痰培养出铜绿假单胞菌，提示多重耐药感染。遵医嘱做好警示标识及接触隔离的相关措施，如接触患者及其周边物品后须进行手卫生，近距离给患者治疗与护理时建议穿隔离衣，尽量将该患者的治疗、护理以及交接班等安排在其他患者的后面进行，以免造成交叉感染。

（5）营养管理：增加蛋白摄入，保持水电解质平衡，维持正氮平衡，有利于神经修复及功能重建，也利于患者免疫力提高、感染控制。患者营养风险评估 4 分，生化检查蛋白偏低，均提示需要加强营养的供给。入院即请营养学科会诊，制定合理的营养处方，早期为患者从鼻肠管内泵入高蛋白、高热量、低渣营养液。首日 $20～30mL/h$，逐渐加至 $50～80mL/h$；转入康复医学科后改为间歇胃管管饲营养液；经过治疗患者吞咽功能恢复，予停止间歇胃管，采用营养液中添加凝固粉经口进食，出院时患者可经口进食高营养食物。

3. 专科护理

（1）促醒护理：促醒是 TBI 护理中的首要任务，决定了康复治疗的结局。针对此案例患者早期有意识障碍，重症监护期即给予促醒相关康复措施。如综合感觉刺激治疗，包括声音、光线、电刺激等，特别是亲属的呼唤与触摸等刺激。还给予经颅磁刺激及针灸治疗，患者很快由神志模糊转为清醒。

（2）预防并发症护理：TBI患者急性期容易发生昏迷、肺部及泌尿系统感染、营养失调、深静脉血栓形成、关节挛缩、肌肉萎缩、压力性损伤等并发症。及时介入相关护理预防措施，有助于减少并发症的发生。如针对患者进行了吞咽障碍的筛查及误吸预防集束化措施，防止了吸入性肺炎的发生；四肢气压泵治疗及神经肌肉电刺激等防止深静脉血栓形成；介入神经源性膀胱管理防止泌尿系统感染；体位管理预防肺部感染；床上运动康复护理预防肌肉萎缩；适当约束防止管道非计划性拔除等。

（3）高压氧治疗护理：高压氧可增加脑组织的氧分压，改善脑组织代谢及降低颅内压。评估该患者生命体征平稳，颅内无活动性出血时即开始了高压氧治疗，1次/d，10d为一个疗程，共进行了两个疗程治疗。及时指导患者高压氧治疗的相关注意事项，如果患者有发热、血压高等不适症状时，则暂时停止治疗。

4. 心理护理　患者清醒期有焦虑心理和失眠状态，可能与疾病知识缺乏、担心治疗费用与预后、留置各种导管带来的不适、家属的陪伴过少等原因有关，心理干预可提高患者接受治疗与护理的依从性。

（1）医护人员在患者生命体征平稳后，白天唤醒，使用小白板与患者进行书写沟通，及时询问患者有无不适，予情绪疏导，晚上给予药物镇静保证睡眠。

（2）患者脱离呼吸机仍不能言语，情绪不稳定，使用具有语音阀功能的多功能呼吸训练器帮助患者发音说话，增加家属与患者沟通交流的时间，使患者及家属了解相关治疗、预后等知识。

（3）医护人员每次操作前均向患者解释目的和意义，取得配合和理解；根据患者具体情况制定适宜的个性化活动方案，积极鼓励其参加力所能及的活动与训练；合理使用抗焦虑药物进行治疗并辅助音乐疗法、认知行为疗法疏解焦虑，促进睡眠质量，避免并发症的发生。经过安慰和鼓励患者，反复进行健康教育，患者最终取得积极配合。

5. 康复护理　TBI的康复护理从该患者的生命体征平稳，颅内压持续24h稳定在2.7kPa以内的急性期即开始早期介入，可有效预防患者术后及卧床期并发症。团队根据患者不同时期的评估结果，为患者实施运动康复、气道廓清技术、呼吸训练等心肺康复护理措施，同时针对性进行了个性化的言语康复、吞咽康复、ADL训练等。

（1）运动训练：通过早期的运动训练，可减少患者的肌肉失用性萎缩、深静脉血栓等并发症。根据患者双侧肢体肌力变化及平衡能力，重症早期给予床上被动运动为主，逐步过渡到主动运动；稳定期和恢复期运动训练主要针对改善和加强患者感觉和运动功能，如各种转移训练、姿势控制及平衡训练、步行训练等，提高患者生活自理能力，早日回归社会，运动方式主要采用有氧运动训练及抗阻训练为主。

1）有氧训练：患者存在呼吸困难及运动耐受性低下的情况。通过持续一定时间的周期性、动力性有氧运动，可增强机体氧化与代谢能力，提高机体的摄氧量，改善患者的氧合。训练的方式及强度也是分阶段进行：①入住ICU早期，患者使用呼吸机机械辅助通气，又处于镇静状态，生命体征平稳即给予被动运动，由于多发骨折，特别注意防止患者的二次损伤。②左髋关节置换术后，患者骨折相对固定，神志也逐步清醒，但是疼痛感加剧，予以术后舒适体位下握拳、股四头肌等长收缩、踝泵运动等运动。③患者的肌力逐步恢复至3级，给予床边脚踏车训练，起始模式选择主被动模式，当患者适应良好后，由主动模式逐步过渡到床边坐位运动、带呼吸机床边行走及室内步行训练。④康复期根据患者评估选择了步行、手足联动踏车、八段锦等，强度及频率循序渐进。每周3～5次的运动频率；运动强度采用运动峰值负荷量的30%～40%，每日20～60min的持续运动或间歇运动；稍感疲劳即停下休息，疲劳感消除后再进行。

2）抗阻运动：抗阻训练因对通气需求依赖较低，非常适合该TBI合并呼吸肌无力患者。在充分有氧锻炼后进行抗阻训练，可减少患者因卧床和ADL能力下降所引起的肌力减退和肌肉萎缩等废用综合征。①卧床期为患者选择以功能性训练为目的上肢哑铃和四肢弹力带行抗阻运动，训练时加强对患者的实时评估,以不疲劳为宜,避免加重呼吸肌无力。②稳定期采用床边活动、室内半蹲靠墙训练,初起半蹲时间为 10~20s,逐渐增加训练时间,每次 3~5 组,时刻关注患者有无头晕、乏力、气促等情况。③居家建议其选用综合性训练项目,强度 20%~50% 的 1 次重复最大力量,每次进行 8~10 项综合性训练项目为宜,时间控制在 15~20min 内完成。

(2)气道廓清技术(airway clearance techniques,ACTs):该患者由于外伤导致大部分肋骨骨折,疼痛、TBI、ICU 获得性衰弱等因素导致呼吸肌无力,咳嗽能力下降,气道分泌物潴留产生肺膨胀不全。患者进食 30min~1h 后常规给予患者雾化吸入乙酰半胱氨酸药物以稀释痰液,然后进行个性化的气道廓清康复方案,促进呼吸道分泌物的排出、解除气道阻塞、降低阻力及改善气体交换等改善患者的肺膨胀不全。

1)体位引流技术(posture drainage technology,PDT):PDT 是指通过调整患者的不同体位,利用重力的作用使分泌物引流到中心气道,然后联合其他 ACTs 将分泌物排出气道,从而保持呼吸道通畅。该患者咳嗽无力、痰液黏稠不易咳出,听诊患者左下肺呼吸音减弱,考虑痰液堵塞引起。由于该患者为 TBI,早期头低位可能会导致病情变化,治疗与护理团队充分评估安全性后,给予患者每日在晨起及睡前,采用俯卧位并垫高下肺叶部和右侧卧位交替进行体位引流。

2)主动循环呼吸技术(active cycle of breathing techniques,ACBT):详见第四章第三节。

3)振动(vibrate):患者肋骨骨折,团队为患者选择相对轻柔而平稳的振动方式,联合体位引流及 ACBT 时使用,用以促进黏附在支气管的分泌物松动、脱落。护士双手叠放在有分泌物的肺段胸壁,在吸气末开始振动胸壁,直到胸廓下沉,频率是 12~20Hz。振动完毕,引导患者哈气协助患者排痰,并安置患者。

4)多功能排痰阀训练:排痰阀具有呼吸肌训练、发音训练、雾化吸入等功能,非常适合该气管切开且排痰不畅患者。①利用气体振荡技术和呼气正压可预防和改善患者肺不张,促进气道分泌物排出。②患者气管切开丧失发声功能,导致其难以自由表达,语音阀有助于声门实现喉闭合功能的重建而发音,还可增加声门两侧压力,有利于减少误吸。治疗前对患者进行准确评估,根据患者的呼吸肌力量将排痰阀压力从小到大逐步调节,避免早期压力过大导致颅内压增高和呼吸肌疲劳,同时密切关注患者的痰液引流是否通畅。

(3)呼吸训练:该患者呼吸肌无力,在运动时容易产生因呼吸肌血流量大增而致骨骼肌的供血量相应减少的"窃流现象",使其运动耐力下降。通过呼吸肌训练可促进和提高呼吸肌的力量和耐力,进而有效减轻和缓解呼吸困难症状;同时该患者咳嗽反射减弱,痰液堵塞气道致肺膨胀不全。

1)脱离呼吸机初期,患者因呼吸肌无力易出现疲乏,为患者选用耗氧量少的缩唇腹式呼吸、ACBT 两种方式配合 ACTs 训练。

2)气管导管封管期,指导患者进行呼吸肌训练,可改善患者封管期间的深吸气量、用力肺活量,缩短气管导管堵管时间。如横膈肌阻力训练、吸气阻力训练、有效咳嗽、诱发呼吸训练器等训练方式。训练注意适可而止,循序渐进原则,每次要注意评估患者的自觉疲劳程度。特别是吸气肌的训练,耗能过程有可能加重患者的呼吸困难程度。

3)拔除气管切开导管后,指导患者在床边练习呼吸操,并联合缩唇腹式呼吸、扩胸、弯腰、下蹲等动作锻炼吸气肌、呼气肌、四肢肌力以及耐力。呼吸训练 2 次/d,每次 5~15min,结合患者耐受情况及生命体征变化,逐渐增加训练强度和训练次数。

(4)吞咽障碍的管理:评估该案例患者无吞咽启动、染色试验阳性、咽反射、咳嗽反射缺失,提示患者有可能存在吞咽障碍,易发生吸入性肺炎、窒息、营养不良等并发症。团队对患者及时准确筛查与评估,尽早发现了吞咽障碍的风险,并及时进行吞咽障碍的综合管理措施。

1)进食管理:为了防止患者发生反流误吸,进食前做好各项容易增加胃及食管反流风险的治疗与护理(如吸痰、翻身、气道廓清等),进食中及进食后保持抬高床头 30°～45°,大于 30min;同时注意营养液的进食方式与速度。①患者在重症监护期间,处于镇静状态,留置有气管导管并使用呼吸机辅助呼吸,给予患者经鼻肠管管饲,控制每小时营养液均匀进入肠道,利于消化吸收。②脱离呼吸机带气管切开导管期间,给予患者经口间歇置入胃管,每日管饲 4～5 次,少量多餐。③拔除气管切开套管后,患者吞咽障碍改善,在患者食物中添加凝固粉改变性状后经口进食,取躯干 90° 坐位,颈和头稍前屈,进食过程中控制患者的进食速度,确保进食安全。④进食中密切观察患者是否有呛咳、血氧下降等表现。

2)做好口腔护理:有研究证实,口腔细菌是引起吸入性肺炎的重要原因。患者早期留置有气管导管,管饲喂养,每日使用可冲洗负压牙刷,给予早、中、晚 3 次口腔护理;生活能自理时,每次进食后指导患者充分清洁口腔。

3)吞咽功能训练:神志清醒且配合,但是由于吞咽障碍导致唾液误吸严重,影响气管导管拔除。团队及时给予患者进行吞咽功能治疗,同时责任护士指导患者进行吞咽训练管理。①口腔冷、热水交替刺激:使用温热水给予患者进行口腔护理后,用自制冰棉棒轻轻擦拭患者软腭、咽后壁 5～10 次,嘱患者练习空吞咽动作。②口腔操训练:用压舌板刺激患者面颊、唇周及舌部,指导患者练习伸舌、鼓腮、缩唇等动作 5～10 次。③喉上抬练习:指导患者头微低,练习空吞咽动作,可稍用力协助患者喉部练习上抬。④颈部活动度练习:指导患者颈部向前、向后点头,向左、向右侧头,并配合空吞咽动作 5～10 次。

(5)ADL 训练:随着患者肌力及病情好转,鼓励患者尽早参与日常生活活动练习。从床上进食训练开始,循序进行,逐步指导穿脱衣训练、转移训练、洗漱、如厕、步态练习和行走等训练。各阶段运动训练的进展取决于患者的耐受性和稳定性,训练持续到患者出院后。

6. 健康教育

(1)疾病相关知识宣教:入科及时向患者及家属讲解 TBI 合并呼吸肌无力的疾病相关知识与治疗护理方案,取得其理解与配合。

(2)饮食指导:指导患者加强营养摄入,进食高蛋白、高热量、富含维生素的健脑食物,少食多餐。

(3)用药指导:告知患者服用药物的方法、不良反应,如抗癫痫药、降血压药等不可随意增减剂量或停用。

(4)康复训练指导:指导患者积极、主动参与康复训练,并持之以恒。告知家庭参与训练的目的及重要性,增强参与意识与能力,保证患者在家庭中得到长期、系统、合理的训练。

(5)心理指导:指导患者避免不良情绪刺激,获得有效的社会支持,包括家庭、朋友、同事等社会支持。

(6)休息与活动

1)建立健康的生活方式,应保持有规律的生活,保证充足的睡眠和充分休息,保持大便通畅。

2)患者应适当运动、劳逸结合,将 ADL 贯穿生活中,使患者最大限度地恢复生活自理能力,降低致残率,提高生活质量,尽早重返社会。

7. 出院指导

(1)向患者及家属宣教按时用药,不可随意改变药物服用剂量或者停用,应在医生的指导下调整药物的服用剂量。

(2)做好康复训练的延续:指导患者要长期坚持呼吸功能训练及适宜的有氧运动及抗阻训练。

(3)鼓励患者日常生活活动自理,避免跌倒等不安全因素,提高生活质量。

(4)指导家属应理解和关心患者,给予其精神支持和生活照顾,协助其尽快回归社会生活。

(5)交代患者定期来院复查康复情况,指导患者及家属细心观察和及时发现病情变化,不适随诊。

(三)护理结局

TBI是致残性较高的疾病,早期容易合并多种并发症,恢复期仍可能存在多种功能障碍。此案例患者合并呼吸肌无力,在多学科的肺康复管理团队协作下,为患者制定了早期、全面、全程的综合肺康复策略。特别强化了患者呼吸肌的力量与耐力训练;结合气道廓清等技术促进患者痰液排出。良好的气道综合康复管理可促进气管导管拔除,加快患者的康复,缩短住院时间。患者出院时神志清楚,已拔除气管切开套管,停止间歇胃管鼻饲,经口进食无误吸;双肺呼吸音粗,偶有咳痰,无发热,双肺可闻及少量湿啰音,未闻及痰鸣音;心律齐,各瓣膜未闻及杂音。查体可合作,可遵嘱完成指令,四肢肌力4级,肌张力正常,病理征阴性;能下地活动,大小便正常,在家属的协助下回归社会生活。

五、总结与思考

此案例患者入院后因血氧饱和度、血压下降,予紧急气管切开和呼吸机辅助呼吸,后期出现认知障碍、吞咽障碍、咳痰无力、四肢肌力下降等并发症。护理团队及时给予患者床上主被动运动、气道管理、营养及心理干预等康复技术,取得较好的临床效果,总结与思考如下。

(一)早期识别预警风险

TBI患者早期容易发生脑水肿及呼吸异常等病情变化,应及时发现预警风险并干预,特别是保持呼吸道通畅至关重要。

(二)全面评估,关注患者的吞咽障碍

吞咽障碍是脑神经损伤及气管切开患者的常见并发症,主要导致误吸、脱水、营养不良、肺部感染等并发症,影响患者进食安全及耐受能力,从而影响拔除气管导管。而留置气管导管、胃管等医源性因素又是导致吞咽障碍的原因之一,因此临床上有些治疗与并发症可能互为因果关系,要引起足够重视并每日评估留置导管的必要性,及时拔除。评估该患者后,团队及时拔除鼻肠管,采用间歇经口胃管管饲法进行营养支持,保证患者安全足量进食,无须长期留置胃管;既不影响患者通气,增加患者的舒适度又减少留置管道的并发症。

(三)多学科心肺康复团队早期介入,提高患者心肺功能,促进气管导管拔除

患者由于疾病及长期卧床导致呼吸肌无力,咳嗽无力、气道廓清障碍等是严重肺部感染原因之一,并发生肺膨胀不全。康复团队早期、及时给予体位管理、加强床上运动、吞咽治疗、气道廓清技术、呼吸功能锻炼、营养及心理等综合性心肺康复干预措施,才能顺利拔出气管导管。

(袁丽秀　李丽芳　廖　媚)

第六节　重症肌无力患者的康复护理案例分析

一、案例疾病概述

(一)概述

重症肌无力(myasthenia gravis,MG)是一种神经肌肉接头之间传递障碍的获得性自身免疫性疾病。主要是由于体内产生乙酰胆碱受体(acetylcholine receptor,AChR)抗体而致神经肌肉接头突触后膜上的AChR受损或减少引起。全身骨骼肌均可累及,症状呈"晨轻暮重",表现为骨骼肌活动性无力和易疲劳性,经休息和使用胆碱酯酶抑制剂(cholinesterase inhibitors,ChEI)治疗后症状缓解。

任何年龄段均可发病,其中20~40岁为发病年龄高峰,女性多于男性;40~60岁也是发病年龄高

峰,男性多于女性。有研究表明重症肌无力危象占重症肌无力患者的15%~25%,其引发的死亡率超过40%。具体病因尚不明确,主要是因为机体免疫系统出现紊乱而破坏了正常的免疫"秩序",即自身抗体攻击了神经肌肉接头突触后膜AChR,导致突触后膜传递障碍产生肌无力。其发病机制与遗传、环境、用药、感染等因素密切关联,精神创伤、过度疲劳、感染、妊娠、分娩等为MG发病的常见诱因,受累于全身骨骼肌。临床发现MG患者中有65%~80%有胸腺异常,10%~15%伴发胸腺肿瘤。胸腺是人体的免疫器官,是T细胞分化和成熟的场所,当胸腺微环境异常,T细胞的免疫耐受作用发生障碍,从而发生自身免疫反应。大多数早中期或病情不严重的患者,其肌纤维形态改变不明显。慢性或病情严重的患者,可出现明显的肌纤维萎缩。

(二)临床表现

1. 临床主要症状 缓慢或亚急性起病,大多数患者临床表现为"晨轻暮重",即晨起时肌力正常或肌无力症状较轻,在下午或傍晚劳累后肌无力症状加重,或骨骼肌持续运动后出现肌无力甚至瘫痪,经休息后症状减轻或缓解,呈现出骨骼肌易疲劳性和波动性无力。ChEI的有效治疗是MG的重要临床特征。

(1)上眼睑下垂:主要由眼外肌麻痹引起,可累及一侧或者双侧。临床可见眼球运动明显受限,重者甚至眼球固定,是MG最常见的首发症状,常同时伴有复视或斜视。但瞳孔括约肌不受累,因此瞳孔反射可表现正常。

(2)吞咽障碍:由于面部及咽喉肌群受累引起。临床上出现表情淡漠、苦笑面容、连续咀嚼无力、饮水呛咳、吞咽费力、声音嘶哑、发音障碍等。

(3)抬头困难:当疾病累及胸锁乳突肌和斜方肌时,临床表现为颈软无力、转头及耸肩无力等。

(4)四肢无力:四肢肌肉受累尤以近端无力为重,表现为抬臂无力、上楼梯困难等,但是不影响腱反射及感觉。

(5)呼吸困难:呼吸肌受累常出现呼吸困难。MG患者可在某种诱因下突然出现全身肌肉无力症状加重,呼吸肌进行性无力或麻痹,引发严重呼吸困难,换气功能障碍,甚至死亡,称为重症肌无力危象,发生率约10%,是MG致死的主要原因。

2. 并发症 MG常合并甲状腺功能亢进、甲状腺炎、系统性红斑狼疮、类风湿性关节炎、天疱疮等其他自身免疫性疾病。

二、案例报告

(一)一般资料

患者,男,汉族,43岁,已婚,身高170cm,体重61kg,本科文化程度,公司职员,吸烟20余年,每日20支,偶尔饮酒,具体量不详。

(二)病史

主诉:呼吸困难1个月余。

现病史:患者自诉约1个月前踢足球后出现呼吸困难,伴胸闷、气促,平卧时明显,侧卧时以上症状稍缓解;行走路程过长感困倦乏力,但尚可爬3~4层楼梯。无吞咽困难、饮水呛咳,无畏寒、发热、咳嗽、咳痰、胸痛等不适。当时未予重视及处理,半个月前上述症状加重,遂于当地医院就诊,入住心血管内科。当地医院给予患者气管插管、呼吸机辅助呼吸、溴吡斯的明片、比阿培南、伏立康唑等药物抗感染,激素冲击与血浆置换等对症支持治疗后症状无明显缓解,仍无法脱离呼吸机,家属要求转入上级医院继续治疗。于 20d 前急诊拟"重症肌无力"收入重症医学科。入院时患者神志清醒,精神欠佳,急性病容,表情痛苦;双侧瞳孔等大等圆,直径约 3.0mm,对光反射灵敏,睡眠欠佳,食欲尚可,自发病以来,体重无明显变化。

既往史:1 年前在外院检查发现"胸腺瘤",口腔溃疡病史,长期予泼尼松片、维生素 B 族口服,2 年前诊断肝血管瘤。否认高血压、冠心病、糖尿病史,无药物及食物过敏史,无外伤、手术、输血史等其他既往史。

家族史:兄弟姐妹健康状况良好,无与患者类似疾病,无家族遗传疾病。

(三)入院诊断

1. 重症肌无力(重症肌无力危象可能性大)。

2. 重症肺炎。

3. 呼吸衰竭。

4. 胸腺肿瘤。

5. 双下肢胫后静脉血栓形成。

(四)诊疗过程

入院后给予患者重症监护、早期床边康复介入;继续口服激素、丙种球蛋白冲击治疗;溴吡斯的明、维生素 B、甲钴胺营养神经;比阿培南 0.3g,6h 一次、替考拉宁 0.4g,每天 2 次,抗感染;补钾、补液维持电解质平衡;肠内肠外营养支持、护胃、促睡眠等治疗。入院第 4 天患者出现呼吸困难明显加重、吞咽困难,立即予以呼吸机辅助呼吸,听诊患者双下肺可闻及中等量湿啰音,左肺呼吸音低,予纤维支气管镜介入治疗,吸出黄绿色肺泡分泌物,量中等、质黏稠。患者经过重症医学科治疗与康复医学科团队早期床边康复干预,成功脱离呼吸机,于入院 20d 后转入康复医学科继续治疗。心肺康复治疗团队对患者进行了全面的评估,制定个性化的康复计划并实施精准心肺康复,1 周后顺利拔除气管套管和胃管,住院期间无院内感染及并发症的发生,住院总天数为 35d。

三、评估分析

(一)一般评估

1. 生命体征　T 36.4℃,P 70 次 /min,R 22 次 /min,BP 123/88mmHg,SpO$_2$ 98%。

2. 体格检查　急性病面容,主动体位,体型匀称。

3. 意识及有无缺氧症状　神志清楚,表情痛苦,无呼吸窘迫及鼻翼扇动,皮肤、甲床和口唇无发绀。

4. 吸氧　加温加湿、文丘里给氧浓度为 31%。

5. 管道　带有气管切开套管、胃管、尿管、浅静脉留置针,管道均固定良好并保持通畅,从气管套管内吸出中等量黄绿色黏稠痰,胃管内胃肠减压引流出黄绿色胃液约 30mL,尿管引流出淡黄色澄清尿液。

6. 营养状况　NRS 2002 评分(见附录 3-1)评分 3 分,提示患者有营养不良的风险。

7. 呼吸机参数　PRVC-SIMV 模式,潮气量 450mL,FiO$_2$ 45%。

8. 其他评估

(1)疼痛评分(NRS):评分 0 分,表示患者无疼痛。

(2)压力性损伤风险(Braden 量表):评分 15 分,提示患者有压力性损伤中危风险。

(3)ADL(改良 Barthel 指数)评分:评分 20 分,提示患者生活重度依赖。

（4）静脉血栓风险评估（Padua）（见附录 5-1）：评分 6 分，提示患者高危血栓风险。

（二）专科评估

1. 心肺功能评估

（1）触诊：胸廓活动度 1.5cm；咽反射、呕吐反射、咳嗽反射均减弱。

（2）视诊：体型正常，腹式呼吸，呼吸稍快，屏气时间 2s，湿化不够满意，痰液黏稠度分级（见附录 2-7）为Ⅲ度（重度黏痰）黄绿色痰。

（3）听诊：双下肺可闻及中等量湿啰音，呼吸音减弱。

（4）叩诊：双肺叩诊呈清音。

（5）呼吸困难严重程度分级（mMRC）（见附录 2-5）：3 级。

2. 运动能力评估

四肢肌肉萎缩明显，无肌束震颤；Lovett 分级（见附录 1-1）示：左上肢近端肌力 4$^+$ 级，远端肌力 5 级，左下肢肌力 4 级；右上肢近端肌力 4$^+$ 级，远端肌力 5 级，右下肢肌力 4 级。四肢肌张力正常，坐位、站位平衡均不能。

3. 高级神经反射评估

（1）深浅反射：正常。

（2）病理反射：巴宾斯基征、查多克征、奥本海姆征、戈登征双侧均未引出，髌阵挛、踝阵挛双侧均阴性；脑膜刺激征阴性，颈软无抵抗，双侧克尼格征阴性，双侧布鲁辛斯基征阴性。

4. 吞咽评估

EAT-10 吞咽筛查量表（见附录 3-2）评分 6 分，气管切开套管染色试验阳性；咀嚼肌无萎缩，双侧软腭上抬正常，悬雍垂居中，伸舌居中，无舌肌萎缩，无舌肌震颤，下颌反射未引出；吞咽照影检查，提示有口腔期及咽期的吞咽障碍，患者有误吸。

5. 其他评估

左眼闭目乏力，发声不能配合检查，无斜颈、垂肩，双侧胸锁乳突肌、斜方肌无萎缩。

（三）心理社会评估

1. 焦虑自评量表（SAS）　评分 65 分，提示患者为中度焦虑（见附录 4-6）。

2. 抑郁自评量表（SDS）　评分 55 分，提示患者为轻度抑郁（见附录 4-11）。

3. 匹兹堡睡眠质量指数量表（PSQI）　评分 18 分，提示患者重度睡眠障碍（见附录 4-1）。

（四）辅助检查

1. 实验室检查

（1）血常规：白细胞计数 19.51×10^9/L；血红蛋白 121.50g/L；中性粒细胞绝对值 14.11×10^9/L；单核细胞绝对值 1.62×10^9/L。

（2）肝功能：白蛋白 27.4g/L；球蛋白 45.9g/L；白蛋白/球蛋白 0.6；丙氨酸氨基转移酶 98U/L；胆碱酯酶 4 315U/L。

（3）肾功能：尿素 8.97mmol/L；肌酐 38μmol/L；尿酸 190μmol/L；内生肌酐清除率 66.2mL/min；胱抑素 C 为 14mg/L。

（4）其他血生化检：抗乙酰胆碱受体抗体＞20nmol/L；ENA 抗体谱示抗 U1 核糖核蛋白抗体阳性，ANA 弱阳性；电解质、心肌酶六项、超敏 C 反应蛋白（全程）、降钙素原、凝血四项、D-二聚体定量等均未见明显异常。

（5）细菌培养：痰培养结果显示铜绿假单胞菌，提示有多重耐药菌感染；肺灌洗液真菌培养出热带念珠菌。

2. 影像学检查

（1）心脏彩超：三尖瓣轻度关闭不全，左心室收缩功能测定结果在正常范围。

（2）CT示：左前中上纵隔占位性病变，性质待定；右肺多处小结节，考虑为低危结节；左侧第6、7前肋骨骨折；颅脑未见异常。

（3）肺CTPA：肺动脉未见栓塞征象。

（4）超声：膈肌厚度为1.5mm，移动度为0.8cm；胸腹超声未见异常；双侧下肢胫后静脉、部分肌间静脉血栓形成。

四、康复护理问题与对策

（一）护理问题

1. 呼吸型态无效　与疾病进展导致呼吸肌受累有关。

2. 气道清除无效　与呼吸肌无力有关。

3. 活动耐受性降低　与长期卧床及疾病有关。

4. 潜在并发症：误吸、窒息、营养不良、深静脉血栓形成。

5. 焦虑、抑郁　与疾病、入住重症监护病区有关。

（二）护理措施

1. 治疗护理

（1）用药护理：医生根据患者情况给予抗生素抗感染、胆碱酯酶抑制剂（ChEI）、抗胆碱酯酶药物溴吡斯的明、免疫抑制药物糖皮质激素、静脉注射丙种球蛋白和血浆置换等治疗。责任护士应遵医嘱及时准确地用药，并及时观察用药反应，密切观察患者的病情变化。定期遵嘱予以留取标本复查血生化、尿常规等指标。

（2）手术治疗护理：胸腺是MG患者产生致病抗体的器官，因此胸腺切除是治疗MG的有效手段之一。但是手术是重症肌无力危象的诱因之一，应做好术前访视及围手术期的护理。术前常规呼吸道准备，进行呼吸肌训练指导，术前戒烟2周以上，给予解痉、化痰等药物治疗；教会患者有效咳嗽、深呼吸以及平卧位咳嗽、咳痰。术后做好病情观察及抢救准备。

（3）机械辅助通气护理：患者呼吸肌无力，容易产生呼吸机依赖，呼吸治疗师团队及时给予调整呼吸机参数，降低患者对呼吸机的依赖。护理团队做好呼吸机使用时的气道管理，预防呼吸机相关性肺炎（VAP）的发生。后期采用间断脱机方式，逐渐增加呼吸机脱离时间，达到最终脱离呼吸机。

2. 观察护理

（1）病情观察：密切关注患者意识、瞳孔、呼吸、血压的变化。

（2）体位管理：直立和前倾的姿势可以最大程度地减少呼吸困难，合理抬高床头也可减少误吸的发生。患者入住重症监护病区时，只要血流动力学稳定，即需要做好体位管理。①若患者病情允许，抬高床头30°～45°。②若患者病情需要平卧位，应停止喂养30～60min后再放低。③喂养后应继续保持床头抬高30～60min后翻身，防止因体位过低，食物逆流发生误吸。

（3）气道管理：由于患者长期卧床，同时使用呼吸机辅助呼吸等原因，患者入院已经发生了肺部感染及肺膨胀不全，入院后立即给予患者合理的气道管理。①给予患者更换带有囊上吸引的气管导管，保持导管的气囊内压25～30cmH$_2$O；执行声门下分泌物引流技术，以预防误吸和VAP的发生；②减少镇静药物的使用，每日唤醒管理，逐步调整呼吸机模式，使患者尽早脱离呼吸机；③遵嘱予以合理摄入水分，使用加温加湿器及雾化湿化气道稀释痰液，配合医疗团队使用气道廓清技术，促进痰液排出。

（4）预防交叉感染：肺部感染是诱发重症肌无力危象的主要因素，也严重影响疾病的预后，肺部感染与重症肌无力危象互为因果，因此对MG患者肺部感染的预防和控制尤为重要。患者痰培养提示有真菌感染及多重耐药感染,同时要做好患者之间的接触隔离,以免造成交叉感染。

(5)营养管理:增加患者营养摄入,有利于感染控制。患者营养风险评估及蛋白偏低均提示需要加强营养的供给,及时请营养学科会诊,制定合理的营养处方。患者吞咽障碍早期留置有鼻肠管,转入康复医学科后改为胃管留置。营养师根据病情首选胃肠内营养,予以管饲营养液,重症监护早期辅以部分胃肠外营养。

3. 专科护理

(1)重症肌无力危象预防及护理:在重症肌无力危象发生前,72.44%的患者可表现为吞咽困难、呛咳、咳痰无力、口腔分泌物增多、肌肉无力、呼吸困难、血气分析二氧化碳分压升高等危象前状态,因此早期识别并采取有效的措施是预防重症肌无力危象发生的关键。密切观察病情,关注患者呼吸情况、吞咽情况、饮食情况等,可实行保守的早期气管插管,以防止可能发生的肺不张或加重肌无力。

(2)实行每日唤醒,尽早进行呼吸功能锻炼,指导患者进行呼吸康复训练及肌肉抗阻训练,增强肌肉的耐力。

(3)关注电解质平衡,及时纠正可加重肌无力的低钾血症。

(4)控制呼吸道感染:做好机械通气的护理,保持呼吸道通畅,按照VAP的集束化措施进行管理。

4. 心理护理

有研究表明,MG患者具有较重的自我感受负担,包括疾病负担、身体负担和情感负担等。患者意识清醒,存在长期的眼睑下垂、四肢无力、言语不清等症状,急性期因呼吸肌无力产生濒死感,加上康复过程比较漫长,患者不愿主动参与运动,对运动康复方案认知水平较低,使用呼吸机也会产生很多的不适感,对治疗效果产生怀疑,缺乏战胜疾病的信心而出现焦虑、抑郁。医护人员在患者使用呼吸机辅助期间,及时使用小白板书写,与患者进行有效沟通,及时询问感受,给予情绪疏导;脱呼吸机期间使用语音阀帮助发音说话,增加和患者沟通交流的时间。让其了解治疗的情况、疾病的转归等知识,操作前均应向患者解释目的和意义,取得配合和理解;根据具体情况制定适宜的个性化活动方案,淡化患者角色,调动其主观能动性,积极鼓励其参加力所能及的活动。合理使用抗焦虑药物进行治疗并辅助其他疗法,如音乐疗法,认知行为疗法等,疏解患者紧张、焦虑、恐惧等不良情绪,避免并发症的发生。

5. 康复护理

(1)合理使用气道廓清技术(ACTs):使用ACTs的目的是通过减少患者呼吸道的炎性分泌物、解除气道阻塞、降低阻力及改善气体交换等改善患者的肺膨胀不全和吞咽功能障碍的问题。该患者因为呼吸肌无力、镇静、ICU获得性衰弱等因素而咳嗽能力下降,导致气道分泌物潴留产生肺膨胀不全。因此,针对该患者的气道廓清障碍,除常规给予雾化吸入乙酰半胱氨酸药物外,还给予了个性化气道廓清康复方案。

1)体位引流技术(PDT):由于该患者长期卧床、呼吸肌无力及建立人工气道等原因导致咳嗽无力、痰液黏稠不易咳出,听诊患者双下肺呼吸音减弱,考虑痰液堵塞引起。每日在晨起及睡前通过调整患者为头低足高位、左右侧身等体位,进行引流痰液,保持呼吸道通畅。

2)主动循环呼吸技术(ACBT):患者脱机期间即开始使用ACBT进行主动的呼吸道管理。呼吸控制可防止患者血氧饱和度下降;胸廓扩张运动可松动患者分泌物;同时在呼气相,利用用力呼气技术提高呼气流速促进分泌物的排出。还可利用哈气技术进行排痰,代替咳嗽降低呼吸肌做功。ACBT贯穿在叩拍、体位引流过程中,较好地发挥了气道廓清作用。

3)叩拍:主要目的是利用振动原理使患者支气管分泌物松动。用单层毛巾覆盖背部叩击部位,双手呈杯状,利用腕关节的力量有节律地在患者呼气时,相应痰液淤积的肺段胸壁部位进行有节奏的叩击,每个部位2~5min,频率为120~180次/min,叩拍完毕,协助患者排痰,并安置患者。

4)器械辅助排痰:针对该患者的呼吸肌无力情况,早期评估安全后即给予每日饭后2h高频胸壁振荡排痰 1 次,脱机后加用 PEP 口件,上午、下午各 1 次。

(2)运动训练:该 MG 患者早期活动无耐力,进行早期的功能训练,可减少肌肉失用性萎缩、深静脉血栓等并发症,促进疾病康复。医护团队在实施训练前评估患者的血流动力学稳定、运动肢体无血栓等运动风险,根据病情选择了患者能耐受有氧训练及抗阻训练。

1)有氧运动训练:入住 ICU 早期,该患者严重肌无力,使用呼吸机辅助呼吸,存在呼吸困难及运动耐力低下的情况,故给予分阶段运动计划,康复训练以有氧运动为主。在卧床早期舒适体位下握拳、举臂、股四头肌及臀肌等长收缩、抬腿、足跟后滑、踝泵运动等活动;同时给予床边智能脚踏车训练,起始模式选择主被动模式,设置低阻力模式,1 次 /d,每次 5～10min,以患者无乏力、头晕、呼吸困难、心率增快、SpO_2 下降等为宜。当患者适应良好,后将训练频率增加至 2 次 /d,阻力值逐渐增加,逐步过渡到床边坐位运动、带呼吸机床边行走及室内左右交叉步行训练;恢复期选用八段锦,运动强度及频率循序渐进,稍感疲劳即停下休息,疲劳感消除后再进行。

2)抗阻训练:患者在脱离呼吸机后,采用有氧耐力运动与抗阻训练相结合,避免肌肉萎缩,增强骨骼肌力量,改善呼吸肌,利于肌力的恢复。患者在 ICU 即给予上肢哑铃运动、四肢弹力带等抗阻运动,训练力度以不疲劳为宜;后逐渐过渡到床边活动、室内半蹲靠墙训练,初起半蹲时间为 10～20s,逐渐增加训练时间,每次 3～5 组,到出院时患者最长半蹲时间为 50s。在运动训练过程中,时刻关注患者有无头晕、乏力、气促等情况。

(3)呼吸功能训练:患者呼吸肌无力导致咳嗽反射减弱,无法有效排出痰液,易导致肺膨胀不全。①患者脱离呼吸机期间,医护团队给予其呼吸功能训练,以增强肺通气,提高呼吸肌功能,从而改善肺换气,纠正病理性呼吸模式,促进痰液排出。早期该患者呼吸功能训练极易出现疲乏,初始阶段选用耗氧少的训练方式,早期腹式缩唇呼吸、ACBT 两种方式配合气道廓清进行训练;逐步过渡到横膈肌阻力训练、吸气阻力训练、有效咳嗽、诱发呼吸训练器等训练方式。②拔除气管导管后,指导患者在床边行呼吸操联合腹式呼吸、缩唇呼吸、扩胸、弯腰、下蹲等动作锻炼吸气肌、呼气肌、四肢肌力以及耐力。呼吸训练 2～3 次 /d,每次 5～15min,结合患者耐受情况及生命体征变化,逐渐增加训练时间和训练次数。该患者早期进行有效咳嗽训练过程中曾出现心率增快、SpO_2 下降,立即予停止训练,休息 5min 后症状缓解,予继续进行训练。

(4)吞咽障碍的管理:患者由于疾病累及吞咽肌肉,同时由于气管插管、安置胃管等医源性原因,导致吞咽功能障碍。为了防止误吸,除了做好体位管理、气道管理外,还给予以下吞咽障碍的综合措施管理。

1)进食管理:①早期患者留置有气管导管,使用镇静剂期间给予留置鼻肠管,经鼻肠管喂食防止反流误吸;后期逐渐过渡到经口进食,选用顺滑、不易松散、不易在黏膜上残留、通过咽和食管时易变形且不易吸入气管等食物。②患者在进食中早期抬高床头 30°～45°,后期取躯干 90° 坐位,颈和头稍前屈,防止误吸。③为了减少误吸的风险,进食过程中控制患者的进食速度,前一口吞咽完成后,再进食下一口食物,确保进食安全。④密切观察患者进食过程是否有咳嗽、呛咳、清嗓子或呼吸困难等表现。

2)保持口腔卫生:及时清除口腔内分泌物和食物残渣,减少口咽部潜在致病菌,增强咳嗽反射的敏感性,恢复吞咽反射。早期患者管饲喂养,每日早、中、晚给予 3 次口腔护理,使用可冲洗负压牙刷,保持口腔黏膜干净同时避免护理液误吸;生活能自理时,每次进食后充分清洁口腔,防止食物残渣及口腔分泌物滞留口腔引起口腔炎或误吸。

3)吞咽功能训练:患者神志清醒且配合,早期配合吞咽治疗师予指导进行吞咽功能训练,如在腹部相对应舌咽的穴位给予电刺激、联合采用冰棉签刺激软腭及咽后壁、使用冷热水交替进行口腔护理、门德尔松手法训练以增加舌部力量舌肌训练、咽收缩练习和喉上抬训练、音乐疗法、吞咽代偿姿势训练等,以增强咳嗽保护反射及恢复吞咽功能,减少误吸发生。

（5）日常生活活动（ADL）能力训练：随着病情好转，鼓励患者参加日常生活活动，增强独立完成功能性任务的锻炼。ADL指导训练从易到难循序进行，从床上进食训练开始，给予患者行穿脱衣裤训练、转移训练、洗漱、如厕、步态练习和行走等训练。各阶段运动训练的进展取决于患者的耐受性和稳定性，训练持续到患者出院后的延续护理。

6.健康教育

（1）疾病相关知识指导：向患者介绍MG相关知识及治疗护理方案，取得理解与配合，避免诱因及复发。

（2）饮食指导：指导患者不同阶段进食不同性状、利于吞咽的食物，以高蛋白、高维生素、高热量、富含钾、钙的软食或半流质饮食为主，避免干硬或粗糙食物。应在放松、安静环境中进餐，避免误吸。

（3）用药指导：MG病程长，需要长期服药治疗。告知患者常用药物的服用方法、不良反应与服药注意事项，避免因服药不当而诱发的重症肌无力危象和胆碱能危象。

（4）心理指导：指导患者采用以情制情法、家庭支持等合适的心理调护方法。

（5）休息与活动：患者应根据季节气候增减衣物，少去公共场所，预防受凉及呼吸道感染。建立健康的生活方式，保持有规律的生活，保证充足的睡眠和充分休息，避免疲劳。平时活动宜选择清晨，休息后或肌无力症状较轻时进行，自我调节活动量，以不感到疲劳为宜。

7.出院指导

（1）建议患者在出院后随身携带急救卡，注明姓名、年龄、诊断、电话、住址、目前所用药物及剂量，以便发生紧急情况时提供参考资料。

（2）特别告知患者需长期服用抗胆碱酯酶药，不能突然停药、减药，应该在医师的指导下逐步减量。

（3）指导患者及家属避免诱发因素：使用其他药物时注意查看药品说明书，切忌服用可以诱发肌无力药物；注意休息，保持愉悦的心理，避免感冒、外伤等感染。

（4）做好康复训练的延续：应长期坚持呼吸功能训练及适宜的运动训练。

（5）指导家属应理解和关心患者，给予其精神支持和生活照顾。

（6）定期来院复查，指导患者及家属细心观察和及时发现病情变化：当患者出现肌无力症状加重、呼吸困难、恶心、呕吐、腹痛、大汗、瞳孔缩小时可能为重症肌无力危象或胆碱能危象，应立即就诊。

（三）护理结局

MG患者因重症肌无力危象导致呼吸肌麻痹、呼吸困难，需要尽快使用呼吸机辅助呼吸。在日常的管理中，加强气道管理，合理使用激素、胆碱酯酶抑制剂，选择敏感有效的抗生素控制感染，及早控制并发症让患者顺利脱离呼吸机。患者病情缓解后转至康复医学科，继续加强综合心肺康复治疗与护理、营养支持，患者生命体征平稳，肌肉力量恢复，吞咽功能恢复，安全拔除气管导管、胃管等管道，经口进食，无误吸，患者回归正常的工作和生活。

五、总结与思考

MG是一种后天性疾病，潜伏于人的亚健康状态期，多起病隐匿，病情反复波动，迁延数年甚至数十年，如有感染、手术、妊娠、分娩、精神紧张、过度疲劳等容易发病，严重者发生重症肌无力危象。多数患者病情只能用药物维持，只有少数患者病情可自行缓解；同时MG主要表现是骨骼肌出现病态疲劳，影响患者的生活，严重时会有濒死感。但是MG是一种可治性疾病，即使发生危象，通过有效的系统治疗，大部分患者都能回归正常生活。通过对此患者的护理实践，体会总结如下。

（一）正确识别与处理MG发病前兆症状，可为疾病治疗抢占先机

告知患者及家属当MG发病前驱症状时，应立即让患者安静卧床休息，保持室内空气通畅，及时清除

鼻腔及口腔分泌物,有条件吸氧者,应给予氧气吸入;同时,立即拨打急救电话,呼叫救护车,迅速送往有救治能力的医院抢救,避免病情继续加重。

(二)早期康复介入可加速疾病康复进程

重症早期抬高患者床头可增加患者氧合,减少误吸;给予患者综合气道管理方案,如指导患者有效的咳嗽训练、缩唇腹式呼吸、体位引流、主动循环呼吸等措施清除呼吸道分泌物,改善肺功能、缩短机械通气时间、降低肺部感染率和病死率。早期同步配合开展渐进式上下肢有氧、抗阻运动等运动方案,可提高患者呼吸肌肌力,改善肺通气功能,减少肌肉功能障碍和关节挛缩,促进日常生活能力恢复,改善疾病预后,减少住院费用及提高生活质量,促进患者更好地回归社会。

(三)正确的出院指导可实现疗效最大化

MG 是终身性疾病,出院时指导患者要坚持长期的康复训练及体育锻炼,增强身体的抗病能力;指导患者遵医嘱正确服用药物、不能自行调整用药;指导患者正确对待疾病,建立自我健康行为,加强陪护人员的康复知识宣教,带动患者的家庭支持体系,促进 MG 患者建立成熟的心理防御机制。

(袁丽秀　廖　媚　李丽芳)

第七节　骨盆骨折卧床期患者的康复护理案例分析

一、案例疾病概述

(一)概述

骨盆为环形结构,是由两侧髂骨、耻骨和坐骨经 Y 形软骨融合而成的 2 块髋骨和 1 块骶尾骨,经前方耻骨联合和后方的骶髂关节构成的坚固骨环。骨盆骨折(fracture of the pelvis)常合并静脉丛和动脉大量出血,以及盆腔内脏器的损伤。骨盆骨折约占全身骨折的 1.5%,开放性骨盆骨折的死亡率在 30%~50%,闭合性损伤的死亡率为 10%~30%,因此必须高度重视。骨盆骨折多由强大的直接暴力挤压骨盆所致,年轻人骨盆骨折主要是由于交通事故和高处坠落引起,多存在严重的多发伤,常伴休克,老年人最常见的原因为跌倒。躯干的重量经骨盆传递至下肢,骨盆起着支持脊柱的作用。在直立位时,重力线经骶髂关节、髂骨体至两侧髋关节,为骶股弓;坐位时,重力线经骶髂关节、髂骨体、坐骨支至两侧坐骨结节,为骶坐弓。另有两个联结副弓,一个副弓经耻骨上支与耻骨联合至双侧髋关节,以连接骶股弓和另一个副弓;另一个副弓从经坐骨升支与耻骨联合至双侧坐骨结节连接骶坐弓。骨盆骨折时,往往先折断副弓;主弓断裂时,往往副弓已先期折断。骨盆边缘有许多肌肉和韧带附着,特别是韧带结构对维护骨盆起着重要作用,在骨盆的底部,更有坚强的骶结节韧带和骶棘韧带。骨盆保护着盆腔内脏器,严重骨盆骨折后对盆腔内脏器也会产生重度损伤。

(二)临床表现

1. 症状　患者髋部肿胀、疼痛,不敢坐起或站立,多数患者存在严重的多发伤,有大出血或严重内脏损伤者可有休克表现。

2. 体征

(1)骨盆分离试验与挤压试验阳性:检查者双手交叉撑开两髂嵴,骨折的骨盆前环产生分离,如出现疼痛即为骨盆分离试验阳性。检查者双手挤压患者的两髂嵴,伤处出现疼痛为骨盆挤压试验阳性。在做以上 2 项检查时偶尔会感到骨擦音。

(2)肢体长度不对称:用皮尺测量胸骨剑突与两髂前上棘之间的距离,骨盆骨折向上移位的一侧长度较短。也可测量脐孔与两侧内踝尖端的距离。

（3）会阴部瘀斑：是耻骨和坐骨骨折的特有特征。

二、案例报告

（一）一般资料

患者，女，16 岁，汉族，未婚，高中学生，身高 162cm，体重 50kg，自诉无吸烟、饮酒史。

（二）病史

主诉：高处坠落后全身多处疼痛 1d 余。

现病史：1d 余前由 15m 高处坠落致全身多处疼痛、活动力下降伴意识丧失，无大小便失禁、肢体抽搐，无恶心、呕吐。急诊入院，行 CT 检查提示：肺挫伤、右侧气胸、脾挫伤、骨盆骨折、左肘骨折，急诊行左侧髂内动脉栓塞介入手术、左侧肘部清创＋负压封闭引流（vacuum sealing drainage，VSD）术＋石膏固定，术后转入 ICU。平素身体健康状况良好，无既往史、家族史。

（三）入院诊断

1. 多发伤　损伤严重度评分（ISS）41 分，＞ 25 分为严重伤。

2. 创伤合并症　创伤性休克、创伤性贫血、创伤性凝血病。

（四）诊疗过程

入科后完善相关检查，提示严重骨盆骨折，急诊行介入栓塞术及腹腔镜探查术＋中转开腹脾切除术＋自体脾移植术＋肝破裂修补术＋左股骨髁上骨牵引术。术后予去甲肾上腺素维持血压，甘露醇联合利尿剂减轻脑水肿，给予无创脑水肿监测（无创脑水肿动态监测技术是一种新兴的监测手段，可通过电磁扰动等技术使脑水肿程度得以量化，直观反映颅脑深部组织的水肿状态）、亚低温治疗保护脑组织等措施，监测脑氧饱和度、脑功能情况。Caprini 评分 12 分，VTE 高危患者，给予基础预防、物理预防和药物预防。入科 24h 后，腹内压较前下降，给予患者滋养型喂养，监测腹围、腹压，预防肠坏死。患者吸入性肺炎合并中重度 ARDS，小潮气量高 PEEP 肺保护通气策略，加强纤维支气管镜灌洗及雾化排痰体位引流，氧合指数较前上升。术后第 5 天患者拔除气管插管及左侧胸管，持续无创高流量吸氧（氧浓度：80%）改善呼吸，氧合欠佳（SpO$_2$：95%～98%），血流动力学不稳定，行床旁纤维支气管镜引导下气管插管术，纤维支气管镜检查：右肺大量黄色黏痰，注意翻身叩背，加强雾化吸入，促进排痰。术后患者间断发热，体温最高 39.0℃，留取血培养，继续抗感染治疗，复查胸片提示右肺较前明显好转，尿常规提示潜血阳性。术后 1 周患者肺部感染较重，痰多，右肺可闻及明显湿啰音，氧合功能差，行气管切开，气切后加强呼吸功能训练，间断膨肺改善肺功能。术后第 9 天拔除脾窝引流管。患者间断焦虑，术后第 11 天会诊后诊断为抑郁状态，给予心理护理及相应药物应用。

三、评估分析

（一）一般评估

1. 生命体征　T 36.5℃，P 105 次 /min，R 13 次 /min（呼吸机辅助通气），BP 118/60mmHg [去甲肾上腺素 0.1μg/（kg·min）泵入维持血压]，SpO$_2$ 100%。

2. 体格检查　患者呈镇静、镇痛状，面容自然。术后 1 周患者意识清楚，接触被动，表情愁苦，被动体位,体型匀称。

3. 通气情况

(1)患者入科至术后第 4 天,给予患者气管插管呼吸机辅助通气,呼吸机模式为同步间歇指令通气(synchronized intermittent mandatory ventilation,SIMV)。

(2)术后第 5 天,拔出气管插管,给予无创高流量(氧浓度:80%)吸氧,氧饱和度波动在 95%~98%之间。

(3)拔管后 12h,患者发生坠积性肺炎,血流动力学不稳定、氧合欠佳,进行二次气管插管术。

(4)术后 1 周,患者肺部感染较重,为保证气道通畅,给予行经皮气管切开接呼吸机辅助通气。

4. 管路情况
患者留置有创动脉置管、中心静脉置管、胃管、尿管、胸腔引流管等。

5. 营养状况评估
发育正常,营养良好。

6. 皮肤情况
伤口干燥无渗血、渗液,伤口周围皮肤完好,患者 Braden 评分为 12 分,属高危风险等级。全身多处擦伤,后期愈合好转。

7. 其他需要的评估内容
大小便未排,留置尿管。

8. 入院创伤 CRASHPLAN 查体

C:心率快,血压低,心音位置正常,律齐,无心音遥远;

R:呼吸机辅助呼吸,双下肺呼吸音低,可闻及啰音;

A:无膨隆,尿管内可见血性液体,压痛、反跳痛不能配合,肠鸣音未闻及;

S:存在脊柱骨折,未查;

H:头颅无畸形,无明显出血及肿胀,左侧瞳孔 2.5mm,右侧瞳孔 3.5mm;

P:骨盆挤压试验阳性;

L:左腕关节肿胀畸形,右下肢可见敷料覆盖,有渗血,左下肢严重畸形肿胀,可见水疱,双下肢无水肿;

A:无活动性出血,颈动脉及股动脉可触及波动,右足背动脉搏动弱,左下肢足背动脉搏动未触及;

N:深昏迷,巴宾斯基征阴性,肌张力正常,其他神经检查,查体不能配合。

(二)专科评估

1. 肺功能评估(心功能评估)
患者无心脏病史、入科心脏彩超评估心功能良好。因患者肺挫伤、右侧气胸、脾挫伤,携带胸管,肺功能不全分级为显著减退;肺通气功能障碍分型:限制性。因骨盆骨折伤后牵引卧床,无法完成 6 分钟步行试验且呼吸动度受限。患者清醒后以低半卧位进行肺功能检查,结果显示:①肺容积功能:潮气容积 480mL,补呼气容积(ERV)1 128mL,补吸气容积(IRV)1 400mL,深吸气量(IC)2 001mL,肺活量(VC)3 107mL,功能残气量(FRC)2 379mL,残气容积(RV)1 286mL,肺总量(TLC)4 393mL(VC+RV)。②肺通气功能:肺通气量 83.2L/min,用力肺活量(FVC)2 323mL/s(FEV_1/FVC:>80%),最大呼气中段量 2 946mL/s。

2. 运动能力评估
该患者入院后神志呈深昏迷,任何刺激不睁眼(E1),携带气管插管(VT),运动反应肢体可伸直(M2),GCS(E1-VT-M2),查体不合作,暂未进行平衡能力的评估及简易平衡能力测试。本案例通过肌力评定来评估患者身体适能状况。采用 Lovett 分级表进行评定,该患者肌力分级为 0~1 级(见附录 1-1)。

3. 日常生活能力评估
入院时 Barthel 指数评分为 0 分,术后再次评估 Barthel 指数评分为 20 分,出科时 Barthel 指数评分为 40 分,为重度依赖患者。

4. 其他评估

(1)VTE 评估:该案例患者入住 ICU 期间 D-二聚体高,Caprini 风险评估表(见附录 5-2)评分为 12

分,为静脉血栓栓塞症(VTE)高危患者,目前抗凝出血风险较高,给予基础预防及物理预防。患者患肢处于抬高制动状态,并进行功能锻炼,未出现因栓子脱落导致肺、脑等重要器官栓塞。

(2)压力性损伤风险评估:该患者前期昏迷,后期意识清醒、肢体活动不便(骨折、创伤)导致卧床时间长,患者 Braden 评分 12 分,为高度危险,加强皮肤护理是基础护理工作的重中之重。

(三)心理社会评估(患者意识清醒后评估)

1. 采用医院焦虑抑郁评定量表(HADS),患者焦虑亚量表 16 分,为重度焦虑;抑郁亚量表 14 分,为中度抑郁。请精神专科医师会诊,确诊为抑郁状态。

2. 数字评定量表(Numeric Rating Scale,NRS),患者根据自身疼痛程度评估 5 分。

(四)辅助检查

1. X 线检查　骨盆正位片示骨盆骨折内固定术后。

2. 心电图检查　窦性心动过速。

四、康复护理问题与对策

(一)护理问题

1. **疼痛**　与骨折、神经损伤及周围软组织损伤有关。

2. **自理能力缺陷**　与骨盆骨折致肢体功能障碍有关。

3. **有废用综合征的危险**　与骨盆骨折、长期卧床有关。

4. **潜在并发症**:深静脉血栓形成、感染、压力性损伤、胃肠功能紊乱等。

5. **焦虑**　与缺乏疾病知识、担心疾病预后、社会角色发生变化有关。

(二)护理措施

1. **治疗护理**　患者入重症监护室后,给予重症监护,心电监护,有创动脉置管、有创中心静脉压等动态监测生命体征,并给予去甲肾上腺素 0.1μg/(kg·min)泵入维持血压,评估容量后给予补液治疗,给予呼吸机辅助通气,并给予留置尿管、胃管、胸腔引流管、VSD 等护理措施;患者浅昏迷状,监测无创脑水肿,给予亚低温治疗保护脑组织和甘露醇降颅内压治疗;患者误吸风险高,加用激素抗炎治疗;患者为吸入性肺炎,合并 ARDS,给予纤维支气管镜灌洗及雾化排痰、体位引流,保证气道通畅;腹内压偏高,便秘,给予灌肠扩肛,并给予滋养型喂养监测腹围、腹压,预防肠坏死;患者炎症指标高,给予留取血培养,给予抗生素治疗,血必净注射液抗炎治疗;患者为 VTE 评分高危患者,给予抬高下肢并给予达肝素 5 000IU 抗凝治疗;根据心理社会评估,患者间断焦虑,请求精神科医师会诊后,确诊为抑郁状态。

2. **观察护理**　观察患者生命体征,患者昏迷状,表情痛苦,严重骨盆骨折,被动体位,入监护室后心率快,血压低,呼吸音低,可闻及啰音,体型正常;查体:巴宾斯基征阴性,肌张力正常,神经查体不配合,膀胱无膨隆,尿管内可见血性液体,脊柱骨折,骨盆挤压试验阳性;伤口干燥无渗血、渗液,肌钙蛋白高,腹内压偏高,直肠指诊,VTE 评分为高危患者;患者意识欠佳,肢体活动受限,有发生压力性损伤的风险。

3. **专科护理**

(1)疼痛护理:患者从 15m 高处坠落后全身多处疼痛,并经历了手术创伤、二次插管、气管切开,身体经历了重大创伤,为减轻患者疼痛,做好患者镇痛镇静管理,根据 RASS 评分,遵医嘱调整镇静镇痛剂量;及时清创并应用抗生素等进行治疗,疼痛较轻时可鼓励患者听音乐或看电视以分散注意力,也可用局部冷敷或抬高患肢来减轻水肿以缓解疼痛。

(2)通过心肺功能评估、摄氧量、气体代谢量测试、动脉血气分析、日常生活能力、VTE 评估、压力性损伤风险评估、心理社会评估,评估患者身体及心理情况,为患者做好护理,提高治疗效果。

（3）负压封闭引流（vacuum sealing drainage，VSD）术后护理：患者术后负压封闭引流（VSD）装置是否有效可靠直接影响手术效果，有报道：引流管堵塞是 VSD 后最常见的并发症，发生率最高，保持引流管通畅是 VSD 管道管理的重点。除常规保持引流管道的密闭性和负压的持续有效，监测引流管管形是否存在、引流液颜色、性质、量也十分重要，创面渗出物多为血性、黏性分泌物，易附着于引流管壁处，导致管道堵塞。尤其是三通连接管，材质硬、管腔小，常为堵塞的好发部位。在无菌操作原则下，1 天 3 次采用脉冲式的冲管方法，从侧管内，用均匀的力度和速度有节奏地推注，即脉冲式注入，来冲洗 VSD 辅料，以防止小血块和分泌物附着于管壁引起堵塞。

4. 心理护理　患者焦虑自评量表 16 分，为重度焦虑；抑郁症筛查量表 14 分，为中度抑郁。请精神专科医师会诊，确诊为抑郁状态。患者身份为学生，未成年，医学相关知识了解欠缺，处于抑郁状态，护理人员应主动配合医生了解患者思想动态，帮助患者取得对医护人员的信任，使患者无话不谈，有心理依赖，有安全感和战胜疾病的信心，使患者从思想上建立重新生活的信心。

5. 康复护理　骨盆骨折无特殊的预防措施，主要是注意生产生活安全，避免创伤，而骨盆骨折术后的康复锻炼对骨盆骨折患者较为重要，应向患者及其家属介绍功能锻炼的意义与方法，功能锻炼方式依骨折程度而异。

（1）骨盆骨折患者心肺康复护理

1）体位管理：骨盆骨折患者伤后 1 周内应保持斜坡卧位、轴线翻身，不影响骨盆环完整的骨折，可仰卧与侧卧交替，严禁坐起。患者伤后 1 周可取低半卧位床头抬高 30°，床尾抬高 20°，可取低半卧位及健侧卧位交替，并指导患者利用双上肢及健侧下肢撑起臀部，进行轻微的抬臀活动。

2）呼吸锻炼：①患者入科至术后第 4 天携带气管插管，以被动呼吸锻炼为主。如：呼吸机膨肺 5～10min/ 次，8h 一次；模拟高压氧 1h/ 次，8h 一次；小幅度小频率翻身叩背排痰，2 次 /d，10～20min/ 次等；②结合药物和非药物气道廓清治疗的原理，制定个体化的气道廓清方案：对患者实施气道廓清治疗前均需进行呼吸功能和排痰障碍原因的评估；根据气道分泌物黏度按需选择雾化药物，本案例患者采用"乙酰半胱氨酸 + 生理盐水"雾化治疗，8h 一次，降低痰液黏稠度，利于引流；采用振动排痰技术，使呼吸道黏膜表面黏液与代谢物松动后，联合纤维支气管镜吸痰治疗，显著增加气道分泌物的清除量；患者病情允许，与专科医师沟通后可谨慎使用咳痰机、咳痰背心等设备。③拔除气管插管后给予患者缩唇呼吸训练、三色球训练，10～20min/ 次，6h 一次，使用电阻抗断层成像（EIT）技术指导监测不同体位中患者呼吸锻炼的效果。

（2）不影响骨盆环完整的骨折康复锻炼方法

1）单纯一处骨折无合并伤又不需复位者卧床休息，仰卧与侧卧交替（健侧在下），早期在床上做上肢伸展运动，下肢肌肉收缩以及足踝活动。

2）伤后 1 周后半卧及坐位练习，并做髋关节膝关节的伸屈运动。

3）伤后 2～3 周如全身情况尚好，可下床站立并缓慢行走，逐渐加大活动量。

4）伤后 3～4 周不限制活动练习，正常行走及下蹲。

（3）影响骨盆环完整的骨折康复锻炼方法

1）伤后无并发症者卧硬板床休息并进行上肢活动。

2）伤后第 2 周开始半坐位进行下肢肌肉收缩锻炼，如股四头肌收缩、踝关节背伸和跖屈足趾伸屈等活动：①踝泵训练。用力、缓慢、全范围反复屈伸踝关节，每小时 1～2 组，5 次 / 组。②股四头肌训练，等长练习。在不引起疼痛的基础上应每日进行股四头肌的训练，每日可反复进行 800 次左右，这样可以避免股四头肌肌肉群萎缩，帮助下肢血液循环畅通。③床外股四头肌肌力练习。患者取仰卧位，双膝下垫软枕以让髋关节微屈，双小腿悬于床边，踝关节处以皮筋牵引沙袋进行踢腿至膝伸直运动。每日进行

8～18组,每组20～30次,组间休息30s。④同时应加强上肢肌肉群的训练,维持身体机能,为以后转移体位和扶拐行走做基础。上肢训练允许在床上进行,以保证骨盆不受力,不发生移动。

3)伤后第3周在床上进行髋膝关节的活动,先被动后主动:①开始髋关节练习。需要注意髋关节练习过程中应该缓慢、用力轻柔。必须在床上仰卧进行。根据情况进行,不能强行执行,更不能由家属等非专业人员进行暴力推拉。在整个练习范围内均要保证无痛或微痛范围内。每日2～3组,每组10～15次。先进行髋关节屈伸练习,再进行内旋最后外展。②进行直抬腿练习。尽量伸直膝关节抬高小腿距离床面15cm处,保持直至力竭。每日进行2～3组,每组5～10次。③开始后抬腿练习。尽量伸直膝关节抬高至足尖离床面5cm处,保持直至力竭。每日进行2～3组,每组5～10次。

4)伤后第6～8周(即骨折临床愈合)拆除牵引固定,扶拐行走。

5)伤后第12周逐渐锻炼,并弃拐负重步行。经过专业医生的诊断评估确定情况可以进行负重和平衡练习则进行负重、平衡练习。骨折固定牢固后,负重按照:1/4体重→1/3体重→1/2体重→2/3体重→4/5体重→100%体重逐渐过渡。可在平板健康秤上患侧负重,以明确患侧负重感觉,逐渐过渡到患侧单腿完全负重的状态。2次/d,5min/次。进行前后、侧向跨步练习。练习时,动作要缓慢、有控制度,上身不晃动。力量稳定后可双手抬重物或在脚踝处附沙袋练习。2～3次/d,2～4组/次,20次/组,组间隔休息30s。

(4)骨盆不稳定骨折的康复:邻近骶髂关节的骨折或骶髂关节脱位;前后环同时骨折,骶髂关节脱位、髂骨后部骨折合并耻骨上下支骨折等。骨盆不稳定的康复方案:骨盆不稳定的患者不管是进行手术治疗还是保守治疗,在卧床休息期间均需要注意髋关节微屈以活动双下肢膝踝关节为主,以不引起疼痛或微痛为度。尽量避免进行髋关节同侧的外旋、外展、前屈运动。卧床期,骨盆不稳定患者非手术治疗后需要卧床休息。卧床4～6周,在卧床休息期间主要以髋、膝、踝和双下肢肌肉训练为主。手术治疗患者休息时间由医生决定。

1)踝泵训练:用力、缓慢、全范围反复屈伸踝关节,1～2组/h,5min/组;

2)股四头肌训练:在不引起疼痛的基础上应每日进行股四头肌的训练。

3)床外股四头肌肌力练习。

6. 健康教育

(1)安全指导:指导患者及其家属评估家居环境的安全性,妥善放置可能影响患者活动的障碍物,如小块地毯、散放的家具等。指导患者康复时,安全使用步行辅助器械或轮椅。行走练习需有人陪伴,以防跌倒。

(2)功能锻炼:告知患者出院后继续功能锻炼的意义和方法,指导患者家属协助完成各种活动的方法。

(3)复诊指导:告知患者若骨折远端肢体肿胀或疼痛明显加重,肢体感觉麻木,肢端发凉,夹板、石膏或外固定器械松动等,应立即到医院复查并评估功能恢复情况。

7. 出院指导

(1)定期随访:由于骨折的愈合周期通常较长,转出ICU后随访3d,出院后对患者进行规律随访,一般为3～6个月。

(2)用药指导:规律按医嘱服药,切勿随意停药。

(3)饮食管理:指导患者进食高蛋白、低脂、易消化以及高纤维素食物,如蔬菜、蛋类、豆制品、水果、瘦肉等。

(4)定期复诊:观察伤口情况,复查X线片随访骨折愈合情况,对患者功能状态进行评估,及时处理出现的并发症。

(三)护理结局

患者后期转康复病区进行康复锻炼,出院时生命体征平稳、常规化验指标正常、已恢复正常饮食、伤口无感染迹象、疼痛可控制、X线片示复位固定满意、可拄拐行走,无其他需住院处理的并发症或合并疾病。

五、总结与思考

此案例为多发伤患者的案例分析,患者因年龄小,病程长,心身疾病负担巨大,存在自控力较差等情况。多发伤致伤能量大,伤情涉及多系统、多脏器和多部位,病情变化快,常伴有严重生理紊乱和病理改变。由于青少年的特殊年龄阶段决定了儿童多发伤有别于成人的临床特点,治疗上也有其特殊性。

心肺功能康复是现代康复医学的重要组成内容,心肺功能是人体生理功能的根基,心肺功能的高低直接影响着患者的生活质量和康复进程。在心肺功能康复过程中,护理人员要快速、准确、有效地对其进行全面的评估,根据评估结果及时采取相应的干预策略,改善患者的病情,帮助其尽快好转。以"患者的需要是第一位"的护理理念贯穿个案管理始终,最佳的治疗结果是达到医护患共同追求的目标。最佳效果取决于科学决策,而科学决策依赖于最佳证据以及患者的配合。

(张亚琴 李丽青 李 珊)

第八节 代谢综合征患者的康复护理案例分析

一、案例疾病概述

(一)概述

代谢综合征(metabolic syndrome,MS)是一组以肥胖、高血糖(糖尿病或糖调节受损)、血脂异常(高三酰甘油血症和/或低高密度脂蛋白胆固醇血症)以及高血压等为主要组分的聚集发病,患者常伴有以腹型肥胖、高血压、血脂异常、糖代谢异常、微量白蛋白尿以及高尿酸血症等多种疾病状态在个体聚集为特征的一组临床症候群。此类患者是发生心脑血管疾病的高危人群,与非代谢综合征者相比,其患心血管疾病和2型糖尿病(diabetes mellitus type 2,T2DM)的风险均显著增加。

减重代谢手术目前已成为内外科公认的治疗肥胖症及相关代谢性疾病安全且有效的方法之一,能有效治疗或缓解超重和肥胖、2型糖尿病、高血压、高脂血症等相关代谢综合征。我国上述疾病患者行减重手术的数量呈逐年增加趋势,指南提出 BMI ≥ 35kg/m^2 的人群,无论是否合并代谢疾病及代谢疾病的严重程度如何,都建议进行手术。与传统治疗相比,减重代谢手术通过重建肥胖症患者的胃肠道解剖结构,控制其饮食量,可以快速有效地解决其超重问题,从而改善患者的代谢紊乱,降低心血管疾病、代谢综合征慢性并发症等风险,并能提高其生活质量,具有更佳的远期效果。

(二)临床表现

代谢综合征是指一组相关代谢紊乱的临床表现,包括以下几个方面:肥胖、高血压(高血脂)、胰岛素抵抗、女性多囊卵巢综合征、男性勃起功能障碍、心血管疾病、2型糖尿病和其他健康问题。我国关于代谢综合征的诊断标准为至少具备以下3项。

1. 腹型肥胖即中心型肥胖 腰围:男性 ≥ 90cm,女性 ≥ 85cm。

2. 高血糖 空腹血糖 ≥ 6.1mmol/L 或糖负荷后 2h 血糖 ≥ 7.8mmol/L 和/或已确诊为糖尿病并治

疗者。

3. **高血压**　血压 ≥ 130/85mmHg（1mmHg=0.133kPa）和 / 或已确诊为高血压并治疗者。

4. 空腹高三酰甘油（TG）≥ 1.70mmol/L。

5. 空腹 HDL-C ＜ 1.04mmol/L。

二、案例报告

（一）一般资料

患者，男，36 岁，汉族，已婚，身高 168cm，体重 197.1kg，初中文化程度，工人，吸烟史 10 年，每 d 10 支，自诉无饮酒史。

（二）病史

主诉：腹部不适伴呼吸困难 2 年，加重 2h。

现病史：平时饮食不规律，暴饮暴食，诉上腹部不适，伴胸闷、气憋、呼吸困难，并有夜间睡眠打鼾、间断性呼吸暂停症状，偶有憋醒，睡眠质量较差。身体健康状况一般，无传染病史，无外伤手术史，无输血史，无食物及药物过敏。入院后给予患者强心利尿，稳定血压，改善循环，控制血糖，保肝护胃等治疗。夜间给予正压通气，待心肺功能稳定后，排除手术禁忌证，充分术前准备后择期行"腹腔镜下袖状胃切除术"。

既往史：高血压，2 型糖尿病，高脂血症。

家族史：父母健在，无与患者类似疾病，无家族遗传倾向疾病。

（三）入院诊断

1. 代谢综合征。

2. 阻塞性睡眠呼吸暂停低通气综合征。

3. Ⅱ 型呼吸衰竭。

4. 肥胖相关性心肌病心功能不全 Ⅱ 级。

5. 高血脂。

6. 2 型糖尿病。

7. 脂肪肝。

（四）诊疗过程

患者第一次代谢减重门诊就医，经医生查体评估后完善相关检查。依据检查及各项评估结果，为患者制定初步治疗计划，实施院前干预，进行门诊随访，告知患者手术注意事项；指导患者居家期间戒烟戒糖，严格按照饮食计划进食，控制脂肪摄入及液体出入量；提醒患者规律服用降血压、稳定心率及控制血糖的药物。院前干预 4 周后患者入院，由心内科、呼吸科、营养科、内分泌科、麻醉科等会诊后为患者制定治疗方案（术前准备，手术方案，术后康复饮食方案等）。术前调整患者心功能状况，予以营养心肌药物，以呋塞米注射液和螺内酯利尿，严格记录出入量，每日尿量控制在 1 000～1 500mL，以减轻患者心脏负担。护士指导患者进行深呼吸、缩唇呼吸、吹气球等预康复训练；避免久坐，在可耐受情况下运动；同时夜间给予患者正压通气，改善肺功能。营养科制定糖尿病及低热量饮食计划，患者严格按照饮食计划进食。内分泌科制定血糖控制方案，密切监测患者血糖。术前患者体重 179.6kg，较第一次就诊下降 17.5kg，腰围 165cm，较第一次就诊腰围小 18cm，各项指标有所改善,血糖水平稳定。术前血气分析:$PaCO_2$ 42mmHg,PaO_2 60mmHg。术前糖化血红蛋白7.1%,空腹血糖5.9mmol/L。患者于住院1周后在全麻下行"腹腔镜下袖状胃切除术",手术顺利。术后遵医嘱给予抗炎、补液,保肝护胃及对症支持处理,并按照加速康复外科(enhanced recovery after surgery,ERAS)护理常规进行护理,指导患者早期下床活动,缩短住院时间,减少住院费用。患者于术后第5天顺利出院,出院前制定随访计划给予出院指导,再次告知患者低热量饮食要求及原则。随访期间,患者饮食、运动依从性较好,体重减轻60kg,心肺功能较前改善,无呼吸困难症状,恢复正常生活。

三、评估分析

(一)一般评估

1. 生命体征 T 36.9℃,P 88次/min,R 22次/min,BP 148/82mmHg,SpO_2 95%。

2. 体格检查 有呼吸窘迫、鼻翼扇动,皮肤、甲床和口唇颜色无发绀。体位为端坐位。患者体型为中心型肥胖,且本案例患者BMI为69.8kg/m²,为超级肥胖。

(1)Ⅰ级肥胖BMI为30.0~34.9kg/m²;

(2)Ⅱ级肥胖BMI为35.0~39.9kg/m²;

(3)Ⅲ级肥胖BMI为≥40kg/m²。

3. 无吸氧,居家期间无吸氧设备。

4. 身上无静脉管路、气管切开套管等。

5. 使用营养风险筛查2002(NRS 2002)量表(见附录3-1)评估患者营养状况良好。

6. 患者二便正常;睡眠差,夜间伴有呼吸困难,气憋;术后使用数字评定量表评估患者疼痛程度为2分。

(二)专科评估

1. 心肺功能评估

(1)采用美国纽约心脏病协会(NYHA)心功能分级(见附录2-1):心功能分级为Ⅱ级。

(2)6分钟步行试验(6MWT)(见附录1-2):是一项安全、简单易行、方便的运动试验,通过对运动耐力的检测反映受试者的心肺功能状态,可以综合评估受试者的全身功能状态,如运动能力、心肺功能以及骨骼、肌肉功能和营养水平。该患者的6MWT距离为326m,为中度心力衰竭。

(3)肺功能评估:肺功能检查是诊断慢性阻塞性肺疾病(COPD)的金标准。COPD患者吸入支气管扩张剂后的FEV_1/FVC ≤ 0.70,再根据其FEV_1下降程度进行气流受限的严重程度分级(表4-2)。用FEV_1/FVC、慢性阻塞性肺疾病全球倡议(GOLD)等肺功能指标评估COPD严重程度时要考虑由肥胖引起的肺容积减少。合并COPD的肥胖患者运动受限可能不是由肥胖引起,而是由代谢负荷增加、神经肌肉功能异常、循环障碍等多种因素引起。本案例患者的肺功能监测结果提示为重度混合性通气功能障碍。

(4)阻塞性睡眠呼吸暂停低通气综合征(obstructive sleep apnea hypopnea syndrome, OSAHS)病情分度:应当充分考虑临床症状、合并症情况、呼吸暂停低通气指数(AHI)及夜间SpO_2等实验室指标,根据AHI和夜间最低SpO_2,将OSAHS分为轻、中、重度诊断,其中以AHI作为主要判断标准,夜间最低SpO_2作为参考(表4-3)。案例中夜间睡眠呼吸监测提示患者为重度OSAHS。

表4-3　成人 OSAHS 分度

程度	AHI（次/h）	最低血氧饱和度/%
轻度	5～15	85～90
中度	16～30	80～84
重度	>30	<80

2. 日常生活能力评估　Barthel 指数（Barthel Index，BI）评定量表，可用于评估患者日常生活活动能力（activities of daily living，ADL），包含进食、洗澡、修饰、穿衣等 10 个条目，每个条目根据是否需要帮助及其需要帮助程度计为 0、5、10、15 分不等，总分为 100 分，得分越高表示自理能力越好。本案例患者上下楼梯需要帮助，自理能力评分为 95 分，轻度依赖。

3. 静脉血栓栓塞（venous thromboembolism，VTE）评估　Caprini 评估表（见附录 5-2）是外科常用的 VTE 风险预测评估工具，包含了约 40 个不同的血栓形成危险因素，基本涵盖了外科手术和住院患者可能发生 VTE 的所有危险因素，通过这些危险因素对患者进行 VTE 风险评分。该患者入院后 Caprini 评分为 3 分，属于 VTE 中危。

（三）心理社会评估

焦虑自评量表（SAS）（见附录 4-6）评分 62 分，提示患者为中度焦虑。

（四）辅助检查

1. 实验室检查

（1）肝肾功能：总胆红素 42.9μmol/L，直接胆红素 27.9μmol/L，尿酸 571.0μmol/L，总胆固醇 2.83mmol/L，高密度脂蛋白 0.48mmol/L，餐后 3 小时葡萄糖 10.96mmol/L，葡萄糖 8.42mmol/L，糖类抗原 CA-125 为 72.40U/mL，尿蛋白 2+，B 型纳尿肽 204.90pg/mL。

（2）血气分析：$PaCO_2$ 47mmHg，PaO_2 58mmHg。

（3）肺功能检测提示：重度混合性通气功能障碍。

2. 其他检查

（1）心脏彩超提示：左心室增大，少量心包积液。

（2）胸部 CT 结果：左肺下叶条索灶；脂肪肝。

（3）腹部彩超结果：脾大。

四、康复护理问题与对策

（一）护理问题

1. 气体交换受损　与气道阻塞、通气不足、代谢负荷增加、神经肌肉功能异常、循环障碍等多种因素引起的患者呼吸储备功能严重受损有关。

2. 体液容量过多　与心功能不全、心排血量减少有关。

3. 活动耐受性降低　与心排出量减少、疲劳、呼吸困难、氧供与氧耗失能有关。

4. 睡眠型态紊乱　与 OSAHS 导致反复憋醒有关。

5. 知识缺乏：缺乏疾病相关的知识。

6. 焦虑　与知识缺乏有关，担心手术预后有关。

7. 潜在并发症：感染性心力衰竭、呼吸衰竭、下肢静脉血栓形成、电解质紊乱等。

(二)护理措施

1. 治疗护理 BMI ≥ 37.5kg/m² 的代谢综合征患者健康风险将随着体脂量的增加而升高,减重有助于降低重度肥胖者并发症的发生风险。该患者的治疗原则是包括强化的综合性生活方式干预、药物治疗和减重代谢手术在内的积极治疗。

(1)合理用药:在使用抗凝剂依诺肝素注射液皮下注射时选择腹部肚脐周围部位,每次注射时避免在同一部位反复注射,预防皮下淤血的同时注意观察药物不良反应;使用利尿剂呋塞米注射液及时记录患者尿量,严格按照食物含水量表准确计算患者每日出入量,同时注意监测患者电解质情况,预防低钾血症。二甲双胍适用于超重或肥胖的 2 型糖尿病患者,有助于减重,指导患者每日按时服用;患者术前血压不稳定,最高达 166/108mmHg,每日督促患者晨起口服硝苯地平缓释片,并监测血压。预防性应用抑酸药(质子泵抑制剂和 H2 受体阻滞剂)可显著降低应激性溃疡后消化道出血的发生率。围手术期给予患者异甘草酸镁注射液及法莫替丁注射液等静脉输液以保肝抑酸护胃。术前 24h 停用抗凝剂;术前 30～60min 预防性使用静脉输注抗生素,并备用一组抗生素,当手术时长 ≥ 2h 时使用,预防感染。

(2)氧疗:为减轻患者呼吸困难,给予患者氧气吸入 3L/min,雾化吸入每日 2 次;同时夜间给予患者持续气道正压通气(continuous positive airway pressure,CPAP),该模式适用心源性肺水肿,OSAHS 等疾病。在整个呼吸周期内,呼吸机会持续施加一定程度的气道压力,帮助患者打开气道,防止气道萎陷,增加功能残气量,改善患者肺通气功能,并提高氧合作用以改善患者夜间睡眠质量。

(3)液体治疗:减重代谢患者围手术期液体治疗的目标是维持体液内环境稳态。实施目标导向的围手术期液体管理,避免因液体过量或器官灌注不足增加术后并发症并延迟胃肠功能恢复。患者心功能Ⅱ级,液体超负荷与低血容量均不利于患者康复,需严格记录患者出入量,控制液体输入速度,优化血管内容量状态以维持最优的心脏前负荷、每搏量、心排出量及足够的组织灌注。术中使用羟乙基淀粉 130/0.4 氯化钠注射液更易于维持血管内容量的稳定性。

(4)血糖管理:根据中国 2 型糖尿病防治指南对围手术期糖尿病患者推荐的血糖浓度控制目标为 7.8～10.0mmol/L;监测患者空腹血糖、三餐前后及睡前血糖,并预防低血糖。手术准备应优化代谢指标控制,以术前糖化血红蛋白 < 7.0%,空腹血糖 < 6.1mmol/L,餐后 2h 血糖 < 7.8mmol/L 为目标。患者术前 3d 空腹血糖 8.1mmol/L,餐后血糖 14.7mmol/L,给予患者常规胰岛素 4U,术前患者空腹血糖稳定至 5.9mmol/L。术后持续血糖监测及胰岛素的应用,预防因手术应激产生的高渗性糖尿病酮症昏迷。

(5)经多学科会诊后,制定患者的治疗及手术方案。术前重点改善心肺功能,调整血压血糖,给予保肝护胃治疗;择期进行全麻下"腹腔镜下袖状胃切除术",并提前为患者讲解手术方式及相关注意事项,疏导患者,缓解患者焦虑情绪。

2. 观察护理 该患者因代谢综合征合并阻塞性低通气综合征,减重代谢围手术期需重点监测患者体温、血氧饱和度、血压及血糖的变化。

(1)围手术期重视患者的体温管理,术前嘱患者注意切勿着凉,预防感冒、发热;术中使用加温床垫预防患者低体温,做好保暖;术后连续三日监测患者体温,预防感染。

(2)术前在实施氧疗的过程中,每日监测患者血氧饱和度,同时进行睡眠监测,记录其夜间 AHI 及血氧饱和度,以观察氧疗效果,及时调整氧疗策略。在给予患者夜间 CPAP 后,患者夜间 AHI 明显降低,夜间血氧饱和度 > 90%。肥胖患者术后易发生肺不张、低氧血症等肺部并发症,术后需要持续监测脉搏、血氧饱和度、心率、血压、呼吸频率和呼气末二氧化碳浓度,确定有无呼吸道梗阻和呼吸抑制;同时严密观察患者神志变化,有无烦躁不安、意识模糊等缺氧和二氧化碳潴留的表现,观察皮肤色泽、有无发绀等。积极预防呼吸道并发症的发生。

（3）术中监测患者血流动力学变化，预防患者出现血容量不足，给予胶体溶液；如患者出现血容量不足时根据患者手术情况立即补液或者输血，预防患者出现低血容量性休克。

（4）因手术应激状态下胃黏膜局部微循环障碍、缺血、胆汁反流等可致屏障功能减低，易形成应激性溃疡。因此术后应观察患者有无恶心、呕吐等胃肠道不适症状并预防性使用抑酸护胃等药物。患者术后2h诉恶心，给予患者应用盐酸托烷司琼注射液5mg静脉输液，半小时后患者不适症状缓解。

（5）围手术期应预防患者肺部感染，做好气道管理，给予雾化排痰等；术后患者带回中心静脉导管，护士严格执行无菌操作，预防导管相关感染；给患者及家属宣教导管的注意事项，并采用U字形固定，及时更换敷贴，预防导管滑脱；注意观察伤口敷料有无渗液，周围皮肤有无红肿，及时换药，预防伤口感染。

3. 专科护理

（1）院前进行生活方式干预，多学科会诊为其制定居家生活健康计划。

1）患者有近10年吸烟史，通过互联网小程序，在线提供饮食和运动等建议，督促患者每日健康打卡，完成为其制定的健康计划。指导患者居家期间开始戒烟，术前有效戒烟4周，同时教会患者深呼吸训练，改善患者肺通气，有助于预防肺部并发症。

2）饮食控制的目的是减少肝脏的体积，降低减重手术的难度；指导患者低热量饮食，摄入食物热量控制在4 200～5 040kJ/（kg·d），避免摄入油炸食品、零食、冷饮等，并选择低血糖指数饮食，可增加饱腹感，改善胰岛素抵抗。同时避免饮水过多加重心脏负担。

3）在运动方面，指导患者居家期间每日进行有氧运动，遵循循序渐进的原则，第一周每天至少20min健步走，接下来几周在可耐受的情况下逐步增加活动时间，以增强患者心肺耐力。

4）在用药方面，每日通过小程序提醒患者及时并正确服药，以有效调节患者心率、血压、血糖等。

（2）围手术期实施ERAS快速康复护理措施

1）重视术前宣教效果，与患者有效沟通，了解患者的需求，讲解减重代谢手术的相关注意事项，以及后续的治疗、费用及预后。进行预康复指导，术前加强呼吸功能训练（深呼吸训练、有效咳嗽）；指导患者每日踝泵运动及有氧活动训练；并进行效果评价，对患者未掌握部分反复宣教指导，确保患者预康复达到效果。

2）严格按照食物含水量表准确计算患者每日出入量，将患者尿量控制在1 000～1 500mL，保持体液平衡，减轻心脏负担，同时注意监测患者电解质情况，预防低钾血症。术前一周指导患者极低热量饮食，并均衡营养。完成其他术前准备，包括实验室检查及备血，肠道准备等，术前6h禁食，2h禁饮；术前10h饮用12.5%碳水化合物饮品200mL以减少胃肠道应激反应。术前洗澡，严格脐部清洁；术中监测患者生命体征并注意保暖；术后严密监测患者生命体征，预防感染。

3）饮食方面：术后2h患者指导患者试饮水，无恶心、呕吐，术后6h患者进流质饮食（米油30mL），无不适症状。术后第1天，患者排气未排便，给予清流质饮食20～30mL，进食时间＞5min；选用不含任何渣滓及产气的液体食物，如过滤清汤、过滤菜汤；禁用牛奶、豆浆、多糖及一切易致胀气的食物。术后第2天半流质饮食，逐渐过渡到正常饮食（低热量饮食），患者二便恢复正常。疼痛管理，采用多模式镇痛方法，持续使用镇痛泵，减轻患者疼痛，术后第2天疼痛评分为2分。

4）早期下床活动：患者术后Caprini评分为5分，为VTE风险高危人群，术后患者清醒即可在床上活动，如踝泵运动，活动手指、手腕、手臂，双上肢及双下肢运动，并进行双下肢气压治疗。术后2h，患者生命体征平稳，协助患者在床边坐起，术后6h下床，在病室活动。术后活动遵循循序渐进的原则，以加速患者快速康复。

4. 心理护理 大部分超重或肥胖的患者更易体验到强烈的低自我价值感、孤立、挫败感、压力、抑郁等负性情绪,严重影响其心理健康。本病例患者有焦虑情绪,日常生活中不善与人交谈,性格内向,常常因肥胖、自我形象紊乱而自卑;另一方面该患者及其家属术前对于麻醉及"腹腔镜袖状胃切除术"过程较为陌生,担忧手术效果。针对该患者及其家属的心理状况,入院后护士积极主动与其沟通且保持沟通密度,尊重患者的权利和人格;及时告知疾病相关情况,建立良好的护患关系;术前对患者讲述成功案例,以及手术宣传册、图片、短视频等方法,向患者介绍该手术的优点、方法、术后治疗和护理重点,减轻患者及家属术前紧张,焦虑等情绪,同时鼓励患者,给予其减重成功的信心,提高其治疗的依从性。

5. 康复护理

(1)深呼吸训练:全身放松后将双手分别放在前胸部与上腹部,鼻吸气时缓慢隆起腹部,让膈肌下降,呼气时使腹部徐徐下沉,尽量保持胸部静止,每次腹式呼吸练习持续15min左右,2次/d。

(2)缩唇呼吸:全身放松进行缓慢呼吸,鼻吸气时紧闭双唇,吸气停止2s后再徐徐通过嘴呼出气体,注意将嘴唇缩成口哨状或鱼嘴状,同时收缩腹部。吸呼比为1:2或1:3,每次持续15min左右,3次/d。

(3)全身性呼吸操:首先进行平静呼吸,立位吸气、前倾呼气→单举上臂进行吸气、双手压腹进行呼气→平举上肢进行吸气、双臂下垂进行呼气→平伸上肢吸气、双手压腹进行呼气→抱头进行吸气、转体进行呼气→立位上举上肢进行吸气、蹲位进行呼气,最后进行平静呼吸,上述步骤反复进行训练,每次持续10min左右,2次/d。

(4)减少久坐的行为方式,增加每天运动量。制订锻炼方案时要考虑到患者的运动能力和健康状况,遵循循序渐进和安全第一的原则。对于需要消耗的能量,一般多考虑采用增加体力活动量和控制饮食相结合的方法。运动方案包括有氧运动、阻抗运动、呼吸肌训练,有氧运动主要包括步行、踏车训练,阻抗运动包括自由负重、拉力绳等。运动强度根据患者耐力选择低强度运动,运动心率为最大心率的30%～40%,并逐渐增加运动强度。每日30min以上有氧运动,5次/周。

6. 健康教育

(1)伤口护理:保持伤口清洁干燥,避免抓挠伤口,防止伤口感染。

(2)饮食用药:饮食是保证手术效果,避免术后远期并发症,改善各种不适的重要一环,必须严格遵守术后饮食指导。按时、按量服用降压药及降糖药,定期复查。

(3)保持良好生活方式,保持稳定情绪,坚持呼吸功能锻炼及有氧运动。

7. 出院指导

(1)饮食指导:三餐定时定量,进食速度放慢,充分咀嚼,每餐进食时间为半小时。均衡饮食,少量多餐、细嚼慢咽以预防胃出口阻塞、呕吐等情况发生。每天3次正餐宜摄取体积小的食物,另再补充2次加餐。选择低糖低脂高蛋白进食,粮食以杂粮为主,如荞麦面、燕麦面、玉米面等,可服用乳清蛋白粉。需根据个人对食物的耐受程度加减进食,热量摄取可循序渐进增加至1 200kJ/(kg·d),蛋白摄取量100g/kg。需要注意的是,术后胃的容量减少,使得营养吸收面积范围减小,术后常见脱发、贫血、营养不良等并发症,需每日补充复合维生素和矿物质补充片,根据复查结果必要时再额外补充B族维生素、维生素D及钙片等。出院1个月内所有药片均需研磨细碎后用水冲服;避免食用浓缩甜食(糖、饮料、蛋糕等)、高脂和刺激性的食物;如果出现不能进食、进水,持续恶心,频繁呕吐,头晕易疲劳或气短,黑便或便血,腹痛加重,体温超过37.5℃发抖或寒战,切口渗血或发红,尿量减少呈深黄色或无尿的情况应立即就诊。

(2)按时服药,指导患者规律服用降压药及降糖药物,用药期间如有不适及时联系医生,切勿随意停药。

(3)鼓励患者出院后坚持呼吸功能训练及运动训练,例如做家务、散步、打太极、骑自行车、做韵律操等。

（4）出院后随访：加强患者出院后的随访，在患者出院后 24～48h 内应常规进行电话随访及指导，术后 7～10d 应至门诊进行回访，进行伤口拆线、告知病理检查结果。护士提前告知患者定期复查的时间及项目内容：术后 1 个月、3 个月、6 个月、9 个月、12 个月、18 个月、24 个月需定期复查术后血常规、生化、维生素 B_{12}+ 叶酸、铁蛋白、糖化血红蛋白、血清胰岛素、甲状腺功能、性激素六项等；口服葡萄糖耐量试验（oral glucose tolerance test，OGTT）每半年复查一次；维生素 D、胃镜、B 超每年复查一次。同时在患者复查后及时随访，随访内容包括体重、血糖控制情况、有无消化道不良反应、常见并发症及营养不良表现以及复查结果有无异常，每次随访均记录。通过互联网小程序平台与患者保持联系，督促患者居家期间保持良好生活方式习惯，关注患者心理状况，给予患者心理支持，鼓励其积极生活。

（三）护理结局

经过院前干预及入院后围手术期加速康复外科护理，患者术后无并发症发生，术后第 1 天可在病区内活动，术后第 2 天诉胸闷气憋较入院时明显好转。患者于术后第 5 天顺利出院，出院前制定随访计划给予出院指导。随访期间，患者饮食、运动依从性较好，体重减轻 60kg，心肺功能较前改善，无呼吸困难症状，恢复正常生活。

五、总结与思考

此案例为代谢综合征患者围手术期的高级护理实践，患者有较多合并症，心肺功能不佳。在护理过程中，要求护士掌握专科评估的方法，在整个围手术期需重点关注患者气体交换受损的问题，采取氧疗及呼吸功能训练等有效措施，监测血氧饱和度，维持其有效的气体交换，改善缺氧症状。其次在治疗过程中需动态评估患者心功能状态，根据患者的心功能等级来制定或调整运动方案及液体治疗计划，避免加重患者心脏负荷。健康教育、预康复指导以及饮食计划的落实也是护理工作重点；在整个护理过程中，护士应始终关注患者心理问题，帮助患者，给予心理支持，知识支持等。在围手术期实施 ERAS 康复外科护理措施，有助于患者快速康复，无术后相关并发症发生，同时缩短了住院时间，减少住院费用。重视患者出院指导及随访工作，随访时重点关注患者的饮食情况，并给予指导，提高患者居家自我管理能力，帮助患者成功减重，恢复正常生活。

（张亚琴　朱康宁　刘　璐）

附录　心肺康复护理案例相关评估表

附录 1　心肺运动能力相关评估表

附录 1-1　Lovett 分级表

分级	评级标准	正常肌力 /%
0	没有肌肉收缩	0
1	肌肉有收缩,但无关节运动	10
2	关节在减重力状态下全范围运动	25
3	关节在抗重力状态下全范围运动,不能抗阻力	50
4	能抗重力,抵抗部分阻力运动	75
5	能抗重力,并完全抵抗阻力运动	100

附录 1-2　6 分钟步行试验记录表

项目	试验前	试验后
心率	____次 /min	____次 /min
血压	血压 ____/____mmHg	血压 ____/____mmHg
呼吸困难	____(Borg 量表)	____(Borg 量表)
疲倦	____(Borg 量表)	____(Borg 量表)
SpO_2	____%	____%

试验是否提前结束？否

是, 原因：_____

需要立即停止的情况(可以多选)

①胸痛；②不能耐受的呼吸困难；③下肢痉挛；④走路摇晃；⑤出汗；⑥面色苍白或灰白

试验结束时的其他症状：_____

6min 步行总距离：____m

　　结果判读：步行距离结果划分为 4 个等级：1 级少于 300m,2 级为 300～374.9m,3 级 375～449.5m,4 级 450m,级别越低心肺功能越差。

附录 1-3 肌张力临床分级

等级	肌张力	标准
0	弛缓性瘫痪	被动活动肢体无反应
1	低张力	被动活动肢体反应减弱
2	正常	被动活动肢体反应正常
3	轻、中度增高	被动活动肢体有阻力反应
4	重度增高	被动活动肢体有持续性阻力反应

附录 1-4 改良 Ashworth 痉挛量表

等级	标准
0	没有肌张力的增加
1	肌张力轻度增加,受累部分被动屈伸时,在活动范围之内出现最小阻力或出现突然的卡住和放松
1+	肌张力轻度增加,在关节活动的范围 50% 之内出现突然的卡住,然后在关节活动的范围 50% 后均呈最小阻力
2	肌张力增加明显,关节活动范围的大部分肌张力均明显增加,但受累及部分仍能较容易地被动移动
3	肌张力严重增高,被动运动困难
4	挛缩,受累及部分被动屈伸时呈挛缩状态而不能动

附录 1-5 Borg 自觉疲劳程度量表

分级	疲劳感觉
6	极轻
7	
8	
9	很轻
10	
11	比较轻
12	
13	有点用力
14	
15	用力
16	
17	很用力
18	
19	极用力
20	

计分方式:评级表让参与者凭借运动的自身感觉(心跳、呼吸、排汗、肌肉疲劳等),来估计运动时的强度。评级表的数值范围是由 6~20。

附录 1-6　肌力和肌肉耐力徒手评估方法

评估方法	特点	操作方法
握力测试	衡量上肢功能	通过握力计测量个体在抓握物体时产生的最大力量,最大握力值达到 9kg 是满足日常生活各种活动的最低值
30s 手臂屈曲试验	评估上肢肌群力量	测试受试者 30s 内优势手负重情况下完成前臂屈曲的次数,测试时男性抓握 8 磅(1 磅 =454g)哑铃,女性抓握 5 磅哑铃
30s 椅子站立试验	评估下肢肌群及核心肌群力量	测试受试者在 30s 内能够完成的由"坐位"转换为"站立位"的次数
爬楼梯试验	评估腿部力量	测量受试者爬 10 级楼梯所需时间

附录 1-7　三级平衡能力评定量表

类别	分级	评定标准
坐	I	静态维持自身平衡 10s 以上
	II	自动态平衡 10s 以上(伴随上肢运动可以保持平衡)
	III	轻外力作用下维持平衡
站	I	静态维持自身平衡 10s 以上
	II	自动态维持自身平衡 10s 以上
	III	轻外力作用下维持自身平衡
走	I	静态维持自身平衡 10s 以上
	II	自身动态维持平衡 10s 以上
	III	轻外力作用下维持自身平衡

附录 1-8　衰弱筛查量表

评估内容	得分
1.过去 4 周大部分时间或所有时间感到疲乏	是:1 分　否:0 分
2.在不用任何辅助工具及不用他人帮助的情况下,中途不休息爬一层楼梯有困难	是:1 分　否:0 分
3.在不用任何辅助工具及不用他人帮助的情况下,走完 100m 较困难	是:1 分　否:0 分
4.医生曾告诉您存在 5 种以上如下疾病:高血压、糖尿病、急性心脏疾病发作、脑卒中、恶性肿瘤(微小皮肤癌除外)、充血性心力衰竭、哮喘、关节炎、慢性肺疾病、肾脏疾病、心绞痛等	是:1 分　否:0 分
5.1 年或更短时间内出现体重下降≥ 5%	是:1 分　否:0 分

　　结果判读:量表评估包括 5 个条目,符合 1 项衰弱指标计 1 分,计分范围为 0~5 分,0 分为无衰弱,1~2 分为衰弱前期,≥ 3 分为衰弱。

附录 1-9 Berg 平衡量表(BBS)

评价项目	指令	评分标准	得分
1. 由坐到站	请试着不用手支撑站起来(用有扶手的椅子)	能不用手支撑站起来并站稳	4
		能独自用手支撑站起并站稳	3
		能在尝试几次之后用手支撑站起并站稳	2
		需要轻微帮助才可站起或站稳	1
		需要中度或大量的帮助才能站起	0
2. 独立站立	请独立站立 2min	能安全地站立 2min	4
		需在监护下才能站立 2min	3
		不需要支撑能站立 30s	2
		经过几次努力,不需要支撑能站立 30s	1
		无法在没有帮助下站立 30s	0
注:如果第 2 项≥3 分,则第 3 项给满分直接进入第 4 项测试			
3. 独立坐	请将双手抱于胸前坐 2min(坐在椅子上,双足平放在地面或小凳子上,背部离开椅背)	能安稳且安全地坐 2min	4
		在监督下能坐 2min	3
		能独立坐 30s	2
		能独立坐 10s	1
		无法在没有支撑下坐 10s	0
4. 由站到坐	请坐下	用手稍微帮忙即可安全坐下	4
		需要用手帮助来控制坐下	3
		需要用双腿后侧抵住椅子来控制坐下	2
		能独立坐到椅子上但不能控制身体的下降	1
		需要帮助才能坐下	0
5. 床-椅转移	请坐到有扶手的椅子上,再坐回床上,然后再坐到无扶手的椅子上,再坐回床上	用手稍微帮助即可安全转移	4
		必须用手帮助才能安全转移	3
		需要言语提示或监护才能完成转移	2
		需要一个人帮助才能完成转移	1
		需要两个人帮助或监护才能完成转移	0
6. 闭眼站立	请闭上眼睛站立 10s 并尽量站稳	能安全地站立 10s	4
		能在监护下站立 10s	3
		能站立 3s	2
		不能站 3s,但睁眼后可以保持平衡	1
		闭眼站立需要帮助以避免摔倒	0
7. 双足并拢站立	请双足并拢站立,不要扶任何东西,尽量站稳	能独立,安全地双足并拢站立 1min	4
		需在监护下才能双足并拢独立站 1min	3
		能双足并拢独立站立,但不能站立 30s	2
		需要帮助才能将双足并拢,但并拢后能站立 15s	1
		需要帮助才能将双足并拢,但并拢后不能站立 15s	0
8. 站立位上肢前伸	将手臂抬高 90°,伸直手指并尽力向前伸,请注意双足不要移动	能安全地前伸 25cm 的距离	4
		能前伸 12cm 的距离	3
		能前伸 5cm 的距离	2
		能前伸但需要监护	1
		尝试前伸即失去平衡或需要外部帮助才能前伸	0

评价项目	指令	评分标准	得分
注:进行此项测试时,要先将一根皮尺横向固定在墙壁上,受试者上肢前伸时,测量手指起始位和终末位对应于皮尺上的刻度,两者之差为患者上肢前伸的距离。如果可能的话,为了避免躯干旋转,受试者要两臂同时前伸。			
9. 站立位从地上拾物	请把你足前面的拖鞋捡起来	能安全而轻易地捡起拖鞋	4
		需要在监护下捡起拖鞋	3
		不能捡起但能够到达距离拖鞋 2~5cm 的位置并且独立保持平衡	2
		不能捡起并且当试图尝试时需要监护	1
		不能尝试或需要帮助以避免失去平衡或跌倒	0
10. 转身向后看	双足不要动,先向左侧转身向后看,然后,再向右侧转身向后看	能从两侧向后看且重心转移良好	4
		只能从一侧向后看,另一侧重心转移较差	3
		只能向侧方转身但能保持平衡	2
		当转身时需要监护	1
		需要帮助以避免失去平衡或跌倒	0
注:评定者可以站在受试者身后手拿一个受试者可以看到的物体以鼓励其更好的转身			
11. 原地旋转 360°	请原地旋转 360°,暂停,然后再从另一个方向旋转 360°	两个方向均可在 4s 内完成旋转 360°	4
		只能一个方向 4s 内完成旋转 360°	3
		能安全的旋转 360°,但用时超过 4s	2
		旋转时需要密切监护或言语提示	1
		旋转时需要帮助	0
12. 双足交替踏台阶	请将左、右足交替放到台阶/凳子上,直到每只足都踏过 4 次台阶或凳子	能独立而安全地站立并在 20s 内完成 8 个动作	4
		能独立站立但完成 8 个动作的时间超过 20s	3
		在监护下不需要帮助能完成 4 个动作	2
		需要较小帮助能完成 2 个或 2 个以上的动作	1
		需要帮助以避免跌倒或不能尝试此项活动	0
13. 双足前后站立(如果困难,增加双足前后距离)	(示范给受试者)将一只足放在另一只足的正前方并尽量站稳	足尖对足跟站立没有距离,持续 30s	4
		足尖对足跟站立有距离,持续 30s	3
		能够独立的将一只足向前迈一小步且能够保持 30s	2
		需要帮助才能向前迈步但能保持 15s	1
		当迈步或站立时失去平衡	0
注:要得到 3 分,需步长超过另一足的长度且双足支撑的宽度应接近受试者正常的步幅宽度			
14. 单腿站立	请单腿站立尽可能长的时间	能用单腿站立并能维持 10s 以上	4
		能用单腿站立并能维持 5~10s	3
		能用单腿站立并能站立 ≥ 3s	2
		经过努力能够抬起一条腿,保持时间不足 3s,但能够保持独立站立	1
		不能够尝试此项目活动或需要帮助以避免跌倒	0
工具:计时秒表,尺子(≥ 25cm),两把椅子(高度适中,带扶手和不带扶手),踏板(凳子)			

结果判读:总分最高为 56 分,最低为 0 分,分数越高平衡能力越强。得分 < 40 分,患者跌倒风险增加。

附录2　心肺功能分级与风险相关评估表

附录 2-1　美国纽约心脏病协会（NYHA）心功能分级

心功能分级	症状
Ⅰ级	活动不受限,日常体力活动不引起明显的气促、疲乏或心悸
Ⅱ级	活动轻度受限。休息时无症状,日常活动可引起明显的气促、疲乏或心悸
Ⅲ级	活动明显受限。休息时可无症状,轻于日常活动即引起显著的气促、疲乏、心悸
Ⅳ级	休息时也有症状,任何体力活动均会引起不适。如无需静脉给药,可在室内或床边活动者为Ⅳ a 级;不能下床并需静脉给药支持者为Ⅳ b 级

附录 2-2　Borg 呼吸困难评分量表

分级	临床表现
0	一点也不觉得呼吸困难或疲劳
0.5	极轻微的呼吸困难或疲劳,几乎难以察觉
1	非常轻微的呼吸困难或疲劳
2	轻度的呼吸困难或疲劳
3	中度的呼吸困难或疲劳
4	略严重的呼吸困难或疲劳
5～6	严重的呼吸困难或疲劳
7～9	非常严重的呼吸困难或疲劳
10	极度的呼吸困难或疲劳,达到极限

附录 2-3　美国心脏学会危险分层标准

危险级别	NYHA 心功能分级	运动能力	基础疾病及临床特征	监管及心电图、血压监护
A	Ⅰ	＞6 METs	无心脏病史,无症状	无需监管及心电图(ECG)、血压监护
B	Ⅰ 或 Ⅱ	＞6 METs	有基础心脏病,无心力衰竭症状,静息状态或运动试验≤6 METs 时无心肌缺血或心绞痛,运动试验时收缩压适度升高,静息或运动时未出现持续性或非持续性室性心动过速,具有自我监测运动强度能力	只需在运动初期监管及ECG、血压监护

续表

危险级别	NYHA 心功能分级	运动能力	基础疾病及临床特征	监管及心电图、血压监护
C	Ⅲ或Ⅳ	< 6 METs	有基础心脏病,运动负荷 < 6 METs 时发生心绞痛或缺血 ST 段压低,收缩压运动时低于静息状态,运动时非持续性室性心动过速,有心搏骤停史,有可能危及生命	整个运动过程需医疗监督指导和 ECG 及血压监护,直至确立安全性
D	Ⅲ或Ⅳ	< 6 METs	严重基础心脏病,失代偿心力衰竭,未控制的心律失常,可因运动而加剧病情	不推荐以增强适应为目的的活动,应重点恢复到 C 级或更高级,日常活动须根据患者评估情况由医师确定

附录 2-4 主动咳嗽力量分级表

主动咳嗽力量分级表,通常分为 6 级。

0 级	无指令咳嗽
1 级	气管内可闻及气流声但无咳嗽声音
2 级	可闻及很弱的咳嗽声音
3 级	可闻及清晰的咳嗽声音
4 级	可闻及强有力的咳嗽声音
5 级	可进行多次强有力的咳嗽

附录 2-5 改良英国医学研究委员会呼吸困难量表(mMRC 问卷)

mMRC 分级	呼吸困难症状
0 级	剧烈运动时出现呼吸困难
1 级	平地快走或上缓坡时有呼吸困难现象
2 级	由于呼吸困难,平地行走时比同龄人慢或需要停下来休息
3 级	平地上步行 100m 左右或数分钟后即有呼吸困难,需要停下来呼吸
4 级	因严重呼吸困难而不能离开家,或在穿脱衣服即出现呼吸困难

附录 2-6 痰液量分级表

普通分级:无人工气道患者		
分级	1 级(小量)	2 级(中量)	3 级(大量)
痰量	< 10mL/24h	10~150mL/24h	150mL/24h 或一次性痰液量达到 100mL

续表

人工气道患者痰量分级：有人工气道患者					
分级	0级	1级	2级	3级	4级
痰量	没有或只在吸痰管外侧有少量痰迹	只在吸痰管顶端内侧有痰液	吸痰管内充满痰液	吸痰时间＜12s（两个呼吸周期）	大量痰液,吸引时间＞12s

附录2-7　痰液黏稠度分级表

Ⅰ度	外观呈泡沫样或米汤样痰
Ⅱ度	稀米糊状样痰
Ⅲ度	黏稠呈坨状样痰

附录2-8　慢性阻塞性肺疾病评估表（CAT）

症状	评分	症状
我从不咳嗽	0　1　2　3　4　5	我总是在咳嗽
我一点痰也没有	0　1　2　3　4　5	我有很多很多痰
我没有任何胸闷的感觉	0　1　2　3　4　5	我有很严重的胸闷感觉
当我爬坡或爬一层楼梯时,没有气喘的感觉	0　1　2　3　4　5	当我爬坡或爬一层楼梯时,感觉严重喘不过气来
我在家里能够做任何事情	0　1　2　3　4　5	由于我有慢阻肺,我在家里做任何事情都很受影响
尽管我有肺部疾病,但对外出很有信心	0　1　2　3　4　5	由于我有慢阻肺,对离开家一点信心都没有
我的睡眠非常好	0　1　2　3　4　5	由于我有慢阻肺,睡眠相当差
我精力旺盛	0　1　2　3　4　5	我一点精力都没有

计分方式：数字0~5表现严重程度,请标记最能反映您当时情况的选项,并在数字上画√,每个问题只能标记1个选项。

结果判读：CAT评分为综合症状评分,分值范围0~40分,10分以上为症状多。0~10分：轻微影响；11~20分：中等影响；21~30分：严重影响；31~40分：非常严重影响。

附录2-9　房颤患者卒中预防风险 $CHA_2DS_2\text{-}VAS_C$ 评分表

危险因素	分值
充血性心力衰竭/左心功能不全	1
高血压	1
年龄≥75岁	2
糖尿病	1
脑卒中/短暂性脑缺血发作/有血栓史	2
血管病变	1

续表

危险因素	分值
年龄 65～74 岁	1
性别（女性）	1
总分值	

结果判读：总分为 0 分，低危，不需要抗凝治疗；总分为 1 分，中危，可接受阿司匹林或抗凝治疗；总分≥ 2 分，高危，可接受抗凝治疗。

附录 2-10 冠心病患者运动危险分层

危险分层	运动或恢复期症状及心电图改变	心律失常	再血管化后并发症	心理障碍	左心室射血分数	功能储备	血肌钙蛋白浓度
低危	运动或恢复期无症状或心电图缺血改变	无休息或运动引起的心律失常	AMI 溶栓血管再通，PCI 或 CABG 后血管再通且无合并症	无心理障碍（抑郁、焦虑等）	＞ 50%	＞ 7.0 METs	正常
中危	中度运动（5.0～6.9 METs）或恢复期出现心绞痛症状或心电图缺血改变	休息或运动时未出现复杂室性心律失常	AMI、PCI 或 CABG 后无合并心源性休克或心力衰竭	无严重心理障碍（抑郁、焦虑等）	40%～50%	5.0～7.0 METs	正常
高危	低水平运动（＜ 5.0 METs）或恢复期出现心绞痛症状或心电图缺血改变	休息或运动时出现的复杂室性心律失常	AMI、PCI 或 CABG 后合并心源性休克或心力衰竭	有严重心理障碍（抑郁、焦虑等）	＜ 40%	≤ 5.0 METs	升高

注：低危指每一项都存在时为低危，高危指存在任何一项为高危；AMI：急性心肌梗死，PCI：经皮冠状动脉介入治疗，CABG：冠状动脉旁路移植术，METs：代谢当量。

附录 3　营养与吞咽相关评估表

附录 3-1　营养风险筛查 2002（NRS 2002）

1.BMI 是否小于 18.5kg/m² ?	是	否
2. 最近 3 个月内患者体重是否下降？	是	否
3. 最近 1 周内患者饮食摄入量是否减少？	是	否
4. 患者是否病情严重？	是	否

注：本表格为初筛表。如果任何一个问题的答案为"是"，则进入第二步，采用最终筛查表进行评估。如果所有问题答案都是"否"，说明患者目前没有营养风险，不需进入第二步，但 1 周后需要复查。如果所有问题答案都是"否"，但即将进行腹部大手术，则需要考虑预防性营养干预。已根据中国人群 BMI 正常下限（18.5）进行修改

续表

营养受损状况			疾病严重程度		
无	0分	正常营养需要量	无	0分	正常营养需要量
极度	1分	3个月内体重丢失＞5%,或前1周的食物摄入量比正常需要量减少25%～50%	需求轻度增加	1分	髋关节骨折,慢性疾病急性发作或有并发症者(肝硬化、慢阻肺、血液透析、肿瘤)
中度	2分	一般情况差,或2个月内体重丢失＞5%,或食物摄入量比正常需要量减少50%～75%	需求中度增加	2分	腹部大手术,脑卒中,重症肺炎,血液系统恶性肿瘤
严重	3分	BMI＜18.5且一般情况差,或体重丢失＞5%(或3个月体重下降15%),或前1周食物摄入比正常需要量减少75%～100%	需求明显增加	3分	颅脑损伤,骨髓移植,APACHE评分＞10分的ICU患者

年龄	18～69岁得0分,≥70岁得1分

疾病严重程度的定义:

对于表中没有明确列出诊断的疾病参考以下标准,依照调查者的理解进行评分。

1分:慢性疾病患者因出现并发症而住院治疗。患者虚弱但不需卧床。蛋白质需要量略有增加,但可通过口服补充来弥补。

2分:患者需要卧床,如腹部大手术后。蛋白质需要量相应增加,但大多数人仍可以通过肠外或肠内营养支持得到恢复。

3分:患者在加强病房中靠机械通气支持。蛋白质需要量增加而且不能被肠外或肠内营养支持所弥补。但是通过肠外或肠内营养支持可使蛋白质分解和氮丢失明显减少。

结果判读:营养风险总评分＝年龄评分＋疾病严重评分＋营养受损情况评分,总分≥3分提示患者存在营养风险,需制定营养支持计划;总分＜3分,暂不进行营养支持,但需每周复查。

附录3-2　EAT-10吞咽筛查量表

项目	评分				
	0(没有)	1(轻度)	2(中度)	3(重度)	4(非常严重)
1.我的吞咽问题已经使我体重减轻					
2.我的吞咽问题影响到我在外就餐					
3.吞咽液体费力					
4.吞咽固体食物费力					
5.吞咽药丸费力					
6.吞咽时有疼痛					
7.我的吞咽问题影响到我享用食物时的快感					
8.我吞咽时有食物卡在喉咙里					
9.我吃东西时会咳嗽					
10.我感到吞咽有压力					

结果判读:总分＝0,说明吞咽功能很好;总分＞3,提示存在吞咽困难;总分≥4,说明存在严重吞咽困难。分数越低表示吞咽功能越好。

附录 3-3　微型营养评定量表（MNA）

指标	分值	标准	分值	标准	分值	标准	分值	标准
1. 近 3 个月体重丢失	0	＞ 3kg	1	不知道	2	1～3kg	3	无
2. BMI（kg/m²）	0	＜ 19	1	19～20.5	2	21～22.5	3	≥ 23
3. 近 3 个月有应激或急性疾病	0	否	2	是				
4. 活动能力	0	卧床或轮椅	1	能下床但不能外出	2	能外出活动		
5. 神经精神疾病	0	严重痴呆或抑郁	1	轻度痴呆	2	没有		
6. 近 3 个月有无饮食量减少	0	严重减少	1	减少	2	没减少		
7. 是否能独立生活	0	不能	1	能				
8. 每天服用 3 种以上药物吗	0	是	1	否				
9. 身体上是否有压痛或皮肤溃疡	0	是	1	否				
10. 每日用几餐	0	1 餐	1	2 餐	2	3 餐		
11. 每天摄入奶类或每周 2 次豆制品、禽、蛋或每天吃鱼、肉、禽类食品	0	0～1 项	0.5	2 项	1	3 项		
12. 每日能吃 2 份以上水果和蔬菜	0	否	1	是				
13. 每天饮水量（1 杯 300ml）	0	＜ 3 杯	0.5	3～5 杯	1	＞ 5 杯		
14. 进食情况	0	依赖别人帮助	1	能自行进食但感困难	2	可自行进餐		
15. 自我营养评价	0	营养不良	1	不能确定	2	无营养不良		
16. 与同龄人相比，认为自己的营养状况	0	没别人好	0.5	不知道	1	一样	2	更好
17. 上围	0	＜ 21	0.5	21～22	1	≥ 22		
18. 小腿围	0	＜ 31	1	≥ 3				

　　结果判读：前 6 项（MNA-SF）总分＞ 12 即评为营养良好，＜ 12 分者提示营养不良，继续进行测试。MNA 总分 ≥ 24.0 为营养良好，23.5～17.0 为潜在营养不良，MNA ＜ 17.0 为营养不良。

附录 3-4　标准吞咽功能评价量表（SSA）

第一步：初步评价

意识水平	1= 清醒
	2= 嗜睡，可唤醒并做出言语应答
	3= 呼唤有反应，但闭目不语
	4= 仅对疼痛刺激有反应

续表

头部和躯干部控制	1= 能正常维持坐位平衡
	2= 能维持坐位平衡但不能持久
	3= 不能维持坐位平衡,但能部分控制头部平衡
	4= 不能控制头部平衡
唇控制(唇闭合)	1= 正常
	2= 异常
呼吸方式	1= 正常
	2= 异常
声音强弱(发 [a]、[i] 音)	1= 正常
	2= 减弱
	3= 消失
咽反射	1= 正常
	2= 减弱
	3= 消失
自主咳嗽	1= 正常
	2= 减弱
	3= 消失
合计	分

第二步:饮一匙水(量约 5mL),重复 3 次

口角流水	1= 没有 /1 次
	2= > 1 次
吞咽时有喉部运动	1= 有
	2= 没有
吞咽时有反复的喉部运动	1= 没有 /1 次
	2= > 1 次
咳嗽	1= 没有 /1 次
	2= > 1 次
哽咽	1= 有
	2= 没有
声音质量	1= 正常
	2= 改变
	3= 消失
合计	分

附注:如果该步骤的 3 次吞咽中有 2 次正常或 3 次完全正常,则进行下面第 3 步。

第三步:饮一杯水(量约 60mL)

能够全部饮完	1= 是
	2= 否
咳嗽	1= 无 /1 次
	2= > 1 次
哽咽	1= 无
	2= 有
声音质量	1= 正常
	2= 改变
	3= 消失
合计	分

　　计分方法:分为三个部分:①临床检查,包括意识、头与躯干的控制、呼吸、唇的闭合、软腭运动、喉功能、咽反射和自主咳嗽,总分 8～23 分;②让患者吞咽 5mL 水 3 次,观察有无喉运动、重复吞咽、吞咽时喘鸣及吞咽后喉功能等情况,总分 5～11 分;③如上述无异常,让患者吞咽 60mL 水,观察吞咽需要的时间、有无咳嗽等。

　　结果判读:总分 5～12 分;该量表的最低分为 18 分,最高分为 46 分,分数越高,说明吞咽功能越差。

附录 3-5 　改良版洼田饮水试验

项目		结果	评估日期					
1	饮水 1mL	不能试着吞咽						
		水从口中直接流出						
		没有问题						
2	饮水 3mL	咳嗽						
		窒息						
		呼吸困难						
		饮水后咕噜声						
		没有问题						
3	饮水 5mL	咳嗽						
		窒息						
		呼吸困难						
		饮水后咕噜声						
		没有问题						
试饮水结果(通过√,未通过 ×)								

续表

项目		结果		评估日期					
4	饮水 30mL	正常:	1a 级						
			1b 级						
		可疑:2 级							
		异常:	3 级						
			4 级						
			5 级						
患者或家属签字:									
执行者签名:									

备注：

1. 填表说明:患者入院(或转入)24h 内进行吞咽障碍风险筛查,高危患者行洼田饮水试验评估,结果异常患者(≥ 3 级)填写《洼田饮水试验评估表》,每周动态评估一次,患者病情(吞咽、意识)改变立即评估。

2. 确保患者在评估前坐姿良好(端坐位)。

3. 根据病情检查采用凉开水或温开水。

4. 上一步出现问题者即终止下一步检查,交给医师进行全面评估-仪器检查。

5. 洼田饮水试验:

患者端坐,先让其依次喝下(1mL、3mL、5mL)水,如无问题,再让患者像平常一样喝下 30mL 水,然后观察和记录所需时间、呛咳情况。1a 级:5s 内能顺利地一次将水咽下;1b 级:5s 以上一次喝完无呛咳;2 级:分 2 次以上,不呛咳地咽下;3级:能 1 次咽下,但有呛咳;4 级:分 2 次以上咽下,但有呛咳;5 级:频繁呛咳,不能全部咽下。

附录 3-6　患者误吸风险评分表

评价内容	评价计分标准			评估日期和结果
	1 分	2 分	3 分	
年龄	10～49 岁	50～80 岁	＞ 80 岁或＜ 10 岁	
神志	清醒	清醒但使用镇静药物	昏迷	
痰	少	多、稠	多、稀薄	
合并老年痴呆、脑血管意外、重症肌无力、帕金森病	无	1 种	1 种以上	
饮食	禁食	普食	流质或半流质	
体位	半卧≥ 30°	半卧＜ 30°	平卧	
饮水试验	1 级	2 级	3 级及以上	
人工气道机械通气	无	有	/	

结果判读:10～12 分为低度危险,13～18 分为中度危险,19～23 分为重度危险。

附录 4 睡眠与精神心理相关评估表

附录 4-1 匹兹堡睡眠质量指数量表（PSQI）

指导语:下面一些问题是关于您最近 1 个月的睡眠状况,这仅仅与您的睡眠习惯有关。请选择或填写最符合您近 1 个月白天和晚上实际情况的选项,并尽可能地做精确回答。其中括号的部分是需要自己填写。

1. 在最近 1 个月中,您晚上上床睡觉通常是（　　）点钟。				
2. 在最近 1 个月中,您每晚通常要多长时间才能入睡（从上床到入睡）:（　　）min。				
3. 在最近 1 个月中,您每天早上通常（　　）点钟起床。				
4. 在最近 1 个月中,您每晚实际睡眠的时间为（　　）h（注意不等同于卧床时间,可以有小数）。				
5. 在最近 1 个月中,您是否因下列情况而影响睡眠,从①②③④中选择一项并打"√"。				
a. 入睡困难（不能在 30min 内入睡）	①无	②不足 1 次 / 周	③1～2 次 / 周	④3 次或以上 / 周
b. 夜间易醒或早醒	①无	②不足 1 次 / 周	③1～2 次 / 周	④3 次或以上 / 周
c. 夜间去厕所	①无	②不足 1 次 / 周	③1～2 次 / 周	④3 次或以上 / 周
d. 呼吸不畅	①无	②不足 1 次 / 周	③1～2 次 / 周	④3 次或以上 / 周
e. 大声咳嗽或鼾声高	①无	②不足 1 次 / 周	③1～2 次 / 周	④3 次或以上 / 周
f. 感觉冷	①无	②不足 1 次 / 周	③1～2 次 / 周	④3 次或以上 / 周
g. 感觉热	①无	②不足 1 次 / 周	③1～2 次 / 周	④3 次或以上 / 周
h. 做噩梦	①无	②不足 1 次 / 周	③1～2 次 / 周	④3 次或以上 / 周
i. 疼痛不适	①无	②不足 1 次 / 周	③1～2 次 / 周	④3 次或以上 / 周
j. 其他影响睡眠事情（　　）	①无	②不足 1 次 / 周	③1～2 次 / 周	④3 次或以上 / 周
6. 近 1 个月您的睡眠质量	①很好	②较好	③较差	④很差
7. 近 1 个月您是否经常使用催眠药物才能入睡	①无	②不足 1 次 / 周	③1～2 次 / 周	④3 次或以上 / 周
8. 近 1 个月您是否经常感到困倦	①无	②不足 1 次 / 周	③1～2 次 / 周	④3 次或以上 / 周
9. 近 1 个月您是否经常感到做事精力不足	①无	②不足 1 次 / 周	③1～2 次 / 周	④3 次或以上 / 周

计分方式:18 个自评条目组成 7 个因子,每个因子按 0～3 分计分,"0"指没有困难,"1"指轻度困难,"2"指中度困难,"3"指重度困难。累积各因子得分为 PSQI 总分,总分范围为 0～21 分,得分越高,表示睡眠质量越差。7 个因子包括:自觉睡眠质量、睡眠潜伏期、睡眠持续性、习惯性睡眠效率、睡眠紊乱、使用睡眠药物、白天功能紊乱。自评条目中每个选项计分:①计 0 分,②计 1 分,③计 2 分,④计 3 分。

各成分含义及计分方法如下。

结果判读:18 个条目组成 7 个成分,每个成分按 0～3 等级计分,累积各成分得分为 PSQI 总分,总分范围为 0～21,得分越高,表示睡眠质量越差。

附录 4-2 简易精神状态检查量表（MMSE）

	项目	分值	测试得分
定向力	今年是哪一年? 现在是什么季节? 现在是几月份? 今天是几号? 今天是星期几?（答对 1 题得 1 分）	5	
	你住在哪个省? 你住在哪个县（区）? 你住在哪个乡（街道）? 咱们现在在哪个医院? 咱们现在在第几层楼?（答对 1 题得 1 分）	5	

项目		分值	测试得分
记忆力	告诉你三样东西,我说完后,请你重复一遍并记住,待会还会问你"皮球、国旗、树木"(答对 1 题得 1 分)	3	
注意力和计算力	100-7=? 连续减 5 次(93,86,79,72,65)(答对 1 题得 1 分)	5	
回忆能力	现在请你说出我刚才告诉你让你记住的那些东西?"皮球、国旗、树木"(答对 1 题得 1 分)	3	
命名能力	出示手表,问这是什么东西	1	
	出示钢笔,问这是什么东西	1	
复述能力	我现在说一句话,请跟我清楚地重复一遍(四十四只石狮子)	1	
阅读理解能力	请您念念这句话,并按照上面的意思去做("闭上您的眼睛")	1	
三步命令	(访问员说下面一段话,并给受试者一张空白纸,不要重复说明,也不要示范):请用右手拿这张纸,再用双手把纸对折,然后将纸放在您的腿上。(做对 1 步得 1 分)	3	
书写能力	请您写一句完整的、有意义的句子。(句子必须有主语、动词、有意义)记下所叙述句子的全文	1	
结构模仿	请您按样画图,不要解释图形	1	
总分			

结果判读:27~30 分为正常;小于 27 分为认知功能障碍。

附录 4-3 广泛性焦虑障碍量表(GAD-2)

在过去两个星期,有多少时候您受到以下任何问题的困扰? 请用√勾选您的答案	完全没有	几天	一半以上的天数	几乎每天
1 感觉紧张、焦虑或急切	0	1	2	3
2 不能够控制或停止担忧	0	1	2	3

注:GAD-2 是临床诊断和筛选高危人群的第一步,用于初步筛查焦虑高危人群,所筛查的样本是否符合焦虑障碍诊断标准,当评分≥3 分时继续使用 GAD-7。

附录 4-4 广泛性焦虑障碍量表(GAD-7)

在过去两个星期,有多少时候您受到以下任何问题的困扰? 请用√勾选您的答案

实际感觉	完全没有	几天	一半以上的天数	几乎每天
1. 感觉紧张、焦虑或急切	0	1	2	3
2. 不能够控制或停止担忧	0	1	2	3
3. 对各种各样的事情担忧过多	0	1	2	3
4. 很难放松下来	0	1	2	3
5. 由于不安而无法静坐	0	1	2	3
6. 变得容易烦恼或急躁	0	1	2	3
7. 感到似乎将有可怕的事情发生而害怕	0	1	2	3

结果判读：每个条目的分值设置为0~3分，共有7个条目总分值21分。根据分值评估焦虑程度。0~4分无焦虑，5~9分有轻度焦虑，10~14分中度焦虑，15分以上重度焦虑。

附录4-5 睡眠状况自评量表（SRSS）

下面10个问题是了解您睡眠情况的，请您在最符合自己的每个问题上选择一个答案（√），时间限定在近1个月内。

1. 您觉得平时睡眠足够吗？

①睡眠过多了　　②睡眠正好　　③睡眠欠一些　　④睡眠不够　　⑤睡眠时间远远不够

2. 您在睡眠后是否已觉得充分休息过了？

①觉得充分休息过了　　②觉得休息过了　　③觉得休息了一点　　④不觉得休息过了　　⑤觉得一点儿也没休息

3. 您晚上已睡过觉，白天是否打瞌睡？

①0~5d　　②很少（6~12d）　　③有时（13~18d）　　④经常（19~24d）　　⑤总是（25~31d）

4. 您平均每个晚上大约能睡几小时？

①≥9h　　②7~8h　　③5~6h　　④3~4h　　⑤1~2h

5. 您是否有入睡困难？

①0~5d　　②很少（6~12d）　　③有时（13~18d）　　④经常（19~24d）　　⑤总是（25~31d）

6. 您入睡后中间是否易醒？

①0~5d　　②很少（6-12d）　　③有时（13~18d）　　④经常（19~24d）　　⑤总是（25~31d）

7. 您在醒后是否难以再入睡？

①0~5d　　②很少（6~12d）　　③有时（13~18d）　　④经常（19~24d）　　⑤总是（25~31d）

8. 您是否多梦或常被噩梦惊醒？

①0~5d　　②很少（6~12d）　　③有时（13~18d）　　④经常（19~24d）　　⑤总是（25~31d）

9. 为了睡眠，您是否吃安眠药？

①0-5d　　②很少（6~12d）　　③有时（13~18d）　　④经常（19~24d）　　⑤总是（25~31d）

10. 您失眠后心情（心境）如何？

①无不适　　②无所谓　　③有时心烦、急躁　　④心慌、气短　　⑤乏力、没精神、做事效率低

结果判读：SRSS共有10个项目，每个项目分5级评分（1~5），评分愈高，说明睡眠问题愈严重。此量表最低分为10分（基本无睡眠问题），最高分为50分（最严重）。

附录 4-6　焦虑自评量表（SAS）

焦虑是一种比较普遍的精神体验,长期存在焦虑反应的人易发展为焦虑症。本量表包含 20 个项目分为 4 级评分,请您仔细阅读以下内容,根据最近一星期的情况如实回答。

填表说明:所有题目均共用答案,请在 A、B、C、D 下画"√",每题一个答案。

姓名:　　　　　性别:

答案:A 没有或很少时间;B 小部分时间;C 相当多时间;D 绝大部分或全部时间。

项目	选项			
	A	B	C	D
1. 我觉得比平时容易紧张或着急				
2. 我无缘无故地感到害怕				
3. 我容易心里烦乱或感到惊恐				
4. 我觉得我可能将要发疯				
*5. 我觉得一切都很好				
6. 我手脚发抖打战				
7. 我因为头疼、颈痛和背痛而苦恼				
8. 我觉得容易衰弱和疲乏				
*9. 我觉得心平气和,并且容易安静坐着				
10. 我觉得心跳得很快				
11. 我因为一阵阵头晕而苦恼				
12. 我有晕倒发作,或觉得要晕倒似的				
*13. 我吸气呼气都感到很容易				
14. 我的手脚麻木和刺痛				
15. 我因为胃痛和消化不良而苦恼				
16. 我常常要小便				
*17. 我的手脚常常是干燥温暖的				
18. 我脸红发热				
*19. 我容易入睡并且一夜睡得很好				
20. 我做噩梦				

计分方式:正向计分题 A、B、C、D 按 1、2、3、4 分计;反向计分题(标注 * 的题目题号:5、9、13、17、19)按 4、3、2、1 计分。总分乘以 1.25,四舍五入取整数,即得标准分。分值越小越好,临界值为 T=50 分,分值越高,焦虑倾向越明显。

结果判读:正常:< 50 分;轻度焦虑:50~60 分;中度焦虑:61~70 分;重度焦虑:> 70 分。

附录 4-7　Richmond 躁动-镇静评分（RASS）

分值	术语	描述
+4	有攻击性	有暴力行为
+3	非常躁动	试着拔出呼吸管,胃管或静脉滴注

续表

分值	术语	描述
+2	躁动焦虑	身体激烈移动,无法配合呼吸机
+1	不安焦虑	焦虑紧张但身体只有轻微的移动
0	清醒平静	清醒自然状态
−1	昏昏欲睡	没有完全清醒,但可保持清醒超过10秒
−2	轻度镇静	无法维持清醒超过10秒,有眼神接触
−3	中度镇静	对声音有反应,但没有眼神接触
−4	重度镇静	对声音刺激无反应,对身体刺激有反应
−5	昏迷	对声音及身体刺激都无反应

附录 4-8　汉密尔顿焦虑量表(HAMA)

圈出最适合患者情况的分数					
焦虑心境	0	1	2	3	4
紧张	0	1	2	3	4
害怕	0	1	2	3	4
失眠	0	1	2	3	4
认知功能	0	1	2	3	4
抑郁心境	0	1	2	3	4
躯体性焦虑:肌肉系统	0	1	2	3	4
躯体性焦虑:感觉系统	0	1	2	3	4
心血管系统症状	0	1	2	3	4
呼吸系统症状	0	1	2	3	4
胃肠道症状	0	1	2	3	4
生殖泌尿系统症状	0	1	2	3	4
植物神经系统症状	0	1	2	3	4
会谈时行为表现	0	1	2	3	4

　　计分:1分:症状轻微,对生活和活动影响较小;2分:存在肯定的症状,但不影响生活和活动;3分:症状较重,需要额外处理,并且可能已经影响生活和活动;4分:症状非常严重,严重影响生活和活动。

　　结果判读:最高总分为56分。根据总分,可以对患者的焦虑状态进行分级。

总分	判定
＜7分	无焦虑
7~14分	可能有焦虑

续表

总分	判定
15~21 分	肯定有焦虑
22~29 分	肯定有明显的焦虑
> 29 分	可能为严重焦虑

附录 4-9　汉密尔顿抑郁量表（HAMD-24）

指导语：询问患者本人，对患者近 1 个月的表现进行评价，由检查者在每项提问后进行填写

症状	症状描述	得分
1. 抑郁心境	（0 分）无症状；（1 分）只在问到时才诉述；（2 分）在谈话中自发地表达；（3 分）不用言语也可以从表情、姿势、声音或欲哭中流露出这种情绪；（4）患者的自发言语和非言语表达（表情、动作），几乎完全表达为这种情绪。	
2. 有罪感	（0 分）无症状；（1 分）责备自己，感到自己已连累他人；（2 分）认为自己犯了罪，或反复思考以往的过失和错误；（3 分）认为目前的疾病是对自己错误的惩罚，或有罪恶妄想；（4 分）罪恶妄想伴有指责或威胁性幻觉。	
3. 自杀	（0 分）无症状；（1 分）觉得活着没有意义；（2 分）希望自己已经死去，或常想到与死有关的事；（3 分）消极观念（自杀观念）；（4 分）有严重自杀行为。	
4. 入睡困难（初段失眠）	（0 分）无症状；（1 分）主诉有入睡困难，上床后半小时仍不能入睡（要注意平时患者入睡的时间）；（2 分）主诉每晚均有入睡困难。	
5. 睡眠不深（中段失眠）	（0 分）无症状；（1 分）睡眠浅，多噩梦；（2 分）半夜（晚 12 点钟以前）曾醒来（不包括上厕所）。	
6. 早醒（末段失眠）	（0 分）无症状；（1 分）有早醒，比平时早醒 1h，但能重新入睡（应排除平时的习惯）；（2 分）早醒后无法重新入睡。	
7. 工作和兴趣	（0 分）无症状；（1 分）提问时才诉述；（2 分）自发地直接或间接表达对活动、工作或学习失去兴趣，如感到无精打采，犹豫不决，不能坚持或需强迫才能工作或活动；（3 分）活动时间减少或成效下降，住院患者劳动或娱乐不满 3h；（4 分）因目前的疾病而停止工作，住院者不参加任何活动或者没有他人帮助便不能完成病室日常事务（注意不能凡住院就打 4 分）。	
8. 阻滞（指思维和言语缓慢，注意力难以集中，主动性减退）	（0 分）无症状；（1 分）精神检查中发现轻度阻滞；（2 分）精神检查中发现明显阻滞；（3 分）精神检查进行困难；（4 分）完全不能回答问题（木僵）。	
9. 激越	（0 分）无症状；（1 分）检查时有些心神不定；（2 分）明显的心神不定或小动作多；（3 分）不能静坐，检查中曾起立；（4 分）搓手、咬手指、扯头发、咬嘴唇。	
10. 精神性焦虑	（0 分）无症状；（1 分）问及时诉述；（2 分）自发地表达；（3 分）表情和言谈流露出明显的忧虑；（4 分）明显惊恐。	

症状	症状描述	得分
11. 躯体性焦虑(指焦虑的生理症状,包括:口干、腹胀、腹泻、呃逆、腹绞痛、心悸、头痛、过度换气和叹气,以及尿频和出汗)	(0分)无症状;(1分)轻度;(2分)中度,有肯定的上述症状;(3分)重度,上述症状严重,影响生活或需加处理;(4分)严重影响生活和活动。	
12. 胃肠道症状	(0分)无症状;(1分)食欲减退,但不需他人鼓励便自行进食;(2分)进食需他人催促或请求和需要应用泻药或助消化药。	
13. 全身症状	(0分)无症状;(1分)四肢、背部或颈部有沉重感,背痛、头痛、肌肉疼痛,全身乏力或疲倦;(2分)症状明显。	
14. 性症状(指性欲减退,月经紊乱等)	(0分)无症状;(1分)轻度;(2分)重度;(3分)不能肯定,或该项对被评者不适合(不计入总分)。	
15. 疑病	(0分)无症状;(1分)对身体过分关注;(2分)反复思考健康问题;(3分)有疑病妄想;(4分)伴幻觉的疑病妄想。	
16. 体重减轻	按病史评定:(0分)无症状;(1分)患者诉述可能有体重减轻;(2分)肯定体重减轻。按体重记录评定:(1分)一周内体重减轻超过0.5千克;(2分)一周内体重减轻超过1千克。	
17. 自知力	(0分)知道自己有病,表现为抑郁;(1分)知道自己有病,但归于伙食太差、环境问题、工作过忙、病毒感染或需要休息等;(2分)完全否认有病。	
18. 日夜变化	如果症状在早晨或傍晚加重,先指出哪一种,然后按其变化程度评分,早上变化评早上,晚上变化评晚上。(1分)轻度变化:晨1,晚1;(2分)重度变化:晨2,晚2。	
19. 人格解体或现实解体(指非真实感或虚无妄想)	(1分)问及时才诉述;(2分)自然诉述;(3分)有虚无妄想;(4分)伴幻觉的虚无妄想。	
20. 偏执症状	有猜疑(1分);有牵连观念(2分);有关系妄想或被害妄想(3分);伴有幻觉的关系妄想或被害妄想(4分)。	
21. 强迫症状(指强迫思维和强迫行为)	问及时才诉述(1分);自发诉述(2分)。	
22. 能力减退感	仅于提问时方引出主观体验(1分);患者主动表示有能力减退感(2分);需鼓励、指导和安慰才能完成病室日常事务或个人卫生(3分);穿衣、梳洗、进食、铺床或个人卫生均需要他人协助(4分)。	
23. 绝望感	有时怀疑"情况是否会好转",但解释后能接受(1分);持续感到"没有希望",但解释后能接受(2分);对未来感到灰心、悲观和绝望,解释后不能排除(3分);自动反复诉述"我的病不会好了"或诸如此类的情况(4分)。	
24. 自卑感	仅在询问时诉述有自卑感"我不如他人"(1分);自动地诉述有自卑感(2分);患者主动诉述:"我一无是处"或"低人一等"(3分),与评2分者只是程度的差别;自卑感达妄想的程度,例如"我是废物"或类似情况(4分)。	

结果判读:总分<8分,为正常;>20分,为轻或中等度的抑郁;>35分,为严重抑郁。

本量表包含 9 个项目，分为 4 级评分，请您仔细阅读以下内容，根据最近两星期的情况，如实回答。

填表说明：所有题目均共用答案，请在相应选项下画"√"，每题限选一项。

项目	选择适合自己的分数			
	完全不会	几天	一半以上的日子	几乎每天
1. 做什么事都感到没有兴趣或乐趣	0	1	2	3
2. 感到心情低落	0	1	2	3
3. 入睡困难、很难熟睡或睡太多	0	1	2	3
4. 感到疲劳或无精打采	0	1	2	3
5. 胃口不好或吃太多	0	1	2	3
6. 觉得自己很糟，或很失败，或让自己家人很失望	0	1	2	3
7. 注意很难集中，例如阅读报纸或看电视剧	0	1	2	3
8. 动作或说话速度缓慢到别人可察觉的程度，或正好相反——您烦躁或坐立不安，动来动去的情况比平常更严重	0	1	2	3
9. 有不如死掉或用某种方式伤害自己的念头	0	1	2	3
总分				

结果判读：0～4 分无抑郁症状；5～9 分为轻度；10～14 分为中度；15 分以上为重度。

下面有 20 条题目，请仔细阅读每一条，把意思弄明白，每一条文字后有四种频率程度，分别表示：没有（1 分）；偶尔（2 分）；时常（3 分）；总是如此（4 分）。然后根据您最近一星期的实际情况，在分数栏 1～4 分适当的分数下画"√"。

症状描述	没有	偶尔	时常	总是如此
1. 我觉得闷闷不乐，情绪低沉	1	2	3	4
2. 我觉得一天之中早晨最好	4	3	2	1
3. 我一阵阵地哭出来或是想哭	1	2	3	4
4. 我晚上睡眠不好	1	2	3	4
5. 我吃的和平时一样多	4	3	2	1
6. 我与异性接触时和以往一样感到愉快	4	3	2	1
7. 我发觉我的体重在下降	1	2	3	4
8. 我有便秘的苦恼	1	2	3	4
9. 我心跳比平时快	1	2	3	4
10. 我无缘无故感到疲乏	1	2	3	4
11. 我的头脑和平时一样清楚	4	3	2	1
12. 我觉得经常做的事情并没有困难	4	3	2	1

症状描述	没有	偶尔	时常	总是如此
13. 我觉得不安而平静不下来	1	2	3	4
14. 我对将来抱有希望	4	3	2	1
15. 我比平常容易激动	1	2	3	4
16. 我觉得做出决定是容易的	4	3	2	1
17. 我觉得自己是个有用的人,有人需要我	4	3	2	1
18. 我的生活过得很有意思	4	3	2	1
19. 我认为如果我死了别人会生活的更好些	1	2	3	4
20. 平常感兴趣的事我仍然照样感兴趣	4	3	2	1

结果判读:将20个项目的各个得分相加,即得总得分。标准分等于总得分乘以1.25后取整数部分。分值越低越好。标准分正常上限参考值为53分。标准总分53~62为轻度抑郁,63~72为中度抑郁,73分以上为重度抑郁。

附录5　护理高风险相关评估表

附录5-1　静脉血栓风险评估(Padua评分表)

风险因素	评分(分)
活动性恶性肿瘤,患者先前有局部或远端转移和/或6个月内接受过化疗和放疗	3
既往静脉血栓栓塞症病史(不包含浅表性静脉血栓)	3
制动,患者身体原因或遵医嘱需卧床休息至少3天	3
已有血栓形成倾向,抗凝血酶缺陷症,蛋白C或S缺乏,Leiden V因子、凝血酶原G20210A突变、抗磷脂抗体综合征	3
近期(≤1个月)创伤或手术	2
年龄≥70岁	1
心脏和/或呼吸衰竭	1
急性心肌梗死和/或缺血性脑卒中	1
急性感染和/或风湿性疾病	1
肥胖(体质量指数≥30kg/m^2)	1
正在进行激素治疗	1

结果判读:风险因素总分 < 4分为低危,(不采取预防措施静脉血栓栓塞症发生率为0.30%),≥4分为高危(不采取预防措施VTE发生率为11.00%)。

附录 5-2　血栓风险评估表（Caprini 评分表）

体重：　　kg　　　　　身高：　　cm　　　　　BMI 指数：

根据患者实际情况，在每个项目对应的风险因子上画"√"。

1 分 / 项　□年龄 41～60（岁）　　　□口服避孕药或激素替代治疗　　　□下肢水肿

　　　　　□静脉曲张　　　　　　　□肥胖（BMI > 25kg/m²）　　　　□需卧床的内科患者

　　　　　□败血症（1 个月内）　　□肺功能异常，慢性阻塞性肺疾病　□严重肺部病病，含肺炎（1 个月内）

　　　　　□炎症性肠病史　　　　　□急性心肌梗死　　　　　　　　□充血性心力衰竭（1 个月内）

　　　　　□计划小手术　　　　　　□大手术史（1 个月内）　　　　　□其他高危因素

　　　　　仅针对女性：

　　　　　□异常妊娠（不明原因死产、复发性自然流产、早产伴新生儿毒血症或发育受限）

　　　　　□妊娠期或产后（1 个月）

2 分 / 项　□年龄 61～74（岁）　　　□石膏固定（1 个月内）　　　　　□患者需要卧床 > 72h

　　　　　□恶性肿瘤（既往或现患）　□中心静脉置管　　　　　　　　□腹腔镜手术（> 45min）

　　　　　□大手术（> 45min）　　　□关节镜手术

3 分 / 项　□年龄 ≥ 75（岁）　　　　□血栓家族史　　　　　　　　　□ VTE 病史

　　　　　□肝素引起血小板减少症　□抗心磷脂抗体阳性　　　　　　□血清同型半胱氨酸酶升高

　　　　　□因子 Vielden 阳性　　　□凝血酶原 2021OA 阳性　　　　□狼疮抗凝物阳性

　　　　　□其他先天性或获得性血栓症

5 分 / 项　□脑卒中（1 个月）　　　　□急性脊髓损伤（瘫痪）（1 个月内）□下肢关节置换术

　　　　　□髋关节、骨盆或下肢骨折 □多发性创伤（1 个月内）

0 分 / 项　□无以上风险因子

评估结果：　　分　　　风险等级：□低危　　□中危　　□高危　　□极高危

评估护士：

预防指导：

　　结果判读：VTE 发生风险及预防建议分为：低危（0～1 分）建议尽早活动，采取物理预防；中危（2 分）建议应用药物预防或物理预防；高危（3～4 分）建议应用物理预防或药物预防；极高危（≥ 5 分）推荐药物预防，或建议药物预防联合物理预防。基础的预防措施很重要，包括：宣教、术后早期下床活动、避免脱水等。

附录 5-3　Autar 深静脉血栓形成风险评估表

评估项目	0 分	1 分	2 分	3 分	4 分	5 分	6 分	7 分
年龄（周岁）	10～30	31～40	41～50	51～60	61～70	> 70		
体重指数（BMI）	体重不足 < 18.5	体重适中 18.5～22.9	超重 23.0～24.9	肥胖 25.0～29.9	过度肥胖 > 30			
活动能力	能走动	运动受限（需要辅助工具）	运动严重受损（需要他人协助）	轮椅	完全卧床			

续表

评估项目	0分	1分	2分	3分	4分	5分	6分	7分
特殊风险种类口服避孕药		20~35岁	>35岁/激素替代治疗	怀孕及产褥期	易栓症			
创伤风险种类		头部创伤/胸部创伤	脊柱损伤	盆腔损伤	下肢损伤			
外科干预:仅对一项合适的外科干预		小手术<30min	择期大型手术	急诊大手术/胸部手术/腹部手术/妇科手术/泌尿外科手术/神经外科手术	骨科手术(腰部下)			
现有的高风险疾病		溃疡性肠炎	红细胞增多症	静脉曲张/慢性心脏手术	急性心肌梗死	恶性肿瘤(活性)	脑血管意外	深静脉血栓病史

结果判读:

1. 评估对象:具有合并症中任一项:深静脉血栓病史、高血压、肥胖及糖尿病;年龄>40岁;卧床大于3d;恶性肿瘤;输注刺激性药物;偏瘫;下肢骨折;妊娠晚期的孕妇和产妇;制动;手术时间30min 患者。以上情况符合4项及以上者需用Aurtar深静脉血栓形成风险评估表进行评分并记录。

2. 评估时间:①入院时、术后及病情变化时;②评分≥15分每周至少评估1次根据病情变化及时评估。

3. Autar 评分:≤10分为低危,基础预防;11~14分为中危,基础预防+物理预防;≥15分为高危,基础预防+物理预防+药物预防。

附录5-4 住院患者导管脱落风险评估量表

评估项目	病情	分值
年龄	7岁以下/70岁以上	2
意识	嗜睡/朦胧	2
	谵妄/烦躁/躁动	3
活动	术后3d内	3
	行动不便/偏瘫/使用助行器	2
	不能自主活动	1
管道种类及数量	Ⅰ类 气管插管/气管套管/脑室引流管/胸腔引流管/球囊反搏导管/T管/胰管/动脉置管	3
	Ⅱ类 一般伤口引流管(皮下,关节、腹腔、盆腔、阴道等)、营养管、经外周静脉穿刺中心静脉置管、中心静脉导管、造瘘管、透析管路	2
	Ⅲ类 胃管/尿管/输液管/氧气管	1
数量	两根高危管道	6
	两根中危管道	4
疼痛	可耐受	1
	难以耐受	3

续表

评估项目	病情	分值
沟通	差,不配合	3
	一般,能理解	1
总分		

结果判读:Ⅰ度:评分<8分,有发生导管脱落的危险;Ⅱ度:评分8～12分,容易发生导管脱落,Ⅲ度:评分>12分,随时会发生导管脱落。

附录6　其他相关评估表

附录6-1　Morisky用药依从性问卷(MMAS-8)

您好! 本问卷主要用来了解您的用药依从情况,请根据最符合您最近两周用药情况勾出答案。

题目	选项
1.您是否有时忘记服药?	□是　□否
2.在过去的2周内,是否有一天或几天您忘记服药?	□是　□否
3.治疗期间,当您觉得症状加重或出现其他症状时,您是否未告知医生而自行减少药量或停止服药?	□是　□否
4.当您外出旅行或长时间离家时,您是否有时忘记随身携带药物?	□是　□否
5.昨天您服药了吗?	□是　□否
6.当您觉得自己的病情已经得到控制时,您是否停止过服药?	□是　□否
7.对某些人来说每天服药的确很不方便,您是否觉得要坚持治疗计划有困难?	□是　□否
8.您觉得要记住按时按量服药很难吗?	□从不　□偶尔　□有时 □经常　□总是

计分方式:1～7题备选答案为"是"和"否",答"是"计0分,答"否"计1分,其中第5题反向计分;第8题备选答案为"从不""偶尔""有时""经常""总是",分别计1分、0.75分、0.5分、0.25分和0分。

结果判读:量表满分为8分,得分小于6分为依从性差,得分6～8分为依从性中等,得分8分为依从性好。

附录6-2　尼古丁依赖检测量表(FTND)

评估内容	0分	1分	2分	3分
晨起后多长时间吸第一支烟	>60min	31～60min	6～30min	≤5min
在禁烟场所是否很难控制吸烟需求	否	是		
哪一支烟最不愿放弃	其他时间	晨起第一支烟		
每天吸多少支	≤10支	11～20支	21～30支	>30支
晨起第1个小时是否比其他时间吸烟多	否	是		
卧病在床时仍吸烟吗	否	是		

结果判读:分值范围0～10分。分数越高成瘾程度越强,0～2分为极轻度依赖;3～4分为轻度依赖;5分为中度依赖;6～7分为高度依赖;8～10分极重度依赖。

[1] 尤黎明,吴瑛.内科护理学.7版.北京:人民卫生出版社,2022.

[2] 沈琳,孟晓萍,陈晓明,等.心脏康复护理专家共识.中华护理杂志,2022,57(16):1937-1941.

[3] JOHN E,HODGKIN BARTOLOME R,CELLI GERILYNN L,et al.肺康复成功指南.4版.袁月华, 解立新,葛慧青,等译.北京:人民卫生出版社,2019.

[4] 张鸣生.康复医学系列丛书:呼吸康复.北京:人民卫生出版社,2019.

[5] 李惠玲,钮美娥.高级护理实践案例.北京:人民卫生出版社,2020.

[6] 王辰,赵红梅.呼吸疾病康复指南.北京:人民卫生出版社,2021.

[7] 郑彩娥,李秀云.心肺康复护理技术操作规程.北京:人民卫生出版社,2020.

[8] 罗勤,奚群英.右心与肺血管病患者健康管理丛书:动脉型肺动脉高压.北京:人民卫生出版社, 2022.

[9] 刘楠,李卡.康复护理学.5版.北京:人民卫生出版社,2022.

[10] 张文武.急诊内科学.4版.北京:人民卫生出版社,2017.

[11] 郑彩娥,李秀云.实用康复护理学.2版.北京:人民卫生出版,2018.

[12] 胡大一.心血管疾病康复指南.北京:人民出版社,2020.

[13] 中国康复医学会心血管病预防与康复专业委员会.心房颤动患者心脏康复中国专家共识.中华内科杂志,2021,60(2):106-116.

[14] 胡大一,王乐民,丁荣晶.心脏康复临床操作实用指南.北京:北京大学医学出版社,2017.

[15] 郑江,汉瑞娟,王岩,等.慢性呼吸道疾病患者非药物气道廓清技术的最佳证据总结.中华护理杂志,2023,58(10):1253-1260.

[16] HUMBERT M,KOVACS G,HOEPER M M,et al. 2022 ESC/ERS Guidelines for the diagnosis and treatment of pulmonary hypertension. Eur Respir J,2023,61(1):2200879.

[17] GORMAN E A,O'KANE C M,MCAULEY D F. Acute respiratory distress syndrome in adults: diagnosis,outcomes,long-term sequelae,and management. The Lancet,2022,400(10358):1157-1170.